臨床免疫学

福 岡 良 博
佐 藤 進 一 郎
〆 谷 直 人
大 戸 斉
宮 崎 孔
松 林 圭 二
石 丸 健
田 崎 哲 典
(執筆順)

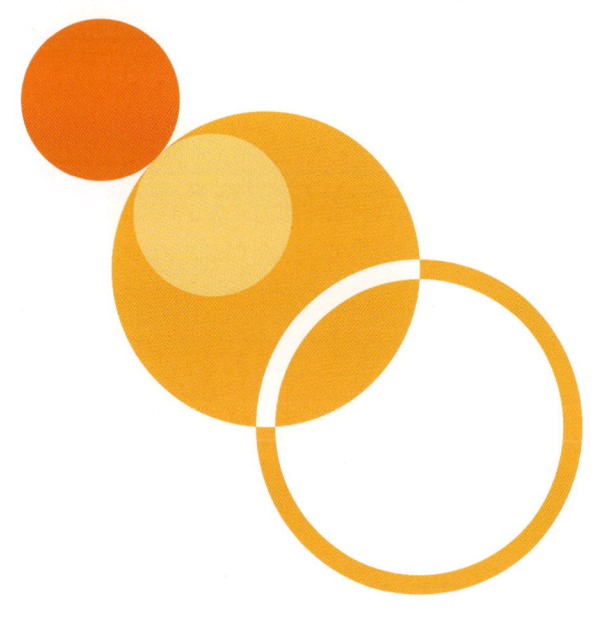

医歯薬出版株式会社

【執筆者一覧および執筆分担】(執筆順)

福岡　良博（ふくおか　よしひろ）　バージニア州立大学医学部内科学部門准教授
　第1章, 第2章, 第9章-Ⅲ

佐藤　進一郎（さとう　しんいちろう）　高知学園大学健康科学部臨床検査学科教授
　第3章-Ⅰ, 第4章-Ⅰ, Ⅱ, Ⅲ-1)～9), 第5章-Ⅰ～Ⅵ-2), 第5章-Ⅶ, 第6章-Ⅷ, 第8章-Ⅵ,
　第11章-Ⅳ-7), 第14章

〆谷　直人（しめたに　なおと）　国際医療福祉大学教授（国際医療福祉大学熱海病院検査部長）
　第3章-Ⅱ～Ⅶ, 第6章-Ⅰ～Ⅵ, Ⅸ～Ⅻ, 第7章, 第8章-Ⅰ～Ⅴ, Ⅷ, 第9章-Ⅰ, Ⅱ, Ⅳ

大戸　斉（おおと　ひとし）　福島県立医科大学総括副学長
　第3章-Ⅷ

宮崎　孔（みやざき　とおる）　日本赤十字社北海道ブロック血液センター品質部
　第4章-Ⅲ-10)～12), 第5章-Ⅵ-3)～5), 第8章-Ⅶ

松林　圭二（まつばやし　けいじ）　日本赤十字社血液事業本部中央血液研究所感染症解析部長
　第6章-Ⅶ

石丸　健（いしまる　けん）　日本赤十字社血液事業本部技術部検査管理課
　第10章-Ⅲ, Ⅳ-1～4), Ⅴ

田崎　哲典（たさき　てつのり）　東京慈恵会医科大学輸血部教授（東京慈恵会医科大学附属病院輸血部診療部長）
　第10章-Ⅰ, Ⅱ, 第11章-Ⅰ～Ⅳ-6), 第12章, 第13章

カラー図譜

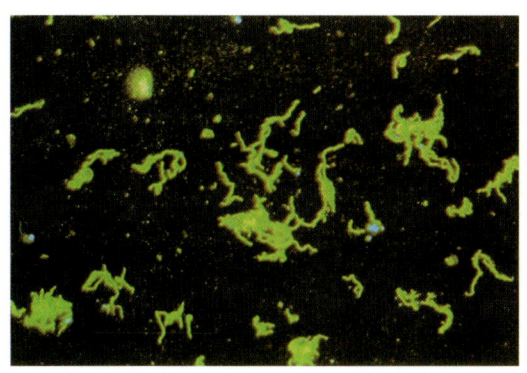

図Ⅰ　FTA-ABS陽性（本文 p.148）
（福岡良男，他：臨床免疫学．xxii，医歯薬出版，2008 より）

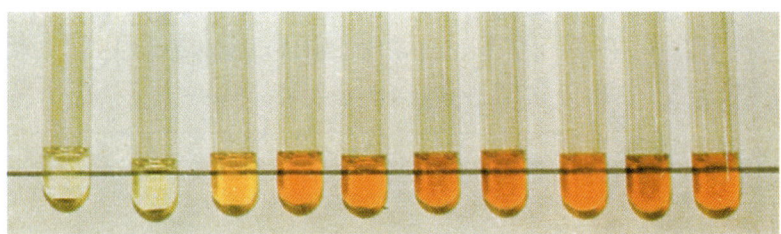

Ⅱ-1　50 Todd単位

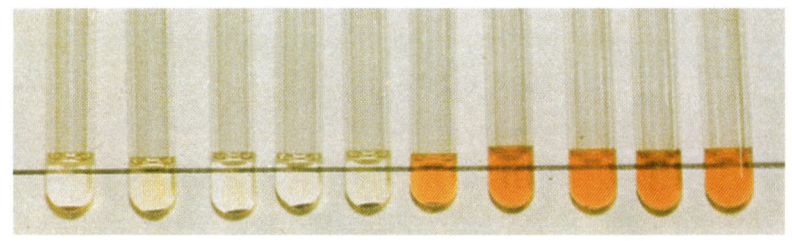

Ⅱ-2　166 Todd単位

図Ⅱ　抗ストレプトリジン-O価の判定（ランツ・ランダル法）（本文 p.179）
（福岡良男，他：臨床免疫学．xix，医歯薬出版，2008 より）

反応像	反応像の説明	判定
1 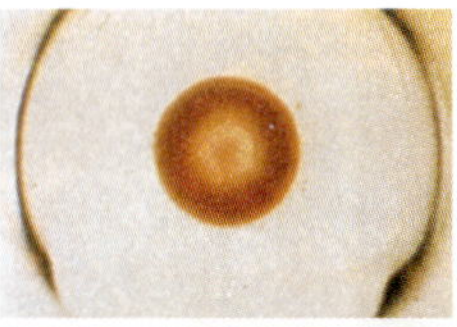	赤血球がボタン状,あるいはドーナツ状に集まり,外縁はなめらかな円形を呈する.	陰性
2 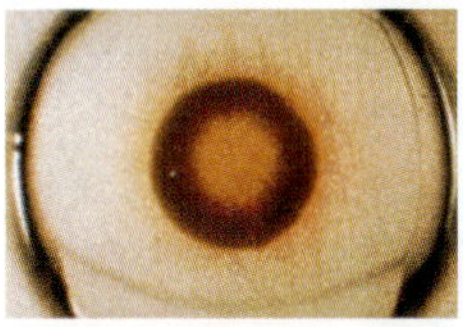		陰性
3 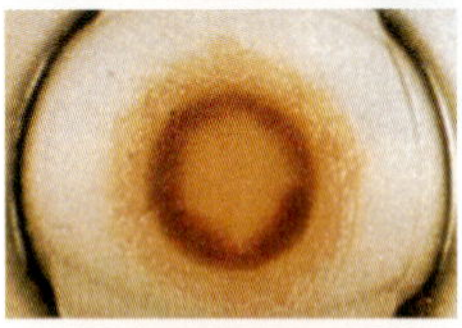	赤血球はドーナツ状に集まるが,その大きさが1,2よりやや大きく外縁もやや不鮮明で,周辺にうすい顆粒状の沈殿が認められる.	判定保留
4 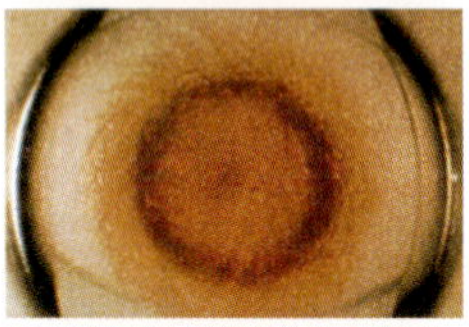	赤血球のドーナツ状リングは3より大きく,厚さもうすくなっている.周辺には3より広い範囲に顆粒状沈殿がある.	陽性
5 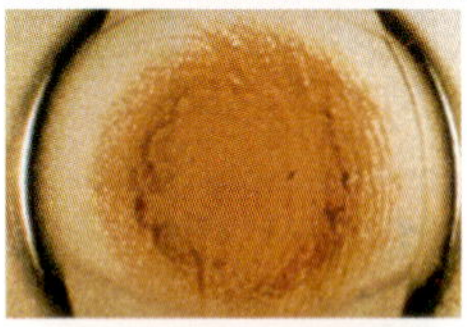	ドーナツ状リングは大きく,かつやや不鮮明である.広い範囲に顆粒状沈殿が認められる.	陽性
6 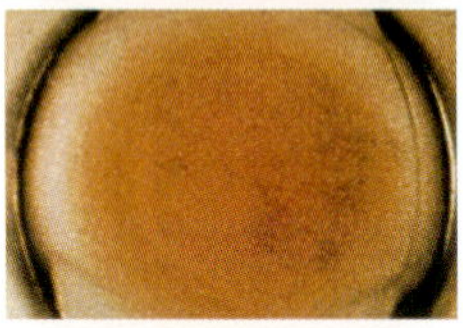	ドーナツ状リングはほとんど認められない.トレイの凹み一面に顆粒状沈殿が認められる.	陽性
7 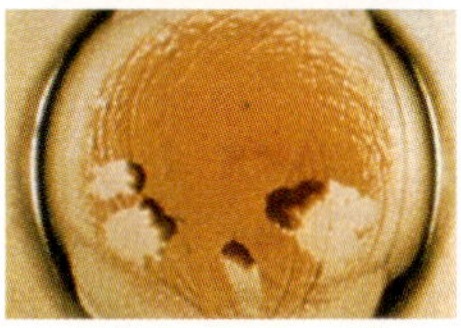	トレイの凹み一面に沈着した顆粒状沈殿の周辺部,あるいは周辺部の一部が中心に向かってスリップして,あたかも"ちりめんじわ"のように見える.	陽性
8 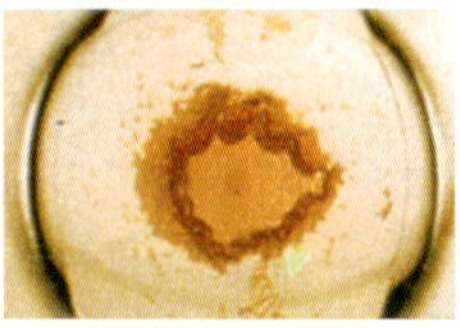		

反応像3を呈した場合には,判定を保留し,20倍希釈血清を用いて検査して,20倍希釈血清の反応像で判定する.

図Ⅲ 感作赤血球凝集反応(TPHA法)の判定基準 (本文 p.187)
(福岡良男,他:臨床免疫学. xx, 医歯薬出版, 2008より)

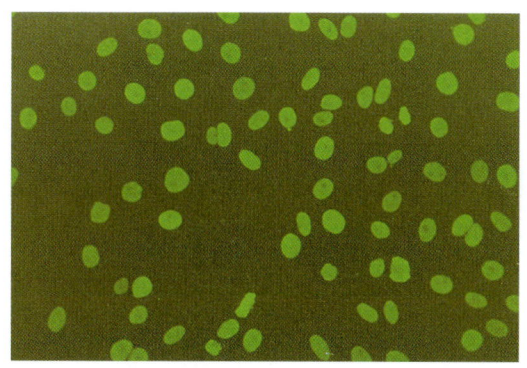

Ⅳ-1　homogeneous type（核材：HEp2細胞，倍率：200倍）

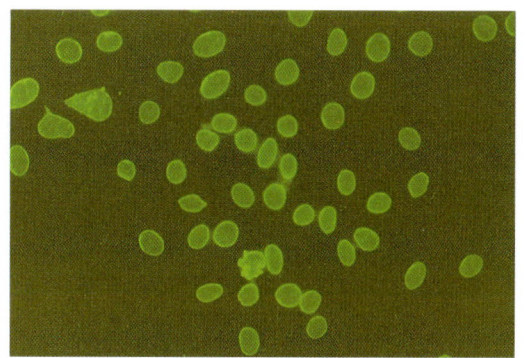

Ⅳ-2　peripheral type（核材：HEp2細胞，倍率：200倍）

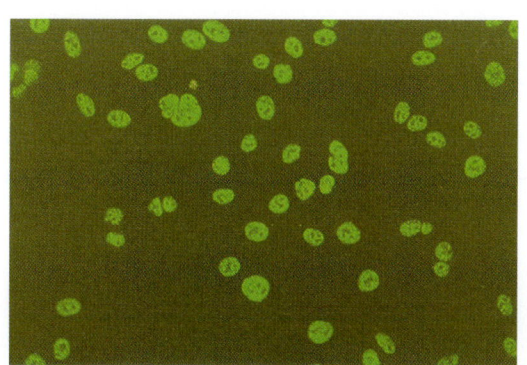

Ⅳ-3　speckled type（核材：HEp2細胞，倍率：200倍）

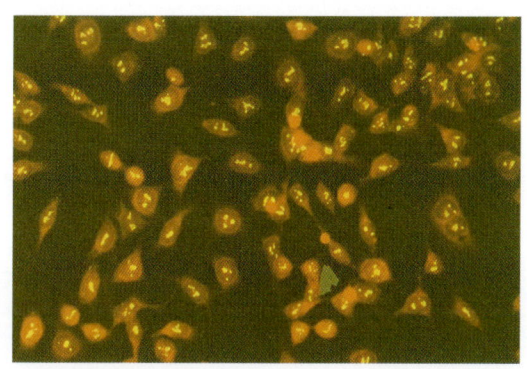

Ⅳ-4　nucleolar type（核材：HEp2細胞，倍率：200倍）

図Ⅳ　抗核抗体の蛍光抗体法による染色パターン（本文 p.230）
（福岡良男，他：臨床免疫学．xxiii，医歯薬出版，2008 より）

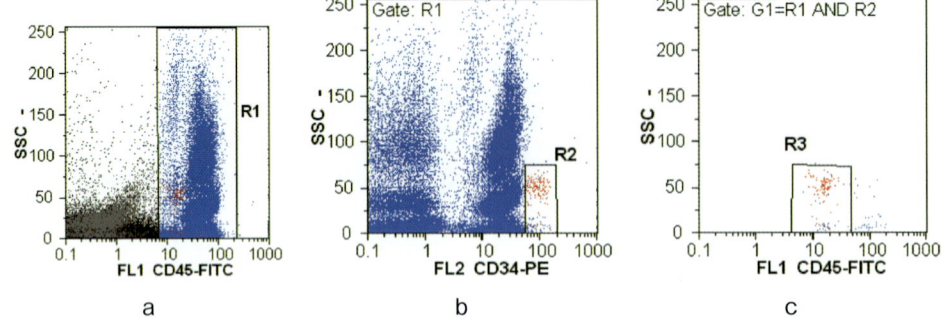

図Ⅴ　CD34＋細胞の測定（本文 p.417）

序

　水痘，麻疹，日本脳炎などに1回感染すると，2度とこれらの疾患にかかることはない．この「二度なし現象」は，免疫（疫病を免れる）を獲得した状態を示している．免疫学は，生体が感染後，病原体に対して抵抗力をもつことなどを研究することから出発した学問であるが，その後，同じ機構によって生体に逆に障害を与えることがあることがわかってきた．その代表的なものは，自己免疫疾患やアレルギーである．

　臨床免疫学を理解するためには，まず基礎となる「免疫系」と「抗原抗体反応」をしっかり学ぶことである．その理解が深まるにつれ，「免疫系」がもつ複雑でかつ精巧な仕組みに驚きと感動を覚えるであろう．また，「抗原抗体反応」は多くの臨床検査の反応原理として応用されているので，種々の検査法の測定原理の理解が容易になるであろう．それらの基礎知識が身に付くと，疾患と臨床検査の意義などの理解もより深まると思われる．

　1958（昭和33）年4月23日，「衛生検査技師等に関する法律」が施行された．その頃は，検査技師教育のための専門の教科書はまだない時代であった．そこで当時，東京医科歯科大学第一内科（後に検査部）に勤務していた故福岡良男先生（東北大学名誉教授）らは，検査技師教育の充実と向上を目的に，1967（昭和42）年に「衛生検査技術講座　血清学」を医歯薬出版から発刊した．その後，免疫学・血清学の進歩や学生教育カリキュラムの改正などに合わせて，大小改訂を繰り返し，2006（平成18）年「臨床検査学講座　臨床免疫学（著者：福岡良男，伊藤忠一，福岡良博，佐藤進一郎，安藤清平）」まで40年以上にわたり刊行されてきた．この本は，これまでに多くの臨床検査技師学校で臨床免疫学の教科書として採用され，学生の教育に役立ってきた．

　故福岡良男先生は生前よりこの本に対する深い愛着があり，何とか後世に残して役立ててほしいとの強い遺志があった．そこで出版社と相談のうえ，本書は，前書のよい部分は整理して残し，最先端の知識や技術を取り入れるために各専門分野の先生にお願いして，全面的に大改訂を行うことになった．

本書の特徴は,「臨床検査技師国家試験出題基準（平成 23 年版）」の大中小項目に準拠して再編集したことである．これによって，臨床検査技師の臨床免疫学教本として学習要点や指導要領を明確にすることを試みた．また，共著者として，大戸　斉（福島県立医科大学附属病院輸血・移植免疫部教授），〆谷直人（国際医療福祉大学熱海病院検査部長・教授），田崎哲典（東京慈恵会医科大学附属病院輸血部診療部長），福岡良博（バージニア州立大学医学部内科学部門リウマチアレルギー免疫分野准教授），北海道赤十字血液センターの佐藤進一郎（検査部長），松林圭二（検査三課長），石丸　健（検査一課係長），宮崎孔（検査三課係長）の各氏が専門分野を分担執筆して内容の充実を図った．卒後教育にも役立つように，重要な部分には専門性の高い内容が記載されている．さらに本書は，臨床検査分野以外の学生の臨床免疫学の副読本，あるいは参考図書としても十分役に立つと確信している．

　今後さらに内容を充実し，時代に即応した本にしたいと念願しているので，ご意見をお寄せくださるようお願いする．

2011 年 6 月

執筆者一同

臨床免疫学　目次

序 ·· vii
カラー図譜 ·· iii

第 1 章 —— 免疫学の概要　1

Ⅰ．免疫学の定義 ·· 1
Ⅱ．免疫学の歴史と意義 ·· 2
　1）古代〜17世紀 ·· 2
　2）18世紀 ·· 2
　3）19世紀 ·· 2
　4）20世紀 ·· 3

第 2 章 —— 生体防御の仕組み　7

Ⅰ．免疫系による生体防御 ··· 7
　1）自然免疫と獲得免疫 ·· 7
　2）自己と非自己の認識 ·· 8
Ⅱ．免疫器官，組織，細胞 ··· 8
　1）免疫器官と組織 ··· 8
　2）免疫細胞 ··· 10
　3）免疫担当細胞を特徴づける表面マーカー：CD (cluster of differentiation) 抗原 ········ 13
　4）リンパ球の分化と再循環 ·· 16
　5）免疫機能の系統発生，個体発生と加齢 ·· 17
Ⅲ．抗原 (antigen) ··· 20
　1）定義 ·· 20
　2）抗原性（免疫原性）·· 20
　3）抗原の特異性 ·· 20
　4）抗原の決定基（決定群）·· 21
　5）抗原の分類 ·· 21
　6）抗原性を発揮するための条件 ·· 24
　7）抗原性の変化と変異 ··· 25
　8）抗原がヒトの体内に入る経路 ·· 25

- IV．抗体 (antibody) ·· 26
  - 1）定義 ··· 26
  - 2）抗体の分類 ··· 27
  - 3）抗体（免疫グロブリン）の構造と機能 ······································· 29
  - 4）新生児の免疫グロブリン ··· 37
  - 5）アジュバント（補助物質，免疫助成剤） ····································· 37
  - 6）ポリクローナル抗体とモノクローナル抗体 ··································· 39
- V．補体 (complement) ··· 40
  - 1）定義 ··· 40
  - 2）補体成分 ··· 41
  - 3）補体活性化経路 ··· 41
  - 4）補体系のコントロール機構 ··· 44
  - 5）生理活性補体フラグメント ··· 46
  - 6）補体レセプター ··· 47
  - 7）補体遺伝子ファミリーと染色体連鎖 ··· 48
  - 8）補体系と凝固系，線溶系，キニン系との関係 ································· 49
  - 9）補体が関与する免疫現象 ··· 49
  - 10）補体作用の変化 ·· 50
  - 11）補体の測定法 ·· 51
- VI．免疫の成立と調節 ·· 51
  - 1）サイトカイン (cytokine) ··· 52
  - 2）接着分子 (adhesion molecule) ·· 53
  - 3）MHC分子と抗原提示 ·· 56
  - 4）一次免疫応答と二次免疫応答 ··· 56
  - 5）T細胞の活性化と調節 ··· 59
  - 6）細胞性免疫 ··· 62
  - 7）T細胞レセプターとB細胞レセプター ······································ 63
  - 8）リンパ球レパートリーと免疫寛容 ··· 64
  - 9）肥満細胞，好酸球由来のメディエーター ····································· 65

第 3 章 ── 免疫と疾患の関わり　　67

- I．感染防御免疫 ·· 67
  - 1）自然免疫 (natural immunity) ·· 67
  - 2）獲得免疫 (acquired immunity) ··· 70

Ⅱ. 抗腫瘍免疫	72
1) 腫瘍に対する免疫監視	72
2) 腫瘍特異抗原	73
3) 腫瘍特異移植抗原	73
4) 腫瘍関連抗原	73
Ⅲ. 免疫不全	82
1) 免疫機能不全	82
2) 免疫不全症	82
Ⅳ. アレルギー	83
1) アレルギーの機序と分類	83
2) アレルギー疾患	84
Ⅴ. 自己免疫	90
1) 自己免疫と自己抗体	90
2) 自己免疫疾患 (autoimmune disease)	91
Ⅵ. 炎症と急性期反応物質	95
1) 炎症性サイトカイン	96
2) 炎症マーカーの臨床検査とCRP	97
Ⅶ. 免疫グロブリン異常	99
1) 高γグロブリン血症	99
2) マクログロブリン血症	100
3) Bence Jones タンパク	101
4) クリオグロブリン	101
5) パイログロブリン	102
Ⅷ. 輸血, 移植, 生殖における同種免疫反応	102
1) 同種免疫 (alloimmunity) とは	102
2) 同種抗原 (alloantigen, isoantigen)	102
3) 主要組織適合抗原 (MHC：major histocompatibility complex)	102
4) 同種抗体 (alloantibody, isoantibody)	103
5) 同種抗体獲得に至る2つの機序：直接同種認識 (direct allorecognition) と間接同種認識 (indirect allorecognition)	103
6) 白血球除去の意義	104
7) 同種抗原と反応する細胞傷害性T細胞 (alloreactive cytotoxic T cells, killer T cells)	104
8) 移植 (transplantation)	104
9) 拒絶反応の制御・治療	106

10）混合リンパ球培養反応（mixed lymphocyte reaction：MLR，mixed lymphocyte culture：MLC）………………………………………………………………… 108

第 4 章 —— 抗原抗体反応による分析法　　109

Ⅰ．抗原と抗体の結合 ……………………………………………………………………… 109
　1）抗原抗体反応とその原理 ………………………………………………………… 109
　2）抗原抗体反応の分類 ……………………………………………………………… 109
　3）抗原抗体反応の特異性 …………………………………………………………… 109
　4）交差反応（cross reaction）……………………………………………………… 110
　5）抗原抗体反応の原理 ……………………………………………………………… 110
　6）抗体の親和性（affinity）と抗原結合活性（結合力）（avidity）…………… 112
　7）抗原抗体反応に関与する免疫グロブリン ……………………………………… 112
　8）抗原抗体反応に影響を及ぼす因子 ……………………………………………… 112
　9）抗原抗体反応における各因子の量的関係 ……………………………………… 113
Ⅱ．試薬抗体の性状 ………………………………………………………………………… 115
　1）ポリクローナル抗体 ……………………………………………………………… 115
　2）モノクローナル抗体 ……………………………………………………………… 115
Ⅲ．反応原理とその臨床応用 ……………………………………………………………… 116
　1）沈降反応（precipitation reaction）……………………………………………… 116
　2）凝集反応（agglutination reaction）……………………………………………… 125
　3）抑制反応（inhibition test）……………………………………………………… 133
　4）溶解反応（lytic test）…………………………………………………………… 134
　5）補体結合反応（complement-fixation test）…………………………………… 140
　6）中和反応（neutralization test）………………………………………………… 142
　7）散乱光分析法（免疫比濁・比ろう法）（turbidimetry・nephelometry）… 145
　8）ラテックス凝集光学的測定法（latex agglutination immunoassay：LAIA）………… 146
　9）標識抗原抗体反応 ………………………………………………………………… 148
　10）フローサイトメトリー（flow cytometry：FCM）…………………………… 154
　11）イムノブロット法（immuno blotting）・ウエスタンブロット法
　　　（Western blotting：WB）……………………………………………………… 158
　12）イムノクロマトグラフィー（イムノクロマト法）（immunochromatography）……… 158
Ⅳ．測定感度 ………………………………………………………………………………… 160

第 5 章 —— 免疫検査の基本的技術　　161

- Ⅰ．抗体の作製 ……………………………………………………………………… 161
  - 1）動物を免疫してつくる方法 …………………………………………………… 161
  - 2）モノクローナル抗体とその作製法 …………………………………………… 162
  - 3）免疫グロブリンの分離・精製 ………………………………………………… 163
- Ⅱ．器具・機器の取り扱い ………………………………………………………… 164
  - 1）ドロッパーとマイクロダイリュータ ………………………………………… 164
  - 2）マイクロプレートウォッシャー ……………………………………………… 164
  - 3）マイクロプレートリーダ ……………………………………………………… 164
  - 4）蛍光顕微鏡 ……………………………………………………………………… 164
  - 5）フローサイトメーター ………………………………………………………… 164
- Ⅲ．検査目的別採血・保存法 ……………………………………………………… 165
  - 1）採血時・採血後の温度管理 …………………………………………………… 165
  - 2）抗グロブリン試験用 …………………………………………………………… 165
  - 3）寒冷凝集素用 …………………………………………………………………… 165
  - 4）Donath-Landsteiner 反応用 …………………………………………………… 165
- Ⅳ．血清・血漿の処理 ……………………………………………………………… 166
  - 1）試験管 …………………………………………………………………………… 166
  - 2）血液バッグのセグメント ……………………………………………………… 166
  - 3）非働化（不活化） ……………………………………………………………… 166
  - 4）保管法と解凍法 ………………………………………………………………… 166
  - 5）連続希釈法 ……………………………………………………………………… 167
- Ⅴ．細胞保存液の作製 ……………………………………………………………… 168
  - 1）赤血球の保存 …………………………………………………………………… 168
  - 2）白血球・血小板の保存 ………………………………………………………… 170
- Ⅵ．血液細胞の分離・調製法 ……………………………………………………… 170
  - 1）赤血球 …………………………………………………………………………… 170
  - 2）洗浄赤血球 ……………………………………………………………………… 171
  - 3）末梢血単核球細胞 ……………………………………………………………… 173
  - 4）Tリンパ球・Bリンパ球 ……………………………………………………… 174
  - 5）濃厚血小板 ……………………………………………………………………… 174
- Ⅶ．唾液の採取と処理 ……………………………………………………………… 175
  - 1）検査の術式 ……………………………………………………………………… 175

第 6 章 —— 感染症の免疫学的検査　　　176

- Ⅰ. 溶連菌感染症関連抗体 ･･176
  - 1）抗ストレプトリジン O 価測定 ･･････････････････････････････････････176
  - 2）抗ストレプトキナーゼ価測定 ･･････････････････････････････････････181
- Ⅱ. サルモネラ抗体 ･･181
  - 1）Widal 反応 ･･181
  - 2）Vi-PHA 法（Vi-受身赤血球凝集反応）･･････････････････････････････182
- Ⅲ. 梅毒血清反応 ･･182
  - 1）抗 CL・Lec 抗体検出法 ･･183
  - 2）抗 TP 抗体検出法 ･･187
- Ⅳ. マイコプラズマ抗体 ･･189
  - 1）粒子凝集法 ･･190
  - 2）CF 法（補体結合反応法）･･190
- Ⅴ. リケッチア感染症 ･･190
  - 1）Weil-Felix 反応 ･･190
  - 2）ツツガムシ抗体価 ･･191
- Ⅵ. クラミジア抗原 ･･192
- Ⅶ. ウイルス性肝炎 ･･193
  - 1）A 型肝炎 ･･194
  - 2）E 型肝炎 ･･196
  - 3）B 型肝炎 ･･198
  - 4）D 型肝炎（δ-抗原）･･202
  - 5）C 型肝炎 ･･203
- Ⅷ. レトロウイルス感染症 ･･205
  - 1）ヒト免疫不全ウイルス（human immunodeficiency virus：HIV）････････205
  - 2）ヒト T リンパ球向性ウイルス（human T lymphotropic virus：HTLV-1）･････････210
- Ⅸ. 風疹抗体 ･･212
  - 1）赤血球凝集抑制試験 ･･･212
- Ⅹ. インフルエンザ A・B ウイルス抗原 ･････････････････････････････････････212
  - 1）イムノクロマトグラフィー ･･･212
- Ⅺ. トキソプラズマ抗体 ･･218
- Ⅻ. 非特異検査 ･･219
  - 1）CRP ･･219
  - 2）寒冷凝集試験 ･･220

3）Paul-Bunnell反応 ……………………………………………………………………… 221

第7章 ── アレルギー関連検査　　224

Ⅰ．アレルゲンの同定 ……………………………………………………………………… 224
　1）皮膚反応 ……………………………………………………………………………… 224
　2）IgE抗体試験管内測定法 ……………………………………………………………… 224
　3）ヒスタミン遊離試験 ………………………………………………………………… 225
　4）誘発試験 ……………………………………………………………………………… 225
Ⅱ．レアギンの定量 ………………………………………………………………………… 225
　1）総IgE ………………………………………………………………………………… 225
　2）アレルゲン特異的IgE抗体 …………………………………………………………… 225

第8章 ── 自己抗体の検査　　227

Ⅰ．リウマトイド因子 ……………………………………………………………………… 227
　1）RAテスト …………………………………………………………………………… 227
　2）RAPAテスト ………………………………………………………………………… 227
　3）関節リウマチの早期診断 …………………………………………………………… 229
Ⅱ．抗核抗体関連 …………………………………………………………………………… 229
　1）抗核抗体検出法 ……………………………………………………………………… 230
　2）抗DNA抗体 ………………………………………………………………………… 233
　3）抗ENA抗体 ………………………………………………………………………… 233
Ⅲ．抗ミトコンドリア抗体 ………………………………………………………………… 235
Ⅳ．甲状腺関連抗体 ………………………………………………………………………… 235
Ⅴ．基底膜抗体 ……………………………………………………………………………… 237
Ⅵ．Donath-Landsteiner反応 ……………………………………………………………… 238
　1）検査結果の意義および評価 ………………………………………………………… 238
　2）Mackenzie反応 ……………………………………………………………………… 238
Ⅶ．血小板抗体 ……………………………………………………………………………… 238
Ⅷ．抗リン脂質抗体 ………………………………………………………………………… 239

第 9 章 —— 免疫機能検査　　241

- Ⅰ．液性免疫 ･････････････････････････････････ 241
  - 1）免疫電気泳動 ･･･････････････････････････ 241
  - 2）免疫グロブリン定量 ･････････････････････ 245
- Ⅱ．細胞性免疫 ･･･････････････････････････････ 250
  - 1）リンパ球サブセット解析 ･････････････････ 250
  - 2）サイトカイン定量 ･･･････････････････････ 253
  - 3）リンパ球刺激(幼若化)試験 ･･･････････････ 253
  - 4）遅延型皮膚反応 ･････････････････････････ 254
- Ⅲ．補体系 ･･･････････････････････････････････ 255
  - 1）血清補体価(CH50)の測定 ････････････････ 255
  - 2）HAM試験 ･･････････････････････････････ 260
- Ⅳ．食細胞系 ･････････････････････････････････ 261

第 10 章 —— 輸血と免疫検査　　262

- Ⅰ．血液型と同種抗原 ･････････････････････････ 262
  - 1）血液型とは ･････････････････････････････ 262
  - 2）ABO血液型 ････････････････････････････ 266
  - 3）Rh血液型 ･･････････････････････････････ 272
  - 4）その他のおもな血液型 ･･･････････････････ 276
  - 5）白血球抗原 ･････････････････････････････ 300
  - 6）血小板 ･････････････････････････････････ 315
  - 7）血清型 ･････････････････････････････････ 322
- Ⅱ．変異型と後天的変化 ･･･････････････････････ 324
  - 1）ABO亜型 ･･･････････････････････････････ 324
  - 2）Rh変異型 ･･･････････････････････････････ 326
  - 3）血液型キメラ ･･･････････････････････････ 327
  - 4）後天性B (acquired B) ････････････････････ 329
  - 5）汎血球凝集(polyagglutination) ･････････････ 329
- Ⅲ．輸血前検査 ･･･････････････････････････････ 330
  - 1）ABO血液型検査 ･････････････････････････ 330
  - 2）Rh(D)血液型検査 ････････････････････････ 331
  - 3）不規則抗体スクリーニング ･･･････････････ 331

4）交差適合試験 ··· 331
　　5）タイプ・アンド・スクリーン ··· 333
　　6）コンピュータクロスマッチ ·· 333
　Ⅳ．血液型と抗体検査 ·· 333
　　1）検査の準備 ·· 333
　　2）ABO血液型検査 ··· 334
　　3）Rh（D）血液型検査 ·· 344
　　4）不規則抗体検査 ··· 346
　　5）交差適合試験 ·· 353
　　6）ABO血液型亜型検査 ··· 355
　　7）抗A, 抗B抗体価の測定法 ·· 357
　　8）唾液を用いたABO血液型と分泌型・非分泌型検査 ················ 359
　　9）直接および間接抗グロブリン（クームス）試験 ···················· 360
　　10）自己抗体保有患者の輸血検査 ·· 364
　　11）HLAタイピング ·· 368
　　12）血小板特異抗原（HPA）タイピング ·································· 370
　Ⅴ．血小板抗体の同定 ·· 371
　　1）血小板抗体検査 ·· 371
　　2）HLA適合血小板 ··· 373

第11章 ── 輸血の安全管理　　376

　Ⅰ．成分輸血療法の意義と適応 ·· 376
　　1）血液製剤の種類 ··· 377
　　2）使用上の要点 ·· 378
　Ⅱ．供血者の選択 ·· 382
　Ⅲ．患者と供血者間の適合性 ·· 382
　Ⅳ．輸血に伴う副作用・合併症 ·· 383
　　1）溶血性副作用（hemolytic transfusion reaction：HTR）··········· 384
　　2）発熱性非溶血副作用（febrile nonhemolytic transfusion reaction：FNHTR）········· 391
　　3）輸血関連急性肺傷害（transfusion-related acute lung injury：TRALI）············· 391
　　4）輸血後移植片対宿主病（post-transfusion graft-versus-host disease：PT-GVHD）······ 393
　　5）アレルギー反応 ··· 396
　　6）他の輸血副作用と対応 ··· 397
　　7）輸血感染症 ·· 398

第12章 — 移植の検査　　405

Ⅰ．移植前検査　405
　1）ABO, Rh血液型検査　406
　2）HLA検査　406
　3）交差適合試験　407
Ⅱ．造血幹細胞移植　408
　1）造血幹細胞移植概説　408
　2）幹細胞の分離同定（FCMでの評価：ISHAGE法）　414
　3）血液型キメラ　415
Ⅲ．造血幹細胞移植時および臓器移植時の輸血　417
　1）造血幹細胞移植　417
　2）臓器移植　418

第13章 — 妊娠・分娩の免疫検査　　423

Ⅰ．免疫学的妊娠反応　423
　1）hCGの構造　423
　2）hCG受容体と機能　423
　3）妊娠中のhCGの推移　424
　4）hCGの検査　425
　5）hCGの異常　427
Ⅱ．血液型不適合妊娠　429
　1）新生児溶血性疾患　429
　2）出生前検査　431
　3）妊娠中の治療　433
　4）出生後検査　433
　5）交換輸血　435
　6）HDNの予防（抗D免疫グロブリン）　436

第14章 — 検査結果の評価と対策　　438

Ⅰ．評価　438
　1）疾患との関連性　438
　2）二相性試験　439

3）感染症の診断検査 ……………………………………………………………… 440
Ⅱ．対策 ……………………………………………………………………………………… 441
　1）異常現象の背景と異常値の対応 ……………………………………………… 441
　2）輸血副作用の原因究明と対策 ………………………………………………… 443

索引 ……………………………………………………………………………………………… 445

第1章　免疫学の概要

Ⅰ．免疫学の定義

　百日咳，水痘，麻疹，日本脳炎などに1回かかると，2度とこれらの疾患にかかることはない．それはヒトのからだが，これらの病原体に関する情報を記憶していて，2度目に侵入してきたときにただちにこれを排除しようと働くからで，このような状態になっていることを"**免疫を獲得した**"という．

　侵入してくる細菌，ウイルス，寄生虫，真菌などからからだを守ろうとする感染防御機能は免疫系という組織の機能によって営まれている．

　免疫系には，白血球をはじめとする種々の細胞があり，全身に分布している．また細胞が産生するタンパクや細胞から産生される生物活性をもった高分子物質があり，これが単独で，あるいは相互作用を営んで，病原体を排除し，病原体によるからだの傷害を少なくしようとしている．

　免疫学(immunology)は，このように感染症から免れるということを研究することから出発した学問である．はじめは，生体が感染後，病原体に対して抵抗性をもつことなどを研究する学問であったが，研究が進むに従って，同じ機構によって生体に逆に傷害を与えることがあることがわかってきた．また，1回目の異物の侵入に対しても，特定の細胞によって生体防御反応が起こることがわかってきた．そこで現在では，外的や内的の異物を非自己とみなして，生物が生命を維持するために必要な，基本的な生体防御機構を研究する学問を"**免疫学**"と呼んでいる．

　免疫学は広い分野にまたがった学問であり，これを理解するには，化学，分子生物学，微生物学，病理学，薬理学，生理学，法医学，血液学，遺伝学，細胞工学などの基礎医学と臨床医学の知識が必要である．

　免疫学は，取り扱う対象によっていろいろの名称で呼ばれている．すなわち，抗原抗体反応を扱う**血清学**(serology)，移植，血液型など生物学に結びついた免疫現象を取り扱う**免疫生物学**(immunobiology)，病気に関連した免疫現象を取り扱う**免疫病理学**(immunopathology)，免疫学を化学的に研究する**免疫化学**(immunochemistry)，免疫学的手法と遺伝学的手法を組み合わせて研究する**免疫遺伝学**(immunogenetics)，輸血など血液学を免疫学的立場から研究する**免疫血液学**(immunohematology)などがある．

　また，臨床医学に関連する免疫学を**臨床免疫学**(clinical immunology)と呼ぶ．

Ⅱ．免疫学の歴史と意義

免疫学がどのような変遷を経て発達してきたかを歴史的にながめてみる．

1）古代〜17世紀

一度伝染病にかかると同じ伝染病に再びかからないか，かかっても軽くてすむということは経験的に古代から知られていた．

紀元前431年のPeloponnesian War（アテネ—スパルタ）中に，アテネにペストらしい疾患が流行し，指導者ペリクレスも倒れたが，これに耐過した人は2度目にかかったときに死亡しなかったと記載されている．また，1347〜1351年までの間に中国，インド，全ヨーロッパに腺ペストと肺ペストの大流行があったが，古代からの経験によって，一度ペストにかかったことのある人が看護にあたったといわれている．

17世紀になると次第に伝染病が区別されるようになり，一度罹患すると再感染しにくくなるということは，同一の疾患に対してのみ成立するものであるということがわかってきた．

2）18世紀

トルコ駐在イギリス公使夫人のメリー・ウォートリー・モンタグ（M. W. Montague, 1721年）が，トルコで行われていた一種の痘瘡予防法をイギリスにもちかえり，膿疱の内容を皮内に接種して軽度の痘瘡にかからせることを試みたが，重症となったり，死亡するものがあったりして，成功しなかった．

エドワード・ジェンナー（Edward Jenner, 1798年）は，牛痘にかかったヒトは痘瘡が軽く経過するという点に注目し，牛痘をヒトに人工的に接種して痘瘡に対する抵抗性を得させることを発見した．このJennerの発見が今日の予防接種の学問的基礎となった．今日用いられているワクチン（vaccine），予防接種（vaccination）という言葉が，ラテン語の雌牛（vacca）という言葉に由来していることからも，Jennerの業績は偉大なものであることがわかる．

3）19世紀

ルイ・パスツール（Louis Pasteur, 1822〜1895年），ローベルト・コッホ（Robert Koch, 1843〜1910年）によって細菌が純培養されるに及んで，ニワトリコレラ，炭疽病などのワクチンがつくられるようになり，病原体と免疫との関係が次第に明らかになってきた．

ヌタル（George H. F. Nuttal, 1888年）とブフナー（Hans E. A. Buchner, 1889年）は，血清と体液に殺菌力があり，この殺菌力は55℃，45分の加温によって消失することを発見し，この殺菌性物質を**アレキシン**（alexin）と名づけた．このalexinはポール・エールリッヒ（Paul Ehrlich）によって**補体**（complement）と名づけられた．

ルー（Pierre P. E. Roux）とエルザン（Alexander J. E Yersin）は，ジフテリア菌の培養濾液中にジフテリア菌の菌体外毒素（後述）が存在することを発見し，さらに，この菌体外毒素を動物に注射すると，その動物の血液中にこの毒素を中和する物質が生じることを発見した（1888年）．ベーリング（Emile A. von Behring）と北里柴三郎は，この原理を応用して破傷風の治療に菌体外毒素を中和する物質を含む免疫血清を用い，さらにのちに，ジフテリアの治療にも免疫血清を用いた（1890年）．パイファー（Richard F. J. Pfeiffer，1894年）は，コレラ菌で免疫した動物血清はアレキシンの存在のもとにコレラ菌を溶菌することを発見した．これを "**Pfeiffer現象**" と呼んでいる．次いでPfeiffer（1895年）は，血清中に存在する細菌などと特異的に結合する免疫物質に "**抗体**（antibody）" という名称を与えた．

　ボルデ（Jules J. B. V. Bordet，1896年）は，細菌で免疫した血清がその細菌を凝集（**凝集反応**）し，この血清の凝集作用は55℃，45分加温しても消失しないことを発見した．

　グルーベル（Max von Gruber）とドゥルハム（Herbert E. Durham）は，チフス患者血清がチフス菌を凝集することを発見し（**Gruber反応**）（1896年），同年ウィダール（Georges F. I. Widal）はこれを臨床的に応用して，腸チフスの診断法である**Widal反応**を考え出した．

　クラウス（R. Kraus，1897年）は，コレラ菌を注射した動物血清に，そのコレラ菌の培養濾液を加えると沈降物が生じることを発見した（**沈降反応**）．メチニコフ（Metchnikoff，1884年）は細胞の食作用について研究し，貪食細胞が生体防御の役割を果たしていることを主張した．

　エールリッヒ（Paul Ehrlich，1897年）は，病原微生物に感染後，この微生物と反応する物質（抗体）がどのようにしてそのヒトの血清中に生じるのか，また，この物質がどうして感染を起こした微生物とのみ反応するのか（特異性），病原体の体内再侵襲に対して抗体はいかなる作用をするのかをきわめて合理的に説明する "**側鎖説**（side chain theory）"〔または受容体説（receptor theory）とも呼ぶ〕を立てた．この説によって，免疫学の理論体系が一応できあがった．

　その後，研究が進むにつれて，タンパクや多糖類を動物に注射すると，これらと特異的に反応する物質（抗体）が動物血清中に生じることが明らかとなり，デトルドイッチ（Detre-Deutsch，1899年）は，細菌，タンパク，多糖類など，動物に抗体産生を促す物質を総称して "**抗原**（antigen）"（antibodyを産生する物質という意味）という名称を与えた．

4）20世紀

　1900年から1910年の約10年間と，さらに1939年以降に免疫学はめざましい発展をとげ，現在にいたるまで，免疫学の進歩はとどまるところを知らない．

　J. Bordetとジャング（Octave Gengou，1901年）は**補体結合反応**を考え出した．ランドシュタイナー（Karl Landsteiner，1900年）は**ABO血液型**を発見したが，この発見によって今日の輸血学の基礎が築かれ，ヒトからヒトへ輸血が行えるようになった．また，このABO血液型の発見は，次々に新しい血液型が発見される糸口となった．

　次いで，ポルチェ（Portier）とリシェー（Charles R. Richet）は，イソギンチャクの触手の毒を

注射したイヌに再度この毒を注射すると，イヌは急性のショックを起こして死ぬ現象を観察し，これを**アナフィラキシー**（anaphylaxis）と名づけた（1902年）．さらにアルツス（Maurice Arthus, 1903年）によって **Arthus現象**が発見された．

ワッセルマン（August P. von Wassermann, 1906年）は，ウシの梅毒初期感染巣または先天性梅毒胎児肝の水抽出液を抗原として梅毒患者血清と補体結合反応を行うと陽性を呈することを発見し，梅毒の診断にこれを用いた．これを **Wassermann反応**という．

モレスキー（Carlo Moreschi, 1908年）は，今日の**抗グロブリン試験**（クームス試験）の原理を発表したが，当時の学問レベルでは応用面がなかったために忘れられてしまった．

シュルツ（William H. Schultz, 1909年）はモルモットの腸管を用い，デイル（Henry H. Dale, 1913年）はモルモットの子宮を用いてアナフィラキシーの実験を行う方法を考え出した．これを **Schultz-Dale反応（試験）**と呼んでいる．

抗原が一度生体に作用すると，生体は防御作用を示すようになるが，ときには，同一生体に再び抗原を投与すると，生体は激しい異常反応を示すことがある．ピルケー（Clemens P. J. von Pirquet, 1910年）は，この反応を**アレルギー**（allergy）〔allos（変化した）+ergo（働き）の意〕と名づけた．

馬杉復三（1931年）は，動物を免疫してつくったウサギの腎臓に対する抗体をウサギに注射すると急性糸球体腎炎が起こることを報告し，腎炎の成因がアレルギーに基づくことを明らかにした．

1940年にLandsteinerとウィーナー（Alexander Wiener, 1940年）が **Rh血液型**を発見し，これが契機となって血液型の研究が急速に進み，輸血副作用，血液型不適合妊娠，新生児溶血性疾患などはヒト同士の免疫（同種免疫）によって起こることが明らかにされ，さらにヒト同士の免疫の結果産生された抗体（免疫同種抗体）の検出法として**抗グロブリン試験**（R. R. A. Coombs, 1945年）など幾多の検査法が発見された．ボーマン（Boorman, 1946年）は抗グロブリン試験を用いて，後天性溶血性貧血のうちのあるものは自己赤血球に対する抗体（**自己抗体**）の作用によって起こることを発見した．この発見は自己免疫の研究の糸口となり，次々と自己免疫による疾患が発見されるようになった．

武田勝男（1948年）は，結核の病変が結核菌に対する組織のアレルギーに基づくことを明らかにした．

ドーセ（Dausset, 1952年）は**白血球抗体**を，さらに1958年には白血球固有抗原を発見した．その後の研究により白血球抗原は **HLA系**などとして整理され，ゴーラー（Gorer, 1956年），テラサキ（Terasaki, 1964年）らによってその型別の分類方法として**細胞傷害試験**が行われるようになった．

パンボーン（Mary C. Pangborn, 1941年）は梅毒脂質抗原のカルジオライピン（cardiolipin）を精製分離することに成功し，梅毒血清反応の特異度が画期的に高まった．

さらに，クーンス（Coons, 1941年）は**蛍光抗体法**，メダワー（Medawar, 1945年）は同種移植

片拒絶の免疫学的機序，ウーダン（Oudin，1947年）は**寒天内拡散沈降反応**と免疫グロブリンGのallotype，ファグレウス（Fagraeus，1948年）は形質細胞が抗体を産生すること，グラバール（Grabar）とウィリアムス（Williams）は**免疫電気泳動法**（1953年），シンガー（Singer，1959年）は**フェリチン抗体法**，バーソン（Berson）とヤロー（Yalow）は**放射免疫測定法**（1959年），ハリス（Harris，1966年）らはリンパ球が抗体を産生することを相次いで発表した．

バーネット（McFarlane Burnet，1958年）は抗体産生に関する**クローン選択説**を立てた．生体内には一つの抗原のみに反応するリンパ球（クローン）が多種類あり，特定の抗原が侵入すると対応するクローンが分裂増殖して抗体を産生するようになるという説である．

一方，ネルソン（Nelson，1949年）が梅毒トレポネーマを動かなくする反応（**TPI**）を発表して以来，**TPA**（Macheod & Magnuson，1953年），**TPIA**（Nelson，1953年），**TPCF**（Portnoy & Magnuson，1955年），**FTA**（Deacon，1959年），**TPHA**（富沢，1968年）など，トレポネーマを抗原とする梅毒血清診断法が登場してきた．

補体はいくつかの成分が反応する酵素系であることが明らかになってきていたが，メイヤー（M. M. Mayer，1961年）らは補体成分C1，C4，C2の反応様式を初めて解析した．ネルソン（R. A. Nelson），西岡久寿弥らはそれまで単一成分と考えられていたC3が現在のC3，5，6，7，8，9からなることを明らかにした（1966年）．ピルマー（Pillemer，1954年）とその弟子レポー（Lepow，1968年）はプロパージン系を発見し，抗体非依存性の補体第2経路の存在を明らかにした．

1950年代の末から1960年代にかけて，ポーター（Porter），エーデルマン（Edelman）らの研究により抗体タンパクの構造が明らかにされ，免疫グロブリンA（IgA），免疫グロブリンD（IgD），免疫グロブリンE（IgE），免疫グロブリンG（IgG），免疫グロブリンM（IgM）の5つに分けられること，また抗体グロブリンの基本構造も明らかになった．

グリック（Glick，1954年）は，孵化後まもないニワトリのリンパ系器官である"ファブリキウス（Fabricius）嚢"を摘出すると無γ-グロブリン血症の起こることを報告し，ミラー（Miller，1961年）は，マウスの出生直後に胸腺を摘除すると，正常のマウスに比べて，異系間の皮膚移植片生着期間の延長が起こることを報告した．その後これらの研究から，ファブリキウス嚢由来のリンパ球（**B細胞**という）が**体液性免疫**に，胸腺由来のリンパ球（**T細胞**という）が**細胞性免疫**に関与していることがわかった．アレルギーに関与する抗体様物質，レアギンがIgE抗体であることが石坂公成らによって明らかにされた（1966年）．

ミラー（Miller，1968年）らは，B細胞が抗体をつくるには，その作用を助けるT細胞（**helper T細胞**）が必要であることを報告した．

抗原刺激を受けたT細胞が対応抗原と反応すると，それが引き金となって種々の液性活性物質が産生される．デュモンド（Dumonde，1969年）は，この液性活性物質を総称して"**リンホカイン（lymphokine）**"と呼んだ．またガーシェン（Gershon）および多田富雄（1970年）は，B細胞系による抗体産生や，T細胞系による細胞性免疫を抑制するT細胞を発見し，**抑制T細胞（suppressor T細胞）**と呼んだ．

ミルスタイン (Milstein) とケーレン (Köhlen) (1975年) は，ヒツジ赤血球に対する抗体産生細胞とミエローマ (骨髄腫) の細胞を人工的に融合することによって，**ハイブリドーマ** (hybridoma, 融合雑種腫瘍細胞) をつくることに成功した．この手法は免疫学に革命的な変化をもたらし，単一純化できない抗原に対して抗体をつくりたいときに大きな威力を発揮した．この方法を応用して，いろいろな**モノクローナル抗体** (単一抗体) ができるようになった．

　1975年に，これまで発見者がまちまちに命名していた白血球抗原系の整理・分類・命名が，WHOによって行われた (**CD分類**)．この分類は，数年おきに改訂されている．

　1987年にノーベル賞を受賞した利根川進は，無数ともいえる抗原に対応する抗体が産生されるのは，抗体可変部の遺伝子が複数あるV, D, J領域クラスターから一つずつ選ばれる遺伝子の再構成によって起こることを明らかにした．

　遺伝子操作技術の進歩に伴い，免疫分野にもいち早く応用されている．たとえば，サイトカインやサイトカインレセプター遺伝子のクローニング，サイトカインタンパク質を大腸菌や細胞を利用して大量生産し，医薬品として利用すること，PCRや遺伝子導入，遺伝子ターゲッティングによる特定タンパク質の生体における役割の解明，さらにはベクターに組み込んだ遺伝子を生体に導入する遺伝子治療の試みも始まっている．

第2章　生体防御の仕組み

I．免疫系による生体防御

1）自然免疫と獲得免疫

　免疫の基本的機能は，生体がその個体の独自性を維持し，統一した生命現象を営むため非自己（異物）の侵入に対して防御的に働き，自己を保持することである．免疫されなくともあらかじめ備わっている抵抗性を**自然免疫**（innate immunity）という．可溶性因子としては，自然抗体，リゾチーム，インターフェロンなどのサイトカイン，抗菌ペプチドのデフェンシン（α, β-defensin）や補体成分などが働く．細胞としては，好中球，単球，マクロファージによる異物の貪食作用がある．異物に抗体や補体成分C3が結合していると，マクロファージ上の抗体Fcレセプターや補体C3レセプターを介して貪食作用が促進される．このような物質を**オプソニン**（opsonin）という．補体の活性化は，IgGやIgM抗体に結合して起こる場合と抗体非依存的な場合がある．インターフェロンはマクロファージを活性化し，サイトカインやケモカイン産生を起こす．また，マクロファージや樹状細胞などは細胞表面にtoll-like receptor（TLR）と呼ばれるタンパクをもち，微生物特有の構造やウイルス構成成分を認識して，サイトカインやインターフェロンを産生する．ナチュラルキラー細胞（NK cell）は，ウイルス感染した細胞や癌細胞を認識して傷害する．$\gamma\delta$型T細胞レセプター（TCR）をもつT細胞は腸管粘膜上皮に多数存在し，感染した上皮細胞を傷害したり，サイトカイン類を産生する．

　異物が生体に侵入したとき，生体は特異的にその異物に対して反応するようになる．このような抵抗性を**獲得免疫**（acquired immunity）という．獲得免疫の誘導には時間がかかるが，一度誘導された反応には持続性があり，再度その異物が侵入したときには速やかに強く反応するようになる．これには，抗体が侵入してくる異物や細菌を排除する**体液性免疫**（humoral immunity）と，主として細胞傷害性Tリンパ球が変異した細胞を攻撃する**細胞性免疫**（cellular immunity）がある．体液性免疫では，抗原特異的未熟B細胞クローンが抗原刺激により成熟してB細胞となり，特異的抗体（免疫グロブリン）が産生され，異物の抗原と結合して生体を防御する．B細胞の増殖，分化はT細胞から分泌されるサイトカインによってコントロールされている．細胞性免疫では，リンパ球自身がウイルス感染した細胞や腫瘍細胞を直接傷害する場合と，別の種類のTリンパ球から放出されるインターフェロンによって活性化されたマクロファージが傷害作用を示す場合がある．

2) 自己と非自己の認識

自己を保持するため侵入してくる異物を非自己と認識し排除する主体はリンパ球である．バーネット（Burnet）によって提唱されたクローン選択説によると，生体にはあらかじめあらゆる抗原と各々反応するリンパ球が1つずつ用意されている．特定の抗原が侵入してきた時，リンパ球の表面にある抗原レセプターが特定の抗原を認識し，対応するリンパ球のみが分化成熟して特異抗体を大量に産生するようになる．この反応は記憶され，2度目に同じ抗原が侵入したときはより早く大量に特異抗体を産生することができる．自己に反応するリンパ球は未熟な段階で排除されるので，自己反応性のリンパ球クローンは存在できない．補体系の種特異的制御膜因子（CD46, CD55, CD59）が存在する自己細胞上では補体活性化が進行しない．つまり，補体制御膜因子の存在が異物のみに補体反応が起こるようにコントロールしており，広い意味では自己と侵入異物や変異細胞を識別しているといえる．

II．免疫器官，組織，細胞

1) 免疫器官と組織

免疫反応に関与する器官と組織としては，① 血液幹細胞を生成する臓器：肝（胎生期），脾・骨髄（胎生期，生後），② 免疫担当細胞が機能分化し，選択や増殖をする臓器：胸腺，骨髄（ブルザ相当器官），③ 抗原刺激によりリンパ球が分化，増殖し，感作リンパ球や抗体を産生する臓器：リンパ節，脾，扁桃，パイエル板，粘膜固有層などがある．

胸腺や骨髄は**一次リンパ組織**，またリンパ節など③に属する臓器は**二次リンパ組織**と呼ばれる．二次リンパ組織は免疫反応の主座である．

(1) 胸腺（thymus）

胸腺はストローマ細胞（胸腺上皮細胞，樹状細胞など）によって構成されている網状構造とその間を埋めるようにして分布する胸腺細胞（T細胞系）とからなり，皮質と髄質に分かれる．前者は網目構造が粗く胸腺細胞が豊富に存在しているが，髄質はその逆で網目構造が密で胸腺細胞はあまり多くない．髄質内には **Hassall 小体**と呼ばれる上皮細胞の塊が存在する（**図2-1**）．造血器由来の未熟リンパ球（前T細胞）は胸腺に入り，ストローマ細胞や胸腺ホルモンの影響下で成熟T細胞となり，末梢血やリンパ組織に移動する．しかし，このような過程を経るのは胸腺リンパ球の1～2％にすぎず，残りのリンパ球は胸腺においてことごとく選択的に排除される．自己成分と反応するT細胞クローンも胸腺における分化過程で発生し，続いて除去される．

(2) 骨髄（bone marrow）

血液中のすべての細胞のもとになる幹細胞（stem cell）を産生する場所である．多潜能性幹細胞はかなり早い段階でまず骨髄系幹細胞，リンパ系幹細胞に分化し，さらに前者は顆粒球，巨核

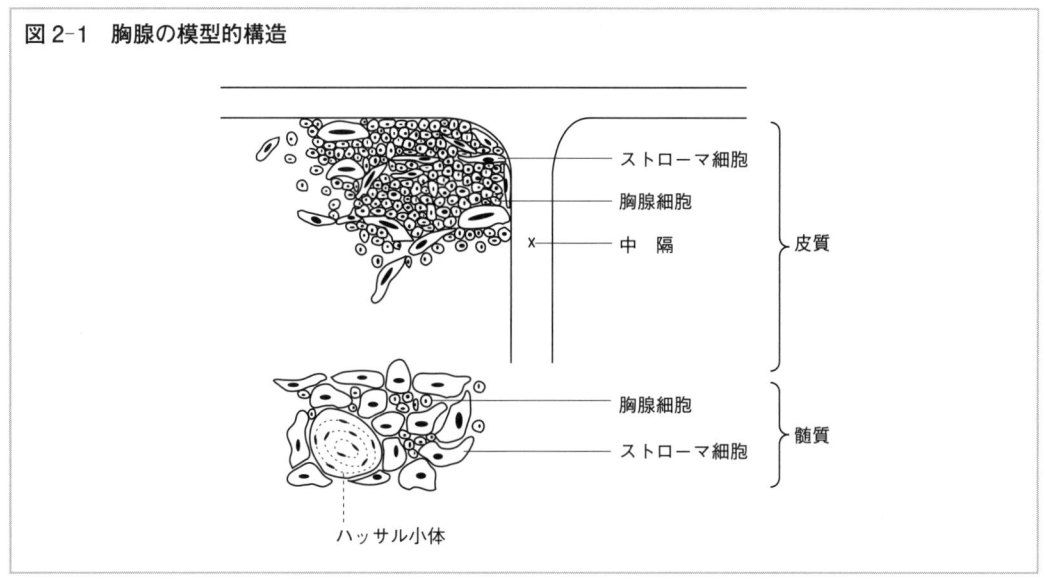

図 2-1 胸腺の模型的構造

球，赤血球の前駆細胞へと分化する．リンパ球系幹細胞は T 細胞と B 細胞の 2 系統の前駆細胞へと分化する．T 細胞は前述のごとく胸腺にいたって教育を受けるが，一方，B 細胞は骨髄あるいはその他のリンパ組織で分化，増殖する．鳥類では B 細胞が分化増殖する特異的臓器として**ファブリキウス嚢（bursa of Fabricius）**の存在が知られているが，哺乳類にはこのような特異的臓器は存在しない．B 細胞の一部は，呼吸器や消化管などの粘膜下のリンパ組織で抗体産生前駆細胞（分泌型 IgA を産生する）に分化し，粘膜固有層へと移行する．

(3) **リンパ節（lymph node）と脾（spleen）**

抗原侵入に際し，抗体産生，感作リンパ球や記憶細胞の誘導を起こす組織である．リンパ節はリンパ管から入ってくる抗原と反応する場であり，脾は血行性に到達した抗原と反応する場である．リンパ節はリンパ管に沿って全身くまなく散在し，リンパ管より侵入する抗原をその局所に押さえ込んでしまう役割を果たしている．リンパ節の内部は長い樹状突起をもった細網細胞の網目構造を基本にしている．皮質は主にリンパ球，とくにナイーブ B 細胞よりなり，一次濾胞を形成している．この濾胞は抗原刺激によって発達し，胚中心をもつ二次濾胞となる．髄質もまた樹状細胞や形質細胞が主に存在する B 領域である．皮質深部は主にナイーブ T 細胞よりなり，傍皮質領域（T 領域）と呼ばれる（**図 2-2**）．脾のうちで免疫機能と関係する部分は白脾髄と呼ばれ，その構造は基本的にリンパ節と同じで，T 細胞が均質に分布する領域と B 細胞を含む濾胞とからなる．脾はこのほかにも血小板や老廃赤血球を処理する能力をも有するが，そのような機能を果たす部分は赤脾髄と呼ばれる．

(4) **粘膜付属リンパ組織**

消化管，気道や泌尿器の粘膜には多数のリンパ球が存在し，総称して**粘膜付属リンパ組織**（MALT：mucosa associated lymphoid tissue）という．腸管には，パイエル板やリンパ小節，虫

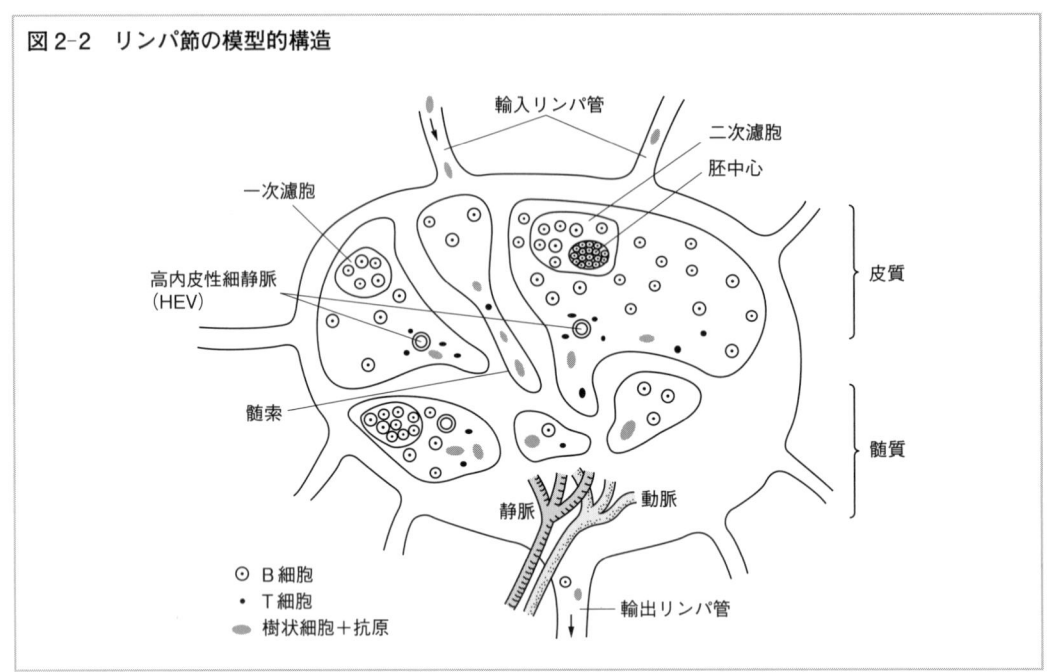

図2-2 リンパ節の模型的構造

垂などのリンパ組織があり，気道粘膜では扁桃がある．侵入してきた抗原はパイエル板のB細胞を活性化して分泌型免疫グロブリンIgAを産生させる．T細胞は$\alpha\beta$型と$\gamma\delta$型がほぼ同じ割合で存在する．

2）免疫細胞
（1）マクロファージ

貪食作用をもち，死細胞や細菌などの異物を取り込み，リソゾーム中で活性酸素により殺菌されたり，酸性条件下でリソゾーム酵素により分解される．貪食された抗原は処理された後，主要組織適合性遺伝子複合体（MHC：major histocompatibility complex）のクラスⅡ分子と結合してリンパ球に提示される．マクロファージ上には，貪食に働く種々のレセプター分子が存在する．IgG抗体のFc部分に結合するFcレセプターである高親和性のFcγRⅠ，低親和性のFcγRⅡA，FcγRⅡB，FcγRⅢ，補体成分C3の活性化分子（C3b，iC3bなど）に結合する補体レセプターCR1，CR3，CR4がある．また，マンノースレセプターやスカベンジャーレセプターも異物を貪食するのに働く．細菌やウイルス構成成分を認識するtoll-like receptor（TLR）も重要な分子である．現在ヒトでは10種類のTLRが見出されている．たとえば，ペプチドグリカンやリポペプチド（TLR2），LPS（TLR4），ウイルス構成成分の一本鎖RNA（TLR7/8），二本鎖RNA（TLR3）などが結合して，主としてMyD88分子を介して種々のサイトカインやインターフェロンの産生を誘導し，リンパ球を活性化する．TLR4の補助レセプターであるCD14分子は，マクロファージの表面に発現しているものと遊離型のものがある．

(2) 樹状細胞

樹状細胞（dendritic cell）はリンパ組織や皮膚に分布し，抗原をMHCクラスⅡ分子とともにT細胞に提示する強力な抗原提示細胞（APC：antigen presenting cells）である．皮膚に分布するランゲルハンス細胞は代表的な樹状細胞である．

樹状細胞は骨髄細胞系とリンパ球系，形質細胞系（plasmacytoid）に分けられる．ランゲルハンス細胞は抗原を取り込むと活性化されて，リンパ管を通り所属リンパ節に移動する．未熟な状態の樹状細胞では貪食に関与するDEC205や補体レセプターCR4（CD11c/CD18）が発現しているが，活性化すると貪食能がなくなり，補助シグナル分子のB7-1（CD80），B7-2（CD86），接着分子のDC-SIGN（CD209）やケモカインレセプターのCCR7が発現するようになる．

(3) NK細胞，NKT細胞

末梢血には15％前後のナチュラルキラー細胞（NK cell）が存在する．形態学的にはlarge granular lymphocytes（LGL）のかたちをとるが，その起源はリンパ球系幹細胞である．NK細胞は免疫刺激なしにウイルス感染細胞や腫瘍細胞を傷害，破壊する．CD56，CD16（FcγRⅢ），IL-2R，KAR（killer cell activation receptor），KIR（killer cell inhibitory receptor），Fasリガンドなどを表面に発現する．正常細胞ではMHCクラスⅠ分子を介してKIRから抑制シグナルが入り，NK細胞の傷害性は抑制されているが，MHCクラスⅠ分子の低下した変異細胞ではKARからの刺激により細胞傷害が起こる．細胞傷害は，顆粒中にある，補体C9様構造をもつパーフォリンとセリンプロテアーゼであるグランザイムAが協同して起こす場合，またはNK細胞上のFasリガンドが標的細胞上のFasと結合し，カスパーゼ-8やカスパーゼ-3を活性化してアポトーシスを起こし，DNAの断片化と細胞死をもたらす場合がある．この傷害システムは細胞傷害性T細胞でも同様である．さらに，NK細胞は表面のFcレセプターを介して，IgGが結合した細胞に接着して傷害することができる．この作用を**抗体依存性細胞傷害**（ADCC：antibody dependent cell-mediated cytotoxicity）という．NK細胞はインターフェロンγを産生して細胞性免疫を増強する．

NKT細胞（natural killer T cell）は，NK細胞とT細胞の両方の特徴をもつ．$\alpha\beta$型T cell receptor（TCR）をもつが限られた多様性を示し，抗原提示細胞のCD1分子に結合した脂質や糖脂質抗原を認識する．

(4) T細胞

T細胞はCD3$^+$，TCR$^+$であり，免疫応答において中枢的役割を果たすリンパ球である．T細胞はCD抗原，機能などによりいくつかのサブセットに分けられる．

ヘルパーT細胞（Th細胞）はCD4$^+$であり，免疫応答を調節する働きがある．この細胞は抗原提示細胞が提示するMHCクラスⅡ分子と抗原の複合体に反応する．Th細胞にはその産生するサイトカインパターンからTh1，Th2，さらに最近発見されたTh17がある．Th1はIL-2，IFN-γを産生し，マクロファージを活性化する．Th2はIL-4，IL-5，IL-6，IL-13を産生し，B細胞の抗体産生を促進する．Th17はナイーブT細胞からTGF-βおよびIL-6の刺激により誘導

され，IL-17やIL-22を産生し，種々の炎症反応を促進する．

最近明らかになったCD4⁺の抑制性T細胞にはTh3, Tr1, Tregがある．Th3はTGF-βを産生し，Tr1はIL-10とTGF-βを産生し，TregもIL-10とTGF-βを産生する．IL-10とTGF-βはTh1とTh2の作用を抑制する．Th3とTr1はサイトカインによってナイーブCD4T細胞から誘導される．Tregはサブタイプとして存在し，Th3, Tr1とは異なりCD25⁺FoxP3⁺である（p.60参照）．

細胞傷害性T細胞（CTL：cytotoxic T lymphocyte）はCD8⁺であり，ウイルス感染細胞，腫瘍細胞，移植細胞を傷害する．CTLはMHCクラスⅠ分子と結合した抗原ペプチドを認識する．傷害は顆粒中のパーフォリンとグランザイムA，あるいはFasリガンドを介したアポトーシスによる．T細胞のほとんどはα鎖とβ鎖からなるTCRをもつαβ型であるが，一部γ鎖とδ鎖からなるTCRをもつγδ型がある．γδ型T細胞はCD4⁻CD8⁻であり，腸管上皮に多数みられる．

(5) B細胞

抗原がB細胞上の抗原レセプター（膜免疫グロブリン）に結合してB細胞を活性化する．Th細胞からのサイトカインの補助で分裂増殖し，抗体を産生する形質細胞（plasma cell）に分化する．また，B細胞は可溶性抗原を取り込み，MHCクラスⅡ分子に結合してT細胞に提示する抗原提示機能を有する．B細胞上には膜免疫グロブリン以外にCD19, CD20, 補体レセプターのCR1（CD35），CR2（CD21）やFcレセプターFCγRⅡ（CD32）などを発現している．またB細胞はCR2を介してEBウイルスに感染する．

(6) 顆粒球

①好中球

好中球（neutrophil）は，FcγRⅢやCR1（CD35），CR3を介してオプソニン化された細胞や免疫複合体を貪食する作用を示す．好中球には特殊顆粒とアズール顆粒があり，活性酸素や種々の酵素により，取り込まれた異物を消化，破壊する．補体アナフィラトキシンC5aやケモカインIL-8によって炎症の局所に遊走する．アズール顆粒中の酵素（エラスターゼ，カテプシンなど）は炎症局所で細胞外に放出され組織の破壊を起こす．

②好酸球

好酸球（eosinophil）は，アレルギー疾患や寄生虫感染などで増加する顆粒に富む細胞である．IL-5とその他の好酸球増殖因子やPAF, C5aなどの走化性因子による．好酸球は強力な細胞傷害因子であるMBP, ECP, EPO, EDNを顆粒から放出する一方，ヒスタミン分解酵素も放出する．

③好塩基球，肥満細胞

ともに大型の顆粒を含み，高親和性IgEレセプター（FcεRⅠ）を発現しており，アレルギー反応を引き起こす．好塩基球（basophil）は骨髄中で分化し末梢血に流出する．肥満細胞（mast cell）は未分化のまま結合組織に移行し分化する．最近の分類によれば，肥満細胞は顆粒に含ま

れる酵素の種類によって2つのタイプに分けられる．トリプターゼ，キマーゼ，カテプシンG，カルボキシペプチダーゼA3を含むTC型とトリプターゼのみを含むT型に分けられる．TC型は主として皮膚や小腸粘膜に分布し，T型は肺に分布する．TC型肥満細胞はC5aR（CD88）とC3aRをもち，C5aとC3aによってそれぞれ活性化される．またFcγRⅡAも発現していることがわかり，免疫複合体が結合すると活性化される．

FcεRⅠに結合したIgEに対応する抗原刺激により脱顆粒反応が起こり，ヒスタミンやセロトニン，トリプターゼやキマーゼなどのプロテアーゼ，またヘパリンが短時間で放出される．プロスタグランジン，ロイコトリエンなどのアラキドン酸代謝産物はやや遅れて放出される．また，IL-5，IL-6，IL-13，TNF-αなどのサイトカインも産生分泌され，免疫応答を制御している．

3）免疫担当細胞を特徴づける表面マーカー：CD（cluster of differentiation）抗原

免疫細胞の膜表面にはB細胞膜表面の免疫グロブリン（surface immunoglobulin：sIg, membrane immunoglobulin：mIg）やT細胞受容体（T cell receptor：TCR）のほかにきわめて多種多様の機能性タンパク，あるいは糖タンパクの存在することが知られている．それらは最初，ヒツジ赤血球，抗原抗体複合体，抗原抗体補体複合体を用いたロゼット形成試験や蛍光抗体法という手法を用いて検出されてきた．やがて，それらの抗原に対するモノクローナル抗体（monoclonal antibody：mAb）の作製に成功し，それらによって同定できるようになった．すなわち，世界中の研究者たちによって細胞膜抗原に対するモノクローナル抗体が多数作製され，そのクラスタリング解析により膜抗原が次々と同定された．これらの抗原は**CD**（cluster of differentiation）**抗原**と呼ばれ，定期的に開催されているワークショップにより現在約350のCD抗原が認められている．これらのCD抗原は細胞の機能解析など基礎的研究に用いられるのみではなく，機能を異にする細胞集団を分別する（phenotyping）マーカー，分化段階を決定するマーカー，悪性腫瘍細胞の起源を知るマーカー，さらには免疫機能の指標として臨床的にも広く利用されている．この解析にはflow cytometryが通常使用されている．主なCD抗原を**表2-1**に示した．

T細胞の表面には抗原と結合するTCRがある．1つのT細胞は1種類のTCRしかもっていないので，1種類の抗原としか反応できない．TCRはα，βあるいはγ，δのそれぞれ異なる2種のペプチドよりなるheterodimerの構造をもつ．細胞膜上では5個のペプチド（γ，δ，ε，ζ，η）よりなるCD3群と複合体を形成して存在する．細胞内部分には**ITAM**（immunoreceptor tyrosine-based activation motifs）と呼ばれるチロシンリン酸化配列があり，シグナルを伝達するのに役立っている．各ペプチドは免疫グロブリンと同様のドメイン構造で可変部（Vα，Vβ）と不変部（Cα，Cβ）をもっており，可変部は遺伝子の再構成によって多様性を示すようになり，特定の抗原のみとしか反応できないようなTCRをもった無数に近い（1×10^9種類）T細胞クローンをつくる（**図2-3**）．末梢血の大多数（95%以上）はαβ型（Tαβ）であるが，ごく少数，とくに腸

表2-1 主なCD抗原

CD	分子質量（kDa）	細胞分布，機能
〈T細胞関連〉		
CD2	50	T細胞，NK細胞，ヒツジ赤血球レセプター，LFA-3レセプター
CD3	20	T細胞，TCRと複合体を形成
CD4	59	helperT細胞，単球，胸腺細胞の一部，MHCクラスIIレセプター，HIVレセプター
CD8	32〜34	cytotoxicT細胞，胸腺細胞の一部，MHCクラスIレセプター
CD25	55	T細胞，活性化B細胞，NK細胞，マクロファージ，IL-2α鎖レセプター（IL-2Rα）
CD28	44	T細胞の一部，活性化B細胞，胸腺細胞，B7（CD80）レセプター
CD122	75	T細胞，活性化B細胞，NK細胞，マクロファージ，IL-2β鎖レセプター（IL-2Rβ）
〈B細胞関連〉		
CD19	90	B細胞（B前駆細胞も含む）
CD21	140	成熟B細胞，C3dレセプター（CR2），EBVレセプター
CD23	45〜50	活性化B細胞，マクロファージ，好酸球，血小板，IgEのFcレセプター（Fc-εR）
〈その他〉		
CD11a	180	白血球，ICAM-1と結合，LFA-1のαL integrin鎖
CD11b	170	顆粒球，マクロファージ，NK細胞，LFA-1のαM integrin鎖
CD11c	150	単球，顆粒球，NK細胞，LFA-1のαX integrin鎖
CD18	95	白血球，ICAM-1レセプター，integrinのβ鎖
CD34	105〜120	幹細胞，内皮細胞
CD35	160〜250	顆粒球，単球，NK細胞，B細胞，赤血球，C3bレセプター（CR1）
CD41	110	血小板，巨核球，GPIIb，GPIIb/IIIa複合体として存在
CD42（a〜d）	22〜135	血小板，巨核球，GP1X，GP1bα，GP1bβ，GPV
CD45 (RA, RB, RO)	180〜220	白血球，白血球共通抗原（leukocyte common antigen；LCA），tyrosine phosphatase
CD49（a〜f）	25〜210	活性化白血球，線維芽細胞など ラミニン，フィブロネクチン，コラーゲンなどに対するレセプター，VLAα鎖
CD54	90	内皮細胞，ICAM-1，LFA-1リガンド
CD56	220/135	NK細胞，NCAM
CD57	110	NK細胞，T細胞サブセット
CD58	65〜70	広汎な分布を示す，LFA-3，C2リガンド
CD62 (E, L, P)	75〜150	E-selectin（ELAM-1）：活性化内皮細胞 L-selectin（LECAM-1）：T，B細胞，単球，NK細胞，好中球，好酸球 P-selectin（GMP-140）：活性化，血小板，活性化内皮細胞
CD71	95	増強細胞，トランスフェリン・レセプター
CD80	60	B細胞 B7/BB1CD28リガンド
CD95	42	各種細胞，活性化白血球，APO/FAS
CD106	100〜110	内皮細胞，VCAM-1
CD117	145	プロジェクター細胞，幹細胞因子レセプター（stem cell factor receptor；SCFR）
CDW121	68〜80	各種細胞，IL-1レセプター
CD124	140	成熟B細胞，T細胞，造血幹細胞外，IL-4レセプター
CD126	80	休止期B細胞，形質細胞外，IL-6レセプター
CD127	75	B前駆細胞，成熟T細胞外，IL-7レセプター
CDW128	58〜67	各種細胞，IL-8レセプター

管リンパ節にはγδ型（Tγδ）が存在する．

　CD1は胸腺細胞や樹状細胞上に発見され，1a，1b，1c，1d，1eの5種類がある．

　CD2は白血球機能関連抗原の一つであるLFA-3（CD58）に対する受容体で，LFA-2とも呼ばれる．抗原提示細胞（antigen presenting cell：APC）膜上のLFA-3と結合することによってT細胞との結合を強化し，抗原情報の伝達を補強する．かつてヒツジ赤血球に対する受容体として利用されたのもこの抗原で，未熟な胸腺細胞から成熟したT細胞に広く（panT），かつ特異的に表出されている．

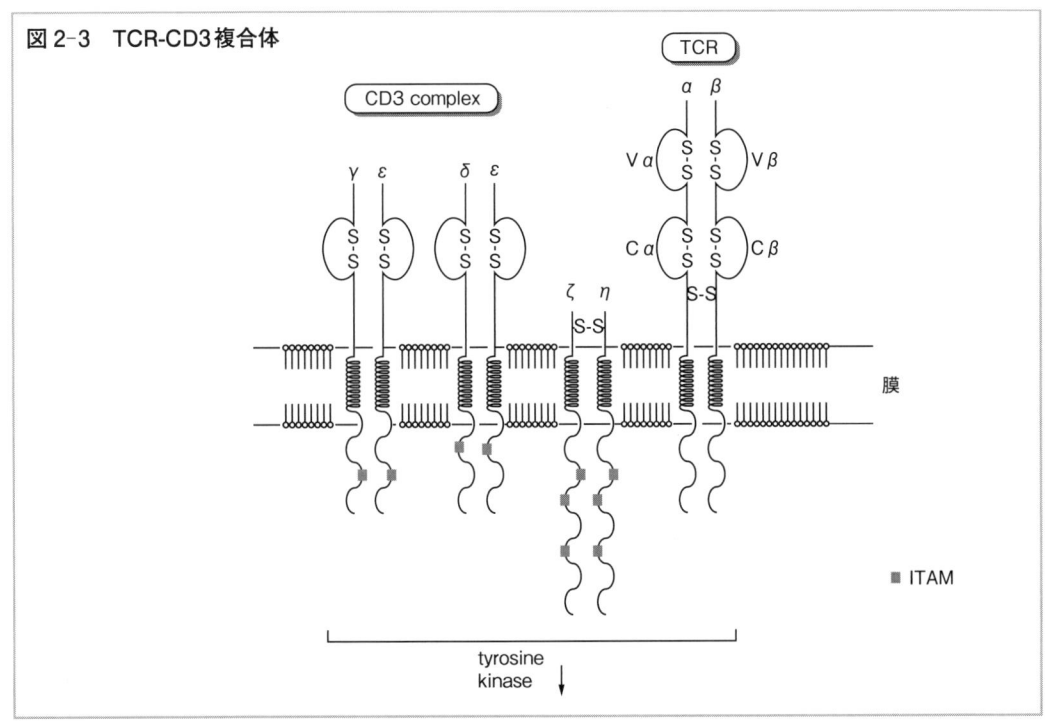

図2-3 TCR-CD3複合体

　CD3も panT 抗原であるが，その発現は CD2 よりやや遅い．γ，δ，ε，ζ，η 鎖からなり，TCR と複合体を形成し，抗原と結合した TCR のシグナルを細胞内に伝達する分子である．

　CD4 は Th に存在し，分子量 59kDa の糖タンパクである．APC 上の MHC クラスⅡ分子と結合し，抗原と TCR との結合を強固にし，シグナル伝達を増強する．

　CD8 は Tc あるいは Ts に表出される 32〜34kDa の分子で，MHC クラスⅠ分子と結合することにより抗原と TCR の結合を補強し，シグナルの伝達を有効にする働きをもつ．

　CD19 は早い分化段階の B 細胞から活性化 B 細胞にいたるまでの多くの分化段階の B 細胞に表出される panB 抗原であり，95kDa の糖タンパク分子である．

　CD21 は成熟 B 細胞に発現し，C3d および EBV に対するレセプター機能をもつ (CR2)．

　CD25 は IL-2 レセプター α 鎖で，活性化した T・B 細胞，マクロファージに豊富に表出される．

　CD34 は分子質量 105〜120kDa の糖タンパクで，骨髄や末梢血の幹細胞に発現している抗原である．末梢血幹細胞移植の場合にはこの CD34 抗原をもとにして幹細胞の収集が行われる．

　CD45 は白血球に広く分布する抗原 (leucocyte common antigen：LCA) で，チロシンホスファターゼ活性をもつ．CD45RA，RB，RC，RO の 4 種類が知られており，機能や分化段階を異にする T 細胞のサブセット (たとえばナイーブ細胞と memory 細胞) によって発現に差が認められている．

4）リンパ球の分化と再循環

　リンパ球は骨髄における造血幹細胞（CFU-S）に由来する．幹細胞はまずリンパ系幹細胞に分化するが，その後，各種サイトカイン（インターロイキン，造血因子）の影響下で成熟リンパ球となる．

　T前駆細胞は胸腺にいたりストローマ細胞（胸腺上皮細胞，樹状細胞，マクロファージなど）や胸腺ホルモンの影響のもとにはじめて免疫細胞としての機能を獲得し，CD3，CD4，CD8，TCRなどT細胞を特徴づける遺伝子の発現が起こる．胸腺でT細胞が分化，成熟していく過程においてはT細胞の著しい増殖と死滅が繰り返されており，将来，生体防御反応に必要なT細胞のみが選択的に残される．この選択機構には2種類ある．まず胸腺細胞は，ストローマ細胞表面の自己のMHCと反応し，自己MHCとある程度以上の親和性をもつもののみが生き残り増殖する．すなわち，自己抗原と反応しうるT細胞がつくり出される．この選択は **positive selection** と呼ばれる機構で，この選択にもれた細胞は**アポトーシス**（apoptosis）と呼ばれるあらかじめプログラムされた細胞死の経路によって除去される．次いで，自己抗原に対して強い親和性を示す細胞が樹状細胞や上皮細胞と反応して排除される，**negative selection** の機構である．これら2つの選択過程を経て，自己成分とは反応せず，しかもMHC拘束性のある（同じMHCをもつ細胞同士間でのみ抗原情報を伝達しあえる）成熟T細胞がつくられる．TCRとCD3はT前駆細胞の段階で表出されている．CD4やCD8が表出されるのはその後である．TCRには少なくとも4種類のペプチド鎖の存在が知られており，これらを規定する遺伝子には免疫グロブリン遺伝子と同様の多様性が存在し，これらの遺伝子の再構成によって，きわめて多種類存在する抗原と特異的に反応するTCRが生成される．いくつかの異なった機能を担う成熟T細胞サブセットはやがて末梢組織に放出される（**図2-4**）．

　一方，B細胞は骨髄で成熟すると考えられている．リンパ系幹細胞より分化した最も未熟なB細胞はB前駆細胞と呼ばれるが，すでに細胞内にIgMのμ鎖を含有しており，膜表面にはCD19が表出されている．やがてIgMは細胞膜に表出されるようになり，さらにIgMとIgDの両者を表出した成熟B細胞となり末梢循環へと送り出される．その後それぞれの免疫グロブリンのH鎖を表出した活性化B細胞となるが，この細胞は抗原に遭遇すると形質細胞にまで分化し，膜表面に表出されている免疫グロブリンと同じクラスの同じ特異性の免疫グロブリンを産生するようになる．B細胞において抗原特異性を決定する免疫グロブリン遺伝子の再構成はB前駆細胞の段階で開始する．成熟B細胞は，CD19，CD20，CD21，CD22，IgGのFcに対するレセプター（FcR），補体レセプター（CR1），EBVレセプター（CR2）などが陽性である．形質細胞にはこれらの膜抗原は検出されない（**図2-5**）．

　胸腺や骨髄などの一次リンパ組織は，もちろん免疫応答の場ではない．一次リンパ組織より血液循環系へと移行した成熟リンパ球は血液とともに全身を循環する．循環している過程で，毛細血管やリンパ節，パイエル板などにある後毛細血管静脈／高内皮細胞静脈（post capillary venule：PCV，high endothelial venule：HEV）から血管外に出る．このときHEVには固有の細

図2-4 T細胞の分化と膜抗原

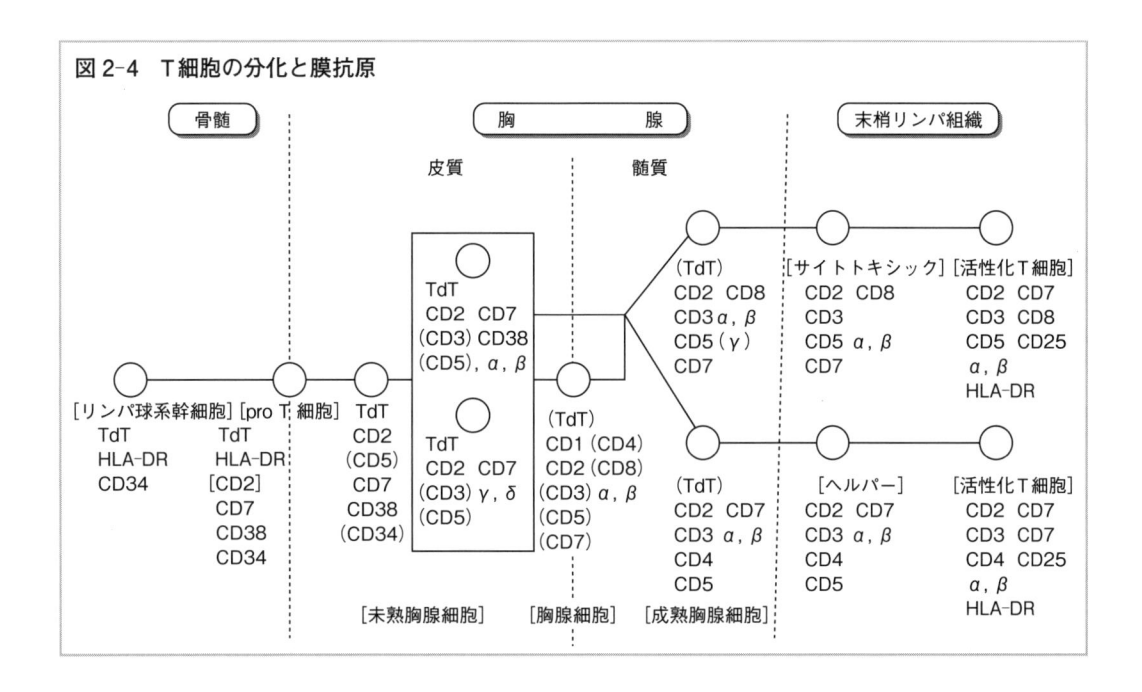

| 骨髄 | 胸腺 | 末梢リンパ組織 |

胸腺: 皮質 / 髄質

[リンパ球系幹細胞]
TdT
HLA-DR
CD34

[pro T 細胞]
TdT
HLA-DR
[CD2]
CD7
CD38
CD34

TdT
CD2
(CD5)
CD7
CD38
(CD34)

[未熟胸腺細胞]
TdT
CD2 CD7
(CD3) CD38
(CD5), α, β

TdT
CD2 CD7
(CD3) γ, δ
(CD5)

[胸腺細胞]
(TdT)
CD1 (CD4)
CD2 (CD8)
(CD3) α, β
(CD5)
(CD7)

[成熟胸腺細胞]
(TdT)
CD2 CD8
CD3 α, β
CD5 (γ)
CD7

(TdT)
CD2 CD7
CD3 α, β
CD4
CD5

[サイトトキシック]
CD2 CD8
CD3
CD5 α, β
CD7

[ヘルパー]
CD2 CD7
CD3 α, β
CD4
CD5

[活性化T細胞]
CD2 CD7
CD3 CD8
CD5 CD25
α, β
HLA-DR

[活性化T細胞]
CD2 CD7
CD3 CD7
CD4 CD25
α, β
HLA-DR

図2-5 B細胞の分化, 活性化と膜抗原

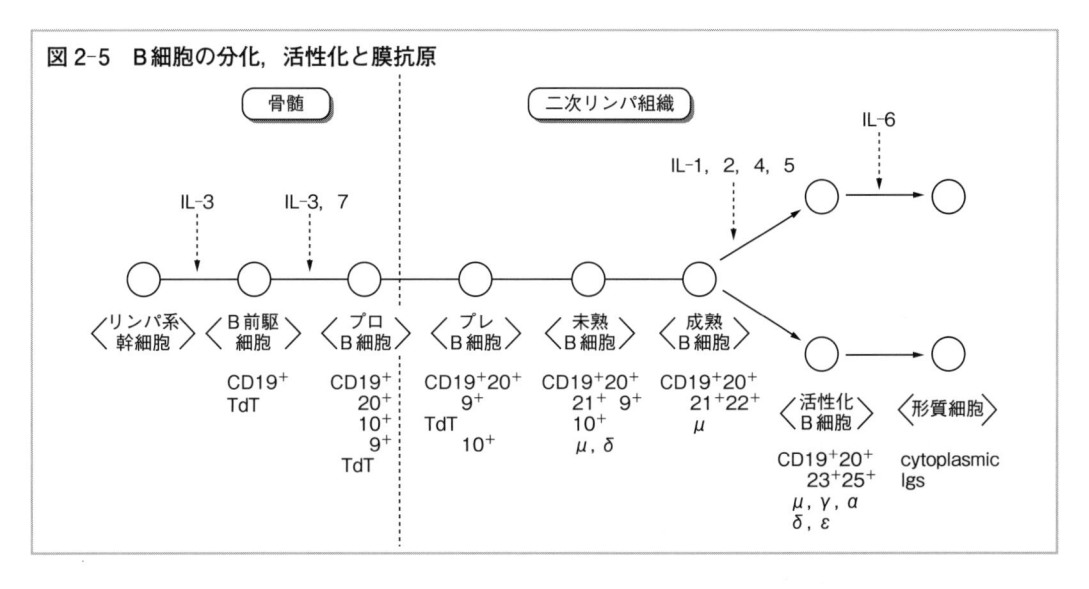

| 骨髄 | 二次リンパ組織 |

IL-3 → ; IL-3, 7 → ; IL-1, 2, 4, 5 → ; IL-6 →

〈リンパ系幹細胞〉
CD19$^+$
TdT

〈B前駆細胞〉
CD19$^+$
20$^+$
10$^+$
9$^+$
TdT

〈プロB細胞〉
CD19$^+$20$^+$
9$^+$
TdT
10$^+$

〈プレB細胞〉
CD19$^+$20$^+$
21$^+$ 9$^+$
10$^+$
μ, δ

〈未熟B細胞〉
CD19$^+$20$^+$
21$^+$22$^+$
μ

〈成熟B細胞〉

〈活性化B細胞〉
CD19$^+$20$^+$
23$^+$25$^+$
μ, γ, α
δ, ε

〈形質細胞〉
cytoplasmic Igs

胞接着分子 (cell adhesion molecule : CAM) が存在しており，それに対応する homing receptor をもっているリンパ球はそこでいったん捕獲される．しかし再びリンパ節の皮質深部に入り，輸出リンパ管を経てリンパ管，胸管を経て再び同じリンパ組織に戻り，CAM と homing receptor との結合によって再び捕獲される．少数の細胞は一次濾胞に入り定着する．

5）免疫機能の系統発生，個体発生と加齢

　異物を認識し排除しようとする機能はすべての細胞にみられる普遍的なものであり，単細胞生

物もこの機構をもつ．動物が進化し多細胞動物になると，その機能を担う特異的な細胞が出現する．マクロファージがそれである．抗原特異的な免疫反応としての異物識別排除機能はより高度のもので，主に脊椎動物以上の場合に認められる．無脊椎動物には免疫グロブリンは存在しない．同じ脊椎動物でも進化の程度に従い免疫機能を異にしており，進化が進み高等動物になるほどその機構は複雑で精緻になる．円口類（メクラウナギ，ヤツメウナギなど）では一次リンパ組織はきわめて未熟であり，末梢血にリンパ球やIgMの存在は認められていない．一次リンパ組織が確実に認められるようになるのは軟骨魚類以上である．5種類の免疫グロブリンがそろうのは哺乳類においてである．

　免疫臓器の個体発生には一般原則と同じように系統発生を繰り返す．胸腺リンパ球は胎生8～10週頃より発生し始める．胸腺原基は第3・第4鰓嚢に由来する上皮性器官で，その網状構造に，胎生期には卵黄嚢および肝，また出生後は骨髄より由来した前駆細胞が入り込み，そこで分化し，成熟T細胞になり末梢へ送り出される．とくに発生の初期における胸腺の関与は不可欠であり，したがって新生児期の胸腺摘出は生命を長らえることのできない重篤な免疫不全状態を誘導する．ところが成人の場合には，すでに免疫機能を付与された再循環性のT細胞が多数存在し，胸腺の関与はあまり重要ではない．胸腺は，成人になるに従い必要性は低下し，縮小する．各種の疾患の治療に胸腺摘出を行うことがあり，これによって免疫不全は起こらない．

　胎児組織におけるT細胞機能を検索すると，胎生10週目の胸腺リンパ球はすでに同種抗原やフィトヘムアグルチニン〔phytohemagglutinin：PHA：植物性（赤）血球凝集素〕に反応することが明らかにされている．胸腺におけるリンパ球の分化や成熟は胎生期より新生児期にかけて最も盛んであり，新生児期にすでに末梢T細胞数は成人の80～90％に達するが，機能的にみるとサイトカインの産生や遅延型皮膚反応の発現も十分ではない．胸腺機能は思春期以降徐々に衰え，その重量も急速に減少し結合織や脂肪によって置き換えられる．B細胞の出現もT細胞と同時期に考えられているが，B細胞の発達は急速であり胎生期16週ではほとんど成人のレベルに達し，出生期にはむしろ成人より高いレベルになる．しかし新生児期においては抗体産生能は未熟であり，形質細胞の発達も悪い（図2-6）．B細胞の数が十分であるにもかかわらず免疫グロブリンの産生が起こらないのは，新生児期には抗原刺激が不十分であることのほかに，T細胞のうち抑制性T細胞が優位にあるからと解釈されている．

　免疫グロブリンのうち最も成熟の早いのはIgMで，生後1～2年で成人レベルに達する．IgMは胎生16～20週で産生され始めるが，その発達はかなり緩徐で，出生期におけるレベルは成人の20％以下である．その高値は胎生期における感染症を示唆する．IgMは出生後は急激に増加する．IgGは胎生30週頃より産生され始めるが，その発達は遅く，胎生期および新生児期のIgGのほとんどは胎盤を経て移行した母親由来のものである．IgA，IgD，IgEの生産開始時期は胎生末期と考えられている．IgEのその後の発達はIgGのそれと類似する．IgDは生後急速に増加し，3～4歳から思春期にかけて成人より高値を示すようになる．すべての免疫グロブリン血中濃度が成人レベルに達するのは15歳前後である．ただし，分泌型IgAの産生系である粘膜固有

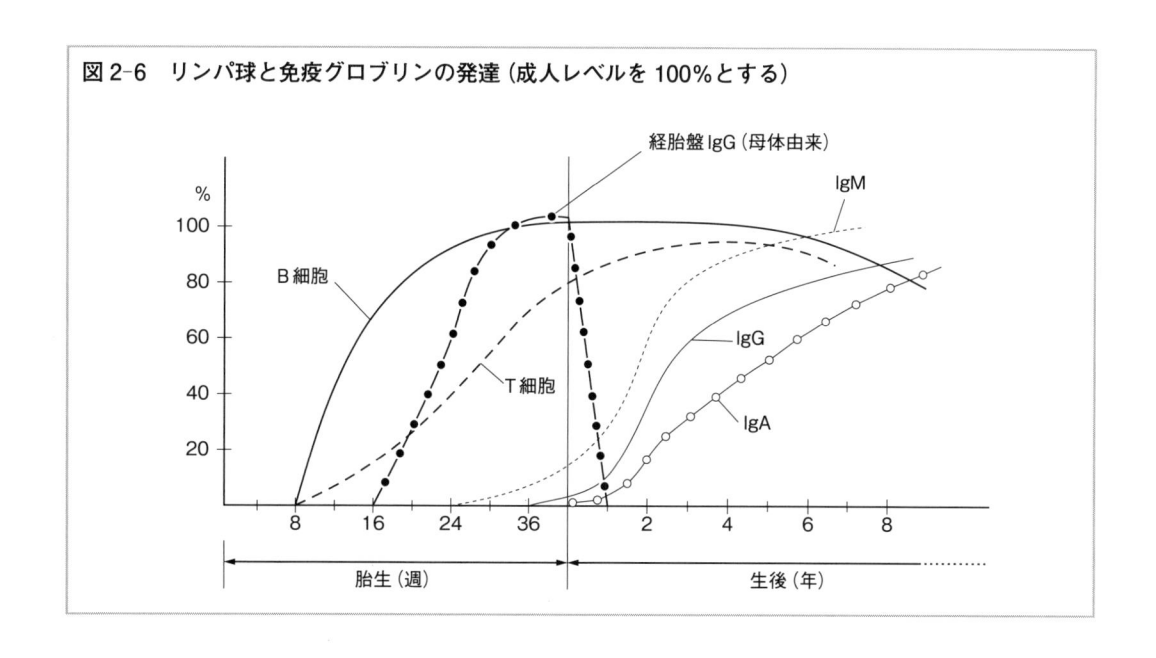

図 2-6 リンパ球と免疫グロブリンの発達（成人レベルを 100%とする）

表 2-2 高齢者における免疫能の変化

免疫機能	変化
免疫グロブリン	↑または→
末梢白血球	→
補体成分	→
末梢血リンパ球	↓
T細胞	↓（とくに $CD8^+$ T細胞）
B細胞	→
in vitro 幼若化反応	
PHA	↓
ConA	↓
RF検出頻度	↑（20歳代 2〜3%，70歳代 10%）
骨髄腫年齢別分布	↑（20歳代ほとんど 0%，60歳代 40%）
胸腺（重量）	↓（10歳代 30g，30歳代＜10g，60歳代 1g）

層の形質細胞は生後 7 週間くらいで完成する．

　マクロファージ系や補体系の発達も胎生初期より開始されるが，新生児にいたっても完成をみず未熟である．C1q や C3 のレベルでみると出生時の値は成人値の 60〜70% を示す．生後急速に増加し，10 日程で成人レベルに達する．

　加齢により T・B 両細胞ともに質的，量的に変化する．とくに T 細胞の変化，すなわち細胞性免疫機能の低下が著しい．末梢リンパ球数，リンパ組織なども加齢とともに衰退し，細胞性免疫機能は相対的に低下する．また加齢により血清免疫グロブリン（とくに IgG と IgA）が増加し，自己抗体（リウマチ因子，抗核抗体など）や M タンパクの出現頻度は上昇する一方で，抗 A 凝集素のごとき自然抗体はむしろ減少傾向を示す．高齢者では潜在的な免疫不全状態にあり，免疫機能の異常が起こりやすい状態になっている（**表 2-2**）．高齢者ではこのようなことを反映して感染症，悪性腫瘍，M タンパク血症の罹患頻度が増加している．

また高齢者で免疫機能の低い群では，正常群に比べて死亡率が高いという報告もある．

Ⅲ．抗原（antigen）

1）定義

　日本脳炎ウイルスが生体内に入ると，その生体の血清中には，日本脳炎ウイルスの感染力を失わせるタンパク（抗体）が産生される．

　また，結核に感染した生体の皮内に結核菌が産生したツベルクリンや精製ツベルクリン（PPD）を注射すると，12時間後頃より注射局所に発赤や腫脹が現れ，24～48時間後に最高となる．これは結核菌の感染によって，その生体内にツベルクリンと特異的に反応するリンパ球（感作リンパ球）が産生され，注射局所において，ツベルクリンとこの感作リンパ球が特異的に反応し，その結果このリンパ球から生理活性物質のサイトカイン（p.51参照）が放出されて起こる現象である．

　このように，生体内に入れられた結果，抗体や感作リンパ球をつくるきっかけを与え，またつくられた抗体および感作リンパ球と特異的に反応する物質を"**抗原（antigen）**"あるいは"**免疫原（immunogen）**"という．このように抗原には次の2つの働きがある．

　（1）動物に抗体と感作リンパ球をつくらせるきっかけを与える（免疫応答を惹起させる．免疫原性）．
　（2）つくられた抗体や感作リンパ球と特異的に反応する（反応原性）．

2）抗原性（免疫原性）

　ある物質が抗原としての働き，すなわち体液性免疫や細胞性免疫を誘起する活性をもっている場合，その物質は"**抗原性（免疫原性）がある**"という．また，抗原としての働きが強い場合に"**抗原性が強い（高い）**"という．

　抗体産生や細胞性免疫などの免疫現象を発現させる目的で，動物に抗原を投与することを"**免疫する（immunize）**"，ときには"**感作する（sensitize）**"という．

　生体内抗原性：動物の生体内で抗体や感作リンパ球をつくらせる抗原の働きを生体内抗原性という．

　試験管内抗原性：生体外に取り出された抗体や感作リンパ球と特異的に反応する抗原の働きを試験管内抗原性という．

3）抗原の特異性

　たとえば，Xという抗原は，抗原Xを動物の体内に入れたときに産生される抗体や感作リンパ

図2-7 抗原の決定基（模型図）

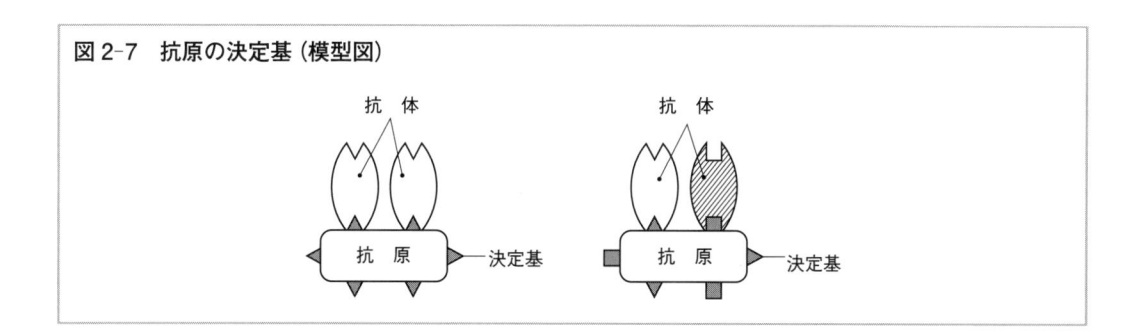

表2-3 抗原の分類

抗原の種類	抗体産生	試験管内抗原抗体反応	
		沈降反応	抑制反応
〈完全抗原〉	＋	＋	
〈不完全抗原〉			
複合ハプテン	－	＋	
単純ハプテン	－	－	＋

球とのみ特異的に反応して，ほかの抗原がつくった抗体や感作リンパ球とは反応しない．これを"**抗原の特異性**（specificity of antigen）"という．

4) 抗原の決定基（決定群）

抗原分子には抗体あるいは感作リンパ球と特異的に融合する領域があり，この領域を抗原の"**決定基**（determinant site, antigenic determinant）"または"**エピトープ**（epitope）"という．タンパクの場合は，アミノ酸基の組み合わせや立体構造などによって特異性が決まる．抗原と抗体との反応は，抗原の抗原決定基とこの抗原決定基に対応する抗体の結合部位との結びつきによって起こる（図2-7）．

抗原は通常多くの決定基をもっている．一般に分子量の小さいものでは決定基の数は少なく，分子量の大きいものでは数百あるいは数千の決定基をもつものもある．たとえば，細菌，ウイルス，赤血球のように化学構造が複雑な物質は多種類の抗原決定基をもっているので，種々の特異性をもった抗体がつくられる．また1個しか決定基をもたない抗原もあり，これを**一価抗原**あるいは**単純ハプテン**という．

5) 抗原の分類

(1) 抗原の機能による分類（表2-3）

1. 完全抗原（complete antigen）

抗原としての2つの働きをもっている抗原を**完全抗原**という．一般に，タンパク，分子量の大きい多糖類がこれに属しており，細菌，リケッチア，ウイルスなど微生物，赤血球，その他の細

胞などは複雑な化学的構造をもっているので多数の抗原決定基があり，完全抗原としての働きをもっている．

① **T細胞依存性抗原（胸腺依存性抗原）**〔T cell-dependent antigen（thymus-dependent antigen）〕

抗体の産生を引き起こすためT細胞の関与を必要とする抗原で，多様な抗原決定基をもつタンパク抗原はこれに属している．

この抗原がB細胞を活性化して抗体を産生させるのには，T細胞とB細胞が接触して活性化する仕方と，T細胞が産生するサイトカインを介して活性化する仕方との2種類がある．

② **T細胞非依存性抗原（胸腺非依存性抗原）**〔T cell-independent antigen（thymus-independent antigen）〕

T細胞の関与なしにB細胞の抗体産生を誘導する抗原で，代表的なものにグラム陰性の内毒素（エンドトキシン），リポ多糖類（LPS），デキストラン，肺炎球菌多糖類などがある．

2. 不完全抗原（incomplete antigen）

抗原としての2つの働きのうち，抗体と結合することはできるが，これを生体内に投与する前に抗原性のある大きな分子（タンパク，多糖類）と結合させないかぎり抗体を産生させる能力のない物質，すなわち，その物質単独では免疫原性がないが，何か（通常はタンパク質）と結合すればそれに対する抗体を産生させ，産生された抗体とは単独で結合できるものを"**不完全抗原**"，または"**ハプテン（hapten）**"という（ギリシャ語でhaptenは英語のgraspまたはfastenという意味）．抗原性を与えるために用いた高分子の物質を**キャリアー（担体）**という．ほとんどのハプテンは低分子（分子量1,000以下）であって1〜2個の決定基しかもっていない．

ハプテンには**複合ハプテン**と**単純ハプテン**があり，前者は沈降反応などの試験管内沈降反応を起こすが，後者の抗原抗体反応は抑制反応により証明される．代表的なものとして以下のものがある．

　　　複合ハプテン：カルジオライピン，二価抗原など．
　　　単純ハプテン：DNP（ジニトロフェニル）基，TNP（トリニトロフェニル）基，アルサニル酸，スルファニル酸，ステロイドホルモンなど．

(2) 種属間の存在形式による分類

1. 同種抗原

同種動物間において遺伝的に異なる形質が発現して生じた抗原．〔例〕ヒトに対する同種抗原：主要組織適合遺伝子複合体（MHC）抗原，HLA抗原，血液型抗原，アロタイプ（Gm，Am，Km抗原）など．

2. 異種抗原

異種動物間に存在する抗原．本来，抗原の概念は異種間であるのが原則なので，大部分の抗原はこれに属する．〔例〕ヒトと微生物，ウサギと卵白アルブミンなど．

3. 異好（異原）抗原

種類を超えて広く自然界に存在する共通抗原．分布はきわめて不規則である．〔例〕フォルスマン抗原（ヒツジ赤血球とモルモット臓器間に存在する共通抗原）．

4. 自己抗原

自己の生体構成成分由来で自己に対して抗原性を発揮する抗原．正常な免疫系は非自己（not-self）のもののみが抗原性を有し，自己（self）は抗原性を示さない．〔例〕自己免疫疾患において産生される自己抗体に対応する抗原．DNA，核など．

5. 種特異抗原

ある種の動物，細胞に存在するが，他種のものにはない抗原．〔例〕ヒトIgGをウサギに免疫してつくった抗ヒトIgG抗体は，ヒトのIgGのみと反応し，ウマやヤギなどのIgGとは反応しない．

6. 臓器特異性抗原

種に関係なく臓器だけに存在する共通抗原．〔例〕ニワトリの水晶体タンパクをブタやヒツジに注射してつくった抗体は，ニワトリ以外の動物の水晶体タンパクとも反応する．

7. 隔絶抗原

免疫担当細胞と接触できないように隔絶されて存在する抗原．構造上，免疫担当細胞から隔絶されているため免疫寛容が成立していないので，組織障害が起こって，これらの抗原が免疫系に放出されると免疫応答が起こる．〔例〕水晶体，精子など．

(3) 抗原の由来による分類

1. 天然抗原（natural antigen）

①タンパク：強い抗原性をもつ．卵白アルブミン，血清アルブミン，ジフテリア毒素，破傷風毒素などの細菌毒素，種々の酵素，ホルモンなどはタンパク抗原である．B型肝炎ウイルス，α-フェトプロテイン，HLAも抗原としてタンパクが主役である．抗原性のないハプテンもタンパクと結合させて動物体内に投与すると抗体を産生させることができる．

②多糖体：一般にタンパクより抗原性が弱い．主としてIgM抗体がつくられるが，細胞性免疫の成立は弱い．血液型抗原など細胞膜に存在する多糖体抗原は，脂質ないしタンパクに結合しており，複合糖質のかたちをとっている．

③脂　質：抗原性はさらに弱い．一般に完全抗原となりにくく，ハプテンとしてタンパクと結合してはじめて抗原となる．

④核　酸：ハプテンと考えられている．

2. 人工抗原（artificial antigen），合成抗原（synthetic antigen）

通常，ハプテンは人工的に合成されたもので，多くの化学物質がハプテンとして知られている．遺伝子工学によってつくられたワクチンもこれに属する．

(4) その他の抗原

1. 潜在抗原（cryptoantigen）

リンパ球あるいは抗体による認識が到達しえないような分子や細胞上の部位に位置している抗

原で，なんらかの原因によって立体化学的変化が起こったとき露出する．赤血球のT抗原，Tk抗原，Th抗原，Tn抗原などがこれに属する．

2. アレルゲン (allergen)

ヒトや動物のアレルギー性疾患やアレルギー反応の原因となる抗原性物質の総称で，とくにIgE抗体（レアギン）の産生を誘導し，Ⅰ型アレルギー反応である喘息，じんま疹，アレルギー性鼻炎などを起こす．

経気道性の吸入性アレルゲン（花粉，室内塵など），消化器より吸収される食事性アレルゲン（卵，魚類など），皮膚を通して感作する接触性アレルゲン（漆など）がある．

6）抗原性を発揮するための条件

生体内に抗原が入っても，必ずしも抗体や感作リンパ球が産生されるとはかぎらない．抗原が抗体や感作リンパ球を産生しやすいような条件が必要である．

(1) 免疫系組織と接触したことのない成分であること（非自己であること）

$Rh_0(D)$ 陽性のヒトに $Rh_0(D)$ 陽性の血液を輸血しても抗 $Rh_0(D)$ 抗体が産生されないのに，$Rh_0(D)$ 陰性のヒトに $Rh_0(D)$ 陽性の血液を輸血すると抗 $Rh_0(D)$ 抗体が産生される．これは，$Rh_0(D)$ 陰性のヒトの免疫系組織が $Rh_0(D)$ 陽性の血液と接触したことがないために，$Rh_0(D)$ 陽性血液を非自己と（抗原として）認識するためである．

このように，その動物の免疫系組織と接触したことのない物質でないと，すなわち非自己でないと抗原性を発揮することができない．

(2) 分子量がかなり大きいこと（物理化学的要因）

タンパクは分子量が小さくなるに従って抗原性がなくなっていく．少なくともタンパクは分子量が15,000以上の場合に抗体を産生するが，5,000以下のものは単独で与えても抗体がつくられないことが多い．インスリン（分子量5,700）は免疫原性をもつ最小の分子と考えられている．

(3) 抗原性が失われないかたちの分子構造で免疫系組織に到達させること（投与形式）

完全抗原としての働きをもつ異種タンパクを経口的に投与すると，消化分解されて抗原性のないアミノ酸として吸収されるので抗体を産生できない．しかし，経皮，皮内，皮下，筋肉内，血管内に投与した場合には分子構造が変化しないので，抗体を産生する．

チフス菌やポリオウイルスなどの微生物が経口的に入り，腸管内あるいは腸管組織中で増殖し，消化管粘膜を経由して生体内に入った場合は，抗体を産生する．腸管の発達が不十分な新生児では，牛乳が腸管を通して生体内に入り，抗体をつくることがある．

このように，抗原が抗体をつくるためには，上皮を通して抗原性が失われないかたちのまま生体内に入れられ，免疫系組織に到達しなければならない．

(4) 抗原の投与量

抗体をつくるためには，一定量の抗原が必要である．しかし，抗原によって抗原性の強さが異なり，また，一定量の抗原を動物に注入しても，抗体がよく産生される種属と，あまり抗体が産

生されない種属とがある．また同一種属の動物，たとえば5羽のウサギに同一の抗原を一定量注入しても，ウサギの個体によって抗体がよく産生されるウサギと，抗体があまり産生されないウサギとがある．このように動物の種属，あるいは個体によって免疫応答能力が異なるので，個々の抗原についてその一定量は同一でない．

(5) 個体の免疫応答能力（生体側要因）

免疫動物の種と免疫応答要因：個体の免疫能力が正常に発達しているにもかかわらず特定の抗原に対して，特異的に免疫応答能力が強い人（high responder＝高応答者，高応答系）と，著しく弱いか，または欠損している人（low responder＝低応答者，低応答系）がある．このような現象は，免疫応答遺伝子によって決定される．

免疫応答性を優位形質として支配する遺伝子を**免疫応答遺伝子**〔**Ir遺伝子**（immune response gene）〕と呼び，哺乳類では主要組織適合遺伝子複合体（MHC）に位置している．ヒトでは，HLA-DR，-DQ，-DPがこれに相当する．

年　齢：幼児や老人は一般に免疫応答が弱い．

免疫抑制剤の影響：免疫抑制剤を投与されているヒトの免疫応答は非常に弱い．

免疫の既往：過去において感作された抗原の再投与では，早く，強く免疫応答（二次免疫応答）が起こる．

7) 抗原性の変化と変異

抗原性をもつ物質は，種々の物理化学的作用，あるいは細菌汚染などによって抗原性が変化する．とくにタンパクはその影響が大きい．したがって，検査に使用する抗原の保存条件，とくに保存温度，容器の洗浄，滅菌には十分な注意が必要である．

ある種の微生物は，生活環境の変化によって抗原性の変異を起こすことがある．その代表的なものはA型インフルエンザウイルスであり，突発的な不連続的変異と連続的変異とが起こり抗原構造が変化するので，ワクチンをつくる場合，あるいは防疫上きわめて重要である．

後天性免疫不全症候群（AIDS）を起こすヒト免疫不全ウイルス（HIV）やC型肝炎ウイルス（HCV）も変異を起こしやすいのでワクチンをつくりにくい．

8) 抗原がヒトの体内に入る経路（図2-8）

呼吸器，消化器および泌尿器粘膜：呼吸器，消化器および泌尿器は，粘膜を通じて常に外来異物と接触している．この経路で抗原性物質がヒトの体内に入ることが多い（例：ウイルス，細菌など）．

胎　盤：胎盤を経て，あるいは胎盤剝離の際に母体から胎児へ，胎児から母体へ抗原性物質が移行することがある（例：血液型物質，ヒト免疫不全ウイルスなどのウイルス，スピロヘータ，トキソプラズマ）．

分娩時：産道中で分娩時に感染する（ヒト免疫不全ウイルス，陰部ヘルペスウイルスなど）．

図2-8 抗原の生体内への侵入経路

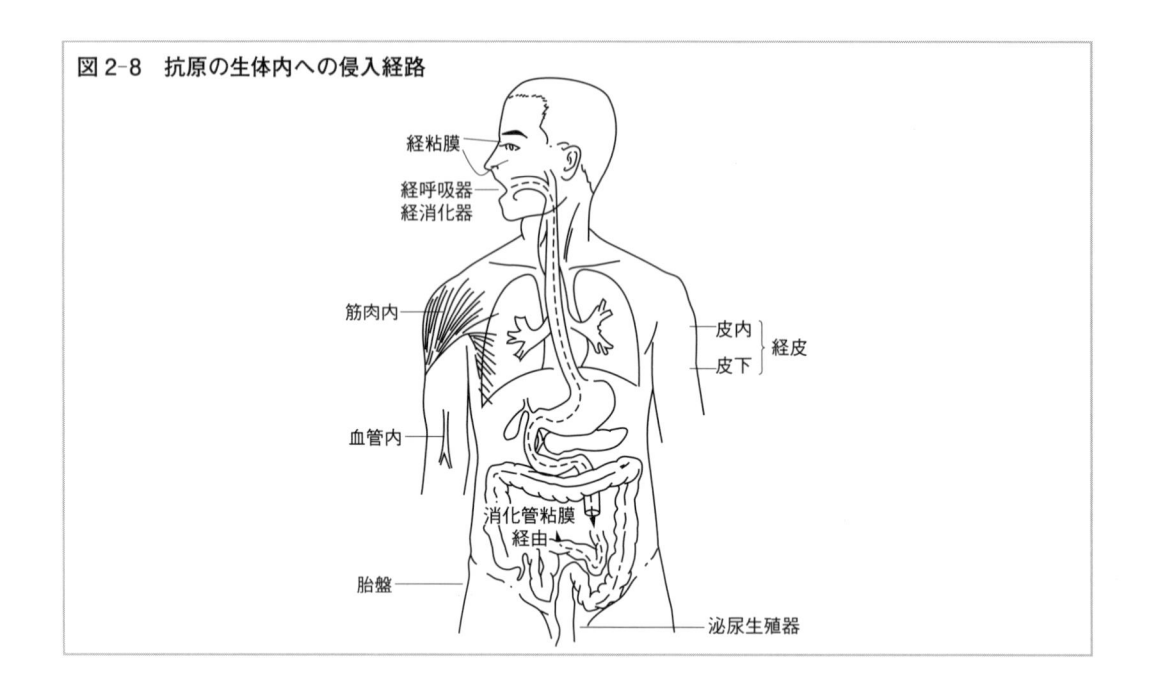

性行為：キャリアーとの性交渉によって感染（性感染）する（例：ヒト免疫不全ウイルス，成人T細胞白血病ウイルス，B型肝炎ウイルス，C型肝炎ウイルス，梅毒トレポネーマなど）．

哺 乳：キャリアーの母乳中のウイルスによって感染する（例：ヒト免疫不全ウイルス，成人T細胞白血病ウイルス）．

注射，創傷，輸血，微生物で汚染された血液および血液製剤：この経路によるものが最も多い（例：血液型抗原，B型肝炎ウイルス，C型肝炎ウイルス，未知の肝炎ウイルス，成人T細胞白血病ウイルス，ヒト免疫不全ウイルスなど）．

移植による他人の細胞：移植された組織不適合細胞（例：ウイルスで汚染された移植細胞，臓器など）．

その他の器官の粘膜および皮膚：この経路も重要である（例：スピロヘータ，細菌，ウイルス，リケッチア，薬物など）．

Ⅳ．抗体（antibody）

1）定義

　腸チフスにかかると，その人の血清中にチフス菌を凝集あるいは溶菌するタンパクが産生され，また日本脳炎にかかると，その人の血清中に日本脳炎ウイルスの感染力を失わせるタンパクが産生される．前者はチフス菌，後者は日本脳炎ウイルスという抗原の生体内侵入によって産生

されたタンパクである．このように，"産生を促した抗原と特異的に結合するタンパク（免疫グロブリン）を**抗体**（antibody）"と呼んでいる．

生体は1個体当り約$10^{6～8}$種類に及ぶ多様な抗原特異性をもった抗体を産生することができる．後述するように免疫グロブリンの抗原結合部は，それぞれ2本のH鎖とL鎖ポリペプチドによって構成されており，そのアミノ酸配列はH鎖については214個の遺伝子，L鎖については204個の遺伝子によって定められている．このなかから1個ずつ選び出され，活性遺伝子がつくられ，ポリペプチドが合成されている．両者を組み合わせると$10^{6～8}$の組み合わせができるので，きわめて多数の抗原に対する特異性をもった抗体をつくることができる．

また，1個のB細胞は1種類の抗原特異性をもった免疫グロブリンを産生する．

2) 抗体の分類
(1) 反応形式による分類

凝集素（agglutinin）：細菌のように大きい抗原粒子と反応して，肉眼でも十分観察できるような凝集塊をつくる抗体．

沈降素（precipitin）：可溶性の抗原と反応して沈降物をつくる抗体．

抗毒素（antitoxin）：毒素あるいは類毒素（トキソイド）と反応して，これを中和する抗体．

溶解素（lysin）：赤血球，細菌などの細胞性抗原を補体の助けをかりて溶解する抗体．

オプソニン（opsonin）：細菌や異物などの粒子に付着して，マクロファージや好中球など食細胞による食作用を受けやすくする血漿や体液中に存在する物質を総称して"**オプソニン**"という．代表的なものは免疫グロブリンGや補体C3である．

中和抗体〔neutralizing (protective) antibody〕：生物活性をもつ毒素や酵素を中和する抗毒素や微生物，とくにウイルスと反応して，病原性を失わせる働きをもつ抗体もこの一種である．毒素中和抗体とウイルス中和抗体とがある．

補体結合性抗体（complement fixing antibody）：抗原と反応し，その過程において古典経路を経て補体系を活性化する働きをもつ抗体．

これらは本質的に異なるものではなく，単一抗体でも抗原により異なった反応様式がみられる．

(2) 発生原因（抗体の由来）による分類

正常抗体（自然抗体）（normal antibody, natural antibody）：明らかな人工的免疫操作によらないで産生される抗体を正常抗体（自然抗体）という．ヒトの血清中に存在するABO血液型の抗A抗体と抗B抗体は正常抗体とされるが，腸管内の細菌などのもつ血液型物質と類似の抗原物質の抗原刺激によって産生される．

免疫抗体（immune antibody）：生体内に入った抗原の刺激によって産生された抗体を免疫抗体と呼ぶ．たとえば，微生物の感染後に出現する抗体，抗原注入によって産生される抗体，血液型不適合輸血，あるいは血液型不適合妊娠によって生じた抗体などがこれに属する．

ある抗原を動物に免疫することによって得られた特異抗体を含む血清を，"**抗血清**（antiserum）"または"**免疫血清**（immune serum）"という．

(3) 抗体と反応する抗原の由来による分類

異種抗体（heteroantibody, heterologous antibody）：抗体を産生した動物と異種の抗原と反応する抗体をいう．微生物の感染後に出現する抗体など，大部分の免疫抗体がこれに属する（**免疫異種抗体**）．また，ヒツジ赤血球をヒト血清中に加えると凝集が起こるが，これは健常ヒト血清中にヒツジ赤血球を凝集する抗体が存在するからである（**正常異種抗体**）．

異好（異原）抗体（heterophile antibody）：ある種の動物を抗原Xで免疫して産生された抗体が抗原Xと反応することは当然であるが，Xとはみかけ上まったく関係のない抗原Y，Z，……と反応することがある．このような抗原を"**異好（異原）抗原**"と呼び，異好抗原と反応する抗体を**異好（異原）抗体**という．この現象は，共通の抗原性物質が不規則に分布していることに基づいている．

モルモットの腎組織でウサギを免疫して得た血清には，ヒツジ赤血球を溶血する抗体が含まれている．このような抗体を"**Forssman抗体**"といい，このような抗体を生じる糖脂質抗原を"**Forssman抗原**"と呼んでいる．この抗原は，モルモット，ヒツジ，ウマ，イヌ，ネコ，ニワトリの臓器細胞にも存在する．

EB（Epstein-Barr）ウイルスが病原である伝染性単核球症の患者血清中には，病原ウイルスとみかけ上関係のないヒツジ赤血球を凝集する抗体（**Paul-Bunnell抗体**）が出現する．また，抗毒素血清（ウマ血清）を注射された患者の血清中には，ウシ，ウマ，ウサギ赤血球を凝集する抗体が生じる．この抗体を"**ハンガナチウ・ダイヘル**（Hanganutziu-Deicher）**抗体**"という．これらは，いずれも異好抗体に含まれる．

同種抗体（isoantibody）：同種動物でも遺伝的に異なる形質をもっていると，その形質は抗原として認識され，同種動物間でも抗体が産生される．このような抗体を同種抗体という．健常人がもっている抗A抗体や抗B抗体を"**正常同種抗体**"と呼び，抗Rh抗体のようにヒト同士の免疫の結果産生された同種抗体を"**免疫同種抗体**"と呼ぶ．

自己抗体（autoantibody）：後天性溶血性貧血のあるものでは，患者血清中に自己の赤血球と反応する抗体が存在する．このように抗体を産生した動物自身の体成分と反応する抗体を自己抗体という．

(4) 抗体の反応態度による分類

完全抗体（complete antibody）：生理食塩液のメディウム中で，抗原と反応して凝集塊をつくったり，沈降物をつくることができる抗体を完全抗体といい，大多数の抗体はこれに属している．IgM抗体は，通常，完全抗体である．

不完全抗体（incomplete antibody）：抗原と反応はするが，生理食塩液のメディウム中では，凝集塊をつくったり，沈降物をつくることができない状態にある抗体を不完全抗体という．IgG抗体は，通常，不完全抗体である．

図2-9 温式（常温型）抗体と冷式（寒冷型）抗体の反応温度と反応の強さ

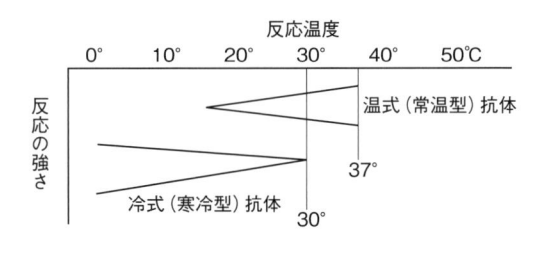

(5) 抗体の反応温度による分類（図2-9）

温式（常温型）抗体（warm antibody）：37℃付近で抗原と最も強く反応する抗体を温式（常温型）抗体という．Rh血液型抗体など多くの免疫抗体がこれに属する．

冷式（寒冷型）抗体（cold antibody）：低温，とくに0～3℃で最も強く反応する抗体を冷式（寒冷型）抗体という．寒冷凝集素，赤血球に対する不規則正常同種抗体がこれに属する．

二相性抗体（biphasic antibody）：抗体の存在の下に低温（0～5℃）において赤血球と結合（反応）し，37℃に加温したときに赤血球を溶血する抗体を二相性抗体という．反応温度として低温と常温の二相を必要とする．この反応系には補体が必要である．発作性寒冷ヘモグロビン尿症患者血清中に存在する**ドナート・ランドシュタイナー**（Donath-Landsteiner）**抗体**がこれに属する．

(6) レアギン（reagin）

二通りの意味をもっている．

アレルギーに関係した抗体（IgE抗体）：気管支喘息，アレルギー性鼻炎，枯草熱などのアレルギー性疾患患者の血清中に存在する抗体をレアギンと呼んだが，現在はIgE抗体と呼ぶ．IgE抗体はFc部分で肥満細胞と結合する．肥満細胞に結合したIgE抗体とアレルゲンが反応すると，ヒスタミンなどの活性物質が遊離され組織傷害反応を起こす（Prausnitz-Küstner反応に関与する抗体）．

梅毒の脂質抗原に対する抗体：梅毒の脂質抗原（カルジオライピン）に対する梅毒抗体をレアギンと呼んだが，現在は使用されていない．

血清を電気泳動法で泳動させると，タンパクの泳動の速さの差により，いくつかの分画に分かれる．図2-10に示したように，陽極に近いものからアルブミン，α_1-グロブリン，α_2-グロブリン，β-グロブリン，γ-グロブリンに分かれる．抗体はγおよびβ-γグロブリン分画に含まれている．

3) 抗体（免疫グロブリン）の構造と機能

(1) 免疫グロブリンの種類

脊椎動物の血清や体液などに存在する抗体活性をもったグロブリンを総称して"**免疫グロブリ**

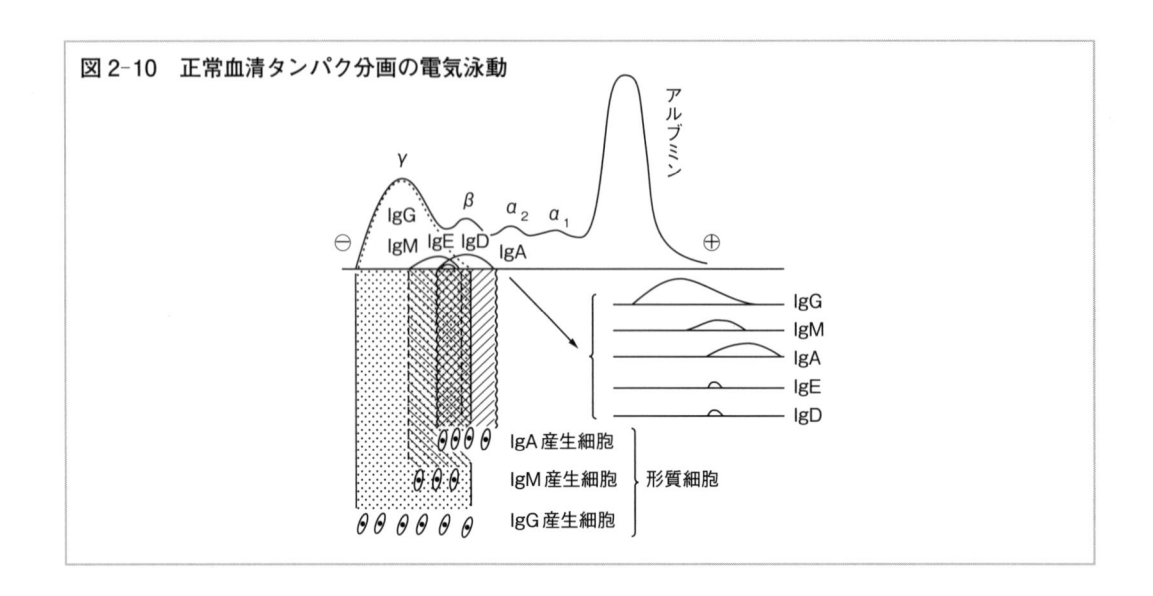

図2-10 正常血清タンパク分画の電気泳動

ン(immunoglobulin)"(Heremans, 1959年)と呼び, **Ig**と略記する. 免疫グロブリンは **IgA**, **IgD**, **IgE**, **IgG**, **IgM**の5種類に分けられる.

　免疫グロブリンの基本的な化学構造はIgGについて研究された. IgGは, 図2-11に示すようにY字型を呈し, 分子量約50,000〜70,000の2個の**H鎖**(heavy chain)と, 分子量約23,000の2個の**L鎖**(light chain)が互いに-S-S-結合によって結びつけられたものである.

　H鎖：免疫グロブリンは種類によって, それぞれ特有な化学構造をもっており, γ, α, μ, δ, ε の5種類のH鎖がある.(「ギリシャ文字と名称」参照). すなわち, γをもった免疫グロブリンを **IgG**, αをもった免疫グロブリンを **IgA**, μをもった免疫グロブリンを **IgM**, δをもった免疫グロブリンを **IgD**, εをもった免疫グロブリンを **IgE**と呼ぶ. γにはγ_1, γ_2, γ_3, γ_4, αにはα_1, α_2, またμにはμ_1, μ_2のサブクラス(subclass)があり, それぞれIgG_1, IgG_2, IgG_3, IgG_4, IgA_1, IgA_2, IgM_1, IgM_2に分けられている.

　L鎖：各種の免疫グロブリンに共通で, 抗原性の異なる2種類の鎖のκ鎖とλ鎖がある. κ鎖をもつものを"**K型**", λ鎖をもつものを"**L型**"と呼ぶ. 各免疫グロブリンに存在するK型とL型の割合は, IgG, IgA, IgM, IgEではK型のほうが多く, IgDではL型のほうが多い.

　H鎖1本とL鎖1本が対になっている部分を"**Fab部分**〔**抗原結合部分**(antigen-binding

ギリシャ文字と名称

A	α	al'pha	I	ι	io'ta	P	ρ	rho
B	β	bēta	K	κ	kap'pa	Σ	σ, ς	sig'ma
Γ	γ	gam'ma	Λ	λ	la(m)'bda	T	τ	tau'
Δ	δ	del'ta	M	μ	my'	Υ	υ	y'psilon
E	ϵ	e'psilōn	N	ν	ny'	Φ	ϕ	phi'
Z	ζ	zdēta	Ξ	ξ	xi'	X	χ	khi'
H	η	ēta	O	o	ōmicrōn	Ψ	ψ	psi'
Θ	θ, ϑ	thēta	Π	π	pi'	Ω	ω	o'mēga

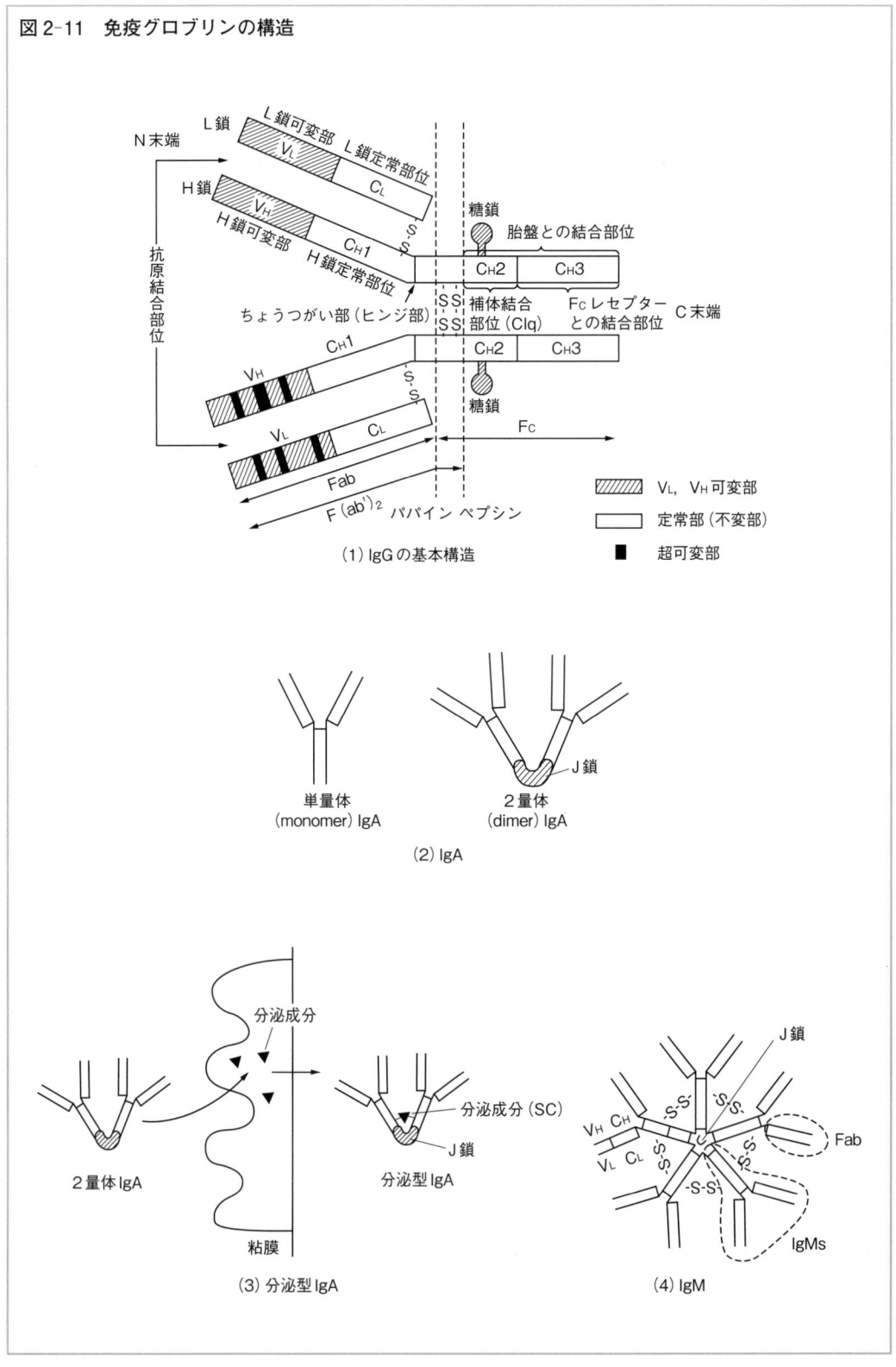

図2-11 免疫グロブリンの構造

(1) IgGの基本構造

(2) IgA
単量体 (monomer) IgA
2量体 (dimer) IgA

(3) 分泌型IgA
2量体IgA → 分泌成分 → 分泌型IgA
粘膜
分泌成分 (SC)
J鎖

(4) IgM

fragment)〕"といい，この部位で抗原と特異的に結合する．IgG には Fab 部は 2 つ存在することになる．

H 鎖 2 本だけでできている部分を "Fc 部分〔結晶化可能部分 (crystallizable fragment)〕" という（図 2-11）．

5 つの免疫グロブリン，IgA，IgD，IgE，IgG，IgM は同一の B 細胞クローンに由来しており，H 鎖の定常位置に存在する遺伝子が順次活性化することによって各免疫グロブリンを産生する細胞へと転換し，各 5 つの免疫グロブリンが産生されるようになる．これを**クラス転換**あるいは**アイソタイプスイッチ**という．

(2) H 鎖および L 鎖の構造

1. 免疫グロブリンの可変部〔variable region, V 領域 (V region)〕と定常部（不変部）〔constant region, C 領域 (C region)〕

免疫グロブリンの Fab 部分の N 末端から半分まで（N 末端側の約 110 個のアミノ酸からなる部分）では，対応する抗原ごとにアミノ酸配列が非常に異なっている．この変化のみられる領域を "**可変部**"（V 領域）と呼んでいる．Fab 部の残りの半分と Fc 部のアミノ酸配列は一定であり，この領域を "**定常部**"（C 領域）と呼ぶ．

可変部のなかでもとりわけ変異性に富む領域が 3 カ所あり，この部分を "**超可変部（高変異領域）**"（hypervariable region）という．実質的にはこの超可変部のアミノ酸の変動が抗原結合部位を構成し，抗体の特異性を決定している（図 2-11 参照）．また，この部分を**相補性決定領域**（complementarity-determining region：CDR）ともいう．

L 鎖，H 鎖の可変部領域を V_L，V_H と呼び，L 鎖，H 鎖の定常部（不変部）領域を C_L，C_H と呼ぶ．C_H はさらに C_H1，C_H2，C_H3 の 3 つの領域に分けられるが，μ 鎖および ε 鎖は C_H1～C_H3 のほかに C_H4 まである．

V_H と V_L で囲まれた 2 つの Fab 部に抗原が結合すると，C_H2 部に変化が生じ補体を活性化するようになる．また，Fab 部に抗原が結合すると，Fc 部の構造に変化が生じ，C_H3 部でマクロファージや白血球の Fc レセプター（抗体の Fc 部と結合する部位）と結合するようになる．

2. ドメイン*——免疫グロブリンの分子内領域あるいは相同部位 (homology region)

免疫グロブリンを構成する H 鎖と L 鎖の構造をみると，約 110 個のアミノ酸よりなり，類似した配列を示すいくつかの球状部分の繰り返しがみられる．このおのおのを "**ドメイン**" と呼ぶ．H 鎖のドメインの数は免疫グロブリンのクラスによって異なり，IgA，IgD，IgG は V_H，C_H1，C_H2，C_H3 の 4 つのドメイン，IgM，IgE は V_H，C_H1，C_H2，C_H3，C_H4 の 5 つのドメインをもっている．L 鎖のドメインは V_L，C_L の 2 つである．

> *ドメイン (domain) とは，英語で，領土，個人の地所，学問などの範囲という意味．
> ポリペプチドはアミノ酸が長く連なった 1 本の鎖でできている．しかしこれらは S-S 結合などにより折り畳まれ，複雑な高次構造をとる．そして，1 つのポリペプチド分子のなかにいくつかの高次構造のかたまりができることがある．これを一般にドメインと呼ぶ．

図 2-12　ちょうつがい部

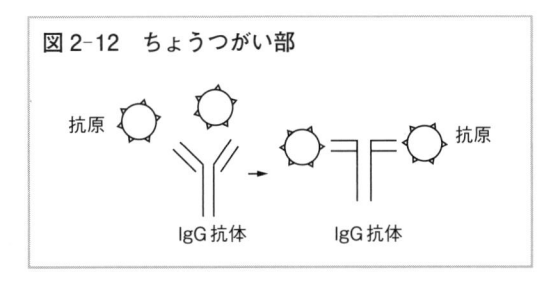

図 2-13　酵素処理によるフラグメント

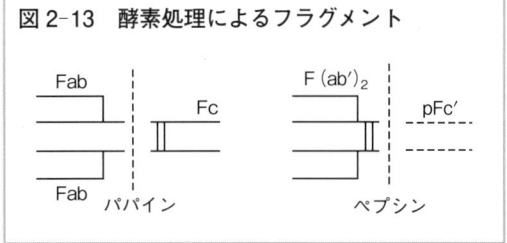

3. ちょうつがい部（ヒンジ領域，ヒンジ部）

H鎖のほぼ中央（C_H1とC_H2との結合部）部分を"ちょうつがい部"（ヒンジ領域，ヒンジ部）という．ちょうつがいや関節のように柔軟性に富み，折れ曲がる．抗原と反応する際に，抗体はY字型からT字型の立体構造をとり，複合体の形成を容易にする（図2-12）．

4. 酵素処理によるフラグメント

免疫グロブリン分子をパパインで分解すると，H鎖のちょうつがいの-S-S-結合のN末端側の部分で切断され，抗原接合能がある2つのFabと1つのFc領域が生じる．また，ペプシンで分解すると，ちょうつがい部の-S-S-結合のC末端側で切断され，1つのF(ab')$_2$と2つのpFc'が生じる（図2-13）．

(3) 免疫グロブリンクラスと性状（表2-4）

1. IgG

全免疫グロブリンの約70～80％を占め，健康ヒト血清中に800～1,600mg/dl含まれている．分子量は約150,000，沈降定数が7Sに近いので**7Sグロブリン**ともいい，胎盤を通過して胎児に移行し，生後数カ月間新生児の感染防御に役立つ．これは胎盤の細胞がIgGのFc部をつかまえ，

表2-4　免疫グロブリンクラスと性状

Igの種類	IgG (γG)	IgA (γA)	IgM (γM)	IgD (γD)	IgE (γE)
分子量（× 10^4）	15	17, (40)	95	18	20
大部分の沈降定数（$S_{20, w}$）	6.8S	6.9S, 11S	19S	7.0S	8.0S
易動度（pH8.6）	$\gamma_2 \sim \gamma_1$	γ_1	γ_1	$\beta \sim \gamma_1$	$\beta \sim \gamma_1$
H鎖（class）	γ	α	μ	δ	ε
（subclass）	$\gamma_1, \gamma_2, \gamma_3, \gamma_4$	α_1, α_2	—	—	—
L鎖	κ, λ	κ, λ	κ, λ	κ, λ	κ, λ
H鎖アロタイプ	Gm	Am	Mm		
糖含有量（％）	2	10	10	11	11
正常血清濃度（mg/dl）	800～1,600	150～400	50～200	1.5～40	0.002～0.05
Ig総量に対する％	70～80	15 (10～20)	7 (3～10)	0.2	≒0
半減期（日）	19～24	6	5	3	3
血清内分布（％）	80	10～20	3～10	0.2	
胎盤通過性	＋＋＋＋	—	—	—	—
補体結合性	＋＋＋—	*	＃		
凝集活性	—(＋)**	不定	＋		
試験管内オプソニン活性	500～1,000		1		
レアギン活性	—				＋

* alternative pathway, ** 反応条件によって起こる　　（Ian R.Tizard, 1983, 福岡加筆）

細胞の中に取り込んで胎児側へ送り出すためである．大部分の免疫抗体，とくに中和抗体，オプソニンの多くはIgGに属している．IgGの半減期は平均21日である．IgGのうち4つのサブクラス，すなわちIgG₁，IgG₂，IgG₃，IgG₄の占める割合は900mg/dl：250mg/dl：100mg/dl：50mg/dl程度とされている．

2. IgM

全免疫グロブリンの約3～10％を占め，健康ヒト血清中に50～200mg/dl含まれている．分子量は約900,000，沈降定数は19Sで，胎盤を通過しない．抗A，抗B正常同種抗体，赤血球に対する不規則正常同種抗体，寒冷凝集素，関節リウマチのリウマトイド因子，グラム陰性菌O抗原に対する抗体などがIgM抗体に属している．IgM抗体は抗原刺激後最も早く産生されるが，半減期が5日と短く，IgM抗体は一過性ですぐに消失する．IgMは通常，5量体のかたちで存在する．それぞれのFc部分はJ鎖によって結合されている．IgMには多くの抗原結合部があるので，IgGに比べて赤血球や細菌を凝集，溶血，溶菌する能力が高い．また，抗原と結合すると1分子でも補体を活性化する．電気泳動法ではγ_1-グロブリン部位に位置している．

3. IgA

IgAには血清IgAと分泌型IgAがある．血清IgAは全免疫グロブリンの約10～20％を占め，健康ヒト血清中に150～400mg/dl含まれている．沈降定数は7S（90～95％）と11S（5～10％）のものがある．電気泳動法ではγ_1-グロブリンの部位に位置している．

分泌型IgAに属する抗体は唾液，初乳，涙，鼻分泌物，呼吸器分泌物，胃腸分泌物，腟分泌物，前立腺分泌物などに含まれている．分泌物中のIgA（分泌型IgA）は主として11Sで，分子量は400,000である．IgAは，粘膜の粘膜上皮細胞を通過して分泌されるときに，J鎖（joining chain）を含むIgA二量体と**分泌成分**（secretory component：SC）と呼ばれるポリペプチド1個がFc部分で結合して，図2-11に示したような構造をもった分泌型IgAになる．**分泌型IgA**は分子式が$(\alpha_2\kappa_2)_2$SC・Jおよび$(\alpha_2\lambda_2)_2$SC・Jで表される．

分泌型IgAは分泌成分によってタンパク分解酵素による消化から保護されているので（タンパク分解酵素抵抗性），安定で長く効果を示し，粘膜の表面に存在して粘膜を感染から防御する重要な働きをもっている．したがって，経口的に飲ませると消化器の感染防御に有効である．粘膜局所での感染防御機構を"**粘膜免疫**"といい，IgAは粘膜免疫の中心となっている．

4. IgD

全免疫グロブリンの約0.2％を占め，健康ヒト血清中に微量（1.5～40mg/dl）含まれている．沈降定数は7Sで，分子量は160,000と考えられている．代謝が早く，酵素分解を受けやすい．抗体をつくるB細胞の表面に多量に存在しており，B細胞の分化に関連している．IgDの詳細な生物学的機能はよくわかっていない．

5. IgE

健康ヒト血清中に微量（0.002～0.05mg/dl）含まれている．分子量は約200,000で，しかも5つのドメインからできている．沈降定数は8Sである．IgEはアトピー性アレルギー，寄生虫病の

際に増加し，気道，消化器粘膜，リンパ節などでつくられる．このIgEに属する抗体は肥満細胞や血中の好塩基球上に結合した状態で存在している．このIgE抗体が侵入してきた対応する抗原と反応すると，肥満細胞から種々の生物活性をもった物質が放出され，I型アレルギーが起こる．

(4) 免疫グロブリンの多様性と再構成

種々の抗原に対して，それぞれ特異的な免疫グロブリンが存在するのは，L鎖とH鎖の可変部のアミノ酸配列の多様性とその組み合わせに基づく抗原結合部位の立体構造，あるいは分子環境の差異によるもので，少なくともその$10^{6 \sim 8}$以上の多様性が存在するものと考えられている．

$10^{6 \sim 8}$個以上の抗原を認識する多様な可変部のアミノ酸配列をもった免疫グロブリンを産生する免疫担当細胞は，遺伝子の再構成によって生じる．

H鎖とL鎖には可変部（V領域）と不変部（C領域）の2つの領域がある．これらを支配する遺伝子は別々の遺伝子断片であり，生殖細胞においてはこれらの遺伝子は離れた位置に存在している．分化が進み抗体産生細胞になると，遺伝子の組み換えが起こり，遺伝子同士は離れた位置から隣り合うようになる．離れた位置から隣り合うようになるまでの間に遺伝子の組み換えが起こる．

H鎖の遺伝子は，V領域を支配している**V領域**(variable)**遺伝子**と，V領域の残りの部分をコードしている**J領域**(joining)**遺伝子**，および不変部を支配している**C領域遺伝子**によって構成されているが，H鎖ではV遺伝子とJ遺伝子との間に**D領域**(diversity)**遺伝子**がある．B細胞の分化に際してH鎖のV遺伝子から1つの遺伝子が選ばれ，最終的にそれぞれ1つの，V，D，Jから組み合わされた遺伝子VDJができあがる．続いて各クラスのC遺伝子が並んでいる．

L鎖の遺伝子は，V領域を支配しているV領域遺伝子と，V領域の残りの部分をコードしているJ領域遺伝子，および不変部を支配しているC遺伝子から構成されている．D遺伝子はない．分化が進んでB細胞にまで成熟する段階で遺伝子の組み換えが起こり，V-Jの再構成が起こる．

このように，遺伝子の組み換えによって免疫グロブリンの多様性が生じるが，可変部領域の多様性は，V断片の数，DおよびJ断片の数，V・D・Jの組み合わせ，組み換え部位のゆらぎ，遺伝子にコードされない塩基対の挿入，H鎖とL鎖の組み合わせと体細胞の突然変異などによって生じると考えられている．

(5) 免疫グロブリンの抗原マーカー

1. アイソタイプ (isotype)

免疫グロブリンのH鎖，およびL鎖の定常部の構造が示す抗原性を"**アイソタイプ**"という（図2-14）．iso-とは"同様，同一，同数，あるいは異性体（化学）"の意．H鎖にはα，γ，μ，δ，εの5種類のアイソタイプが，αのサブクラスに2種のアイソタイプα_1，α_2が，γのサブクラスに4種のアイソタイプγ_1，γ_2，γ_3，γ_4，また，L鎖には2つのアイソタイプκとλがある．

図2-14 アイソタイプ

図2-15 アロタイプ

図2-16 イディオタイプ

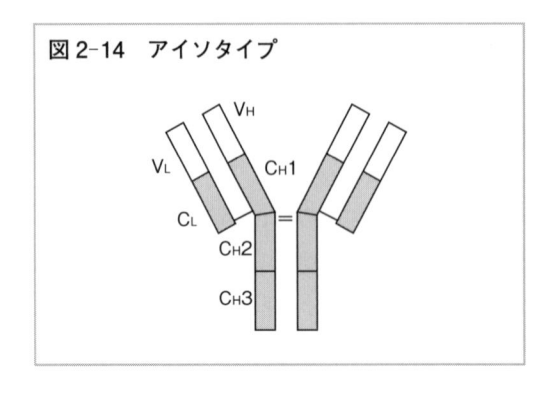

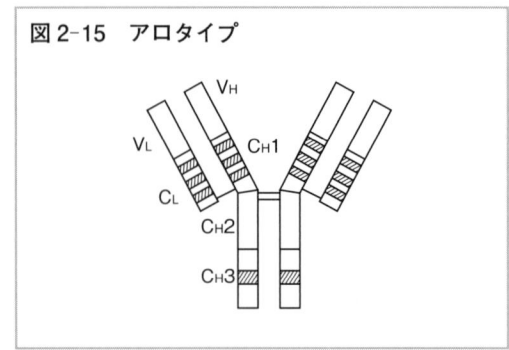

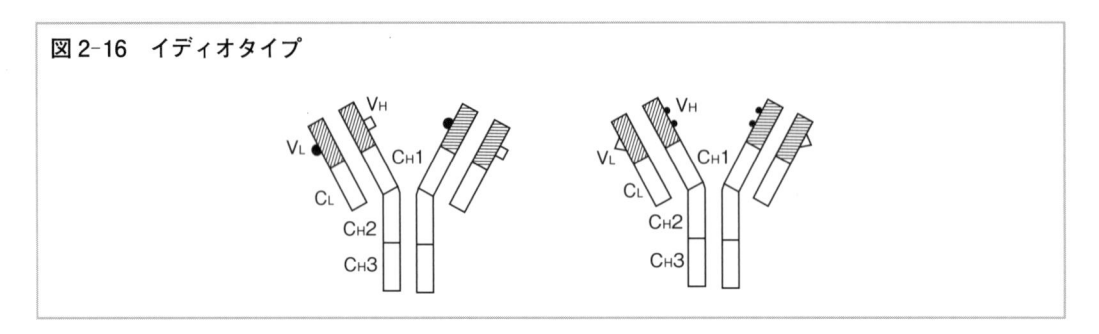

2. アロタイプ (allotype)

免疫グロブリンにも血液型のように個人標識としての遺伝形質があり，これらの型が示す抗原性を"**アロタイプ**"という（図2-15）．allo-とは"通常とは異なった，他の"の意．アロタイプは対立遺伝子の支配を受け，メンデルの法則で遺伝する．アロタイプは定常部における遺伝的なアミノ酸配列の違いであり，ヒトではIgG H鎖（IgG$_1$, IgG$_2$, IgG$_3$）上のアロタイプマーカーをGm (marker on IgG)，IgA H鎖（IgA$_2$）上のものをAm (marker on IgA)，IgM H鎖上のものをMm (marker on IgM) といい，K型κ鎖上にもアロタイプマーカーがありKmと呼ぶ．アロタイプは，血液型，HLAとともに親子鑑定，法医学的検査，人類学の研究に用いられる．

3. イディオタイプ (idiotype)

抗体分子の可変部のV$_L$，V$_H$には対応した抗原と結合する特有の構造がある．この特有構造は対応する抗原ごとに異なっているので，抗体にはそれぞれ特有の抗原構造がある．これを"**Igのイディオタイプ**"といい（図2-16），このイディオタイプの特異性はV$_H$，V$_L$のアミノ酸配列および立体構造により定まるもので，その抗原決定基を"**イディオトープ（idiotope）**"という．idio-とは"自分の，個別的，特異的"の意．抗原が生体内に入り，抗体を産生すると生体はその抗体のイディオタイプに対する抗体（抗イディオタイプ抗体）を産生する．この抗イディオタイプ抗体は抗原になった抗体やB細胞の表面グロブリン（抗原レセプター）と結合して抗体産生を減少させる．

抗イディオタイプ抗体も抗体であるので固有のイディオタイプをもっており，そのイディオタ

イプに対する抗体（抗抗イディオタイプ抗体）が産生される．このように，次々と新しいイディオタイプに対する抗体が産生され，イディオタイプ-抗イディオタイプ抗体の反応によって抗体産生にフィードバックがかかり，前の抗体の産生を抑制する．このように，イディオタイプ-抗イディオタイプ抗体の反応によって生体の免疫学的恒常性が保たれるという考え方を"イディオタイプ・ネットワーク説"という（現在この説は否定されている）．

4) 新生児の免疫グロブリン

　母体のIgA，IgD，IgE，IgMは，胎盤を通過して胎児へ移行できないが，IgGは妊娠3～4カ月になると，母体から胎児へ胎盤を通じて移行し，その後，胎児の体重増加と並行して増加する．すなわち，5カ月の胎児のIgGは母体の5～6％，6カ月では20％，8カ月では50～60％となり，分娩時には胎児中のIgGはついに母体の血清中の濃度より少し高くなる．これは母親の胎盤細胞がIgGのFc部をつかまえ，細胞内に取り込んで胎児側に送り出すためである．胎児は胎生の末期にならないとIgGを合成しないので，ほとんど母親由来のものである．IgG中には種々の微生物に対する免疫抗体（チフス菌，破傷風菌，ポリオ，麻疹，ヘルペス，痘瘡，水痘，コクサッキー，サイトメガロ，エコーなどのウイルスに対する免疫抗体）が含まれているので，胎生期および生後数週間の間，新生児を感染から防御するのに役立つ（母子免疫）．

　母体から新生児に移行したIgGは，半減期19～24日で崩壊して減少し，生後6カ月にはまったく認められなくなる．一方，新生児も胎生末期よりIgGの産生を始めるので，新生児の血清中のIgGは，生後3カ月頃最低（生理的低γ-グロブリン血症）となり，その後，再び増加し始める．

　IgMは胎児期の比較的初期から合成されるが，その量は少なく，5～6カ月の胎児では母体の1～2％，分娩時は約10％である．IgAは正常満期分娩時には証明できないことが多い．IgMは生後間もなく，IgAは生後2～3週頃から急激に産生が盛んとなり，生後1年目には新生児のIgG，IgM，IgAは成人の70～80％に達する（図2-17）．

　以上の免疫グロブリンの消長は，子宮内で胎児に感染が起こらなかった場合のことである．

　胎生期に胎盤を通じて抗原性物質が胎児に移行すると，たとえば，風疹，トキソプラズマ，梅毒，サイトメガロウイルスなどの感染が起こり，抗原刺激が加わると，妊娠5カ月以後なら抗体が産生されるようになる．この場合，主として産生される抗体はIgMであり，ときとしてIgAも産生される．したがって，子宮内で感染が起こると，分娩時に臍帯血中のIgM，IgAが増加してくる．臍帯血中のIgMは11±5mg/dlであるが，21mg/dlを超えた時，またIgAが9mg/dlを超えた時は，**子宮内感染**を疑わなければならない．

5) アジュバント（補助物質，免疫助成剤）

　水酸化アルミニウム，ミョウバン，ラノリン，流動パラフィンなどと抗原を混じて動物に注入すると，免疫応答を非特異的に高め，抗体産生のみならず，細胞性免疫も促進される．このように，抗原と混じて投与したときに，抗体の産生や細胞性免疫の成立を増強する非特異的免疫強化

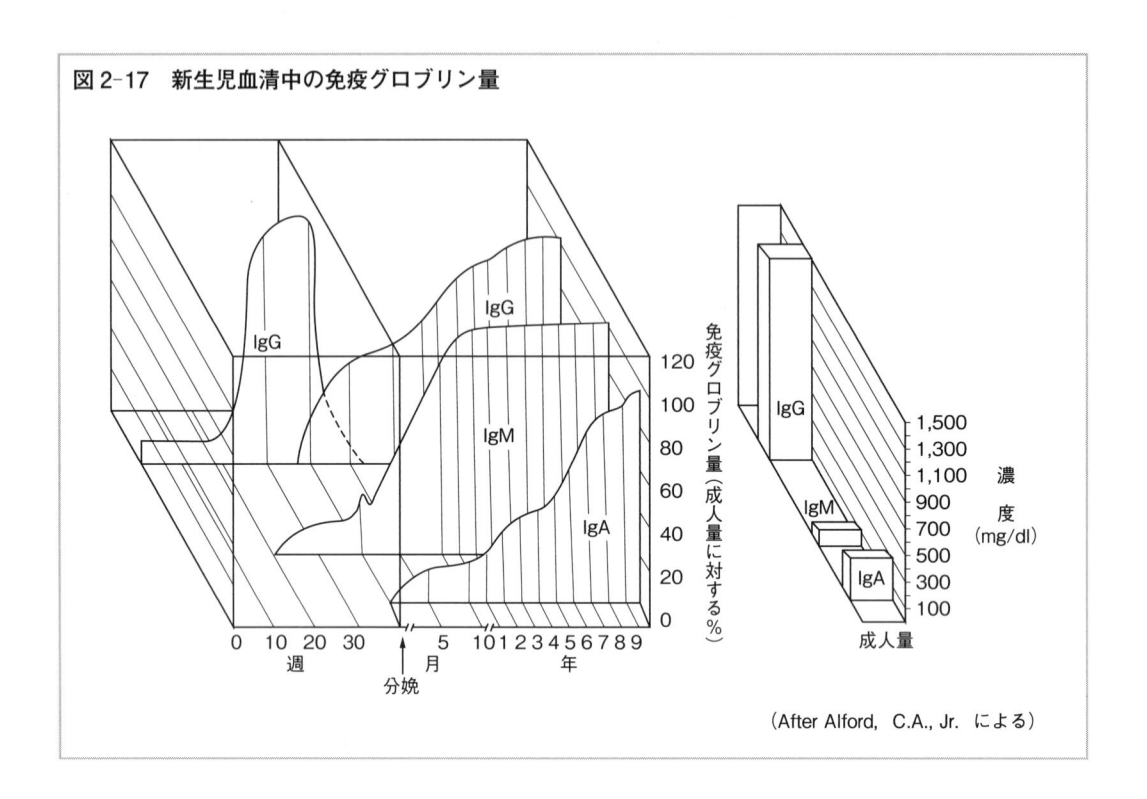

図2-17 新生児血清中の免疫グロブリン量

(After Alford, C.A., Jr. による)

物質を"アジュバント(adjuvant)"という.
(1) アジュバントの種類
　使用するアジュバントの種類によって免疫応答を特定の方向に誘導することができる．これは各アジュバントのT細胞，B細胞，マクロファージに対する作用機序の違いによるものとされている．酸化アルミニウムゲルはIgE抗体を誘導できる．

1. 沈降性アジュバント
　ある種の無機の塩類，たとえばリン酸カルシウム，リン酸アルミニウム，酸化アルミニウムは水に浮かべると微細粒子の懸濁液となり，抗原物質や病原体を吸着する性質をもっている．
　沈降性アジュバントの作用機序：
　①粒子状となった抗原はマクロファージによって容易に取り込まれ，処理が促進される．
　②粒子状となった抗原は徐々に吸収され，抗原刺激が持続する．
　③T細胞やB細胞の細胞分裂を促進する．

2. 油性アジュバント
　鉱物油と抗原水溶液をよく混和して乳化すると，油が抗原水溶液を包み込んで乳濁液となる．油性アジュバントとしての働きが最も強いのは，フロイント(Freund)のアジュバントである．フロイントのアジュバントには，完全アジュバントと不完全アジュバントとがある．
　フロイント完全アジュバント(Freund's complete adjuvant：FCA)：流動パラフィン，乾燥加熱結核死菌，界面活性剤(Arlacel-Aなど)を含む．細胞性免疫を強く誘導する．

フロイント不完全アジュバント（Freund's incomplete adjuvant：FIA）：完全アジュバントから乾燥加熱結核死菌を除いたもの．

油性アジュバントの作用機序：細胞性免疫の誘導には有効でない．

①アジュバントとともに抗原を注入すると，抗原が徐々に吸収され，抗原刺激が持続する．

②注入局所に炎症を起こして好中球やマクロファージが動員され，抗原が貪食されやすくなる．また，抗原提示が効果的に起こる．

③リンパ節におけるT細胞，B細胞の分裂の促進，細胞活性の上昇を促進する．

④結核菌菌体成分中でアジュバントとしての作用を示すのは，細胞膜（peptidoglycolipid）と考えられている．

3. エンドトキシン（菌体内毒素）

グラム陰性菌のエンドトキシン（脂性多糖類）は強いアジュバント活性をもっており，B細胞を非特異的に分裂増殖させる．

4. 細菌アジュバント

百日咳菌，肺炎桿菌などのグラム陰性桿菌，BCG，結核菌，*Corynebacterium parvum*，細菌リポ多糖類はアジュバント活性をもっている．T細胞，B細胞，マクロファージの活性を増進させる．百日咳，ジフテリア，破傷風三種混合ワクチン中の百日咳菌は，抗原としての働きのほかアジュバントとしての働きももっている．

5. ある種の薬剤，X線照射

X線の低線量（100〜200R，$1R = 2.58 \times 10^{-4}$ C/kg）照射，シクロホスファミドは，T細胞を選択的に傷害するので，免疫の2〜3日前に投与すると免疫応答が増強され，アジュバントと同一効果を示す．

(2) アジュバントの臨床的意義

フロイントのアジュバントは局所に肉芽腫を形成するので，ヒトに使用することはできない．また，アジュバントとしての働きが強い物質をヒトに使用すると"Adjuvant病"が起こる危険がある．したがって，ヒトにはアジュバントとしての働きが比較的弱く，また，比較的速やかに局所から吸収除去されるアルミニウム化合物などを使用する．

> **Adjuvant病**：ラットにフロイント完全アジュバントのみを注射した場合，約2週間の潜伏期後，関節炎，尿道炎，亀頭炎，ブドウ膜炎などが起こる．これはアジュバントが自己抗原に対する免疫応答を誘導する場合もあるからである．
>
> ヒトでも同様の現象が起こることがある．美容整形のためパラフィンあるいはシリコンを注射したのち，あるいは塵肺の際に，発熱，関節痛，赤沈の促進などが起こることがある．

6) ポリクローナル抗体とモノクローナル抗体

免疫学的に特異性が決定された1つのリンパ球から細胞分裂によって生じた同じ形質をもった子孫の細胞群を総称して**クローン**（clone）と呼んでいる．体内の個々の抗体産生細胞クローンは，それぞれ1種類の抗体しか産生しない．通常，抗原には多数の抗原決定基があるので，免疫する

と多数の抗体産生細胞クローンによって抗体がつくられる．したがって，抗体中にはこれらの多数の抗原に特異性をもった抗体が含まれている．このような抗体を**ポリクローナル（多クローン性）抗体**と呼んでいる．

また，単一の抗原決定基（エピトープ）のみに対する抗体を**モノクローナル（単クローン性）抗体**と呼んでいる．免疫学的活性のみでなく，化学的にもきわめて均質な抗体である．マウスを抗原で免疫して脾臓細胞を取り出し，薬剤耐性マウス骨髄細胞ラインと融合させる．HAT培地で融合した抗体産生リンパ球を選択し，限界希釈法でモノクローナル抗体を産生する細胞を選別することができる．最近は抗原結合部位以外はヒトのIgGであるヒト型モノクローナルキメラ抗体が作製され，臨床応用されている．

V．補体（complement）

1）定義

19世紀後半ごろ，新鮮血清に細菌の殺菌作用があることが見出され，この作用は56℃加熱処理で失われることがわかった．この易熱性因子は抗体の作用を補助するという意味で**補体**と名づけられた．現在では初期感染防御およびリンパ球機能の制御に重要な役割を果たしていることが

表2-5 ヒト補体成分の性質

成分	易動度	血中濃度 (μg/ml)	分子量 (kDa)	分子の特徴と機能
<古典経路>				
C1q	γ_2	70	410	A鎖6個，B鎖6個，C鎖6個，コラーゲン構造
C1r	β	35	95	SCR，セリンプロテアーゼ
C1s	α	30	87	SCR，セリンプロテアーゼ
C4（β_{1E}）	β	400	198	α鎖，β鎖，γ鎖，C4aはアナフィラトキシン
C2	β	25	104	SCR，C2aはセリンプロテアーゼ
C3*（β_{1CIA}）	β	1,200	188	α鎖，β鎖，C3aはアナフィラトキシン
<第2経路>				
Factor D	γ	2	22	プロテアーゼ
Factor B	β	200	90	SCR，Bbはセリンプロテアーゼ
<レクチン経路>				
MASP-1	—	6	93	SCR，セリンプロテアーゼ
MASP-2	—	—	90	SCR，セリンプロテアーゼ
<膜傷害複合体形成>				
C5（β_{1F}）	β	80	190	α鎖，β鎖，C5aはアナフィラトキシン，MAC形成開始
C6	β	60	125	MAC構成成分
C7	β	60	120	MAC構成成分
C8	γ_1	60	160	α鎖，β鎖，γ鎖，MAC構成成分
C9	α	60	80	MAC構成成分，集合して膜に穴をあける

＊C3は第2経路の成分でもある
SCR：short consensus repeat, MAC：membrane attack complex

わかっている．補体は20種以上の血清タンパクと膜タンパクからなり，血液凝固系のように段階的に反応が増幅される酵素反応系である．大部分が活性のない前駆体として存在しているが，限定分解を受けて活性型となり機能を発揮するようになる．この過程を**活性化**という．免疫複合体により活性化される**古典経路** (classical pathway)，細菌表面の多糖類などによって非特異的に活性化される**第2経路** (alternative pathway)，マンノースやN-アセチルグルコサミンを認識するマンノース結合レクチンで活性化される**レクチン経路** (lectin pathway) がある（**表2-5**）．

補体の生理作用は次の3つにまとめることができる．

①赤血球を溶血させ，細菌や細胞を溶解する．
②食細胞などによる免疫複合体や細菌などの貪食は補体成分が結合すると促進される．
③炎症細胞やリンパ球の活性化を制御し免疫応答を調節する．

補体成分を示すのに以下のような記号を用いる．
C1～C9の記号で示すかアルファベットの大文字（例：factor B）で示す．補体成分の数字の上の横線は活性化状態にあることを示す（例：$\overline{C1s}$）．活性化で生じたフラグメントはa，bで示す．aはbよりも分子量が小さいことを意味する（例：C3a，C3b），C2の場合のみC2bのほうが小さい．bがさらに分解したものはc，dで示す（例：C3c，C3d）．また，活性を失った状態にあるものはiを前につける（例：iC3b）．

2) 補体成分

大部分の成分は1本あるいは複数のポリペプチド鎖がS-S結合で架橋された構造をとる．構成ペプチド鎖は分子量の大きいものからα，β，γと名づける．補体成分は，古典経路に属するもの，第2経路に属するもの，レクチン経路に属するもの，これらの経路の活性を調節する血中の制御因子，膜に結合した制御因子，補体フラグメントと反応する補体レセプターに分けられる．補体成分のなかではC3が最も多く存在し，C3を中心とした反応が重要であることを意味する．これら補体成分の大部分は肝臓の実質細胞でつくられるが，単球，マクロファージなどでも産生されており，これらは炎症の場で重要な役割を果たしていると考えられる．また補体成分の多くが急性期タンパクで，IL-6やTNFのようなサイトカイン刺激により産生が増加する．

3) 補体活性化経路 （図2-18）

(1) 古典経路 (classical pathway)

C1が免疫複合体によって活性化されて開始される経路で，ヒトではIgM1分子，IgG$_1$，IgG$_2$，IgG$_3$の各2分子がC1を結合できる．C1は免疫複合体以外にDNA，プロテインA，C反応性タンパク-C多糖類複合体，ヘパリン-プロタミン複合体によっても活性化される．

C1はC1q，C1r，C1sの3成分がCa^{2+}の存在下で1：2：2の比で結合した複合体である．C1qはA，B，Cの3種のポリペプチド鎖それぞれ2本ずつからなるサブユニットが3つ集まって花束状の構造をとっている．茎に相当するN末端の部分はコラーゲン様構造に，C末端の部分は球状構造になっている．C1qの枝分かれした茎の部分にC1s-C1r-C1r-C1sの順につながった

図 2-18 補体活性化の経路

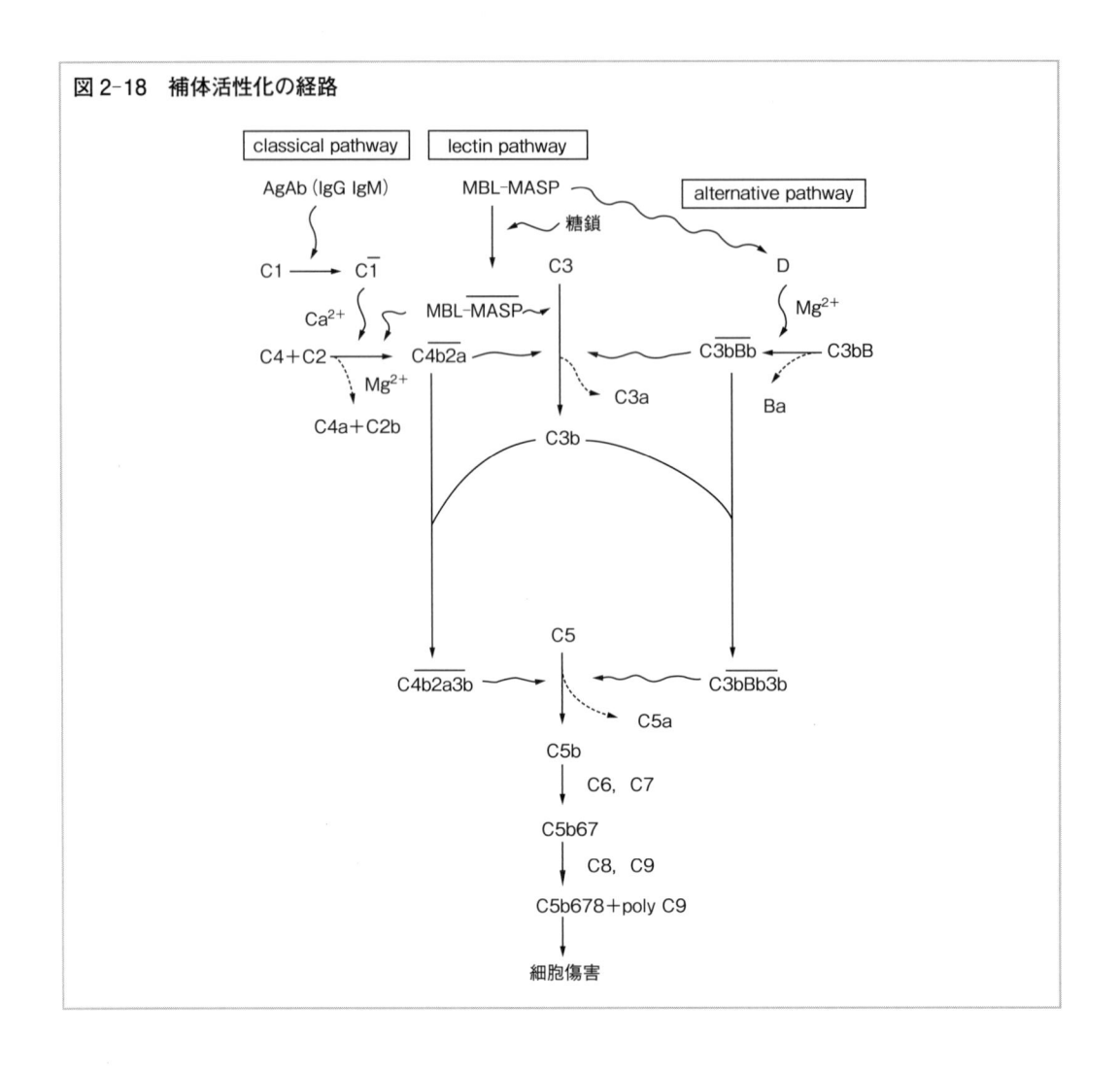

C1rC1sが結合している．C1qの球状部分がIgMのC$_H$3ドメイン，IgGのC$_H$2ドメインに結合すると C1qの高次構造が変化を起こし，C1rにゆるく結合していたC1INHがはずれてC1rが活性化され，次いでC1sが活性化される．$\overline{C1s}$はC4のα鎖を限定分解してC4aとC4bにし，C4aは液相に放出される．C4bはα鎖の部分のチオエステル結合の反応性が高まり，免疫複合体のFab部分や近接した膜表面とエステル交換反応を起こして結合する．結合できるC4bは数％であり，残りは水と反応して失活する．C2はMg^{2+}存在下でC4bに吸着し，$\overline{C1s}$によりC2aとC2bに分解される．C2bは液相に放出され，C2aがC4bと複合体を形成して**C3転換酵素**（C3コンベルターゼ）となり，C3をC3aとC3bに分解する．C3aは液相に放出され，C3bは反応性の高まったチオエステル基が露出し$\overline{C4b2a}$複合体の近傍に結合して$\overline{C4b2a3b}$複合体を形成し，**C5転換酵素**（C5コンベルターゼ）となる．この場合もC3bの数％しか結合できず，残りは失活する．C5転換酵素のC3b部分にC5が吸着されてC5をC5aとC5bに分解する．C5aは液相に放出される．C3bに結合しているC5bにC6とC7が結合してC5b67複合体となると疎水性となり，膜結合部

位ができる．C5b67にC8が結合するとC9を重合させる活性をもつようになり，**膜傷害複合体**（membrane attack complex：MAC）と呼ばれる巨大分子が形成される．C5b678と重合したC9複合体は膜にドーナツ状の穴をあけ，低分子物質，イオン，水が細胞内に流入して細胞溶解が起こる．C5b67複合体はC5コンベルターゼが存在しない細胞膜上にも結合可能で，C8，C9が結合すればその細胞は溶解する．この反応を **reactive lysis** と呼ぶ．

C9がつくるドーナツ状の構造は，細胞傷害性T細胞やNK細胞から放出されて標的細胞上にできる**パーホリン**のつくる構造とよく似ている．

(2) 第2経路 (alternative pathway)

抗体非依存性の経路であり，進化的には古典経路より以前からある．微生物の細胞壁，種々の多糖体，古典経路を活性化しない免疫グロブリン（IgA，IgE），コブラ毒因子（CVF）などによって活性化される経路である．

正常状態において，C3はH_2Oと反応してチオエステル結合が開裂したC3(H_2O)として低濃度が血中に存在し，factor Bと複合体をつくる．factor Dがfactor BをBaとBbに分解し，$\overline{C3(H_2O)Bb}$複合体を形成してC3転換酵素活性を示し，わずかにC3bを生成するようになる．第2経路の活性化物質が入ってくるとC3bが表面に結合し，続いてfactor Bが結合する．factor Dがfactor Bを分解して$\overline{C3bBb}$となり第2経路のC3転換酵素が形成され，C3を活性化してC3bを活性化物質上に結合させる．$\overline{C3bBb}$はそのままでは不安定であるが，通常は**プロパージン**（P）が結合して安定なC3転換酵素を形成する．$\overline{C3bBb}$にC3bがさらに結合して$\overline{C3bBbC3b}$となり，C5転換酵素が形成されてC5をC5aとC5bに分解する．C5以降のMAC形成は古典経路と共通の経路となり，最終的に細胞溶解が起こる．

(3) レクチン経路 (lectin pathway)

血中に存在する急性期タンパクの一つである**MBL**（マンノース結合レクチン）は，C1qと似た構造をしたマンノースやN-アセチルグルコサミン（GlcNAc）に結合するレクチンである．フィコリン（L-フィコリンとH-フィコリン/博多抗原）はフコースとN-アセチルガラクトサミンに結合する．いずれもC1qや後述するコングルチニンと同じファミリーに属し，**コレクチン**と呼ばれている．MBLやフィコリンにはMASP-1，MASP-2，MASP-3（MBL-associated serine protease）というC1r/C1s様のセリンプロテアーゼが結合している．マンノースやGlcNAcを表面にもつ細菌やウイルスにMBLやフィコリンが結合すると，不活性型のMASP-1が活性型に変わり，MASP-2とMASP-3を活性化する．MASP-2はC4とC2を活性化し，MASP-1はC2とC3を活性化する．MASP-3はMASP-1遺伝子の選択的スプライシング産物である．最近，第2経路の活性化にMASP-1とMASP-3が関与することが明らかになった．すなわち，常に活性化型で存在すると考えられていたfactor Dは，その前駆体がMASP-1やMASP-3によって活性化されること，MASP-3はfactor Bを活性化することが分かった．

4) 補体系のコントロール機構

　補体系は3つの経路でつねに活性化されうる状態にあり生体防御に重要な役割を果しているが，活性化が持続して起こるとかえって生体に有害な作用を及ぼす．以下のようなメカニズムで活性化の程度が調節されている．

(1) 古典経路の調節

　① $\overline{C1r}$，$\overline{C1s}$ は C1 インヒビター (C1INH) と不可逆的に結合して不活性化される．

　② C3 転換酵素である $\overline{C4b2a}$ 複合体は寿命が短く，C2a が複合体から解離して活性を失う．C3 転換酵素活性は C2a の解離を促進する補体制御因子により調節されている．**C4 結合タンパク (C4BP)**，**DAF** (decay accelerating factor, **CD55**)，**CR1** (補体レセプター type 1, CD35) の3つの C2a 解離促進因子がそれぞれ働いている．C4BP は可溶性タンパクであるが，DAF と CR1 は細胞膜結合型タンパクである．とくに DAF はリポ糖タンパクであり，その糖脂質部分で細胞膜と結合する特殊な構造をとっている (GPI アンカー型)．DAF は NK 細胞以外のすべての血液細胞および血管内皮細胞に存在する．CR1 は赤血球をはじめ種々の細胞に分布している (p.47 参照)．C4BP, DAF, CR1 はともに **SCR** (short consensus repeat) と呼ばれる4つのシスチン残基を含むアミノ酸60～70個からなる繰り返し構造をもっている (図 2-19)．SCR の特定の部分が C4b や C3b の結合部位になっている．DAF はエコーウイルスやコクサッキーウイルスが細胞に感染するときの結合タンパクとして働くことがわかっている．

　③活性化された C4b は活性を保持する時間が短く不活性化されやすい．抗体や細胞膜上に結

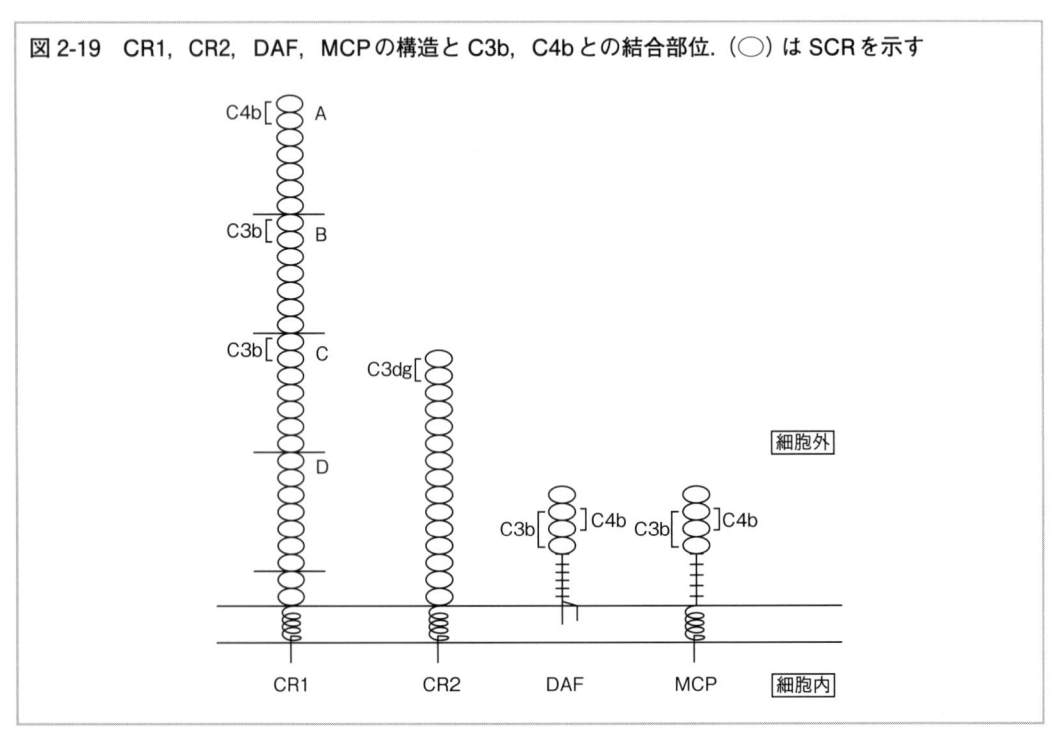

図 2-19 CR1, CR2, DAF, MCP の構造と C3b, C4b との結合部位．(○) は SCR を示す

表2-6 補体制御因子の性質

成分	血中濃度 (μg/ml)	分子量 (kDa)	分子の特徴と機能
<可溶性因子>			
C1インヒビター (C1INH)	200	105	セリンプロテアーゼインヒビター
C4結合タンパク (C4BP)	250	550	7本のα鎖 (8個のSCR) +β鎖 (3個のSCR), 古典経路C3転換酵素の解離促進, Factor Iの補助因子, Protein Sと結合
Factor H	300	150	SCRが20個, 第2経路C3転換酵素の解離促進, Factor Iの補助因子
Factor I	40	90	セリンプロテアーゼ, C4bとC3bの分解
プロパージン (P)	25	220	第2経路C3転換酵素の安定化
Sプロテイン (ビトロネクチン)	500	83	C5b67の結合阻害
<膜結合型因子>			
補体レセプター CR1 (CD35)	—	190〜280	SCRが30個, 古典経路と第2経路のC3転換酵素の解離促進, Factor Iの補助因子
MCP (CD46)	—	45〜70	SCRが4個, Factor Iの補助因子
DAF (CD55)	—	70	SCRが4個, GPIアンカー型タンパク, 古典経路と第2経路のC3転換酵素の解離促進
CD59 (HRF20)	—	20	GPIアンカー型タンパク, C8, C9の結合阻害

SCR : short consensus repeat

合したC4bは血中に存在する酵素, factor Iによって C4c と C4d に分解されて失活する. factor Iが働くためには補助因子が必要である. 先に C2a 解離促進因子として述べた C4BP あるいは CR1 が補助因子として働く. また, **MCP** (membrane cofactor protein, **CD46**) という4つの SCR 構造からなる膜結合型タンパクが factor I 補助因子として働いている. MCP は赤血球以外の血液細胞および上皮細胞と血管内皮細胞に分布している. MCP には C4b2a 解離促進作用はない. MCP は, 麻疹ウイルス, ヘルペスウイルス6やある種のアデノウイルスが細胞に感染するときの結合タンパクとして働き, ストレプトコッカスとナイセリア属の細菌のレセプターとしても働く. また精子表面に多く存在し, 受精機序に関与していると考えられている. C3bの分解機序については「第2経路の調節」の項に記した.

④C5b67複合体は**Sプロテイン(ビトロネクチン)**と結合すると膜への結合が阻害される.

⑤**CD59**(HRF20)はC8, C9と結合してMAC形成を阻害する. CD59はほとんどすべての細胞に分布し, DAFと同じGPIアンカー型タンパクである.

　　　　　　*in vitro*の実験によると, Tリンパ球をCD3抗体およびCD46抗体 (あるいはC3bダイマー) で刺激すると制御性T細胞 (Tr1細胞) が誘導され, 抑制性サイトカインであるIL-10が産生される (p.60参照). マクロファージや樹状細胞上のCD46を同様に刺激するとIL-12が産生され, Th1分化を促進する. また, Tリンパ球をCD55抗体やCD59抗体で刺激するとCD4$^+$リンパ球の増殖が促進されることが報告されている.

(2) 第2経路の調節

①第2経路のC3転換酵素であるC3bBb複合体も寿命が短く, Bbが解離して活性を失う. Bbの解離はDAFあるいはCR1, あるいは可溶性タンパクの**factor H**によって促進される.

②**プロパージン (P)** はC3bBb複合体に結合して安定化する作用がある.

図 2-20 C3分子の構造と分解

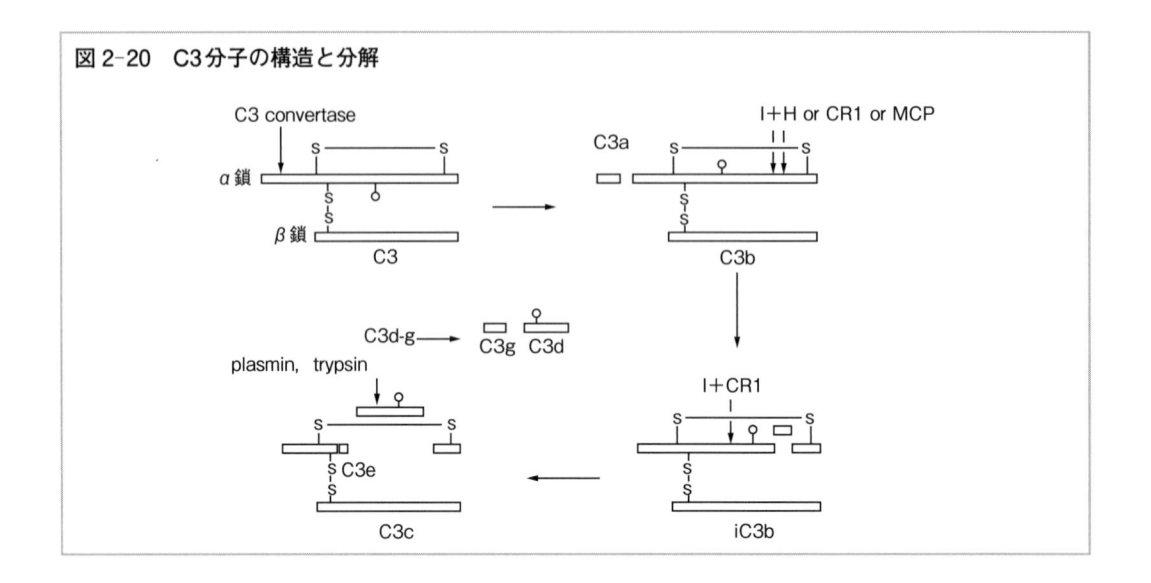

③膜性増殖性糸球体腎炎（MPGN）患者でみつかった **C3NeF**（C3 nephritic factor）は C3bBb 複合体に対する自己抗体（IgG）である．C3bBb 複合体を安定化し持続的な C3 活性化を起こす．

④C3b は factor I によって分解され不活性型の iC3b となるが，このとき補助因子として factor H または CR1 あるいは MCP が必要である．iC3b は CR1 の存在下で factor I によりさらに C3c と C3dg に分解され，C3c は液相に放出される．C3dg はさらにプラスミンやトリプシン様酵素により C3d と C3g に分解され，最終的に C3d のみが細胞膜上に残る（図 2-20）．

(3) レクチン経路の調節

C1INH は MASP-1 と MASP-2 を阻害し，α_2-マクログロブリンは主として MASP-1 を阻害する．

5) 生理活性補体フラグメント

補体系活性化により C4, C3, C5 の α 鎖の N 末端部分から遊離した C4a, C3a, C5a は**アナフィラトキシン**と呼ばれている．血中のカルボキシペプチダーゼ N やカルボキシペプチダーゼ R によって C 末端の Arg が除かれて（desArg），活性が低下するか失活する．C4a の生体内での役割はよくわかっていない．

(1) C5a

C5 の活性化に伴い生じる分子量 12kDa の塩基性糖ペプチドで，糖含量が全体の 25% を占める．

C5a は次のような生理作用を有する．①肥満細胞や好塩基球を脱顆粒させヒスタミンや酵素を遊離させる．②血管透過性を亢進させる．③平滑筋に直接作用し収縮させる．④好中球，単球，好酸球，肥満細胞，T 細胞や B 細胞に対する**走化性因子**（chemotactic factor）として働き，炎症の場に集める．好中球を活性化して殺菌性のある活性酸素を放出させたり，接着分子である Mac-1 の発現も増加させる．⑤血管内皮細胞に作用して接着分子 P-セレクチンの発現を増加さ

せ，内細胞への好中球の結合を促進する．⑥マクロファージを活性化してIL-1，IL-6やIL-8を放出させ，リンパ球や好中球を活性化する．C5a-desArgでは活性が1/20～1/50程度低下するが，走化性は保持する．C5aは種々のマウス病態モデルでTh1反応を促進し，喘息モデルではTh2反応とTh17反応を抑制する．in vivoのある種のがん細胞の近辺ではC5aの産生が亢進して骨髄系由来サプレッサー細胞（MDSC）が誘導され，C5aはMDSCを活性化してT細胞の抗がん作用を抑制することが報告された．またC5aはマウスの肝臓細胞の再生を促進することが報告された．

(2) C3a

C3の活性化に伴って生じる分子量9kDaの塩基性ペプチドである．肥満細胞や好塩基球からヒスタミンを遊離させ，血管透過性を亢進させ平滑筋を収縮させるが，C5aに比べ比活性は1/10～1/20と低い．好酸球や肥満細胞に対する走化性因子として働き，好酸球や好中球を活性化する．C3a-desArgではすべての活性を失う．C3aはマウス喘息モデルでC5aとは逆にTh2反応とTh17反応を促進し，喘息を悪化させる．C3aやC5aによるT細胞作用の調節作用は病態モデルによって効果が異なっている．またC3aはマウスの肝臓細胞や鳥の網膜細胞の再生を促進することが報告された．

6) 補体レセプター

補体レセプターには，活性化物質上に結合したC3フラグメントに対するレセプターであるCR1，CR2，CR3と，遊離のフラグメントC3aとC5aに対するレセプターであるC3aRとC5aRとC1qレセプターがある．

(1) CR1（CD35, C3bレセプター）

C3bと強く結合するが，iC3bとも結合する．ヒト赤血球，好中球，好酸球，単球，B細胞，一部のT細胞，リンパ濾胞樹状細胞，非霊長類の血小板に存在する．4つのアロタイプが存在し，分子量は190～280kDaである．CR1はDAFと同じSCR構造からなっている．SCRが7個つながって1つの単位（LHR）をつくり，LHRが4個つながってCR1の細胞外部分を構成している（図2-19参照）．生理機能は以下のようである．

①C3転換酵素の解離を促進する．factor Iの補助因子として働く．CR1の細胞膜に結合する部分を人工的に除いた可溶性CR1は，補体活性化を抑制し，動物実験で抗炎症作用を示す．

②赤血球上のCR1は血中の免疫複合体を結合して肝臓や脾臓に運び，血中から除去する．

③単球，好中球のCR1は貪食作用を促進する．

④免疫複合体上のC3bはB細胞のCR1に結合するとB細胞の反応を抑制する．

(2) CR2（CD21, C3dレセプター）

C3dgとiC3bに結合する．ヒトB細胞，一部のT細胞とリンパ濾胞樹状細胞に存在する分子量140kDaの糖タンパクである．CR2もCR1と同様にSCR構造からなる（図2-19参照）．CR2はB細胞上でCD19とCD81と複合体を形成している．C3dgが結合した抗原でCR2と抗原特異的B

細胞レセプターを刺激すると，B細胞の反応性が促進される．CR2はまた**EBウイルス**（Epstein Barr virus）がB細胞に感染するときの結合タンパクでもある．

(3) CR3（Mac1，CD11b/CD18，iC3bレセプター）

iC3bと結合する．好中球，単球，樹状細胞，NK細胞上に存在し，分子量165kDaのα鎖と95kDaのβ鎖が非共有結合した2本鎖構造である．**インテグリンファミリー**（integrin family）の一つで，β鎖はLFA-1やCR4（gp150/95，CD11C/CD18）のβ鎖と同一である．CR3は好中球，単球の貪食作用による細菌類などの異物処理に重要な役割を果たしている．好中球，単球の内皮細胞への接着を促進する．iC3bは樹状細胞のCR3に結合して，IL-1βやTNFαなどのサイトカインの産生を抑制する作用がある．

(4) C5aR1（CD88，C5aレセプター）

C5aおよびC5a-desArgが結合し，細胞を活性化する．分子量は約45kDaで，350個のアミノ酸からなる糖タンパクである．ロドプシンファミリーに属する7回膜貫通型構造をとり，N末端が細胞膜外に，C末端が細胞膜内に位置する．C5aR1の細胞膜内のC末端部分で，情報の伝達タンパクであるG proteinのα，β，γサブユニットと相互作用を行い，C5a刺激が細胞内部に伝わる．C5aR1は赤血球，血小板を除く血液細胞や肥満細胞，内皮細胞，肺の血管平滑筋細胞，上皮細胞，樹状細胞に発現している．第2のC5aR（C5L2，C5aR2）はC5aが結合してもG proteinと相互作用をしないが，βアレスチンを介して炎症性サイトカインの産生を抑制し，また，C5aR2はC5aR1シグナルを抑制することが最近明らかになった．

(5) C3aR（C3aレセプター）

C3aのみが結合して細胞を活性化する．C5aR1と類似した7回膜貫通型構造であるが，細胞外第2ループの部分がC5aR1に比べ約3倍長いのが特徴で，分子量は約60kDaの糖タンパクである．C5aR1と同様にC3aRの細胞内のC末端部分でG proteinと相互作用を行い，シグナルが細胞内に伝わる．C3aRは好中球，好酸球，単球，マクロファージ，活性化T細胞，B細胞，皮膚肥満細胞に発現している．

(6) C1qレセプター

C1qのコラーゲン状部分が結合するcC1qR（分子量60kDa）とC1qの球状部分が結合するgC1qR（分子量33kDa）がある．cC1qRは遊離のC1qとコレクチンファミリー分子と結合する．マクロファージのcC1qRはアポトーシスを起こした細胞の除去を促進する役割がある．gC1qRはリンパ球，顆粒球，内皮細胞などの表面と細胞内に発現している．C1q以外にバクテリア，ウイルス，ある種の血漿タンパク質と結合する．

7) 補体遺伝子ファミリーと染色体連鎖

補体系のタンパクは，その遺伝子の類似性からいくつかの遺伝子ファミリーに分類できる．CR1, CR2, C4BP, MCP, DAF, factor H, C1r, C1s, C2, factor BはC4b, C3bに結合する性質をもつが，これらのタンパクはすべてSCR構造を共通にもっている．C1r, C1s, MASP-1,

MASP-2, C2, factor B, factor Iはトリプシン様のセリンプロテアーゼファミリーに属する．C3とC4は分子内チオエステル結合をもつ点で共通しており，CR3とCR4はインテグリンファミリーに属し，β鎖は同じである．機能の似た補体遺伝子は同じ染色体の近い位置に並んで存在し，ある特定の遺伝子の重複でできたと考えられる．すなわち，MCP，CR1，CR2，DAF，C4BP遺伝子はヒト第1染色体の1q32の約1kbの領域にクラスターを形成している．また，C6，C7，C8，C9遺伝子も第1染色体の別の位置に並んでいる．C4，factor B，C2遺伝子はヒト第6染色体上の組織適合遺伝子複合体（MHC）のクラスI遺伝子とクラスII遺伝子の間に並んでおり，**クラスIII遺伝子**と呼ばれている．

8）補体系と凝固系，線溶系，キニン系との関係

線溶系のプラスミンは補体系のC1sを活性化する作用がある．プラスミンはまたC3を活性化する．$\overline{C1r}$や$\overline{C1s}$の活性を阻害するC1INHはハーゲマン因子（factor XIIa），カリクレイン，プラスミンの活性も阻害する．C1INHが欠損すると遺伝性血管性浮腫（HAE）と呼ばれる浮腫を起こすが，これはfactor XIIaで活性化された血漿カリクレインが高分子キニノーゲンに作用して生じたブラジキニンによることが明らかになっている．C3aとC5aを不活性化するカルボキシペプチダーゼNはキニン不活性化酵素キニナーゼIと同じ酵素である．凝固系のビタミンK依存性タンパク，プロテインSは活性化プロテインCの補助因子である．血中では約半分がC4BPと結合しており，遊離型のプロテインSのみがプロテインCの補助因子となる．ビトロネクチン（Sプロテイン）はC5b67と結合してMAC形成を阻害するが，凝固系ではトロンビン-アンチトロンビンIII複合体に結合してアンチトロンビンIIIの作用を抑制している．一方，トロンビンはC3やC5を活性化する．

9）補体が関与する免疫現象

（1）溶菌反応（bacteriolysis）

コレラ菌などの莢膜をもたない細菌は抗体が存在すると古典経路で殺菌され，さらに血中の酵素"リゾチーム"が働いて溶菌される．また，菌体膜や菌体内毒素によって第2経路が活性化され，殺菌，溶菌される．

（2）免疫食作用（phagocytosis）

レンサ球菌や肺炎球菌のような，莢膜をもち，溶菌されにくい細菌や粒子などはIgG抗体が存在すると好中球やマクロファージに貪食されるが，補体を加えるとさらに促進される．これは好中球やマクロファージの表面にIgGのFc部分と結合するFcレセプター（FcR）および補体C3b，iC3bと結合するCR1，CR3があるためである．このような食作用を促進する因子であるIgGやC3を**オプソニン**という．

(3) **抗体依存性細胞介在性細胞傷害作用（ADCC）の亢進**

K細胞やマクロファージには，そのFcレセプターを介して，IgGが結合した標的細胞を傷害する作用（ADCC）があるが，C3bやiC3bが標的細胞上に結合すると，K細胞やマクロファージのCR1やCR3を介して細胞間の結合が強化され細胞傷害が促進される．

(4) **免疫粘着反応（immune adherence：IA）**

抗原，抗体と補体を一定時間反応させて生じた抗原抗体補体の複合体はヒト赤血球のCR1と結合して凝集反応を起こす．この反応を**免疫粘着反応**といい，感度がよいため種々の細胞抗原，ウイルス抗原や抗体の検出に用いられている．

(5) **コングルチニン結合反応（conglutination）**

正常ウシ血清中に含まれる**コングルチニン**（conglutinin）はiC3bに結合する性質があり，免疫複合体の検出に用いられている．コングルチニンはMBLやC1qと同じレクチンファミリー（コレクチン）に属している．

(6) **免疫複合体に対する補体の作用**

抗原抗体沈降物の形成は補体の存在で阻害される．これは，免疫複合体の格子ができるためには抗体のFabの部分だけではなくFcの部分同士の相互作用が関与しているので，補体が結合するとFc部分間の結合が阻害され，大きな格子ができなくなるためである．すなわち古典経路の活性化は抗原抗体沈降反応を阻害する．一方，一度形成された抗原抗体沈降物でも，補体を加えると免疫複合体が可溶化され，低速遠心では沈降しなくなる．これは，第2経路が活性化されてC3bが免疫複合体の格子に入り込んだ結果，大きな格子が不安定となって免疫複合体が可溶化，すなわち低分子化するためと考えられている．

10）補体作用の変化

肝疾患患者では血清分離後低温に保存すると試験管内で補体の活性化が起こることがあり，CH50（後述）が低値を示すので検査時に注意を要する．このような現象を**コールドアクチベーション（cold activation，低温活性化）**といい，C4，C2活性の低下がみられる．低温で沈降するクリオグロブリン様物質による古典経路の活性化の結果と考えられている．試験管内の反応なのでC4のタンパク量を測定するとほぼ正常値を示す．CH50が低値でC4タンパク量が正常の場合，コールドアクチベーションを疑い，血清を37℃保存した補体価か，EDTA採血した血漿補体価を測定する必要がある．

非特異的に補体の作用が妨げられ，溶血反応や補体結合反応が阻止されることがある．このような作用を**抗補体作用**と呼び，次のようなことが原因として考えられる．①免疫複合体やクリオグロブリンの存在，②高γ-グロブリン血症でのγ-グロブリンの重合，③血清中の脂質の増加，④保存温度が十分低くなかったり，凍結融解を繰り返した場合，⑤血清の細菌汚染．

検査に伴う血清補体の影響を防ぐため，血清をあらかじめ56℃で30分あるいは60～63℃で3～5分間加熱する操作を検査血清の**非働化**（または**不活性化**）という．この操作によって易熱性の補

体成分であるC1, C2, C5, C8, C9, factor Bが変性して，補体の活性化の反応が起こらなくなる．

11) 補体の測定法

補体成分のタンパク量とその溶血活性は必ずしも一致しないので注意を要する．

(1) 血清補体価の測定

ヒツジ赤血球をウサギ抗ヒツジ赤血球抗体で感作して感作ヒツジ赤血球 (EA) をつくり，希釈した検体血清を Ca^{2+}, Mg^{2+} 存在下で反応させたとき，50％の溶血を示す血清の希釈度を **CH50** といい，古典経路の全活性を示す．ウサギ赤血球に希釈した検体血清を EGTA-Mg^{2+} 存在下で反応させ第2経路の全活性を測定できる．第2経路の50％溶血活性を示す血清の希釈度を **ACH50** という．

(2) 補体成分溶血活性の測定

各成分活性の測定にはEAと精製補体成分が必要である．たとえばC4活性測定には希釈した検体にEAC1, C2とC3以降の成分を加えてC4溶血活性を測定できる．C3活性測定には，希釈検体にEAC142, C5とC6〜9試薬を加える溶血活性測定法のほかに，希釈検体とEAC142を反応させたあと，CR1をもつヒトO型赤血球を加えて赤血球の凝集の程度を測定する免疫粘着反応を用いる方法，IC生成による透過光の減少でC3量を測る免疫比濁法がある．

(3) 補体成分タンパク量の測定

単純放射免疫拡散法 (SRID)，電気泳動を組み合わせたロケット電気泳動法，酵素抗体法 (ELISA) などが用いられている．

(4) その他の補体測定法

ラジオイムノアッセイ法やC3a, C4a, C5aのneoAgに対するモノクローナル抗体を用いたELISAによるアナフィラトキシンの定量，フローサイトメトリによる膜結合補体タンパクの定量，免疫染色法による補体タンパクの検出などがある．

(5) 補体価測定の意義

CH50や補体タンパク量を測定することにより，炎症，自己免疫疾患，肝炎，悪性腫瘍の状態をある程度把握することができる．また補体欠損症では欠損する補体成分に関連する疾患を引き起こす．

VI. 免疫の成立と調節

免疫応答において複数の細胞同士が協同作業するためには，お互いに情報を交換する必要がある．情報の交換は細胞と細胞が直接接触することによっても行われるし，また近傍に存在する細胞に対しては生理活性物質を放出して情報を伝えることもある．前者においては接着分子が，また後者においてはサイトカインとそれに対するレセプターがその役割を果たす．

1）サイトカイン（cytokine）

　サイトカインは免疫担当細胞をはじめとする種々の細胞が産生する生理活性物質の総称である．標的細胞を活性化し，サイトカイン産生を促進したり，増殖を誘導したりするサイトカイン，標的細胞に分化を誘導するもの，炎症反応を誘導するもの，他の機能系（神経系，内分泌系など）との相関に介在するものなど多種多様の機能を示すとともに，産生細胞，標的細胞もまた多種多様である．サイトカインのうち，遺伝子クローニングが行われ，その生理活性が明らかにされているものは**インターロイキン**（interleukin：IL）という名称のもとに整理され，番号がつけられている．現在，少なくともIL-1からIL-35までの存在が確認されている．また，白血球や単球，好酸球，リンパ球などの遊走を引きおこす分子として50種余りの**ケモカイン**（chemokine）が知られている．

　サイトカインが標的細胞に作用する機構は**autocrine機構**，**paracrine機構**と呼ばれており，endocrine機構と対比されている．autocrine機構は，みずから産生し分泌したサイトカインがみずからのレセプターに作用するというものであり，paracrine機構とは，ある細胞より分泌されたサイトカインが近傍に存在する細胞に作用するというものである．例外を除き，ホルモンのように大循環系に入り遠隔に存在するレセプター陽性細胞に働くということは通常ない．サイトカ

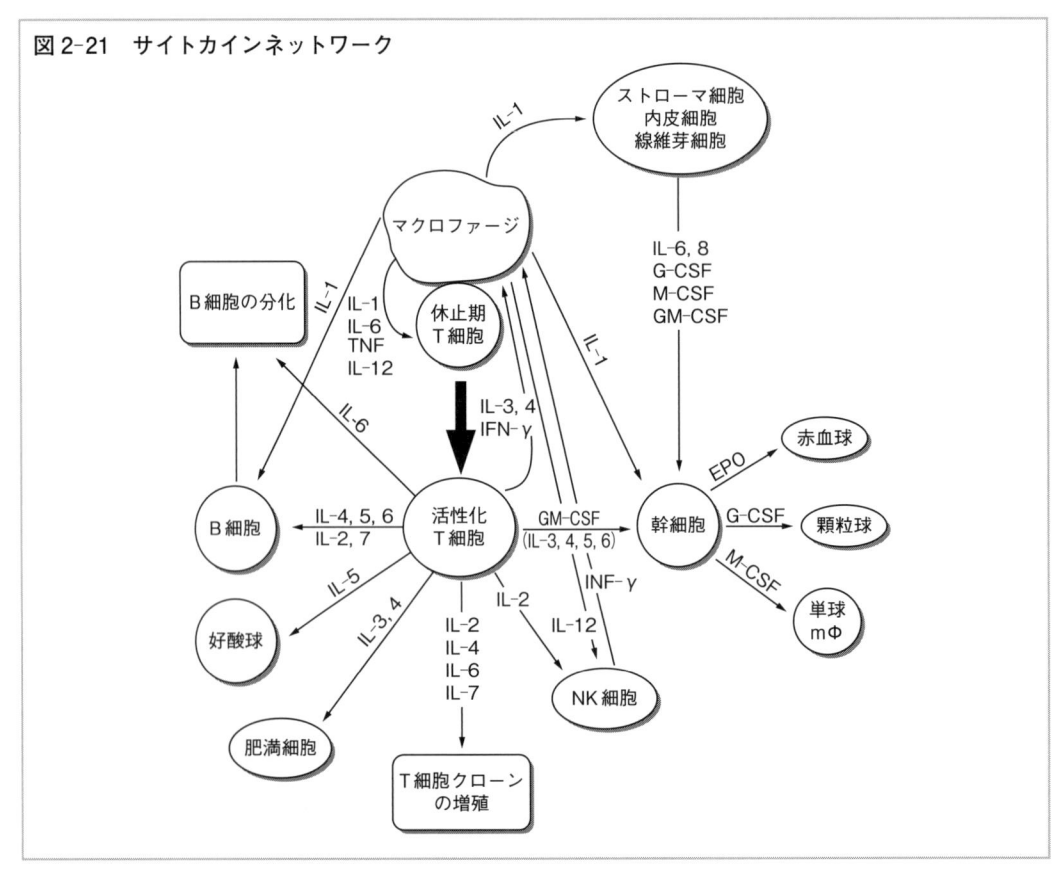

図2-21　サイトカインネットワーク

インにはいくつかの共通した特徴がある．すなわち，

①糖タンパク性の生理活性物質である

②きわめて微量で効果を発揮し，生物学的半減期も短い

③恒常的な生産はなく種々の刺激が存在するときにのみ分泌され，刺激が消失すると生産分泌は速やかに止む

④レセプターを介して標的細胞に結合し，細胞内へシグナルを伝達する

⑤異なるサイトカインが同じ活性を示す

⑥1つのサイトカインが異なる標的細胞に働きうる

⑦免疫系，造血系細胞など生体防御機構に関与する細胞にその作用が及ぶことが多い

⑧サイトカイン同士でその産生分泌を制御調節するネットワークが存在する（図2-21）

などである．サイトカインにはインターロイキン，造血因子など各種あり，主なものとその性状を表2-7に示す．

サイトカインの生理活性はその標的細胞膜上に表出されているレセプターに結合することによって発揮される．サイトカインレセプターは1回の膜貫通型で細胞外ドメインでサイトカインと結合し，細胞質ドメインで結合した情報を細胞内に伝達する．サイトカインレセプターはその構造上の特徴により6つに分類されるが，その多くはⅠ型に属する．Ⅰ型サイトカインレセプターの多くは複数のサブユニットからなり，いくつかのレセプターの間でサブユニットを共有する．このことはサイトカインのもつ特徴"異なるサイトカインが類似の生理活性を示す"という性質のもとになる．IL-2レセプターはα，β，γの3つのサブユニットからなるが，γ鎖はIL-4，IL-7，IL-9，IL-15，IL-21のレセプターで共有されている．

ケモカインは7回貫通型のGタンパク質共役レセプターに結合して，白血球などに対する走化性因子として作用する．4つのシステイン残基を持ち，その位置から4つに分類されている．CCケモカイン，CXCケモカイン，Cケモカインと CX3Cケモカインで（Xは任意のアミノ酸），それぞれ28種，16種，2種，2種が知られている．代表的なものとして，CCL2 (MCP-1)，CCL3 (MIP-α)，CCL5 (RANTES)，CCL11 (Eotaxin-1)，CXCL8 (IL-8)，CXCL12 (SDF-1) などがある．ケモカインレセプターは現在19種類が知られている．特徴的なのは，ケモカインは特異性が厳密ではなく，多くのケモカインが数種のケモカインレセプターに結合することである．

2) 接着分子 (adhesion molecule)

接着分子は細胞膜表面上にあって，細胞同士あるいは細胞外基質 (extracellular matrix：ECM) などとの結合に関与する分子である．接着する相手分子 (counter receptor) との間には特異性があり，receptor-counter receptorの形式で結合することによってそのシグナルを細胞内に伝える機能をもつ．細胞膜上の表出量は恒常的ではなく，各種の状況下で変動する．一部は可溶性のかたちで体液中に存在する．

接着分子は構造上いくつかの群に分けられるが，それぞれの群に属する分子は共通の祖先遺伝

表2-7 主なサイトカインの種類と性状

サイトカイン	分子質量 (kDa)	産生細胞	機能
IL-1α 　　β	17.5 17.3	マクロファージ, 好中球, T・B細胞, NK細胞, 内皮細胞, ミクログリア	T細胞活性化, IL-2R発現, B細胞分化・活性化, IL-2〜8の誘導, NK細胞・内皮細胞の活性化, 発熱傾眠, 低血圧, 急性期タンパクの誘導, TNF・IFN・CSFの誘導, ACTHの上昇
IL-2	15	T細胞	T細胞・B細胞・NK細胞の増殖, 分化誘導, リンホトキシン, IFN-γの誘導
IL-3	28	T細胞	CSF活性
IL-4	15〜19	CD4⁺T細胞, NKT細胞	B細胞の活性化増殖, 免疫グロブリンのクラススイッチ, MHCクラスⅡの誘導, T・肥満細胞の増殖
IL-5	46	CD4⁺T細胞 肥満細胞	B細胞の分化・増殖 好酸球の増殖・分化, IL-2Rの発現誘導
IL-6	21〜28	T・B細胞, マクロファージ, 血管内皮・線維芽・グリア・腎メサンギウム細胞	B細胞の抗体産生細胞への分化, T細胞の分化・増殖, キラーTの誘導, 神経細胞の分化, メサンギウムの増殖, 骨髄腫細胞の増殖, 急性期タンパクの誘導
IL-7	25	骨髄・胸腺ストローマ細胞, 脾・腎細胞	B前駆細胞の分化増殖, T細胞の分化増殖, 単球の活性化
IL-8	8	マクロファージ, 好中球, 肝細胞, 線維芽細胞, 血管内皮細胞	好中球・T細胞・好塩基球遊走能亢進, 好中球, 好塩基球活性化
IL-9	40	CD4⁺T細胞	ヘルパーT・肥満細胞の増殖
IL-10	19	T細胞, B細胞, 肥満細胞	IFN-γ産生の抑制, T細胞・肥満細胞の増殖
IL-11	23	骨髄ストローマ細胞, 線維芽細胞	B細胞分化, マクロファージの分化誘導
IL-12	35+40	B細胞, 単球, 樹状細胞	活性化T細胞の増殖, NK細胞の刺激, IFN-γ産生の誘導
IL-13		T細胞	B細胞増殖, 抗体産生誘導, MHCクラスⅡ発現, IL-1, IL-6, TNFαの産生抑制
SCF (stem cell factor)	31（分泌型） 36（膜型）	骨髄ストローマ細胞	幹細胞の増殖
GM-CSF (GM-colony stimulating factor)	22	T細胞	好中球・好酸球・マクロファージの増殖・分化および機能亢進, 巨核球の分化
G-CSF	18〜19	単球／マクロファージ, 線維芽細胞, 内皮細胞	好中球前駆細胞の増殖・分化, 好中球機能亢進, 造血幹細胞, 好中球の末梢血への動員
M-CSF	45/65	血管内皮細胞, 線維芽細胞, マクロファージ	単球／マクロファージの産生, GM-CSF, G-CSFの産生
EPO (erythropoietin)	34	腎皮質, 間質細胞	赤芽球系前駆細胞の分化・増殖
IFN-α (interferon)	20	白血球, リンパ球, マクロファージ	ウイルス増殖抑制, 抗体産生抑制, 遅延型過敏症抑制
IFN-β	20	線維芽細胞, 上皮細胞, リンパ芽球	各種細胞増殖抑制, NK・マクロファージ活性増殖
IFN-γ	20	T細胞, マクロファージ	各種細胞増殖抑制, MHCクラスⅡの発現増強
TNF-α (tumor necrosis factor) TNF-β	17 25	単球／マクロファージ リンパ球	腫瘍細胞傷害活性, 線維芽細胞・マクロファージの活性化, colony forming unitの抑制, CSFの産生, 好中球の活性
TGF-α (transformation growth factor)	6	腫瘍細胞, 胎児組織, 角化表皮細胞, 肝細胞	各種細胞（上皮, 内皮, 線維芽細胞）の増殖
TGF-β	25	リンパ球など	各種細胞（上皮, 血管内皮, リンパ, 血球）の増殖抑制
PDGF (platelet-derived growth factor)	28〜35	血小板, マクロファージ, 血管内皮細胞など	線維芽細胞, 血管平滑筋細胞の増殖, 線維芽細胞, 好中球, 単球の遊走

表2-8 接着分子のまとめ

接着分子	分布	分子構成	機能・カウンターレセプター（リガンド）
〈免疫グロブリンスーパーファミリー〉			
CD2	T細胞全般		CD58 (LFA-3)
CD4	T細胞の一部		MHCクラスⅡ抗原, HIV
CD8	T細胞の一部	$\alpha\alpha/\alpha\beta$	MHCクラスⅠ抗原
ICAM-1	リンパ球, 単球, 内皮		LFA-1 (CDⅡa/18)
VCAM-1	活性化血管内皮		VLA-4 (CD49d/29)
〈インテグリンファミリー〉			
〈VLA/β_1サブファミリー〉			
VLA-1, 2, 3	広汎	CD49a/CD29 CD49b/CD29 CD49c/CD29	コラーゲン, ラミニン, フィブロネクチン
VLA4	リンパ球, 単球	CD49d/CD29	フィブロネクチン, VCAM-1
〈β_2サブファミリー〉			
LFA-1	骨髄由来細胞, リンパ球	CD11a/CD18	ICAM-1, 2
Mac-1	骨髄由来細胞	CD11b/CD18	C3bi, フィブリノゲン
gD150	骨髄由来細胞	CD11c/CD18	C3bi
〈β_3サブファミリー〉			
GPⅡb/Ⅲa	血小板	CD41a/CD61	フィブリノゲン, フィブロネクチン, ビトロネクチン, フォンヴィレブランド因子
〈セレクチンファミリー〉			
L-セレクチン (LECAM-1)	好中球, 単球, リンパ球		HEV血管内皮細胞のGly-CAM-1 細胞内顆粒中に不活性のかたちで存在
P-セレクチン (GMD140)	血小板, 血管内皮	CD62	Lewis^x (CD15) sialyl Lewis^x (CD15s)
E-セレクチン (ELAM-1)	血管内皮細胞		
CD44	T・B細胞, 顆粒球, 単球		ヒアルロン酸, コラーゲン, フィブロネクチン, ホーミングレセプター

子に由来するものと考えられている（**表2-8**）．

(1) **インテグリンファミリー**（integrin family）

　異なるα鎖とβ鎖が非共有結合し，ヘテロダイマーを形成している．細胞外ドメインでcounter receptorあるいはリガンドと結合し，細胞内ドメインで細胞質骨格成分と結合する．α鎖は少なくとも12種類（CD49, CD11など），β鎖は8種類（CD29, CD18など）存在する．β鎖の差によりβ_1〜β_8インテグリンに分類される．β_1インテグリンはVLA (very late antigen) とも呼ばれ，ECMと結合する．β_2インテグリンは主に白血球に，β_3インテグリンは血小板上に発現され，それぞれの細胞の機能に関与する．

(2) **免疫グロブリンスーパーファミリー**（Ig superfamily）

　約100個のアミノ酸残基よりなる免疫グロブリンに特徴的なドメイン構造を有する分子群である．リンパ球に主に発現するCD2, CD28や，血管内皮や上皮に発現するICAM (intercellular adhesion molecule), VCAM (vascular cell adhesion molecule), さらにはCEAファミリーなどがある．機能的にみれば，CEAやICAMのように同じ細胞同士の結合（homotipic）に関するものや，T・B細胞間相互作用に関与するものなどがある．

(3) セレクチンファミリー (selectin family)

分子内にレクチン様ドメイン，epidermal growth factor (EGF) 様ドメイン，補体結合ドメインを有する接着分子群である．好中球，単球，リンパ球，血小板，内皮細胞などに発現され，L-セレクチン，P-セレクチン，E-セレクチンなどがある．

3) MHC分子と抗原提示

主要組織適合遺伝子複合体（MHC）は後述するように，輸血の際に白血球を凝集する抗体が発見されたこと，皮膚移植の拒絶反応にこの抗体が反応する抗原が関与していることから明らかになった，臓器移植の成否を決定する遺伝子群である．クラスⅠ領域，クラスⅡ領域，クラスⅢ領域からなるが，T細胞の抗原認識に関与するMHC分子はクラスⅠ分子とクラスⅡ分子である．**クラスⅠ分子**はHLA-A, HLA-B, HLA-C分子からなり，H鎖（α_1, α_2, α_3）とβ鎖（β_2 microglobulin）が非共有結合した分子で，ほとんどすべての細胞上に存在する．**クラスⅡ分子**はα鎖とβ鎖が非共有結合した分子でHLA-DP, HLA-DQ, HLA-DR分子からなる．樹状細胞，マクロファージ，B細胞などに発現している．一方クラスⅢ領域には補体成分C4, Bf, C2やTNFなどをコードする遺伝子が存在する．

CD8$^+$T細胞はMHCクラスⅠ分子に提示された抗原のみを認識し，CD4$^+$T細胞はMHCクラスⅡ分子に提示された抗原を認識する．これを**MHC拘束**という．感染ウイルスや自己成分，細胞質寄生細菌などはプロテアゾームによって分解されアミノ酸8～9個のペプチドになる．この過程を**プロセシング**という．このペプチドはTAP分子と結合し，細胞質から小胞体に輸送される．タパシンとカルレチクリンを介してクラスⅠ分子にペプチドが結合し細胞表面に発現され，CD8$^+$T細胞を活性化する．一方，抗原提示細胞に取り込まれた細菌や免疫複合体はリソゾーム内の酸性プロテアーゼによりアミノ酸9～25個のペプチドに分解される．クラスⅡ分子は小胞体ではIi鎖と複合体を形成していて抗原ペプチドとは結合できない．エンドゾームに移動したクラスⅡ-Ii複合体はプロテアーゼ処理を受けてCLIPというペプチドがクラスⅡ分子の抗原ペプチド結合部位に結合した状態になる．さらに，HLA-DM分子によりCLIPと抗原ペプチドが入れ替わり，クラスⅡ分子と結合して細胞表面に提示されCD4$^+$T細胞を活性化する．

4) 一次免疫応答と二次免疫応答

(1) 抗体の消長

抗原がはじめて生体内に入ってから血清中に抗体が検出されるまでには，一定の期間が必要である（**潜伏期**，**遅延期**または**誘導期**）．抗体が血清中に証明されるようになると，一定の期間は抗体価が対数的に上昇し（**対数期**，**抗体上昇期**），最高の抗体価を示すようになる．しばらくの間，

図 2-22 抗体曲線

　遅延期／対数期／極期／プラトー期／減衰期
　（潜伏期　（上昇期）　　（持続期）　（下降期）
　　誘導期）

縦軸：抗体価　↓抗原
横軸：日数

図 2-23 一次免疫応答

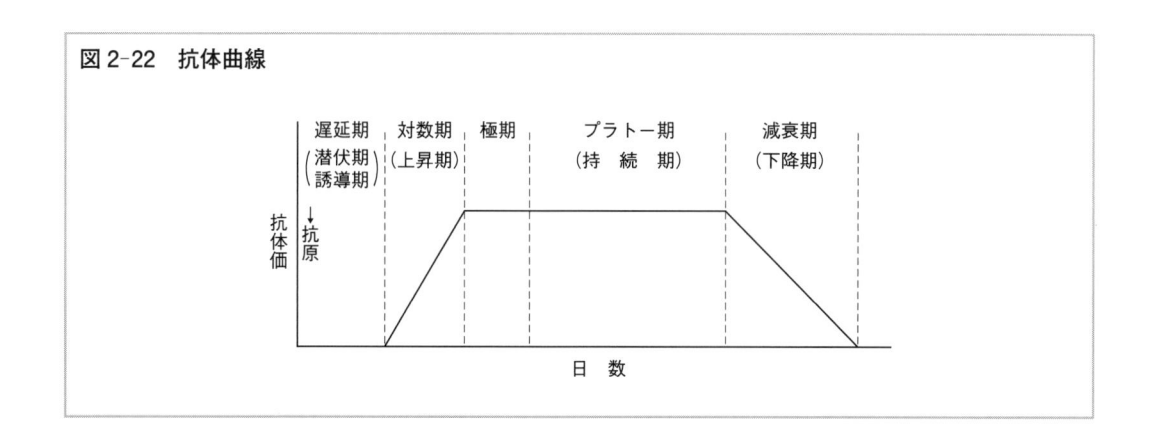

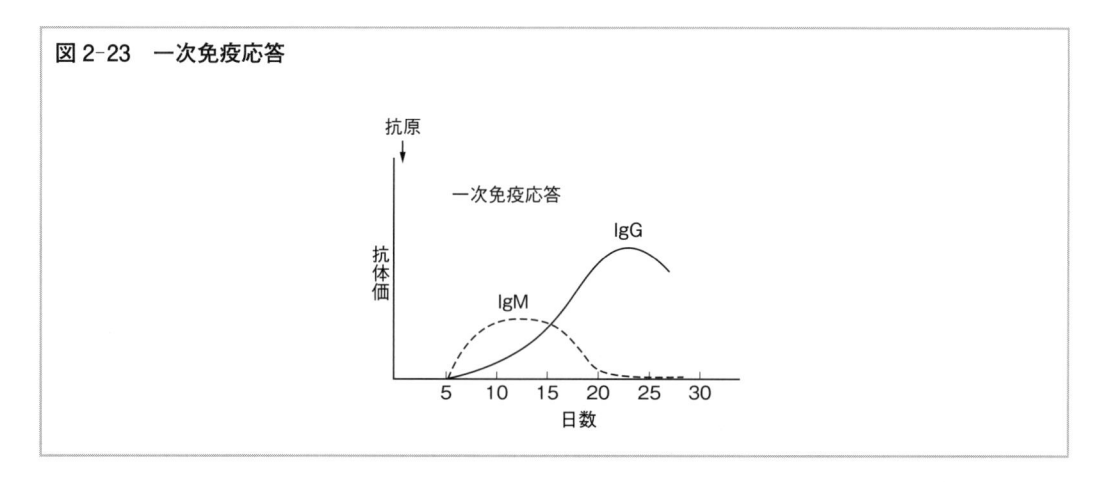

↓抗原
一次免疫応答
IgG
IgM
縦軸：抗体価
横軸：日数　5　10　15　20　25　30

同じ抗体価が続き（**プラトー期，抗体持続期**），次いで次第に抗体価が下がる（**減衰期，抗体下降期**）．これは抗体が分解あるいは異化されたり，抗原と結合した結果，マクロファージなどによって除去されたりするためである．縦軸に抗体価，横軸に日数をとり，抗体価の経過を曲線で表したものを"**抗体曲線**"という（**図 2-22**）．

　この抗体曲線は，抗原の種類，抗原性，投与方法，個体の免疫機能，年齢，抗体の免疫グロブリンクラス，疾患の軽重などによって必ずしも同一とはかぎらない．

(2) 抗原をはじめて注射したときの免疫応答（一次免疫応答）

　はじめて抗原刺激を受けると，ヘルパーT細胞の協同作用を受けてB細胞は幼若化し，分裂を繰り返し，抗体産生細胞となって抗体を産生し始める．**図 2-23**に示したように，5日前後からIgM抗体が出現し始めて増加する．やや遅れて6〜7日後になるとIgG抗体が出現し始め，2〜3週後にピークに達する．IgG抗体が増加するとともに半減期の短いIgM抗体の産生は急速に減少し，ついには大部分の抗体がIgG抗体で占められるようになる．IgG抗体のなかでは，IgG_2が最も早く出現する．このように，初回の抗原刺激によって血中に抗体が出現する一連の免疫反応を"**一次免疫応答**（primary immune response）"という．抗体に注目したときには，とくに"**一

図 2-24 二次免疫応答

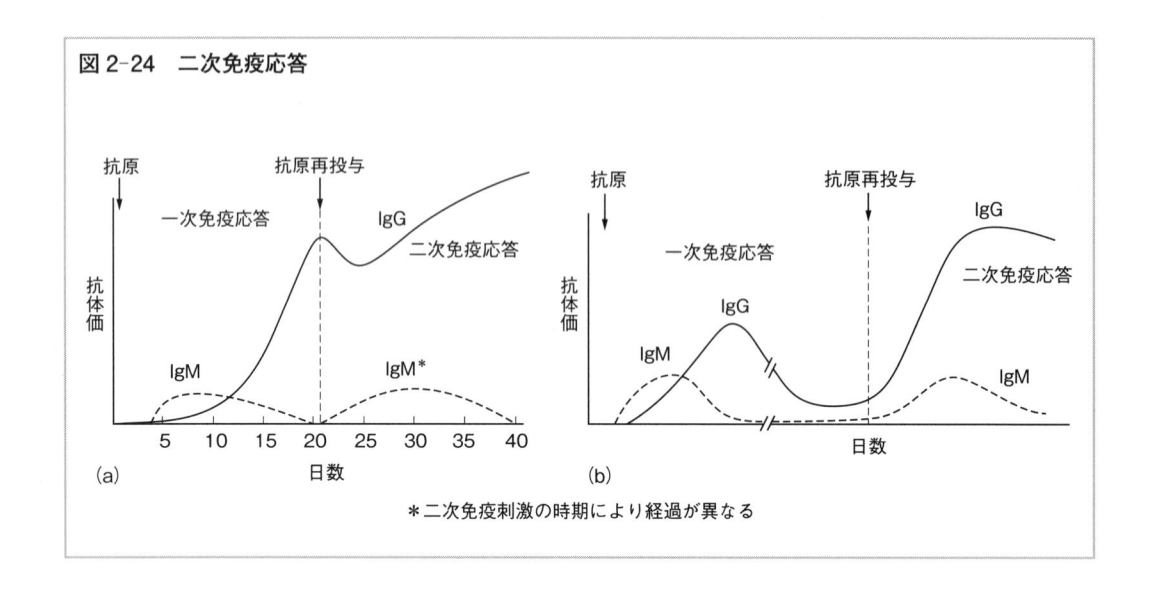

*二次免疫刺激の時期により経過が異なる

次抗体応答 (primary antibody response)" という．抗原刺激を受けた B 細胞と T 細胞の一部は免疫記憶細胞となる．抗原刺激を受け，抗原に対する記憶を保持しているリンパ球を "**感作リンパ球** (sensitized lymphocyte, primed lymphocyte)" とも呼ぶ．

この応答は T 細胞，B 細胞に記憶され，次に抗原が侵入したとき，急速に二次免疫応答を起こす．

(3) 抗原を再注射したときの免疫応答（二次免疫応答）

同一抗原を再投与すると，生体は一次免疫応答より強い免疫応答を示す．図 2-24 に示したように，IgM 抗体はほとんど産生されないか，産生される場合でも一次免疫応答のパターンと同様である．IgG 抗体は一次免疫応答のときよりも短い潜伏期で最初から出現し，しかもその抗体価は一次免疫応答のときよりも 10 倍以上高く，かつ長期持続し，また減衰期も長い．この反応を "**二次免疫応答** (secondary immune response)" という．二次免疫応答で産生された抗体は，その抗原との親和力は一次免疫応答における抗体のそれに比べてはるかに高い．二次免疫応答は，免疫系組織に存在する免疫記憶 B 細胞が再投与された同一抗原によって刺激され，速やかに幼若化，分裂して抗体産生細胞となるからである．したがって，二次免疫応答を memory phenomenon, recall phenomenon, あるいは **既往性反応（応答）**〔anamnestic re-action (response)〕ともいう．二次免疫応答は細胞性免疫においてもみられる．

2 回目，3 回目の抗原刺激によって，より強い免疫応答が起こるので，この現象を "**追加免疫効果** (booster effect)" とも呼ぶ．

臨床的に二次免疫応答は感染の際に生体の防御力を高め，発病の防止，あるいは感染の軽症化にも役立つ．初回予防接種後，一定の間隔をおいて追加免疫を行うのは，二次免疫応答の原理に基づいたものである．

（4）抗体曲線の臨床的意義

「第14章　検査結果の評価と対策　二相性試験」(p.439) 参照.

5) T細胞の活性化と調節

　抗原の刺激があると，生体はそれを異物と認識し，免疫応答といわれるさまざまな反応を起こす．それらは生体防御として働くのみならず，アレルギーや自己免疫疾患の原因となることもある．免疫応答には多くの免疫細胞が関与するが，それらの細胞間の協同作業は，活性化細胞に表出された接着分子，産生分泌されるサイトカインによって調節される．また，抗体や補体も加わって複雑な反応を起こす．これらの反応は主に二次リンパ組織で行われる．リンパ組織に抗原が到達し，抗原提示細胞に取り込まれてT細胞やB細胞に提示されるとそれらの細胞が増殖し，胚中心（germinal center）を形成する．B細胞はそこで活発に抗体を産生するようになる．これらの抗原提示細胞，T細胞，B細胞の協同作業においてT細胞が中心的役割を果たしている．

　CD4$^+$T細胞は**ヘルパーT細胞**（Th）と呼ばれ，抗原ペプチドを認識して種々のサイトカインを放出する．抗原ペプチドはTCR/CD3複合体に結合し，CD4分子はMHCクラスⅡ分子に結合する．Th細胞と抗原提示細胞（APC）の結合は**接着分子**によって強化される．ThのCD2はAPC

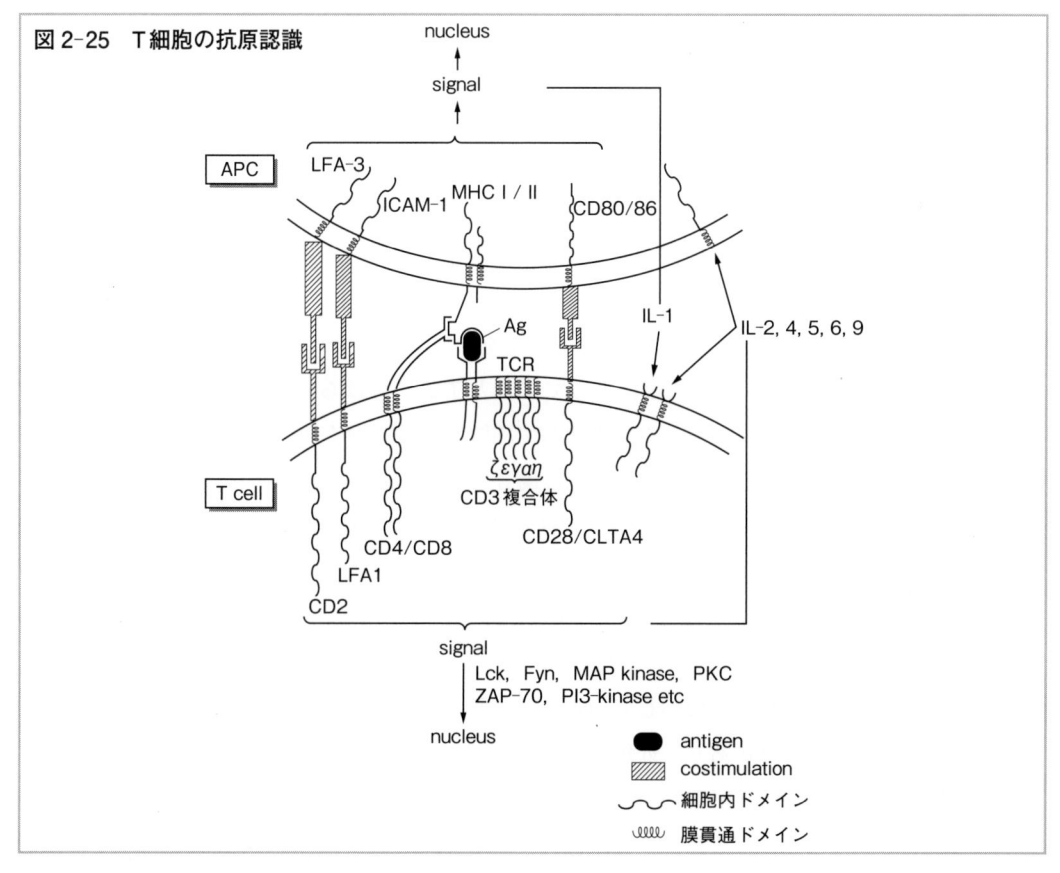

図2-25　T細胞の抗原認識

図 2-26 CD4⁺T細胞の分化

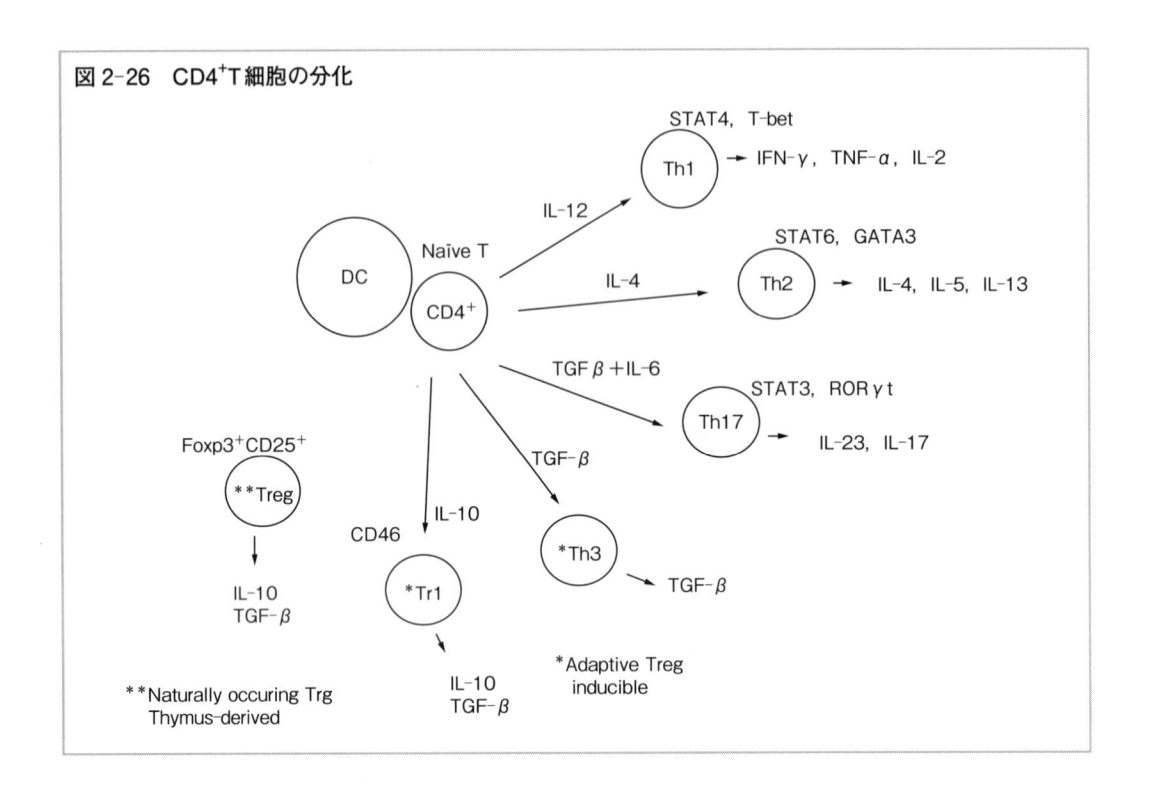

```
                              STAT4, T-bet
                        Th1 → IFN-γ, TNF-α, IL-2
                IL-12
                              STAT6, GATA3
  DC    Naïve T   IL-4   Th2 → IL-4, IL-5, IL-13
        CD4⁺
                TGFβ+IL-6    STAT3, RORγt
                        Th17 → IL-23, IL-17
                TGF-β
Foxp3⁺CD25⁺
  **Treg    IL-10     *Th3 → TGF-β
            CD46
   ↓
 IL-10       *Tr1
 TGF-β        ↓         *Adaptive Treg
              IL-10      inducible
**Naturally occuring Trg   TGF-β
  Thymus-derived
```

のLFA-3と，ThのLFA-1はAPCのICAM-1と結合する．T細胞の活性化には他に**補助シグナル**（costimulatory signal）が必要である．TCRと抗原との結合（第一シグナル）のみで，補助シグナル（第二シグナル）がないとT細胞は活性化されず，さらに同じ抗原による再刺激に対して不応答の状態となる．補助シグナルとしてはTh上のCD40リガンドとAPC上のCD40の結合，Th上のCD28とAPC上のCD80（B7-1）やCD86（B7-2）との結合がある（**図2-25**）．T細胞が活性化されると発現するCTLA-4はCD80やCD86と結合するが，CD28よりも高いアフィニティを示すのでCD28の結合を阻害し，T細胞の活性化を抑制するシグナルを伝える．

　Thは放出するサイトカインの種類によって**Th1**と**Th2**に分けられる．Th1はIL-2, IFN-γを産生してT細胞やマクロファージを活性化して細胞性免疫に働くが，Th2はIL-4, IL-5, IL-6, IL-10, IL-13を主として産生してB細胞に働き，IgE, IgG₁, IgAへのクラススイッチを起こし体液性免疫をコントロールしている．Th1とTh2はおなじ前駆細胞から由来し，働くサイトカインの違いによって分化する．IL-12とIFN-γはTh1への分化を起こし，IL-4はTh2への分化を誘導する．一方，IFN-γはTh2の活性化を抑制し，IL-4とIL-10はTh1の活性化を抑制する．自己免疫疾患の部位ではTh1が優位であり，I型アレルギーではTh2が優位で，Th1とTh2のバランスが疾病の発症に関与している．しかし，自己免疫疾患モデルでTh1/Th2バランスだけでは説明できない点があり，近年**Th17**というサブタイプが自己免疫の発症に関与していることが明らかになった．Th17は前駆細胞からTGF-βとIL-6により誘導され，IL-17とIL-10ファミリーに属するIL-22を産生する．IL-17とIL-22はマクロファージや上皮細胞などに働

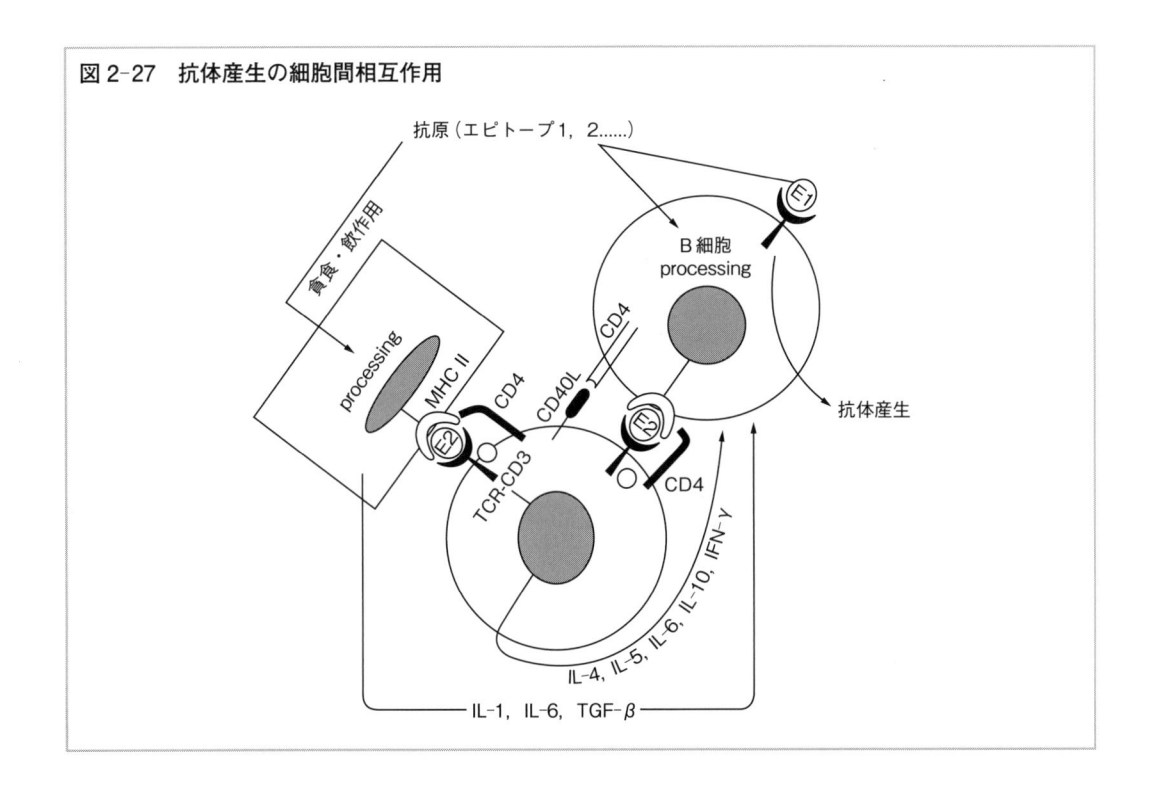

図2-27 抗体産生の細胞間相互作用

いて炎症反応を誘発する．

　サイトカインで誘導される抑制性CD4+T細胞としては**Th3**と**Tr1**がある．Th3はTGF-βで，Tr1はIL-10により誘導される．Th3はTGF-βを放出することにより，Tr1は主としてIL-10を放出することにより他のThの作用を抑制する．また，末梢CD4+T細胞の約10%は**Treg**であり，CD25+で転写因子Foxp3を発現している．IL-10とTGF-βを放出して他のThを抑制する（図2-26）．

　T細胞はB細胞の活性化にも重要な役割を果たしている．B細胞は抗原レセプターとしてIgM，IgD分子を発現している．抗原がB細胞レセプターに結合すると，シグナルが伝わるとともに抗原が細胞内に取り込まれる．マクロファージのときと同様にリソゾーム内の酸性プロテアーゼによって抗原は分解されてペプチドになり，MHCクラスⅡ分子と結合してB細胞表面に提示される．ThがB細胞上のペプチド-MHCクラスⅡ分子複合体を認識しサイトカインを放出する．同時にTh上のCD4リガンドがB細胞上のCD40を刺激し，サイトカインとともにB細胞の増殖と分化を引き起こす（**図2-27**）．B細胞は分化するとクラススイッチを起こしてIgMからIgG，IgE，IgAを産生するようになる．IL-4はIgEを，IFN-γはIgGを，IL-5はIgAの産生を誘導する．細菌リポ多糖やサルモネラの鞭毛抗原はB細胞自身で活性化され，**胸腺非依存性抗原**といわれる．同じ抗原が繰り返した構造を持つためB細胞レセプターを架橋するためと考えられる．補体成分C3が低下すると抗体産生が低下する．これは抗原に結合したC3成分（C3dg）がB細胞上のCR2（CD21）と結合してB細胞の活性化を増幅しているからである．CR2はCD19

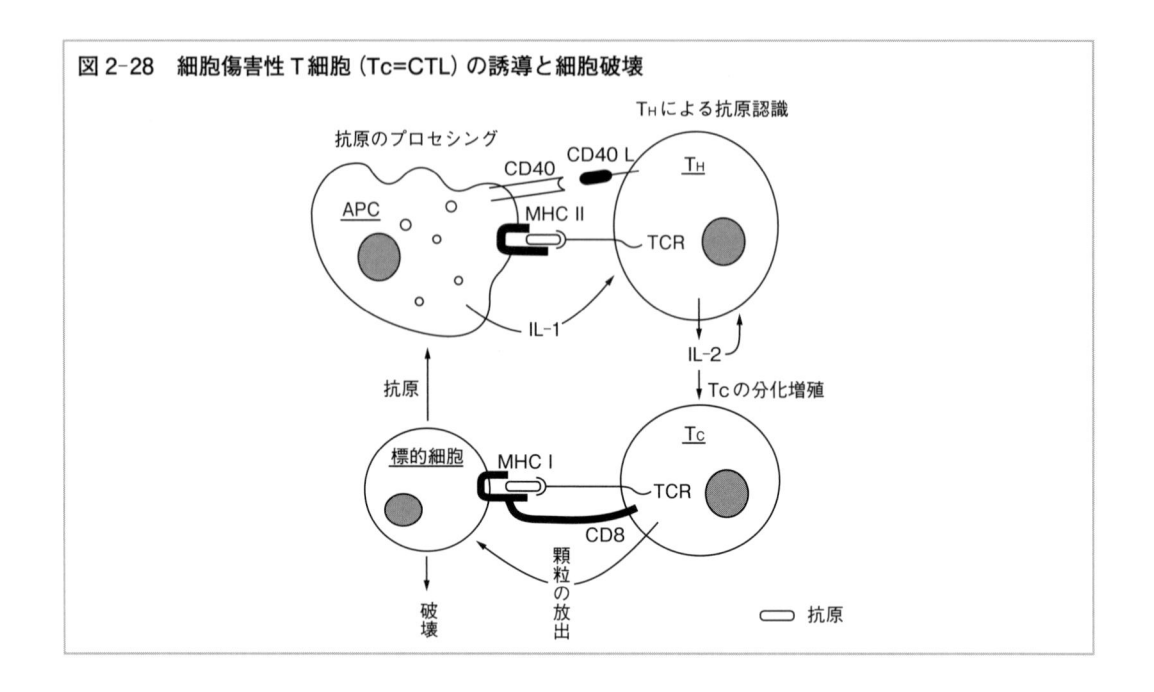

図2-28 細胞傷害性T細胞 (Tc=CTL) の誘導と細胞破壊

やCD81と複合体を形成して細胞内にシグナルを伝える．一方，免疫複合体のIgGFc部分はB細胞上のFcγRIIBに結合すると抑制性のシグナルを伝える．

6) 細胞性免疫

　活性化されたTh1はIFN-γを産生してマクロファージを活性化する．活性化されたマクロファージは，種々のリソゾーム酵素や活性酸素，NOで細菌を傷害する．また種々のサイトカインや補体成分，プロスタグランジンやロイコトリエン類を産生し炎症反応を起こす．

　細胞傷害性T細胞 (CTL) はCD8$^+$であり，MHCクラスⅠ分子によってウイルス感染細胞や腫瘍細胞上に提示された抗原を認識して活性化される．抗原提示細胞 (APC) は取り込んだ抗原をクラスⅡ分子とともに提示し，Th1を活性化するとIL-2が分泌されてCTLの分化を誘導する．ThのCD40リガンドがAPC上のCD40に結合する結果，APC上のCD80/86の発現が上昇しCTLのCD28の活性化を増強する．一方，APCは取り込んだ抗原をクラスⅠ分子とともに提示してCTLを活性化することもできる (**図2-28**)．活性化されたCTLはしばらくして死滅するが，一部は記憶T細胞として残る．CD8$^+$T細胞はアポトーシスによる場合とIL-4，IL-10，TGF-βを放出することによりCD4$^+$T細胞に抑制的に働く．

　抗原提示細胞で処理されることなくT細胞を非特異的に活性化する抗原を**スーパー抗原**という．ある種の細菌毒素やウイルス抗原がその作用を示す．スーパー抗原は抗原提示細胞のMHCクラスⅡ分子のα鎖とT細胞のTCRV-β領域に結合し，T細胞を活性化させIL-2やIFN-γなどのサイトカインを大量に放出させる．一方，ある種のウイルス産物スーパー抗原はかえってT細胞寛容を誘導することもある．

標的細胞をTCRで認識したCTLはその顆粒からC9様構造をもつパーフォリンとセリンプロテアーゼであるグランザイムA, Bを放出して標的細胞を傷害する．標的細胞に取り込まれたグランザイムA, Bはカスパーゼ3を活性化し，DNAの断片化とアポトーシスを引き起こす．もうひとつの機序としてFasリガンドとFasの反応がある．CTL上のFasリガンドが標的細胞上のFasに結合し，Fasの細胞内ドメインにFADD (Fas-associated death domain) が会合する．次いでカスパーゼ8が活性化されさらにカスパーゼ3を活性化してアポトーシスに至る．また，CTLから放出されるTNF-αはTNFレセプターに結合してアポトーシスを誘導する．

　NK細胞やマクロファージはFcレセプター (FcγR) をもっており，IgG抗体と結合した細胞とFcγRを介して傷害物質を放出し破壊するADCC作用を示す．リンパ球をIL-2で刺激して誘導される**LAK細胞**は癌細胞に対して傷害性を示し，癌の免疫療法に使用されている．

7) T細胞レセプターとB細胞レセプター

　T細胞レセプター (TCR) はMHC分子に結合した抗原ペプチドを認識し，シグナルはCD3複合体を介して細胞内に伝わる．CD3複合体のδ鎖はε鎖とペアでTCRα鎖に，γ鎖とε鎖はペアでTCRβ鎖に会合し，ζ鎖はホモ2量体としてあるいはη鎖とのヘテロ2量体としてTCRと会合している．γ，ε，δ，ζ鎖には**ITAM** (immunoreceptor tyrosine-based activation motifs) と呼ばれるチロシンリン酸化配列がある（図2-3参照）．CD3はFynと，CD4/CD8はLckと会合している．TCRが抗原に結合するとCD45によりFynとLckが活性化される．FynとLckはITAMをリン酸化しZAP-70が結合してリン酸化される．ZAP-70はLATやSLP-76をリン酸化し，PCL-γ，Grb-2/Sos, Tec, Vavがラフト (raft) という脂質に富む構造中で活性化される．Grb-2/SosがGTP結合型の活性化Rasを生成する．RasはMAPキナーゼのERKを活性化し，ERKは転写因子であるFosを活性化する．VavはGTP結合型Racを生成し，RacはMAPキナーゼのJNKを活性化する．JNKは転写因子c-Junを活性化する．PCL-γはPIP$_3$からIP$_3$とDAGを産生させる．IP$_3$は小胞体に作用し細胞内Ca^{2+}濃度を上昇させる．Ca^{2+}はカルモジュリンに結合し，カルシニューリンを活性化して転写因子NF-ATを活性化する．DAGはPKCを活性化し，PKCは転写因子NF-κBを活性化する．これらの活性化転写因子Fos, c-Jun, NF-AT, NF-κBはT細胞の増殖や分化，サイトカインの転写を誘導する．

　B細胞レセプター (BCR) は膜型のIgM分子であるが，シグナル伝達はIgM分子に会合するIgαとIgβ分子によって伝わる．抗原刺激によりLynが活性化されIgαとIgβのITAMがリン酸化される．さらにZAP-70と相同性の高いSykがリン酸化され活性化される．SykはSLP65, PI3K, BTK, PLCγ2を介してRas/MAPキナーゼの活性化，PIP$_2$の分解によるIP$_3$/カルシニューリンの活性化とDAGの産生によるPKCの活性化を起こす．その結果，NF-ATやNF-κBなどの転写因子の活性化が起こり，B細胞の増殖と分化を誘導する．これらの反応も脂質ラフト構造中で起こると考えられている．

8) リンパ球レパートリーと免疫寛容

骨髄中の造血幹細胞から分化したプレT細胞は胸腺に移動して分化を始める．B細胞は骨髄中で分化，成熟する．T細胞とB細胞はそれぞれTCRとBCRにより抗原を認識する．一次リンパ器官である胸腺，骨髄での成熟段階でのポジティブ選択とネガティブ選択を経て残ったクローンのみが末梢に放出される．このように，外来抗原に反応する前の抗原への反応性を**一次レパートリー**と呼ぶ．T細胞一次レパートリーは胸腺での選択により，自己MHC分子によって提示されたペプチドのみを認識するMHC拘束性を獲得する．B細胞の一次レパートリーはほとんどすべての抗原と反応でき，自己に対する反応性も含む．

自己細胞反応性クローンはネガティブ選択による除去で，可溶性自己タンパク質反応性クローンは**アナージー**（anergy）と呼ばれる不応答状態にすることで免疫応答から除かれる．また，自己反応性の高いBCRはL鎖遺伝子の再構成が起こり，自己に反応しない遺伝子に置き換わる**レセプターエディティング**（receptor editing）と呼ばれるシステムが働く．特異抗原による免疫応答が起こった後のT細胞とB細胞は**二次レパートリー**と呼ばれる異なった反応性を示す．つまり，抗原刺激によるクローンの選択と**記憶T細胞**，**記憶B細胞**への分化による．ウイルス感染の後も長期にわたって抗体が検出されることから分かるように，記憶B細胞は抗原がなくとも一部が常に形質細胞に分化していると考えられる．記憶T細胞は抗原がないと機能しないが，再感染すると急速に増殖し活性を発揮する．

免疫寛容とは免疫学的無反応の一つで，その状態にある特定の個体に対して本来ならば抗原として働くはずの物質を作用させても免疫応答を示さないことである．免疫細胞は自己と非自己を区別し，無数に近い非自己を認識し，免疫学的に排除しながらも自己の体成分を攻撃しないように教育されている（**自己寛容**；self tolerance）．しかし，免疫系は生まれながらにして自己を認識する能力を与えられているわけではない．発生の過程あるいは免疫応答の過程において，自己とは何かを学び，自己寛容が誘導される．免疫学的寛容は何も自己抗原に限って起こることではなく，非自己抗原についても，免疫の方法，抗原の性状によって誘導可能である．とくに胎生期や新生児期のように免疫学的に未熟な状態にある個体では誘導しやすい．

寛容の機序として，①特異クローンの除去（clonal deletion），②抗原存在下における特異クローンの不活性化（clonal anergy），③抑制性T細胞による反応の抑制，の3つが主なものとして考えられている．

寛容の成立は，T細胞とB細胞とに分けて考える必要がある．生体として寛容が成立するためにはこの両者が同時に起こっている必要はない．どちらかが起こっていれば寛容は成立する．一般に，アルブミンのような高濃度の抗原に対してはT・B両細胞にトレランスが起こっているが，サイログロブリンのような低濃度の生体成分に対してはT細胞のみ寛容になっていることが多い．

未熟胸腺細胞は抗原に遭遇すると排除あるいは不活性化されてしまう（禁止クローン）という考え方は，Burnetのクローン選択説以来，非常に有力な説である．実験的にはスーパー抗原が

未熟胸腺細胞の分化の中間段階で細胞死を誘導することが証明されている．胎生期に胸腺に入りうる抗原はほとんど自己成分に限られているので，スーパー抗原の実験の場合と同様にして自己反応性のT細胞クローンは除去されてしまうことになる．このように一次リンパ器官で自己反応性クローンが除去され，自己成分に対して寛容になる状態を**中枢性寛容**という．

しかし，すべての自己抗原が胸腺内で未熟胸腺細胞と会う機会に恵まれているわけではない．また，自己反応性T細胞の一部は胸腺におけるネガティブ選択の網目をくぐり成熟し，末梢に移行し不活性のかたちで存在する．これらのクローンは微生物感染などの機会に活性化し，自己免疫疾患発症の引き金になることも考えられる．このように中枢性寛容は完全でないため，末梢において自己反応性クローンを抑制する**末梢性寛容**が存在する．

成熟T細胞が非自己抗原に出会うと通常活性化されるが，自己抗原の場合には細胞死にいたるか，不活性化され，寛容が導入される．この機序としてT細胞表面に存在するCD28/CTLA4の関与が明らかにされつつある．すなわち通常では，TCRに抗原が結合する（第一のシグナル）と同時にCD28分子がAPCにあるB7-1，B7-2（CD80/CD86）と呼ばれる分子と結合し（第二のシグナル），情報が有効に細胞内へ伝達される．

ところが，B7分子（CD80/CD86）が十分に発現していないAPCでは第一シグナルを送ることはできるが第二シグナルを送ることができず，その結果T細胞は不活性化され寛容が導入される．CD28-B7シグナルを伝達できない細胞は，確定的ではないがB細胞であろうと推定されている．B細胞表面のB7分子の発現はきわめてわずかであり，活性化されてはじめて多量に発現されるからである．

B細胞が正常な免疫応答をするためには，T細胞およびその産生するサイトカインの補助が必要である．何らかの理由でT細胞の補助なしにB細胞を抗原刺激すると，寛容が誘導される．

末梢での免疫寛容の維持に抑制性T細胞が重要な役割を果たしている．抑制性T細胞には血中のCD4$^+$細胞の約10％を占めるFoxp3$^+$CD25$^+$Tregと，TGF-βで誘導されるTh3，IL-10で誘導されるTr1がある．これらの抑制性T細胞は，IL-10やTGF-βなどの抑制性サイトカインを産生することにより寛容を維持するのに働いている．

9）肥満細胞，好酸球由来のメディエーター

肥満細胞の顆粒中に含まれるメディエーターには，すでに合成されていて刺激によりすぐ放出されるタイプと，刺激により新たに合成されてから放出されるものがある．合成されて顆粒中にあるものとしては，ヒスタミン，セロトニン，トリプターゼ，キマーゼ，カテプシンG，カルボキシペプチダーゼA3，ヘパリン，ECF-Aなどがある．ヒスタミンは血管透過性の亢進で浮腫を起こし，平滑筋に作用して気管支の収縮を起こす．トリプターゼは肥満細胞特異的なプロテアーゼであり，補体成分C3を分解してC3aを生成したり，PAR-2（protease-activated receptor-2）を活性化する．ECF-Aは好酸球に対する走化性因子である．刺激により合成されるものとして，プロスタグランジンD$_2$（PGD$_2$），ロイコトリエンC$_4$（LTC$_4$），血小板活性化因子（PAF）が

ある．PGD₂は，細胞質にホスフォリパーゼA2が作用して生じるアラキドン酸からシクロオキシゲナーゼにより生成され，平滑筋収縮作用がある．LTC4はアラキドン酸からリポキシゲナーゼにより生成される．LTC₄は分解してLTD₄とLTE₄になる．これらは持続的に平滑筋を収縮する作用があり，SRS-Aと呼ばれていた．同様にアラキドン酸からリポキシゲナーゼで生成されるLTB₄は好酸球，好中球に対する強い走化性因子である．PAFは血管透過性亢進，気管支収縮と強い好酸球走化作用を示す．

　好酸球の顆粒中には，MBP (major basic protein)，ECP (eosinophil cationic protein)，EPO (eosinophil peroxidase)，EDN (eosinophil derived neurotoxin) の4つの細胞傷害性タンパクが含まれる．ヒスタミンを分解するヒスタミナーゼ，SRS-Aを分解するアリルサルファターゼBが存在するため好酸球にはアレルギーを抑制する役割があると考えられていたが，最近はむしろ炎症を増悪する方向に働いていると考えられている．

　肥満細胞は上記のような**ケミカルメディエーター**の他に種々のサイトカイン，ケモカインや増殖因子を産生することが最近明らかになってきた．サイトカインとしてはTNF-α，TGF-β，IFN-γ，IFN-β，IL-1α，IL-1β，IL-5，IL-6，IL-13などがあり，ケモカインとしてはIL-8，CCL-1，MCP-1，MIP-1α，MIP-1β，MCP-3，RANTES，Eotaxinなど，増殖因子としてはGM-CSF，bFGF，VEGF，NGFなどが産生され，免疫応答に関与することが示唆されている．

第3章 免疫と疾患の関わり

I．感染防御免疫

　生体の感染防御に関する免疫系には，自然免疫と獲得免疫があることは第2章「自然免疫と獲得免疫」(p.7)で述べた．本項では感染防御免疫についてもう少し詳しく解説する（図3-1）．

　微生物が生体内に侵入すると，まず自然免疫が微生物の侵入を察知し，マクロファージ，樹状細胞，NK細胞などが活性化され，微生物を捕捉して処理する．自然免疫には，皮膚，粘膜，可溶性因子，貪食作用，NK細胞などの非特異的感染防御と，病原体の侵入をToll様受容体で特異的に認識してそれを排除する働きがある．また，自然免疫に引き続いて特異的感染防御である獲得免疫が誘導される．

1）自然免疫（natural immunity）
　自然免疫は下記の相互反応により，微生物の感染初期防御を行う．
(1) 皮膚，粘膜
①皮膚による感染防御
　皮膚は厚いケラチン層によって覆われているので，大部分の微生物は侵入できない．また，皮脂腺や汗腺から分泌される分泌物のなかに含まれているリゾチームや脂肪酸などによって微生物の侵入を防いでいる．

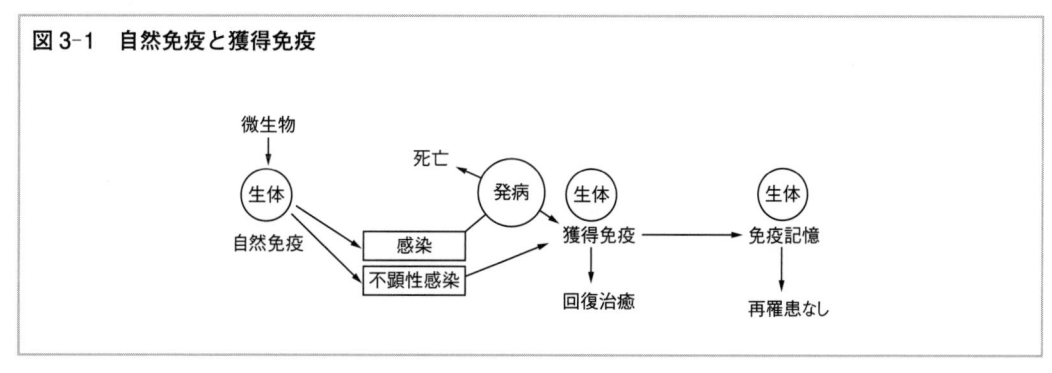

図3-1　自然免疫と獲得免疫

②粘膜免疫

微生物の多くは，呼吸器，消化器，生殖器などの粘膜を介して感染する．粘膜組織は病原微生物や数多くの異物（食物，アレルゲン，常在細菌，発癌物質）と接しながら，有用な物質は取り入れ，有害な物質は排除するという生体防御の役割を果たしている．粘膜の感染防御機構を粘膜免疫という．

粘膜組織の生理的な感染防御機能として，繊毛運動，唾液，胃液（塩酸とペプシン），胆汁酸とトリプシン，鼻汁，粘液，涙などによる微生物の侵入防止や排除，また常在細菌叢による他の細菌の繁殖阻害などがある．

小腸には二次リンパ組織であるパイエル板があり，腸管に侵入した病原微生物を排除するために免疫応答を誘導して分泌型IgAを産生する．

(2) 可溶性因子

感染防御に関与している可溶性因子として，補体，急性期反応物質，サイトカイン，リゾチームなどがある．

(3) 自然免疫に関与する細胞

①貪食作用（phagocytosis）

微生物が生体に侵入すると，好中球，マクロファージなどの食細胞内に取り込まれ，殺菌される．マクロファージは抗原提示細胞としての重要な働きをもっている．このように，細胞が細菌や原虫などの抗原や異物などの粒子を細胞内に取り入れることを"貪食作用"といい，貪食作用を行う細胞を"食細胞（phagocyte）"という．好中球，マクロファージ，樹状細胞などがこれに属する．食細胞は細菌やウイルスなどの微生物のほか，ラテックス，シリカなどの粒子，老廃自己細胞，アポトーシス細胞など種々のものを貪食する．

食細胞は，次の過程によって貪食作用を行う（図3-2）．

①微生物の侵入を監視
②微生物への接近
③微生物との接触
④微生物の捕捉
⑤微生物の取り込み
⑥食空胞の形成
⑦食空胞内での酵素活性化や食空胞とリソソームの融合
⑧微生物の分解，消化

食細胞表面には貪食受容体（Fc受容体，補体受容体，マンノース受容体）が存在し，細胞外寄生微生物などの排除を行う．微生物に抗体が結合すると，Fc受容体をもつ食細胞に貪食される．また，補体が活性化して微生物に結合すると補体受容体を介して食細胞に貪食される．微生物に結合したマンノース結合レクチンに補体が結合して食細胞の補体受容体に認識され貪食される．このように，貪食作用を促進する因子（抗体，補体成分，マンノース結合レクチン）はオプソニ

図3-2 食作用の機序

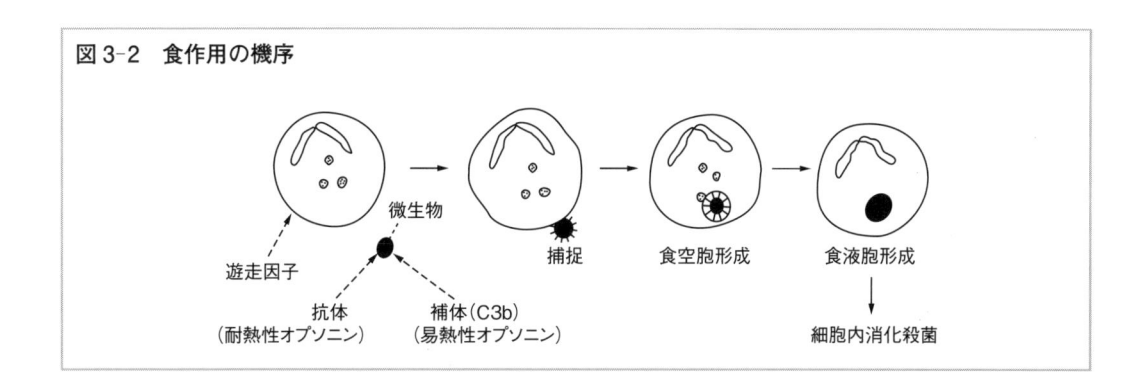

遊走因子 / 微生物 / 抗体(耐熱性オプソニン) / 補体(C3b)(易熱性オプソニン) → 捕捉 → 食空胞形成 → 食液胞形成 → 細胞内消化殺菌

ンと呼ばれる．一方，食細胞のマンノース受容体は微生物表面のマンノースを直接認識して貪食作用を誘導する．図3-2に示したように，貪食受容体に微生物が結合すると，食細胞の細胞膜の一部が伸展して異物を取り囲み，包み込むように細胞内に取り入れる．微生物を取り込んだ細胞膜の袋を食空胞（pagosome）という．次いで食空胞内でNADHPオキシダーゼの活性化による微生物の分解や，食空胞がリソソームと融合し，食液胞（phagolysosome）が形成され，微生物が分解（消化殺菌）される．微生物の分解が行われると，その成分の一部がMHC分子と複合体を形成して細胞表面に提示され，獲得免疫が誘導される．

② NK細胞

NK細胞は，ウイルス感染細胞や腫瘍細胞を認識，傷害するリンパ球であり，細胞内寄生微生物の感染防御に重要な役割を果たしている．NK細胞は抗原に感作されることなく，感染細胞を攻撃してウイルス感染の拡大を防ぐことができる．ウイルス感染が起こるとNK細胞からインターフェロンが産生され，未感染細胞をウイルス感染から守る．また，種々のサイトカインを産生し，獲得免疫の誘導に重要な役割を果たしている．

③ NKT細胞

NKT細胞はNK細胞とT細胞の両者の機能をあわせもつ細胞で，自然免疫と獲得免疫をつなぐような役割を果たしている．

(4) Toll様受容体（Toll-like receptor：TLR）

ショウジョウバエの発生の研究でToll遺伝子が発見され，成虫になってからTollの発現遺伝子を止めたところ，すべての成虫がカビに感染して死亡した．その後の研究でヒトにもToll様受容体が存在し，病原体の感染防御に重要な役割を果たしていることが明らかとなってきた．

微生物の多くは粘膜上皮を介して生体に侵入する．粘膜上皮，マクロファージ，樹状細胞の細胞表面や細胞質には，Toll様受容体などの病原体認識受容体が発現されている．Toll様受容体は10種類以上が報告されており，それらは細菌，真菌，ウイルス，核酸，寄生虫表面に存在する特異的な構造（pathogen-associated molecular patterns：PAMPs）を認識する．Toll様受容体に微生物のリガンドが結合すると細胞の活性化が起こり，炎症性サイトカイン，インターフェロン，抗菌性ペプチドなどの産生が誘導される．活性化されたマクロファージなどにより，引き続き獲

得免疫が誘導される．

2）獲得免疫（acquired immunity）

細胞性免疫と体液性免疫の両者が密接に連携して，獲得免疫による感染防御を行っている．獲得免疫を次のように分けることができる．

(1) 病後免疫

感染症に発病後に獲得する免疫である．免疫が終生続く場合，病後しばらくの間だけ免疫を示す場合，免疫がほとんどできない場合がある（表3-1）．

病後免疫は病原の型に対して特異性を示す．たとえば，A型インフルエンザウイルスに感染したヒトはB型インフルエンザウイルスに対しては免疫が成立しない．また，インフルエンザウイルスや赤痢菌のように，微生物が変異をしてしまうと型が同じでも免疫が成立しないことがある．

自然治癒をした後に終生免疫が成立するような感染症でも，病初から強力に化学療法を実施したときには，病原微生物が早く死滅するので抗原刺激が弱くなり，病後免疫が成立しにくいことがある．

(2) 不顕性感染後の免疫

微生物が生体内に侵入し，生体内で増殖しても，なんら自覚的にも他覚的にも症状が出現しないことがある．これを"不顕性感染（inapparent infection）"という．ポリオ，日本脳炎などは不顕性感染が起こることが多く，本人が知らないうちに免疫が成立する．

不顕性感染後に病原体が体内に残り続ける状態をウイルス保有者（キャリアー）という．ヒトTリンパ球向性ウイルス-1（HTLV-1），ヒト免疫不全ウイルス（HIV），C型肝炎ウイルスやB型肝炎ウイルスの感染者の一部ではキャリアーになることがある．

(3) 人工免疫（artificial immunity）

病気に感染する前に人工的に免疫を獲得させ，感染を防御することを人工免疫という．免疫を行う方法によって，次の3つに分けることができる．

①活動（能動）免疫（active immunity）

活動免疫を与えるためには，ワクチンの予防接種を行う．

予防接種（vaccination）によって，健常人に微生物（弱毒化したもの，死菌，トキソイド）を注射して一次免疫応答を起こさせておくと，その後再び同じ微生物の感染が起こっても免疫記憶細

表3-1 主な感染症の病後免疫

終生免疫	麻疹，腸チフス，痘瘡，水痘，猩紅熱，発疹チフス，百日咳，流行性耳下腺炎など
病後しばらくの間の免疫	淋病
免疫ができない	HIV感染症，HTLV-1感染症

胞がただちに二次免疫応答を起こし，リンパ球や抗体の働きで感染を防止する．このように免疫特異性と免疫記憶という獲得免疫を利用したものが，予防接種である．

予防接種法により，定期接種としてワクチンを受ける年齢幅と，受けるのが望ましい時期の標準年齢が示されている．ワクチンは単独で使用する場合のほか，同種微生物のいくつかの亜型を混ぜ合わせた多価ワクチン（インフルエンザAとBの混合など）と，まったく別の種類の微生物を混ぜ合わせた混合ワクチン（ジフテリア・百日咳・破傷風混合ワクチン：DPTワクチン，麻疹・風疹混合：MRワクチンなど）がある．ワクチンの種類として，生ワクチン，不活化ワクチン・トキソイド，無菌体ワクチン，遺伝子組み換えによって生成したリコンビナントワクチンがある（表3-2）．

一般に，ワクチン接種後2～4週で免疫は最高となり，その後は漸次低下する．ワクチンの効果は血清学的に抗体価の上昇の程度を測定して判定する．

医療従事者はウイルス陽性血液や感染性物質を取り扱うため，感染予防対策としてあらかじめB型肝炎ウイルスワクチンを接種して，HBs抗体を産生しておくことが望ましい（図3-3）．C型肝炎ウイルスやヒト免疫不全ウイルスに対するワクチンはまだ開発されていない．

②受動免疫（passive immunity）

病原体に対する抗体をヒトに注射して，一時的に体液性免疫状態を高めて感染を防ぐ方法である．免疫の有効期間は注射抗体量，抗体の種類などによって異なるが，一般に2～3週間である．受動免疫は臨床的にはジフテリア，破傷風，毒蛇に咬まれたとき，免疫不全症などの治療，B型肝炎，Rh血液型不適合妊娠の予防などに応用されている．破傷風やB型肝炎ウイルス感染の予防や治療には，病原体に対する特異抗体価の高い特殊ヒトγ-グロブリン製剤がつくられている．

B型肝炎ウイルスキャリアーの母親が出産する際の母子感染防止や，B型肝炎ウイルスに汚染された注射針などを誤って自分に刺してしまった事故者（HBs抗体陰性）の感染防止対策として，48時間以内のHB免疫グロブリン製剤の投与が有効である．この場合，HB免疫グロブリン製剤の投与だけではなく，その後HBワクチン接種を併用して有効性を高める方法が確立されている（図3-4）．

新生児は，胎生期に母親より胎盤を通じて，種々の病原体に対する母親由来の抗体をもってい

表3-2 予防接種に用いる主なワクチン

生ワクチン（弱毒ワクチン）	BCG，狂犬病ウイルス，ポリオウイルス，麻疹ウイルス，風疹ウイルス，水痘ウイルス，流行性耳下腺炎（おたふくかぜ）ウイルス，黄熱ウイルス
不活化ワクチン（死菌ワクチン）	コレラ菌，インフルエンザウイルス，日本脳炎ウイルス，A型肝炎ウイルス
トキソイド	ジフテリア菌，破傷風菌，肺炎球菌（23価多糖体）
無菌体ワクチン	百日咳菌
リコンビナントワクチン	B型肝炎ウイルス

図 3-3 HBワクチン予防接種のスケジュール

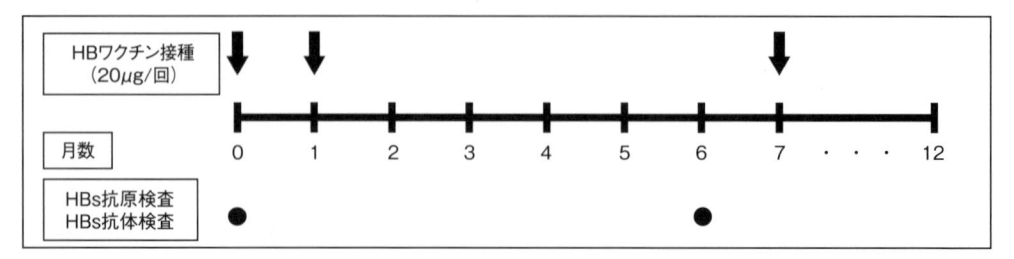

- HBワクチン接種前にHBs抗原・抗体検査を行い，HBs抗原陰性・HBs抗体陰性または弱陽性（10 mIU/mℓ以下）の場合に接種対象者とする．
- HBワクチンは初回および1カ月後に接種を行い，6カ月後に再度HBs抗原・抗体検査を行う．HBs抗体産生が十分でない場合は，7カ月前後に3回目の接種を行う．

図 3-4 HBV陽性血液の針刺し事故などの対応

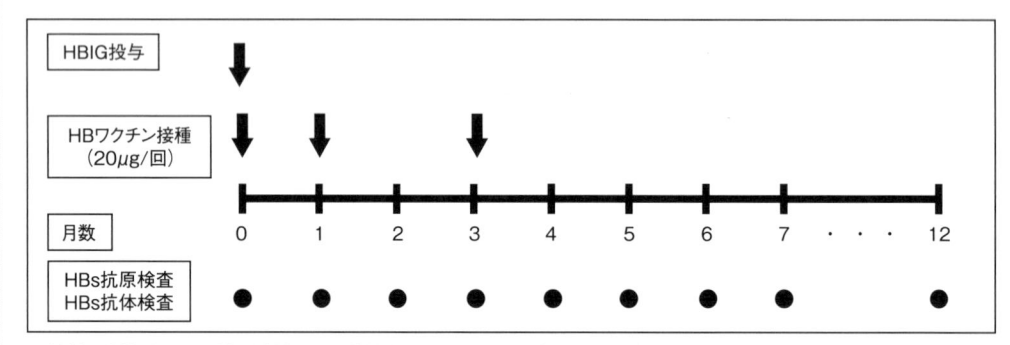

- 針刺し事故時にHBs抗原陰性・HBs抗体陰性または弱陽性（10 mIU/mℓ以下）あるいは不明で感染する可能性があると考えられる場合に対象者とする．
- 高HBsヒト免疫グロブリン（HBIG）は可能な限り早く投与（48時間以内）する．
- HBワクチンは事故時および1カ月後，3カ月後に接種を行う．
- HBs抗原・HBs抗体検査は，事故直後から1カ月ごとに行い，1年後まで経過を観察する．

る．この母子免疫も受動免疫の一つである．

Ⅱ．抗腫瘍免疫

1）腫瘍に対する免疫監視

　免疫不全状態にある生体において，腫瘍発生頻度の高いことが経験的に知られてきた．発癌の機序は多段階で説明されている．環境中にある多種多様の発癌性刺激を受け，正常細胞のDNAは変化し，突然変異を起こす．突然変異細胞のあるものは，プロモータの関与のもと無制限に分裂を繰り返して増え続け（不死化），正常な組織を破壊するようになり，癌が発症する．自然に起こる突然変異は，約100万回の分裂に1回の機会で起こると推定されている．突然変異細胞のうちいくつかは癌化する細胞と考えると，すべてのヒトは若い時期に癌を発症し癌死してしまう

ことになりかねない．しかし実際には，腫瘍細胞の抗原性を宿主の免疫監視機構（immune surveillance）がいち早く察知し，癌化した細胞がまだ少数の段階で排除してしまうので，担癌体までいかない．免疫監視機構を担うものがNK細胞，樹状細胞，マクロファージ，細胞傷害性T細胞（CTL），B細胞といった一連の免疫細胞群である．

2）腫瘍特異抗原

免疫学的に排除されるということは，腫瘍細胞に免疫細胞の標的となりうる腫瘍特異抗原（tumor specific antigen：TSA）が存在することを意味する．TSAは腫瘍細胞に独特の抗原である．バーキットリンパ腫，神経芽細胞腫，悪性黒色腫，骨肉腫，腎細胞癌，乳癌，肺癌および一部の消化器癌など，一部のヒトの癌ではTSAが同定されている．女性の絨毛癌は，免疫反応を誘発するTSAとして機能する父方由来の主要組織適合遺伝子複合体（MHC）抗原を有する．MHCは，おそらく癌が化学療法で完全に治癒することに寄与していると考えられる．

3）腫瘍特異移植抗原

長い間，TSAは腫瘍特異移植抗原（tumor specific transplantation antigen：TSTA）として移植実験においてのみ証明されるにすぎなかったが，1991年にBooneらはメラノーマ細胞を用いてTSAの存在を分子あるいは遺伝子レベルで証明した（melanoma antigen gene：MAGE）．正常細胞では休止状態にあるこの遺伝子は，癌化することにより活性化され，コードしているタンパクを合成し始める．このタンパクは，酵素の作用でペプチドまで断片化され，小胞体でMHC分子と結合して癌細胞膜に表出され，自己のCTLによって認識される．同様のことは，癌遺伝子産物でも起こりうることが示唆される．このように，癌細胞由来でMHCと結合し，自己T細胞を刺激し，抗原特異的CTLを誘導する抗原を癌拒絶抗原（tumor rejection antigen）と呼ぶ．

4）腫瘍関連抗原

腫瘍細胞が産生する物質や腫瘍細胞に反応して産生される物質などを称して，腫瘍関連抗原（tumor associated antigen：TAA）と呼ぶ．TAAは，観察手段の進歩とともに新しく見出されてきた．

従来は，単一クローン性免疫グロブリンであるBence JonesタンパクやMタンパクと免疫電気泳動法，癌胎児性タンパクAFPやCEAと免疫化学的分析法をはじめとし，ホルモン，酵素，腫瘍関連物質などが用いられてきた．近年では，糖鎖抗原を認識するモノクローナル抗体を利用した腫瘍マーカー，I型コラーゲン代謝産物による癌骨転移を評価する骨転移マーカー，癌遺伝子あるいは癌抑制遺伝子を遺伝子クローニングやPCR法などで検索する遺伝子マーカーなど，数多くの腫瘍関連マーカーが開発されている．

癌対策の重要な手段は，早期発見・治療であり，腫瘍関連抗原の検査は癌の早期発見の有力な武器になると期待された．しかし，いずれの腫瘍関連抗原も癌がなくとも陽性となることがあり，

しかも早期癌では陰性のことが多く，進行癌でも陰性の場合があるなどの問題が指摘されており，いまだ理想的な腫瘍関連マーカーは発見されていない．

腫瘍関連マーカーの検査は，ハイリスク患者の選別，腫瘍の種類の判定，治療効果のモニタリング，再発の早期診断などを目的としており，標的とする腫瘍で高率に出現する腫瘍マーカーを相関性の低い項目で，抗原性の類似した項目は避けて，2～3項目程度組み合わせて検査することで診断効率を高める．

日常診療で利用されている対象別腫瘍関連マーカーの一覧を**表3-3**に示す．

(1) 消化器系の腫瘍マーカー

食道癌や胃癌の早期診断には内視鏡検査が最善の手段であり，大腸癌も便潜血反応のほうが腫瘍マーカーよりも検出効率が高い．腫瘍マーカーは，消化管癌の早期診断にはあまり役立たないが，治療効果のモニタリングとして役立つことがある．腫瘍マーカーによる肝癌の可能性を示唆する情報がある場合には，超音波検査による微小肝癌の検出率が向上する．早期膵癌や早期胆嚢・胆管癌での腫瘍マーカーの陽性率は低い．

① CEA (carcinoembryonic antigen)

CEAは，大腸癌組織および胎児腸管に存在する癌特異性抗原として発見された分子量約20万の糖タンパクである．消化器癌をはじめ，肺癌，乳癌，甲状腺癌など種々の悪性腫瘍において血中CEAの増量をみることから，広範囲な腫瘍マーカーとして利用されている．

CEAの検査は，悪性腫瘍を疑うときや悪性腫瘍の治療後の経過観察や効果判定のために行う．CEAが10ng/mlを超える高値例では，悪性腫瘍はもちろんのこと，リンパ節や他臓器への転移

表3-3 対象別腫瘍関連マーカー

食道癌	SCC, CEA, TPA, BFP, CA19-9
胃癌	CA72-4, STN, CA19-9, NCC-ST-439, CEA, TPA
結腸・直腸癌	CA72-4, STN, CA19-9, NCC-ST-439, CEA
肝細胞癌	AFP, AFP-L$_3$%, PIVKA-II, KMO1
肝内胆管癌	CA19-9, CEA
胆嚢・胆道癌	CA19-9, SPan-1, DUPAN-2, SLX, NCC-ST-439, CEA
膵臓癌	CA19-9, SPan-1, DUPAN-2, SLX, NCC-ST-439, CEA, エラスターゼ1
甲状腺癌	CEA, カルシトニン, サイログロブリン
肺癌	CYFRA, SCC (扁平上皮癌) / ProGFR, NSE (小細胞癌) / SLX, CA19-9 (腺癌) / CEA, TPA, BFP
乳癌	CA15-3, BCA225, CSLEX, NCC-ST-439, CEA, TPA
腎臓癌	BFP
膀胱癌	尿中NMP22, 尿中BFP, TPA, IAP
前立腺癌	PSA, PSA-ACT, freePSA／totalPSA比, γ-Sm, PAP, BFP
睾丸癌	AFP, BFP
卵巣癌	CA125, CA130, CA72-4, STN, GAT, SLX, TPA, hCGβ-コアフラグメント, IAP, CA602
子宮癌	SCC, CA125, hCGβ-コアフラグメント, TPA, IAP
骨転移マーカー	ICTP, デオキシピリジノン, NTx, PICP
遺伝子検査	テロメラーゼ活性, p53, HPV DNA, ras, c-erbB-2, DCC

も疑われる．とくに胃癌や大腸癌などでは，肝や肺への転移を考える必要がある．

通常，悪性腫瘍の場合ではCEAは漸増していくが，健常者または良性疾患の偽陽性の場合には測定値に変動（通常は下降する）がみられることが特徴である．したがって，2～3カ月後に再検して確認する必要がある．しかしながら，種々の悪性腫瘍も否定できないため，CEA以外のほかの腫瘍マーカーを参考にすることも重要であり，臨床所見がない場合でも，画像診断によって臓器を精査する必要がある．治療開始まで悪性腫瘍による上昇か否か不明の場合も多いが，治療後に下降を示せば明らかに悪性腫瘍である．

ヘビースモーカーでは白血球数が増加するとともに，CEAが高値となる例が高頻度にみられるが，大多数は肺癌の検査で異常を認めない．

② TPA (tissue polypeptide antigen)

TPAはサイトケラチン関連物質で，癌細胞膜構造と胎盤に存在し，各種の悪性腫瘍患者の血中に検出される癌関連抗原である．TPA陽性例のほとんどは進行癌であり，治療経過の観察や再発の指標として有用とされる．

③ CA19-9 (carbohydrate antigen 19-9)

CA19-9は，大腸癌培養細胞株SW1116を免疫原として作製されたモノクローナル抗体NS19-9により認識される1型糖鎖に属する抗原で，ルイス（Lewis）血液型のルイスA（Le^a）の糖鎖をシアル化したシアリルLe^{a}抗原である．主に膵癌や胆嚢・胆管癌および胃癌，大腸癌の進行例で高い陽性率を示し臨床経過をよく反映することから，これら消化器系腫瘍のスクリーニングや膵癌の治療効果の判定，再発の早期発見のために用いられる．

CA19-9のカットオフ値は37U/ml以下であり，健常者でも微量に検出される．CA19-9は，早期癌での陽性率は低く早期診断には適さないが，手術後，化学療法後，放射線療法後の病態の把握に用いられることが多い．治療により腫瘍が消失あるいは縮小した時にはCA19-9値は下降するが，再発や転移などで再び上昇する．

臨床的に膵癌などの悪性腫瘍の存在が疑われるがCA19-9が低値または陰性の場合には，ルイス血液型あるいはルイス血液型の影響を受けないCA50，DU-PAN-2などを調べる．

④ CA72-4

CA72-4は，ヒト乳癌肝転移巣の細胞膜を免疫原として作製されたB72.3，および結腸癌培養細胞を免疫原として作製されたCC49という2種類のモノクローナル抗体により認識される母核糖鎖に属する抗原である．主に卵巣癌（とくにムチン性嚢胞腺癌）および胃癌や結腸直腸癌の再発で高い陽性率を示し，健常者や良性疾患では偽陽性が少なく，とくに肝臓と腎臓の良性疾患での偽陽性率が低い．

⑤ STN (sialyl Tn antigen)

STNは，ヒツジ顎下腺ムチンを免疫原として作製されたモノクローナル抗体TKH-2により認識される母核糖鎖に属する抗原で，抗原決定基はCA72-4とほぼ同一とされている．シアリルTn糖鎖に対するモノクローナル抗体はいくつもあり，これらのうちSTNは再発胃癌血中に高頻

度に検出される．

⑥ NCC-ST-439

NCC-ST-439は，ヒト胃腺癌細胞株St-4を免疫原として作製されたモノクローナル抗体で，ムチンのコアタンパクにN-アセチルガラクトースアミンを介して直接2型糖鎖抗原であるシアリルLe^{x}抗原が結合した構造を認識する．胃癌をはじめ，各種腺癌で陽性となる．CA19-9および類似の1型糖鎖抗原とは相関せず，良性疾患での偽陽性率が低いのが特徴とされる．

⑦ AFP，AFP-L₃%（α-fetoprotein）

AFPは，主に胎児の肝細胞や卵黄嚢（yolk sac）で産生される分子量約65,000の糖タンパクで，肝細胞癌で45〜75%の陽性率を示す．また，AFPは糖鎖構造の違いにより亜分画が存在し，肝細胞癌由来のAFPは良性肝疾患由来のAFPに比べてレンズマメレクチン（LCA）に親和性を有するAFP-L₃%分画が増加することが報告されており，AFP-L₃%分画は慢性肝炎や肝硬変などの良性肝疾患と肝細胞癌との鑑別診断に役立つとされる．しかしながら，早期の肝細胞癌の診断にはAFPは用いられない．

AFP高値の場合には，AFP-L₃分画，PIVKA-Ⅱなどの腫瘍マーカーの測定や画像診断などにて総合的な診断が必要である．10,000ng/mlを超えるAFP値は慢性肝疾患ではきわめてまれなので肝細胞癌と診断できるが，進行癌がほとんどである．

健常者のAFPの基準値は10ng/ml以下であるが，妊婦では妊娠8週目頃より血中に現れ，32週目頃にピークに達した後漸減し，分娩10日後には10ng/ml以下となる．妊娠中のAFPは胎児に由来するものである．

⑧ PIVKA-Ⅱ（protein induced by vitamin K absence or antagonist-Ⅱ）

PIVKA-Ⅱは，肝臓で生合成されるビタミンK依存性凝固第Ⅱ因子の前駆体タンパクで，des-γ-carboxy prothrombinともいわれる異常プロトロンビンである．肝細胞癌に高い特異性を有する腫瘍マーカーであり，AFPとともに用いられている．

健常者では通常感度以下であり，カットオフ値を40mAU/mlとした場合，肝細胞癌に高い特異性（40〜60%）を示す．PIVKA-Ⅱ値は，腫瘍径が大きくなるにつれて高値を示す傾向が認められる．また，腫瘍の進行度をよく反映しており，高値であるほど予後が不良である．しかしながら，肝細胞癌患者でも黄疸が持続し，食事摂取不良などによる低栄養状態が加わるような場合には，ビタミンK欠乏に修飾されてPIVKA-Ⅱがより高値となるため，病勢の指標となりえなくなる．

PIVKA-Ⅱ値とAFPは必ずしも相関しない．したがって，両者を同時測定することで，AFP低値または陰性例はPIVKA-Ⅱにより，逆にPIVKA-Ⅱ低値または陰性例はAFPによってカバーすることになり，肝細胞癌の診断能を高められる．とくに小さな肝細胞癌になるほど，AFPあるいはPIVKA-Ⅱのいずれか一方しか陽性にはならないことが多いので，両者の併用が有用とされる．

PIVKA-Ⅱは，閉塞性黄疸や肝内胆汁うっ滞などで黄疸が長期に続いてビタミンK欠乏をきた

した場合や，ワーファリンなどのビタミンK拮抗薬の投与などで上昇することがあり，注意を要する．

⑨ SPan-1

SPan-1は，ヒト膵癌細胞株SW1990を免疫原として作製されたマウスモノクローナル抗体により認識される1型糖鎖に属する抗原で，CA19-9の認識部位であるシアリルLe^{a}糖鎖とシアリルLe^{a}糖鎖からフコースを欠いたシアリルラクトテトラオース（シアリルルイスC）を認識する．膵癌の診断に有用とされ，CA19-9と高い相関を示す．

⑩ KMO1

KMO1は，ヒト結腸癌細胞株COLO-201を免疫原として作製されたモノクローナル抗体により認識される1型糖鎖に属する抗原で，シアリル化糖鎖抗原ともいわれ，CA19-9，CA-50，SPan-1と類似している．CA19-9と高い相関を示すが，肝癌においてはCA19-9の陽性率が低率であるのに対し，KMO1はAFPについで高率である．

⑪ DUPAN-2

DUPAN-2は，ヒト膵癌培養細胞株HPAF-1を免疫原として作製されたモノクローナル抗体により認識される1型糖鎖に属する抗原である．膵胆道系癌で陽性率が高く，膵炎での偽陽性は少ない．

⑫ SLX (sialyl Le^x-i antigen)

SLXは，ヒト大腸癌肝転移組織より抽出した糖脂質6B fucoganglioside を免疫原として作製されたモノクローナル抗体FH-6により認識される2型糖鎖に属する抗原で，胎児性タンパクであるSSEA-1 (stage specific embryonic antigen 1) 抗原の糖鎖末端にシアル酸がついた構造を有する．良性疾患での偽陽性率が5%以下と低く，癌特異性が高いとされる．癌では肺，乳腺，膵臓，卵巣などの腺癌で高い陽性率を示し，とくに本抗原は細胞接着に関与するため，陽性腫瘍は陰性腫瘍よりも遠隔転移率が高く，患者の予後も短いとの報告がある．

(2) 呼吸器系の腫瘍マーカー

肺癌では癌細胞の種類により，発育の部位，転移の早さ，放射線療法の有効性などに差異があるため，癌細胞の種類を調べることが治療方針を決定するうえで重要である．肺癌の各腫瘍マーカーの陽性率は，肺癌細胞の種類により有意差がみられるが，腫瘍マーカーでは細胞の種類を確定診断することはできず，鑑別には病理細胞診断が必要である．

① CYFRA

CYFRAは，サイトケラチン・フラグメント (cytokeratin fragment) を略した名称である．サイトケラチンは上皮細胞の細胞骨格の形成に関与するタンパク質で，分子量の異なる20種のサブユニットがあり，癌においては可溶化したサイトケラチン19フラグメントが血中に認められ，これを特異的な抗体で測定したものがCYFRAである．主に肺非小細胞癌，とくに肺扁平上皮癌で高い陽性率を示すことから，肺扁平上皮癌の腫瘍マーカーとして利用される．

CYFRAは細胞の傷害による影響を受けないため，手術や化学療法，放射線療法による上昇は

認められない．したがって，治療による影響を受けないことから，治療中または治療後のモニタリングに有用である．また，肺癌の病期の進行した症例では，より高値を示すことが確認されており，体内の腫瘍量を間接的ではあるが反映していると考えられる．

基準値は3.5ng/ml以下であり，加齢や喫煙による影響はない．CYFRAが異常高値を示した場合には原発性肺癌の存在を考えるが，臓器特異性は必ずしも高くないので，口腔，頭頸部，食道，泌尿器科領域などの扁平上皮癌が発生する可能性のある部位の癌についても留意する．

② SCC抗原 (squamous cell carcinoma antigen)

SCC抗原は，子宮頸部扁平上皮癌の肝転移巣より分離・精製された抗原で，分子量45,000のタンパク質である．SCC抗原は正常な扁平上皮（皮膚，呼吸器，食道など）にも発現しているが，扁平上皮を有する器官で高度な組織破壊や重篤な異常をきたす場合に血中に増加する．したがって，肺癌，子宮頸部癌，食道癌，頭頸部癌，皮膚癌などの扁平上皮癌の腫瘍マーカーとして利用される．

基準値は1.5ng/ml以下で，年齢や性差，妊娠や喫煙による影響はない．治療前の値が5ng/ml以上を示す場合は，リンパ節転移例や予後不良例が多い．また，各臓器の扁平上皮癌以外に，乾癬，紅斑，天疱瘡などの皮膚疾患や肺結核などの重症呼吸器疾患などでも血中濃度が上昇する．

③ ProGRP (pro-gastrin-releasing peptide)

ProGRP（ガストリン放出ペプチド前駆体）は，肺小細胞癌の増殖因子として見出された脳腸ペプチドホルモンの一種であるGRP（gastrin-releasing peptide；ガストリン放出ペプチド）の前駆体で，ProGRP（31-98）に対する抗体により測定される．主に肺小細胞癌で高い陽性率を示し，治療効果を反映して変動することから，肺小細胞癌の腫瘍マーカーとして利用される．ProGRPは，NSEに比べて健常者と患者との血中濃度差が著しいために信頼性が高く，比較的早期の症例でも陽性例が多い．

基準値は46pg/ml未満で，年齢や性差および喫煙の影響はないが，腎機能障害の影響を受けるので注意を要する．血清クレアチニン値が1.6mg/dl以上の腎機能障害患者では，腎クリアランスの低下により高ProGRP血症を示し，腎不全患者では肺癌の存在なしに200pg/ml以上となることもある．ProGRPの評価にはクレアチニン値を考慮し，腎疾患の有無を検索する．

④ NSE (neuron specific enolase)

NSE（神経特異エノラーゼ）は，解糖系酵素であるエノラーゼのうち神経組織および神経内分泌細胞に特異的に存在するアイソザイムである．主に神経内分泌腫瘍の性格を有する肺小細胞癌や神経芽細胞腫で高い陽性率を示す．また，神経細胞および神経内分泌細胞の腫瘍化に伴い血中に逸脱する量が増加するため，進行病期に伴い高値となる．腫瘍増殖が激しい場合（NSE高値）では，治療効果判定や経過観察のモニタリングの手段となる．

健常成人の血清NSE値の上限は5ng/mlであり，健常小児の値は成人よりも若干高めで7ng/mlである．神経内分泌腫瘍という組織特異性に重点をおく場合には，腫瘍マーカーとしての血清NSEの基準値を10ng/ml以下と設定している．

(3) 乳腺・婦人科系の腫瘍マーカー

　早期の乳癌は，マンモグラフィや超音波検査などにより診断が可能となってきている．一方，腫瘍マーカーの陽性率は，再発乳癌では比較的高いものの原発乳癌ではきわめて低い．卵巣癌の早期診断を目的に各腫瘍マーカーが試みられているが，それらの有用性は確立されていない．子宮癌は，コルポスコープと内膜細胞診による検診は有用であるが，腫瘍マーカーはほとんど役立たない．

① CA15-3 (carbohydrate antigen 15-3)

　CA15-3は，ヒト乳脂肪球膜抗原に対するモノクローナル抗体115D8と乳癌肝転移細胞の膜成分に対するモノクローナル抗体DF3により認識される乳癌関連抗原である．転移性乳癌での陽性率が高く，再発乳癌の治療効果の指標としても有用とされる．

② BCA225 (breast carcinoma-associated antigen 225)

　BCA225は，ヒト乳癌細胞株T47Dの培養上清中のウイルス様粒子画分を免疫原として作製された2種類のモノクローナル抗体CU18とCU46により認識される糖タンパクである．原発性進行性乳癌および再発乳癌や転移性乳癌で高値を示し，偽陽性が少ない．

③ CSLEX (cytotoxic sialosylated Lewis^x)

　CSLEXは，胃癌細胞を免疫原として作製されたモノクローナル抗体CSLEX-1により認識される2型糖鎖に属する抗原である．進行性乳癌や再発乳癌で高い陽性率を示し，良性乳腺疾患での偽陽性がきわめて少ない．また，ほかの乳癌のマーカーとして常用されるCA15-3やCEAとの相関性はないとされる．

④ CA125

　CA125 (carbohydrate antigen 125；糖鎖抗原125) は，ヒト卵巣漿液性嚢胞腺癌の培養細胞を免疫原として得られたモノクローナル抗体OC125が認識する糖タンパクである．卵巣癌，とくに漿液性嚢胞腺癌できわめて陽性率が高く，しかも高値を示す．また，子宮内膜症の補助診断と治療の経過観察にも有用とされる．

　CA125は，手術および化学療法施行例において，予後良好な症例では速やかに低下し，予後不良な症例では再上昇がみられる．卵巣癌以外の癌では子宮体癌，肝癌，大腸癌，膵癌などに認められ，癌以外の疾患では良性卵巣腫瘍，子宮筋腫，子宮内膜症などに認められる．また，CA125は腹膜や胸膜の非特異的刺激でも増加するため，腹膜炎，胸膜炎，胸水・腹水を伴う疾患などでは高頻度に陽性を示し，原因が細菌性，結核性あるいは癌性にかかわらず高値を示す．

　基準値は35U/ml以下であるが，男性より女性の方が平均値が高いという性差が認められる．また，女性では閉経前の方が閉経後より高値を示すため，閉経後の女性では基準値を12～17U/mlに下げて判断する必要がある．さらにCA125は月経周期に伴う変動がみられ，月経時に高値を示す．妊娠時にも測定値の変動がみられ，妊娠12週頃までは高値を示し，妊娠経過とともに基準範囲内に低下する．このため，異常値を認めた場合には患者の状態を確認する必要がある．

⑤ CA130

CA130は，ヒト肺腺癌細胞株PC-9を免疫原として作製された2種類のモノクローナル抗体130-22と145-9により認識される糖タンパクで，抗原決定基はCA125と同一糖タンパク上の異なる部位に存在すると考えられている．卵巣癌，とくに漿液性嚢胞腺癌で高い陽性率を示す．

⑥ CA602

CA602は，卵巣癌株RMG-IIを免疫原として作製された2種類のモノクローナル抗体MA602-1とMA602-6により認識される糖タンパクで，抗原決定基はCA125と同一分子上に存在している．CA125と高い相関性が認められ，卵巣癌，とくに漿液性嚢胞腺癌では陽性率が90%以上で，しかもきわめて高値を示す．

⑦ GAT (galactosyltransferase associated with tumor)

GATは，卵巣癌患者腹水中から見出された分子量約50,000の糖転移酵素（癌関連ガラクトース転移酵素）で，2種類のモノクローナル抗体MAb8513とMAb8628により認識される．卵巣癌で高い陽性率を示し，内膜症性嚢胞での偽陽性率は低いことから，両者の鑑別に有用なマーカーとの報告がある．

⑧ IAP (immunosuppressive acidic protein)

IAPは，免疫抑制作用をもつ分子量約50,000の糖タンパクで，主に肝細胞やマクロファージで産生され，α_1-acid glycoproteinの亜成分と考えられている．臓器特異性を示さず，卵巣癌や消化器癌をはじめ，種々の悪性腫瘍で陽性となる．IAP濃度は，癌の存在や進行度の指標に有用とされる．

⑨ 尿中hCGβ-コアフラグメント

hCG (human chorionic gonadotropin；ヒト絨毛性ゴナドトロピン) は，ヒト胎盤絨毛細胞で産生される分子量39,000の糖タンパクで，αとβの2つのサブユニットから構成されている．尿中にhCGβのアミノ酸残基6-40と55-92がジスルフィド結合したhCGβ-コアフラグメントが見出され，卵巣癌や子宮癌で病理組織型には関係なく高い陽性率を示し，婦人科系良性疾患での偽陽性が少ないことより，婦人科系悪性疾患の有用なマーカーとされている．とくに胞状奇胎や絨毛癌などの絨毛性疾患に対する腫瘍マーカーとして特異性が高く，その診断と治療の経過観察に有用とされる．

基準値は0.2ng/ml以下で，尿希釈や濃縮などの影響を受ける．また，分娩後，流産後，人工妊娠中絶後，hCG投与後にも認められる場合がある．

(4) 泌尿器系の腫瘍マーカー

前立腺癌は，高齢社会，生活様式の変化などの現象からその発生要因が高まり，癌死亡率が上昇している．スクリーニング検査として直腸診や経直腸的超音波診断が用いられているが，集団検診に腫瘍マーカーを使えば，前立腺癌の予防に役立つ．膀胱癌においては，尿細胞診より感受性の高い検査法として注目されている．

① PSA (prostate specific antigen)

PSA（前立腺特異抗原）は，前立腺上皮細胞で特異的に産生される分子量約 33,000 の糖タンパクであり，血中の PSA は主に ACT（α_1-antichymotrypsin；α_1-アンチキモトリプシン）と結合した結合型 PSA（PSA-ACT）と遊離型 PSA（freePSA）として存在している．PSA および PSA-ACT は前立腺癌で高値を示し，病態をよく反映することから，下部尿路障害の男性症例に前立腺癌の有無を検索する目的で利用される．

PSA は前立腺組織に特異的であり，前立腺から何らかの逸脱機構が作用すれば血中でも高値となりうる．前立腺癌では病期の進展とともに著しい高値を示し，急性前立腺炎でも高値を示す．また，経尿道手術，膀胱鏡検査，直腸診などの尿道操作でも一過性の高値を示す．なお，これら一過性の PSA 値の上昇は，freePSA の増加に起因している．

前立腺癌症例における PSA 値は，病勢の推移と並行して変動する．根治的前立腺除去手術では術後 3 週間程度で基準値以下になるが，下がらない場合は付加的治療が必要であり，3～5 カ月しても基準値以下に下がらない場合は遠隔転移が疑われる．放射線療法では，照射終了後に基準値以下まで低下した場合は治療効果があり，予後がよい．ホルモン療法に伴い PSA 値は推移し，治療後 3 カ月で基準値以下まで低下する例は，低下しない例より寛解期間が長い．増悪する場合にはほかの指標より早く PSA 値が上がる．

前立腺癌のスクリーニングを目的として設定された PSA の基準値は 4.0ng/ml 以下で，前立腺肥大症と前立腺癌の判別に用いるカットオフ値は 10.0ng/ml 以下としており，4.01～10.0ng/ml 未満をグレーゾーンとしている．同様に，PSA-ACT の基準値は 1.1ng/ml 以下，カットオフ値は 5.5ng/ml 以下である．スクリーニング検査として集団検診に PSA および PSA-ACT を使えば，前立腺癌の予防に役立つ．

② γ-Sm（γ-seminoprotein）

γ-Sm は，ヒト精漿から発見された精漿特異抗原で，分子量 28,000 の糖タンパクであり，PSA と同一の抗原を認識している．PSA と同様に前立腺癌で，治療効果，臨床経過を鋭敏に反映する．

③ PAP (prostatic acid phosphatase)

PAP は，酸ホスファターゼの一つで，前立腺上皮で生成され，前立腺に最も多く含まれている分子量約 110,000 の糖タンパクである．前立腺癌で高値を示すが，PSA に比べ早期癌での陽性率が低いことから，スクリーニングには用いられていない傾向にある．

④ BFP (basic fetoprotein)

BFP（塩基性胎児タンパク）は，ヒト胎児の血清，腸および脳組織から見出された分子量 55,000 の塩基性の胎児タンパクである．血中 BFP は，CEA と同様に癌に対して臓器特異性が低い腫瘍マーカーである．しかし，尿中 BFP は膀胱癌や腎盂尿管癌などの尿路上皮癌で高い陽性率を示し，とりわけ膀胱癌に特異性の高い腫瘍マーカーとして注目されている．尿中 BFP は，膀胱癌では高い陽性率（60～70％）を示し，尿細胞診よりも感受性の高い検査法とされる．

血清BFPの基準値は75ng/ml以下であり，尿中BFPのカットオフ値は10ng/ml以下である．尿中BFPと尿細胞診との併用により，早期膀胱癌の診断効率が上昇する．

⑤尿中NMP22 (nuclear matrix protein 22)

尿中NMP22は，核マトリックスタンパク質を免疫原として作製された2種類のモノクローナル抗体MAb302-22とMAb302-18により認識される核タンパク質で，細胞核内に存在するNuMA (nuclear matrix apparatus) が細胞死により可溶化型となり，体液中に分泌されたものである．膀胱癌や腎盂尿管癌などの尿路上皮癌で高い陽性率を示し，とくに膀胱癌においては尿細胞診より感受性の高い検査法であるとされる．

Ⅲ．免疫不全

1) 免疫機能不全

細菌やウイルスなどの侵入に対し，最初の防衛は皮膚および口，鼻，肺などの粘膜である．細菌は皮膚が破れていないと体内へ侵入することができない．汗と皮脂も細菌に対し殺菌消毒力がある．一方，粘膜は皮膚よりもバリヤーとしての有効性が劣り，大部分の細菌は侵入してしまう．

いったん何らかの危険な微生物が体内に侵入すると，血液，リンパ系，脾臓，胸腺，組織液などの特殊化された細胞が働き出す．これが免疫反応といわれるものである．骨髄とリンパ組織（リンパ節，脾臓，胸腺）とで形成されるリンパ球は，γ-グロブリンから抗体を産生し，免疫反応で重要な役割を演じているが，細菌，ウイルス，真菌のような外敵による侵襲や，癌細胞のような異常細胞の攻撃から体を守る免疫システムの能力が損なわれたものを免疫機能不全という．免疫システムのどの部分が損なわれるかによって，①Bリンパ球の異常により抗体に問題が起こるもの，②異物や異常な細胞を認識し破壊するのを助ける白血球であるTリンパ球に問題が起こるもの，③Bリンパ球とTリンパ球の両方に問題が起こるもの，④細菌を捕食して殺す食細胞に問題が起こるもの，⑤補体タンパクに問題が起こるもの，に分類される（図3-5）．免疫システムの構成要素のうち損なわれてしまったものは，欠落したり，数が減ったり，異常になったり，機能しなくなったりしている．

2) 免疫不全症

免疫不全症には，出生時にすでに罹患しているもの（原発性，先天性）と，後年何らかの病気の結果などによって発症するもの（続発性，後天性）とがある．原発性免疫不全症は，通常は遺伝性のもので，乳児期か小児期に罹患していることが明らかになる．原発性免疫不全症は70種類以上あるが，いずれも比較的まれな疾患であり，後天性免疫不全症のほうが一般的である．免疫不全症には，寿命が短くなるような病気もあるが，一生完治はしなくても生命には別状のないものもある．治療により症状がみられなくなることもあれば，治療なしで消失することもある．

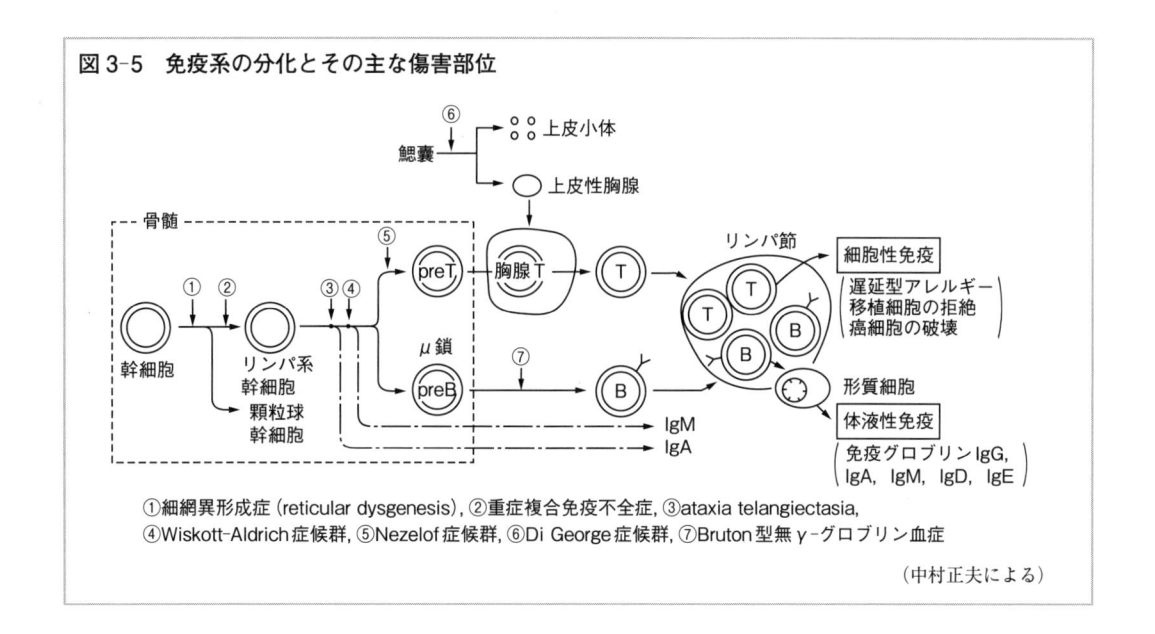

図3-5 免疫系の分化とその主な傷害部位

①細網異形成症 (reticular dysgenesis), ②重症複合免疫不全症, ③ataxia telangiectasia,
④Wiskott-Aldrich症候群, ⑤Nezelof症候群, ⑥Di George症候群, ⑦Bruton型無γ-グロブリン血症

(中村正夫による)

　原発性免疫不全症は遺伝子の異常によるもので，多くはX染色体上にある遺伝子に関係している．すなわち，女児より男児に多くみられ，罹患者の約60％が男性である．原発性免疫不全症とその原因は次のように分類される．①Bリンパ球の異常によるものは，伴性無γ-グロブリン血症 (Bruton型) や選択的IgA欠損症などの免疫グロブリン産生能低下症であり，②Tリンパ球の異常によるものは，胸腺低形成症 (Di George症候群)，③Bリンパ球とTリンパ球の両方の異常によるものは，重症複合型免疫不全症，血管拡張と小脳失調を伴う免疫不全のataxia telangiectasia (毛細管拡張性失調症) やWiskott-Aldrich症候群などであり，④貪食能異常によるものは，慢性肉芽腫症，ミエロペルオキシダーゼ欠損症，白血球G6PD欠損症，Chédiak-東症候群などである．

　後天性免疫不全症は，ほとんどの場合，長期間の重症疾患の結果発症する．その重症疾患とは，再生不良性貧血，白血病，骨髄線維症のような血液の疾患，腎不全，糖尿病，肝疾患，脾疾患などである．糖尿病では，血糖値が高いと白血球が正しく機能しないために免疫不全症を惹起する．また，感染症も同様に免疫不全症の原因となる．ヒト免疫不全ウイルス (HIV) の感染によって起こるAIDS (後天性免疫不全症候群) は，もっともよく知られている重症の後天性免疫不全症である．

IV．アレルギー

1) アレルギーの機序と分類

　免疫反応は，外来の異物 (抗原) を排除するために働く生体にとって不可欠な生理機能である

が，抗原の再投与によって起こる免疫反応がその結果として生体に正常よりも過敏な反応を示し，組織傷害をもたらす現象をアレルギーという．

アレルギーは，反応する抗原〔アレルゲン（allergen）〕と抗体，リンパ球の種類，補体関与の有無，反応によって生じる生物学的活性物質の種類とこの物質によって引き寄せられた反応の場に関与する細胞の種類など，その発生機序からⅠ～Ⅴ型に分類されている（表3-4）．

アレルギーには，アレルゲンを注射してから数分～数時間で出現する即時型アレルギー（immidiate type allergy or hypersensitivity）と，24～48時間後に出現する遅延型アレルギー（delayed type allergy or hypersensitivity）の2つがある．

2) アレルギー疾患

(1) Ⅰ型アレルギー（アナフィラキシー型反応またはIgE型反応）（anaphylactic type）

①Ⅰ型アレルギーの機序

Ⅰ型アレルギーは，肥満細胞および好塩基球表面のIgE Fcレセプターに付着した2個のIgE抗体に1個の抗原が反応するとFc部分に変化が起こり，これがシグナルとなってこれらの細胞がヒスタミンやセロトニンなどの化学伝達物質（chemical mediator）を遊離する．これにより，平滑筋の収縮，血管の拡張・透過性亢進などが起こり，浮腫や掻痒などの症状が現れる（図3-6）．

表3-4 アレルギーとその機序

	標的器官	症状	機序
Ⅰ型アレルギー（アナフィラキシー型反応，IgE型反応）	腸管，皮膚，肺	腸管アレルギー，じん麻疹，アトピー性皮膚炎，鼻炎，気管支喘息，花粉アレルギー，アナフィラキシー，ペニシリンショック	肥満細胞および好塩基球の表面のIgEレセプターに結合したIgEと抗体が反応すると，これらの細胞から化学伝達物質が遊離されて起こる
Ⅱ型アレルギー（細胞傷害型過敏症，抗体依存型細胞傷害）	血液有形成分（赤血球，白血球，血小板）	溶血性貧血，白血球減少症，血小板減少症，異型輸血（溶血性輸血副作用），新生児溶血性疾患	細胞に対応した抗体が結合すると，その細胞はK細胞やマクロファージの作用によって破壊されたり，活性化された補体によって破壊される
Ⅲ型アレルギー（免疫複合体による傷害，血清病型）	血管，皮膚，関節，腎，肺	血清病，全身性エリテマトーデス，糸球体腎炎，ウイルス性肝炎，薬剤アレルギーなど	免疫複合体（IgG）の沈着→補体の活性化→好中球，血小板からの酵素，ヒスタミンの放出→組織傷害による
Ⅳ型アレルギー（遅延型アレルギー，細胞性免疫機序による過敏症）	皮膚，肺，中枢神経，甲状腺，その他の臓器	ツベルクリン反応，接触皮膚炎，橋本病（慢性甲状腺炎），アレルギー性脳炎，臓器移植免疫反応	感作リンパ球と抗原の特異的反応の結果，感作T細胞が液性活性物質（リンホカイン）を産生放出し，引き続いて起こる一連の反応によって起こる組織傷害
Ⅴ型アレルギー（抗レセプター抗体型アレルギー）現在，Ⅱ型に含めて分類	甲状腺	Basedow病，重症筋無力症，インスリン受容体抗体による糖尿病	細胞表面の抗原（ホルモンレセプター）に対する抗体が細胞表面上の抗原（レセプター）と結合した結果，細胞の機能が亢進する

この反応は，抗原が体内に入るとすぐに生じるため即時型過敏と呼ばれ，反応が激しく，全身に起こる場合にはショック症状をきたすことがある．これをアナフィラキシーショックという．

②Ⅰ型アレルギーの疾患

Ⅰ型アレルギーによって起こる主な疾患としては，次のようなものがある．

(1) じん麻疹
(2) 花粉症
(3) アレルギー性結膜炎
(4) アレルギー性鼻炎
(5) 気管支喘息
(6) アトピー性皮膚炎
(7) 食物アレルギー
(8) アナフィラキシーショック　など

花粉症，皮膚炎や鼻炎などでみられる皮膚反応と粘膜反応は即時型アレルギーで，これらは体質または遺伝的素因が基盤となって起こる．遺伝的にみられるⅠ型アレルギー疾患をアトピーと

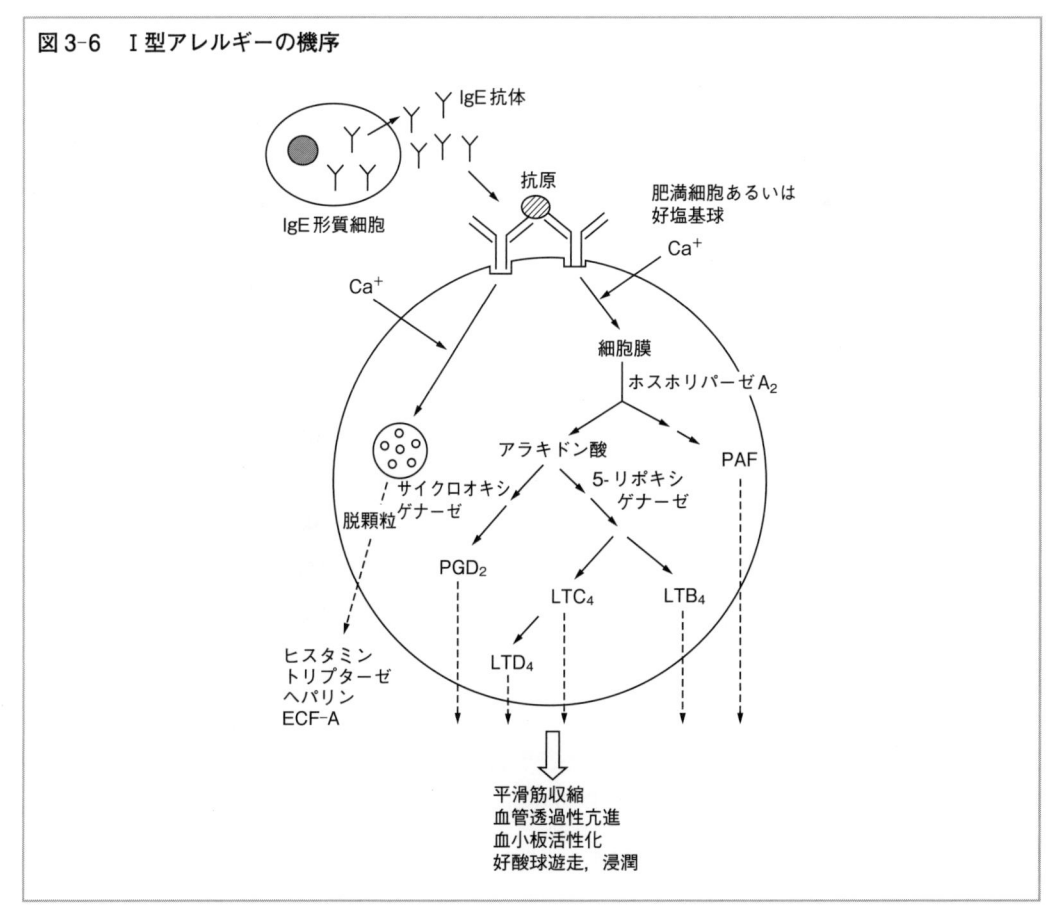

図3-6　Ⅰ型アレルギーの機序

いう．このような人は，健常人が感作されないような抗原によって感作され，その結果IgE抗体が産生され，I型アレルギーを起こす．花粉などの植物アレルゲン，室内塵中のダニ，空中真菌などがアレルゲンとして重要視される．

(2) II型アレルギー（細胞傷害型過敏症）（cytotoxic hypersensitivity）

① II型アレルギーの機序

II型アレルギーは，細菌や真菌などの膜をもった微生物が抗原となり，IgG抗体やIgM抗体が標的細胞の膜に存在する抗原に結合して補体を活性化することで，補体が標的細胞を破壊して病原体を死滅させるが，病原体を生体内から除去しようとするために自己の細胞にも傷害を与える反応である．細胞に結合したIgG抗体やIgM抗体によってもたらされる細胞傷害で，標的細胞が傷害破壊されるには，①食細胞による貪食破壊，②補体依存性の細胞溶解，③食作用によらないK細胞（IgGFcレセプターを細胞表面にもつ細胞）による細胞傷害という3つの機序がある（図3-7）．

代表的な疾患である溶血性貧血は，生体内に侵入してきた抗原（アレルゲン）が赤血球につくと赤血球に対する抗体ができ，自身の赤血球をアレルゲンと認識した抗体が赤血球と結びつくことで自身の赤血球を壊してしまうために貧血となる．このように，II型アレルギーは，自身の細胞をアレルゲンとして自身の細胞を壊してしまうので，細胞傷害型アレルギーとも呼ばれる．

② II型アレルギーの疾患

II型アレルギーによって起こる主な疾患としては，次のようなものがある．

(1) 自己免疫性溶血性貧血（AIHA）
(2) 新生児溶血性疾患
(3) 血液型不適合輸血
(4) 特発性血小板減少性紫斑病（ITP）
(5) 重症筋無力症
(6) Goodpasture症候群
(7) 寒冷血色素尿症　など

ペニシリンアレルギーなどの薬剤アレルギー反応は，この機序によって起こり，アレルギーの有無はCoombs試験などの検査によって調べられる．

図3-7　II型アレルギー（抗体依存性細胞傷害）の機序

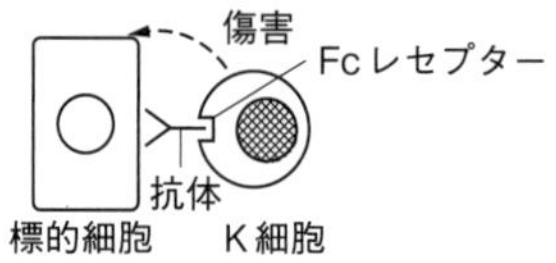

(3) Ⅲ型アレルギー（免疫複合体による過敏症）(immune complex mediated hypersensitivity)

①Ⅲ型アレルギーの機序

Ⅲ型アレルギーは，免疫複合体 (immune complexes) による組織傷害反応である．病原体などの異物（抗原）が体内に侵入すると，それに対応する抗体が産生され，その結果抗原抗体複合体である免疫複合体が形成される．この免疫複合体は，生体防御機能の一つとして働く食細胞によって貪食され，処理される．しかし，免疫複合体が食細胞により貪食されずに組織に沈着すると，沈着した免疫複合体に補体が結合し，補体系の活性化が起こるとその部位に好中球が遊走し，好中球が免疫複合体を貪食することによってタンパク融解酵素が放出され，組織の傷害が惹起される．(図 3-8)．

このように，免疫複合体が処理されずに組織に沈着して起こる疾患は，免疫複合体病と呼ばれる．免疫複合体の性状によって，免疫複合体が組織に沈着する部位とその反応の仕方が異なる．血中で抗体よりも抗原が過剰に存在する時には，形成される免疫複合体は分子量が小さく，可溶性のために全身性に散布されて各臓器に沈着する．とくに腎糸球体，関節滑膜，皮膚などの血管基底膜に沈着し，糸球体腎炎や血管炎を起こしやすい．抗体過剰の時に形成される免疫複合体は分子量が大きいので，食細胞に貪食されやすく，全身性に散布されることはほとんどない．この場合には，抗原が体内に侵入してきた局所に沈着する傾向がある．すなわち，侵入した抗原はその局所に運ばれてきた抗体と反応して沈降し，その局所の血管あるいは周辺の組織が傷害され，組織の壊死が起こる〔アルサス (Arthus) 反応〕．これに属するものとしては，薬物アレルギー，アニサキス症などがある．

免疫複合体の形成に関与する抗原は，細菌やウイルスなどの外因性抗原のみならず，自己の細胞成分や腫瘍細胞抗原などの内因性抗原に対しても自己抗体が産生され，免疫複合体が形成され

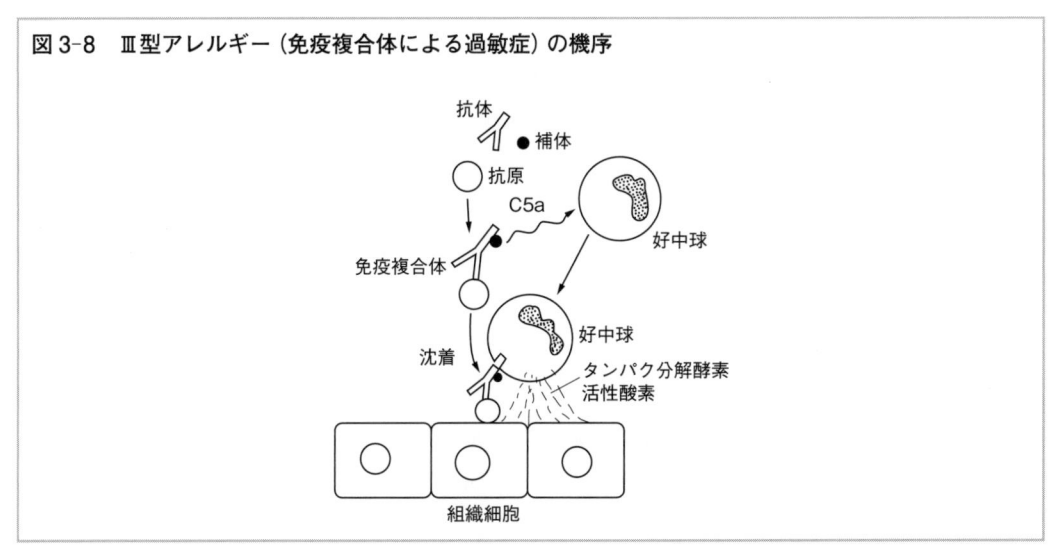

図 3-8 Ⅲ型アレルギー（免疫複合体による過敏症）の機序

る．とくに，全身性エリテマトーデス（SLE）や関節リウマチ（RA）などの自己免疫疾患では，免疫複合体は血清中にしばしば著明に増量する．

②Ⅲ型アレルギーの疾患
Ⅲ型アレルギーによって起こる主な疾患としては，次のようなものがある．

(1) 血清病：ヒトに異種動物（主としてウマ）の血清を注射したときに起こる異常症候群を総称して血清病という．

(2) 急性糸球体腎炎（急性糸球体症候群）：免疫複合体が腎糸球体の基底膜上に蓄積することによって腎糸球体基底膜が傷害されて起こる．

  a　レンサ球菌感染後急性糸球体腎炎
  b　膜性糸球体腎炎
  c　膜性増殖性糸球体腎炎
  d　ループス腎炎
  e　強皮症腎炎
  f　クリオグロブリン腎炎
  g　微生物腎炎（マラリア，トキソプラズマ，リーシュマニア，シストゾーマ，梅毒，伝染性単核球症）
  h　薬剤性腎炎（金，ペニシラミン，レバミゾール）

(3) 全身性エリテマトーデス（SLE）

(4) 血管炎（結節性動脈周囲炎，Wegener肉芽腫症，Schönlein-Henoch紫斑病）

(5) 感染性心内膜炎

(6) 感染症（梅毒，ハンセン病）

(7) 関節リウマチ（RA）

(8) ほかの膠原病（Sjögren症候群，Behçet病，強直性脊椎炎）

(9) 甲状腺癌性甲状腺炎

(10) 肝疾患（劇症肝炎，慢性肝炎，肝硬変症，原発性胆汁性肝硬変症）

(11) 炎症性腸疾患（潰瘍性大腸炎，クローン病）

(12) 肺疾患（肺炎球菌感染後肺胞炎，マイコプラズマ，アスペルギルス，肺線維症，肺サルコイドーシス）

(13) 血液疾患（鎌状赤血球症，マラリア貧血，溶血性尿毒症症候群，紫斑病，クリオグロブリン血症，白血病）

(14) 神経疾患（多発性硬化症，Guillain-Barré症候群，筋萎縮性側索硬化症，亜急性硬化性汎脳炎）

(15) 悪性腫瘍（肺癌，乳癌，大腸癌，悪性黒色腫，リンパ腫）

(16) 皮膚疾患（結節性紅斑，多発性紅斑，結節らい，ヘルペス皮膚炎）

(17) 臓器移植（腎移植，肝移植）

(18) 歯（歯根周囲炎）　など

このように，免疫複合体が主として血管系や結合組織に沈着して病変を起こす免疫複合体病には，血清病以外に多種の疾患がある．

(4) Ⅳ型アレルギー（遅延型アレルギーまたは細胞性免疫機序による過敏症）(cell-mediated hypersensitivity)

①Ⅳ型アレルギーの機序

Ⅳ型アレルギーは，局所で感作T細胞と抗原が特異的に反応することによって，抗原と反応した感作T細胞から生理学的活性を有するサイトカインが放出され，その部位にマクロファージ，リンパ球，好塩基球が遊走し，毛細血管の増殖や血管の透過性が亢進して組織傷害を起こす（図3-9）．

ほかのアレルギー反応がすべて体液性抗体による液性免疫であるのに対し，Ⅳ型アレルギーは感作T細胞によって起こされる細胞性免疫であるため，細胞性アレルギーとも呼ばれている．この反応は，リンパ球の集簇・増殖・活性化などに時間がかかるため24〜48時間後に反応が最高となるので，遅延型過敏症，遅延型アレルギーあるいはツベルクリン型アレルギーという．

②Ⅳ型アレルギーの疾患

Ⅳ型アレルギーによって起こる主な病態および疾患としては，次のようなものがある．

(1) ツベルクリン反応
(2) ハンセン病のレプロミン反応
(3) 真菌症のトリコフィチン反応
(4) スポロトリキン反応
(5) 接触性皮膚炎（接触過敏症）
(6) 移植片の拒絶反応　など

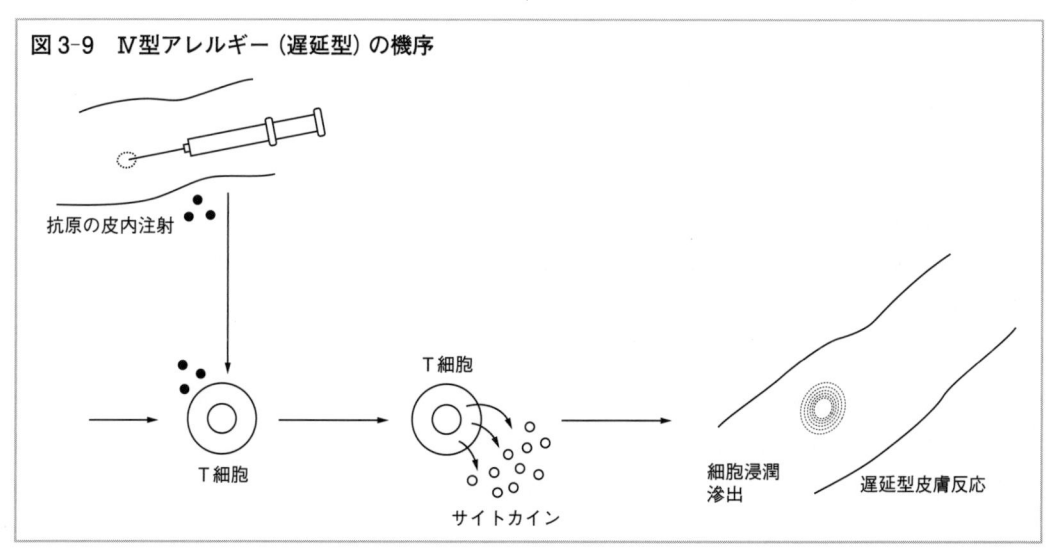

図3-9　Ⅳ型アレルギー（遅延型）の機序

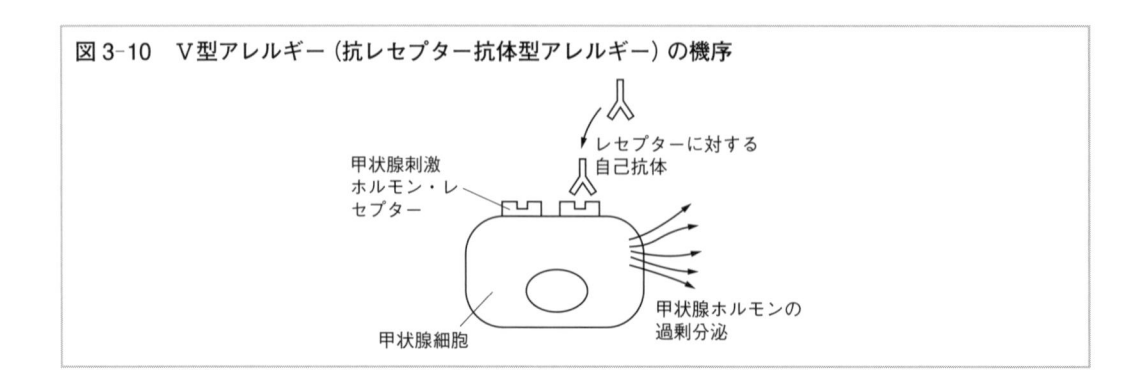

図3-10 Ⅴ型アレルギー（抗レセプター抗体型アレルギー）の機序

　この種の反応は，発現までの時間が遅く，しかも抗血清による受身感作が不可能で，リンパ球によってはじめて受身に感作される．

(5) Ⅴ型アレルギー（抗レセプター抗体型アレルギー）(stimulatory hypersensitivity)

①Ⅴ型アレルギーの機序

　Riottらにより提唱されたⅤ型アレルギーは，細胞刺激型の反応である．受容体に対する自己抗体が産生され，その自己抗体がリガンドと同様に受容体を刺激することで，細胞から物質が分泌され続けるために起こるアレルギー反応である．このタイプのアレルギーはⅡ型アレルギーと基本的には同じような反応であり，Ⅱ型に含める場合が多い．

②Ⅴ型アレルギーの疾患

　Ⅴ型アレルギーによって起こる疾患は，Basedow病，重症筋無力症，インスリン受容体抗体による糖尿病などである．

　甲状腺機能亢進症であるBasedow病では，甲状腺細胞膜上の甲状腺刺激ホルモン（TSH）のレセプターに対する自己抗体が産生される．この自己抗体は，レセプターと結合して甲状腺細胞を刺激し，その機能を亢進させ，甲状腺ホルモンの過剰分泌をもたらす（図3-10）．

Ⅴ．自己免疫

1) 自己免疫と自己抗体

　免疫系は通常，自己寛容（p.63参照）によって自己抗原に対する免疫応答が起こらないようになっている．しかし，何らかの理由で免疫系に異常が起こると，自己抗原に対する自己抗体を産生するようになる．

　自己抗体は，自己細胞成分を抗原とする抗体で，その対応抗原には細胞膜，細胞間質，細胞核，細胞質，酵素，ホルモンなどがある．また，全身の組織に対して非特異的に反応する抗体（臓器非特異性自己抗体）と，特定の臓器に対して特異的に反応する抗体（臓器特異性自己抗体）の2種類に分類される．

自己による組織細胞傷害の機序としては，①自己抗体そのものが傷害作用を有する場合，②抗体依存性細胞介在性に細胞が破壊される場合（ADCC），③抗原・抗体複合物（補体を含む場合も多い，immune complex）の沈着，などがあるが，抗体が直接関与せず自己反応性T細胞クローンが活性化されて，直接あるいはサイトカインを介して組織傷害を惹起する機序も存在する．

2) 自己免疫疾患（autoimmune disease）

自己免疫現象（autoimmunity）が病因的役割を演じている，または病因的役割は不明であるが多彩な自己免疫現象の観察される疾患を自己免疫疾患と呼ぶ．自己免疫疾患に共通して観察されやすい所見としては次のようなものがある．

(1) 臨床症状として原因不明の発熱，体重減少，易疲労感，皮疹，皮下結節，関節痛・腫脹，筋肉痛，こわばり，レイノー現象，光過敏症，貧血などがみられる．

(2) 多クローン性の高γグロブリン血症が認められる．

(3) 自己抗体が検出される．しかも複数の自己抗体が検出される傾向にある．ただし，検出された自己抗体が，その疾患に特有な臓器障害と関係あるものばかりとは限らない．

(4) ほかの自己免疫疾患と合併しやすい．複数の自己免疫疾患が同時に存在する場合にはoverlap（重複）症候群という．

(5) 病変局所にアミロイド様物質や免疫複合体の沈着，リンパ球や形質細胞の浸潤を認める（Ⅲ型アレルギー反応によって起こる糸球体腎炎や血管炎などの存在と関係する）．

(6) ステロイド剤や免疫抑制剤による治療が一時的にせよ有効である．

(7) 若い女性に多く，紫外線の曝露，妊娠や分娩を契機に発症しやすい．

(8) ウイルス感染や薬剤によって誘導されることがある．

(9) 同一家系内に多発しやすい，または患者の血縁には自己抗体の陽性率が高い．

(10) 一般検査所見として，白血球減少，赤沈の亢進，CRPの高値，低補体価などが観察される．とくに疾患の増悪期に著明である．

表3-5に主な自己免疫疾患を示す．

(1) 臓器非特異性自己抗体

関節リウマチ（rheumatoid arthritis：RA）や全身性エリテマトーデス（systemic lupus erythematosus：SLE）に代表される膠原病は，臓器非特異性自己抗体による全身性自己免疫疾患である．

①抗核抗体（antinuclear antibody：ANA）

細胞核成分に対する自己抗体は抗核抗体と呼ばれ，対応する核成分によって多種類存在する．ANA発見の端緒はLE細胞現象の発見にはじまり，その後の研究によって本現象に関与する患者血清中の因子はLE因子と命名され，細胞核のデオキシ核タンパクに対する自己抗体であることが確認された．

ANAには，SLEにおける抗dsDNA抗体，抗Sm抗体，抗Ki抗体，強皮症における抗Scl-70

表 3-5　自己免疫疾患の分類と種類

臓器特異型	橋本病，原発性粘液水腫，Graves病，Addison症，悪性貧血，男性不妊症，特発性血小板減少性紫斑病，自己免疫性溶血性貧血
中間型	Goodpasture症候群，重症筋無力症，原発性胆汁性肝硬変，自己免疫性肝炎，潰瘍性大腸炎，Sjögren症候群，1型糖尿病，尋常性天疱瘡，多発性硬化症，抗リン脂質抗体症候群
臓器非特異型	全身性エリテマトーデス，強皮症，多発性筋炎／皮膚筋炎，関節リウマチ，結節性多発性動脈炎，混合結合織病，Wegener肉芽腫症

抗体，多発性筋炎／皮膚筋炎における抗Jo-1抗体，Sjögren症候群における抗SS-B抗体などの，疾患標識抗体と呼ばれる特定の自己免疫疾患に比較的限定して検出される特異性の高い自己抗体があり，これらは診断的価値が高い．

<自己免疫性膵炎>

　自己免疫性膵炎とは，画像検査にてびまん性の膵腫大や膵管の狭細像を呈し，ステロイド剤が有効で，その発症に自己免疫機序の関与が示唆される膵炎をいう．すなわち，膵の構成成分が自己抗原としてCD4陽性ヘルパーT細胞により認識され，免疫応答を生じる結果，膵を傷害することによる炎症性病変として捉えられている．血液検査では，高γグロブリン血症，高IgG血症，自己抗体のいずれかを認める．高IgG血症の全例でIgG4が高値を示し，IgG4が自己免疫性膵炎の診断に有用であるとされる．また，自己抗体は抗核抗体およびリウマトイド因子が陽性になる．病理組織学的所見としては，膵にリンパ球や形質細胞を主とする著明な細胞浸潤と線維化を認める．自己免疫性膵炎における自己免疫機序の解明は現在は明らかにされていないが，予後は比較的良好とされる．

②リウマトイド因子 (rheumatoid factor：RF)

　リウマトイド因子は，IgG免疫グロブリン分子に反応する自己抗体である．主にIgMに属するが，IgG，IgAにもみられる．

　RFは自己抗体のなかで，膠原病ではもっとも高頻度に検出されることから，免疫異常をチェックするスクリーニング検査法としても利用される．とくにRA患者の約70%に見出され，その著明な上昇は予後不良を意味する．

③抗ミトコンドリア抗体

　抗ミトコンドリア抗体は，原形質内の構成成分であるミトコンドリアに対する自己抗体で，肝疾患に伴って二次的に出現する．とくに肝内胆汁うっ滞が長期間続き，血中胆道系酵素やビリルビン値が上昇する自己免疫性肝疾患である原発性胆汁性肝硬変症では90%以上に出現する特異性の高い自己抗体である．

④抗平滑筋抗体

　抗平滑筋抗体は，原形質内の構成成分アクチンに対する自己抗体である．アクチンは筋肉だけでなくどの組織にも存在するため，臓器特異性はない．抗ミトコンドリア抗体と同様に主に肝疾患のときに認められる．とくに若年ないし中年の女性にみられる自己免疫性慢性活動性肝炎で

は，高率に 40 倍以上の高値陽性を示す．

(2) 臓器特異性自己抗体

臓器にはそれ自体に特有の抗原があって，ある特定の臓器に病変があるとその臓器の抗原に対応する自己抗体がしばしば出現する．それら自己抗体が組織傷害の原因になっているのか，または組織傷害の結果出現したものか不明なことが少なくない．

臓器特異性自己抗体の主なものを**表 3-6** に示す．

①抗甲状腺抗体

甲状腺の抗原に対する自己抗体としては，抗サイログロブリン抗体，甲状腺ペルオキシダーゼ抗体（抗マイクロゾーム抗体），抗 TSH (thyroid stimulating hormone；甲状腺刺激ホルモン) レセプター抗体などがある．

抗サイログロブリン抗体および抗マイクロゾーム抗体は，甲状腺の組織傷害の結果，産生されたものと考えられている．とくに，抗マイクロゾーム抗体は甲状腺の腺細胞の原形質内に存在する抗原に反応する抗体であって，この抗体の著明な上昇は甲状腺の組織傷害が高度であることを示す．

一方，抗 TSH レセプター抗体は甲状腺機能障害の成因に関与している自己抗体であり，Basedow 病患者血清の約 90％に認められ，その発症に直接関与している．すなわち，抗 TSH レセプター抗体は甲状腺腺細胞に存在する TSH レセプターに結合して TSH と同様に細胞内を活性化し，その結果，甲状腺機能が亢進する．

②抗アセチルコリンレセプター抗体・抗横紋筋抗体

抗アセチルコリンレセプター抗体は，神経筋接合部（シナプス）の筋膜に存在するアセチルコリンレセプターに対応する抗体である．

表 3-6 主な臓器特異性自己抗体とその臨床的意義

自己抗体	自己抗体によって惹起される疾患	組織傷害の結果二次的に出現する抗体
サイログロブリン抗体		橋本病，粘液水腫，Basedow 病
マイクロゾーム抗体		橋本病，粘液水腫，Basedow 病
TSH レセプター抗体	Basedow 病	
抗アセチルコリンレセプター抗体	重症筋無力症	
抗横紋筋抗体		重症筋無力症
抗内因子抗体	悪性貧血	
抗胃壁細胞抗体		悪性貧血
抗膵島細胞質抗体	1 型糖尿病（一部）	1 型糖尿病
抗糸球体基底膜抗体	糸球体腎炎 Goodpasture 症候群	
抗血小板抗体	特発性血小板減少性紫斑病	
赤血球抗体		
温式赤血球抗体	自己免疫性溶血性貧血（狭義）	
寒冷凝集素	寒冷凝集素症	
D-L 抗体（寒冷溶血素）	発作性寒冷血色素尿症	

重症筋無力症の原因は不明であるが，自己免疫機序によって起こると考えられている．すなわち，抗アセチルコリンレセプター抗体が筋膜に存在するアセチルコリンレセプターに結合し，補体系の活性化を介してレセプターが溶解するためにレセプターの数は減少し，神経から筋への伝達が障害される．

　抗アセチルコリンレセプター抗体は，全身性筋無力症の約90％，眼筋性重症筋無力症の約70％に見出され，ほかの疾患には認められていない．このため，重症筋無力症の診断的意義は大きい．

　一方，抗横紋筋抗体は骨格筋構成成分に対する自己抗体の一種であり，重症筋無力症の約60％に見出されるが，筋炎を起こす病態にもみられる．したがって，抗横紋筋抗体は筋肉が傷害を受けた結果，産生されたものと考えられている．

③抗内因子抗体・抗胃壁細胞抗体

　内因子は胃壁細胞によって分泌され，ビタミンB_{12}と結合する．内因子に対するレセプターは回腸に存在し，ここで内因子に結合したビタミンB_{12}はレセプターを介して吸収が促進される．抗内因子抗体が内因子に結合することによってビタミンB_{12}は内因子に結合できなくなり，その結果，ビタミンB_{12}の吸収は抑制されることになる．

　抗内因子抗体は悪性貧血に比較的特異性が高いが，ほかの疾患にも出現するので，悪性貧血の診断に必須の検査ではない．

　一方，抗胃壁細胞抗体は悪性貧血患者のほとんどすべてに認められるため，悪性貧血のスクリーニング検査として利用しうる．しかし，抗胃壁細胞抗体はほかの疾患にも認められるので，特異性はない．

④抗膵島細胞質抗体

　抗膵島細胞質抗体は，1型糖尿病の70～90％に見出され，二次性に産生されるが，増悪因子となりうると考えられている．すなわち，抗膵島細胞質抗体陽性は膵島細胞部位における自己免疫疾患の徴候とみなされ，1型糖尿病発症の予測的価値があることが示されている．

　1型糖尿病発症直後には高頻度（約90％）に陽性を示すが，経過とともに陽性率，抗体価は低下し，発病2年後には大多数（約80％）が陰性となる．

⑤抗糸球体基底膜抗体

　抗糸球体基底膜抗体は，腎糸球体基底膜に対する自己抗体である．腎炎において抗糸球体基底膜抗体が関与するものは約5％であるが，糸球体腎炎に肺胞内出血を伴うGoodpasture症候群での測定は意義がある．

⑥抗血小板抗体

　抗血小板抗体は，血小板に直接結合している抗体（PA-IgG）と血清中に存在する抗体（PB-IgG）とがあるが，通常はPB-IgGのことをいう．血小板に反応する自己抗体はPA-IgGで，特発性血小板減少性紫斑病（idiopathic thrombocytopenic purpura：ITP）の発症に関与しており，成人に多い．PA-IgGは，ITP患者で約90％に見出され，著明な高値を示すことが多い．また，

治療によって血小板数が増加するとPA-IgGは減少するので，ITPの診断および治療における有用性が高い検査である．

⑦赤血球自己抗体

抗赤血球自己抗体によって自己免疫性溶血性貧血が引き起こされるが，その自己抗体には，温式不完全抗体，寒冷凝集素および寒冷溶血素（Donath-Landsteiner抗体：DL抗体）の3種類がある．

温式不完全抗体は，抗グロブリン試験（Coombs test）によって検出され，自己免疫性溶血性貧血を起こす．抗グロブリン試験には直接法と間接法がある．直接抗グロブリン試験は赤血球に温式不完全抗体が結合しているか否かを検査する方法であり，間接抗グロブリン試験は血清中に遊離している不完全抗体を検査するものである．直接法陽性・間接法陰性は，自己抗体による溶血性貧血，またはペニシリン，フェナセチン，キニジンなどの薬剤による免疫性溶血性貧血が考えられる．直接法陰性・間接法陽性は，血液型不適合輸血や血液型不適合妊娠でみられる．両法陽性は，赤血球自己抗体が赤血球に結合し，さらに過剰の自己抗体が血清中にも遊離している場合であり，両法陰性は，一般に赤血球に対する不完全自己抗体は存在しないとみなされる．

寒冷凝集素は，寒冷凝集反応によって見出される．寒冷凝集反応は，10～20℃以下で血清中の寒冷凝集素が赤血球に結合し，凝集を起こす反応である．再び温められると，寒冷凝集素は赤血球から遊離するが，補体系が活性され，溶血を起こす．寒冷凝集素の異常増加は，マイコプラズマ肺炎や伝染性単核球症をはじめ，多くの疾患において認められるが，その中で溶血性貧血を起こす場合（寒冷凝集素病と呼ぶ）はそれほど多くはない．

DL抗体は，20℃以下では赤血球と結合し，37℃になると溶血を起こすという特性をもっている．DL抗体によって発作性寒冷血色素尿症（paroxysmal cold hemoglobinuria：PCH）が起こる．PCHの患者では寒冷にさらされた後に著明な溶血が起こり，ヘモグロビン尿が現れる．

Ⅵ．炎症と急性期反応物質

炎症は，臨床的にもっとも頻繁に遭遇する病態であり，生体の細胞や組織の損傷に対する一連の生体防御反応である．古くから局所炎症反応として発赤，熱感，疼痛，腫脹，機能障害の五大兆候がよく知られているが，形態学的にも細胞の変性・壊死，血管反応，炎症細胞の浸潤などがみられ，生化学的にもきわめて複雑な変化を伴う．炎症病巣が体表面に限局している場合には，肉眼的ならびに理学的所見から，炎症の存在や炎症の広がりをかなり的確に知ることができる．しかし，生体の反応は炎症局所のみに限定されるほど単純なものではなく，炎症を引き起こす刺激の質または強さに応じて全身的な反応を起こす．広汎な病巣がある場合には，もっとも定型的な発熱をはじめ，頻脈，呼吸数増加，頭痛，関節痛，全身倦怠感などの症候が現れ，重症になると血圧低下を伴うショックや種々の臓器障害を合併する．多くの場合，炎症病巣は肉眼的に観察

しえない体内に起こるので，その存在や重症度を的確に把握する必要がある．そのために臨床的に使われるのが炎症マーカーの検査である．

1）炎症性サイトカイン

　臨床で用いられている炎症マーカーは，急性期タンパク（acute phase protein：APP）である．APPは，病原体の侵入や組織損傷を伴う急性炎症時に，活性化されたマクロファージから産生される腫瘍壊死因子（tumor necrosis factor：TNF），インターロイキン-6（interleukin-6：IL-6），インターロイキン-1（IL-1）などの炎症性サイトカインの作用で，主に肝臓で産生される（図3-11）．

　炎症性サイトカインである可溶性腫瘍壊死因子のTNF（とくにTNFα）は，好中球や血管内皮細胞を活性化し，活性化好中球の血管内皮細胞への粘着を促進させ，好中球エラスターゼや活性酸素による血管内皮細胞傷害を惹起する．この結果，血管内皮細胞による白血球の活性化抑制作用を有する一酸化窒素（NO）やプロスタグランジンの産生が低下し，微小循環やさらなる単球や好中球の活性化が惹起される．それにより，TNFαの産生が亢進し，血管内皮細胞や平滑筋細胞に誘導型合成酵素が誘導され，大量のNO産生による血圧低下や微小循環虚脱，すなわち，ショックが起こる．また，さらなる好中球により引き起こされる血管内皮細胞傷害が肝不全や急性腎不全などの臓器障害を惹起する．

　インターロイキンは，リンパ球自身が産生し，リンパ球に働きかける液性因子（humoral factor）であり，白血球（leucocyte）の間の情報のやりとりを担う物質という意味で名づけられた．

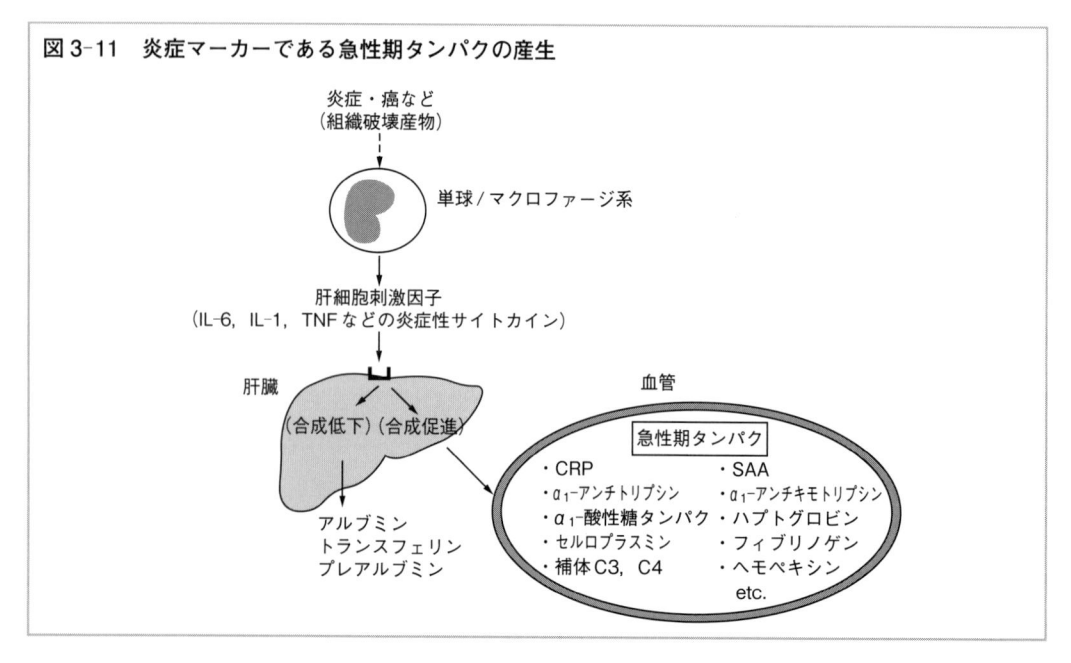

図3-11　炎症マーカーである急性期タンパクの産生

2）炎症マーカーの臨床検査と CRP

　炎症の病因としては，もっとも頻度の高い感染症をはじめ，関節リウマチなどの膠原病，悪性腫瘍，大きな外傷や骨折，熱傷，侵襲の大きな手術後などがある．炎症マーカーは決して炎症の病因を知るのに役立つものではなく，炎症の有無やその程度を診断したり，炎症の経過を観察するのに役立つ臨床検査である．したがって，炎症の病因を知るためにはさらに様々な検査が必要であり，炎症マーカーは病名の診断に対して非特異的検査といえる．

　古くから，赤血球沈降速度（赤沈）と末梢血中の白血球数・白血球像（血液像・白血球分類）が炎症マーカーとして広く臨床で使われてきたが，赤沈値および白血球数は測定技術や定量性のうえで問題があった．そこで，全身反応として血漿あるいは血清のタンパク成分の変動が注目されるようになり，これらを組み合わせることにより炎症の診断が行われるようになった．また，血液中タンパクの分析も電気泳動法から免疫化学的定量法に進歩し，さらに糖質であるシアル酸の酵素学的定量法へと発展した．

　急性炎症の場合には，血清タンパク分画検査でアルブミン分画の減少，α_1 グロブリン分画の増加と α_2 グロブリン分画の増加が認められ，いわゆる"急性炎症型分画像"を示す．とくに α_1 と α_2 グロブリン分画には APP に属する多くの糖タンパク成分が含まれているので，急性炎症時には両分画が明らかに増加する．炎症が慢性化すると，α_1 と α_2 グロブリン分画の増加傾向はやや減少するものの，γ グロブリン分画が多クローン性に増加してくるため，いわゆる"慢性炎症型分画像"が認められるようになる．しかしながら，血清タンパク分画値，とくに α_1 と α_2 グロブリン分画の測定上の再現性や正常者間での変動も比較的大きいので，必ずしも初期の変化を敏感にとらえうるとはかぎらない．

　血清タンパク分画値の変化は，主として APP の変動を反映しているため，近年ではいくつかの APP の定量が臨床的に用いられている．APP は炎症時の血清タンパク濃度の変化から，鋭敏で感度のよい CRP と血清アミロイド A タンパク（serum amyloid A protein：SAA）ならびに CRP と SAA 以外の APP に大別される．

　CRP と SAA 以外の APP には，α_1-アンチトリプシン，α_1-酸性糖タンパク，ハプトグロビンなどがあり，血清中の濃度増加は急性炎症を反映する．しかし，これらの APP は炎症病態でのみ増加するわけではなく，偽反応を示すことに注意しなければならない．

　APP のなかでは，鋭敏な動きと変動幅の大きさから CRP と SAA が炎症性疾患の診断や経過判定のためのもっとも有用な管理指標として測定されているが，今日の臨床現場でもっとも頻用されている炎症マーカーは CRP である．CRP は肺炎球菌細胞壁の C 多糖体と Ca^{2+} の存在下で沈降する血清タンパクであるが，SAA は炎症性疾患に続発するアミロイドーシスで，組織に沈着する繊維タンパク AA の血中前駆体である．SAA も CRP と同様，炎症性サイトカインの作用で主に肝臓で産生される．両タンパクの測定値は高い相関を示し，その臨床的意義のほとんどはオーバーラップする．しかしながら，SAA は CRP の上昇程度が低いウイルス感染症，SLE，ステロイド治療時に良好な反応を示す．したがって，炎症活動性を把握するうえでは両タンパクを

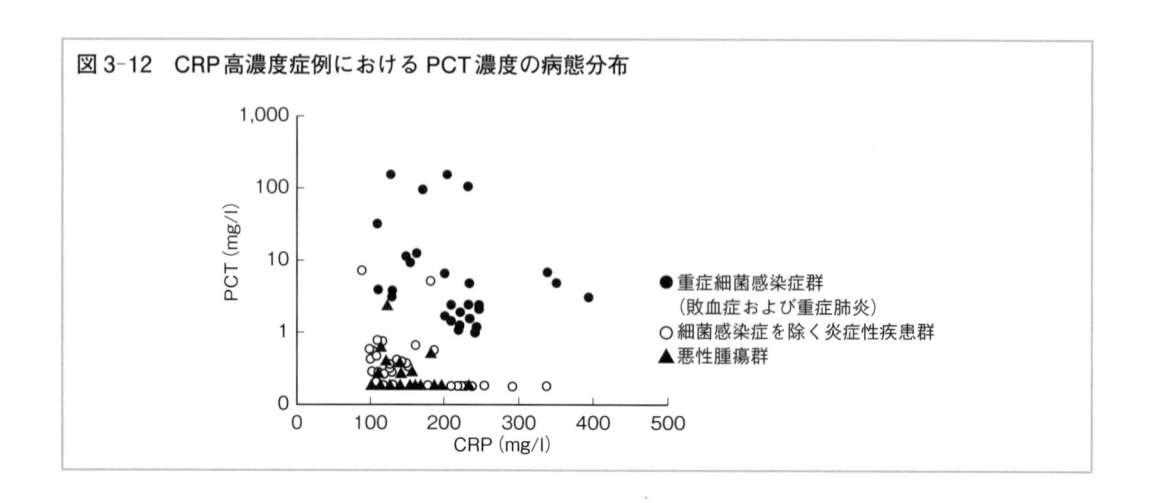

図3-12 CRP高濃度症例におけるPCT濃度の病態分布

同時に測定することが望ましい．

　炎症マーカーは，体内に炎症があれば炎症性疾患のみならず，組織破壊・細胞壊死を伴う悪性腫瘍や心筋梗塞でも異常値を示すが，マーカーによっては貧血，溶血，妊娠などの病態においても異常値を示すことがある．また，炎症マーカーによって反応速度や感染症の診断における感度（sensitivity）と特異度（specificity）が異なる．加えて，ステロイド投与時には炎症マーカーが異常値を示しにくいので注意を要する．

　現在，細菌感染症に特異度の高い炎症マーカーとして，血清中のプロカルシトニン（procalcitonin：PCT）がある．カルシトニンの前駆タンパクとして甲状腺のC細胞で産生されるPCTは，エンドトキシンやIL-6，CRPなどよりも細菌感染症に特異的であり，細菌による炎症，敗血症や多臓器不全などで選択的に誘導されるが，ウイルス感染，慢性炎症性疾患，自己免疫疾患，悪性腫瘍，手術による外傷などでは増加しない新しいタイプの炎症マーカーである．しかしながら，CRPとPCTには相関関係が認められない．CRP低濃度症例ではPCT濃度も基準範囲内であるが，CRP高濃度症例では重症細菌感染症（敗血症および重症肺炎）のみPCT濃度が有意な上昇を示し（図3-12），PCTとCRPの挙動は異なる．PCTは，CRPなどの既存の炎症マーカーとは異なり細菌感染症に特異性が高いため，感染症診療において細菌感染症の診断や重症度の判定に有用な炎症マーカーになると考えられる．また，敗血症のマーカーとしてプレセプシン（presepsin）が注目されつつある．プレセプシンは感染に際して細菌が炎症細胞に貪食されて細胞内に取り込まれ，その際に利用されるCD14タンパクがタンパク分解酵素により消化されて産生されるタンパクである．敗血症で高値となるが，細菌感染と関係ない炎症性疾患では変動しない．

　近年では，全身反応としての血中炎症マーカーに加えて，病態や疾患特異性の高いマーカーが見出されるようになり，より的確な診断が可能になりつつある．

Ⅶ. 免疫グロブリン異常

　免疫グロブリン (immunoglobulin：Ig) の特徴は, ①抗体活性をもつこと, ②基本構造は1対のH鎖 (heavy chain) とL鎖 (light chain) からなること, ③B細胞系の抗体産生細胞によって産生されることである.

　抗体は, 5種類の免疫グロブリン (Ig)-G, A, M, DおよびEに属し, 異なる抗原に対して特異的抗体を産生する. 免疫グロブリンの異常は量的なものと質的なものに分けられ, 量的異常は生成が増加する場合と減少する場合とがある. 生成が増加する場合には, 特定の抗体産生細胞 (単一クローン) のみが異常増殖し免疫グロブリンを産生する場合 (モノクローナルγグロブリン血症) と, 多数の抗体産生細胞 (多クローン) が増殖し免疫グロブリンを産生する場合 (ポリクローナルγグロブリン血症) とがある.

1) 高γグロブリン血症

　免疫グロブリンは, 基本構造として2種類のポリペプチド鎖からなり, 2本のH鎖と2本のL鎖から構成される. H鎖は抗原性の違いによって5つのクラス, すなわちIgG, IgA, IgM, IgDおよびIgEに区別される. 一方, L鎖は2種類のタイプ, K型 (κ鎖) とL型 (λ鎖) に区別される. したがって, 免疫グロブリンには5つのクラスと2つのタイプがあるので, 計10種類存在することになる.

　5つの免疫グロブリンIgG, IgA, IgM, IgDおよびIgEは, B細胞系のリンパ球とこれが分化成熟した形質細胞によって産生される. IgG, IgAおよびIgMの血中濃度はmg/dlレベルで, それらの比率は10：2：1である. IgDの血中濃度もmg/dlレベルであるが, IgG, IgAおよびIgMに比べるとIgDは微量のため, IgDの増加は血清タンパク分画に影響を及ぼすことはない. 血中IgEはng/mlレベルの微量成分として存在し, その測定法はIgG, IgAおよびIgMとは異なり, また病態においても特徴ある変動を示す.

(1) 多クローン (polyclonal) の免疫グロブリン増加 (IgG・IgA・IgM異常高値)

　数多くの抗体産生細胞が非特異的な抗原刺激を受けて増殖し, 無数の免疫グロブリンが産生される場合である.

　ポリクローナルの免疫グロブリン増加を判定するために, 電気泳動法によるγ分画の形成をみる. ポリクローナルの増加は, 幅広いバンド, またはなだらかな丘状のピークとして認められる.

　ポリクローナルの免疫グロブリン増加を示す代表的な病態としては, 肝疾患, 感染症および膠原病がある.

(2) 単一クローン (monoclonal) の免疫グロブリン増加

　特定の抗体産生細胞の増殖によって産生される免疫グロブリンは, 単一あるいは均一であって, これはMタンパクと呼ばれる.

図3-13 電気泳動法における免疫グロブリンのpolyclonalおよびmonoclonalの増加

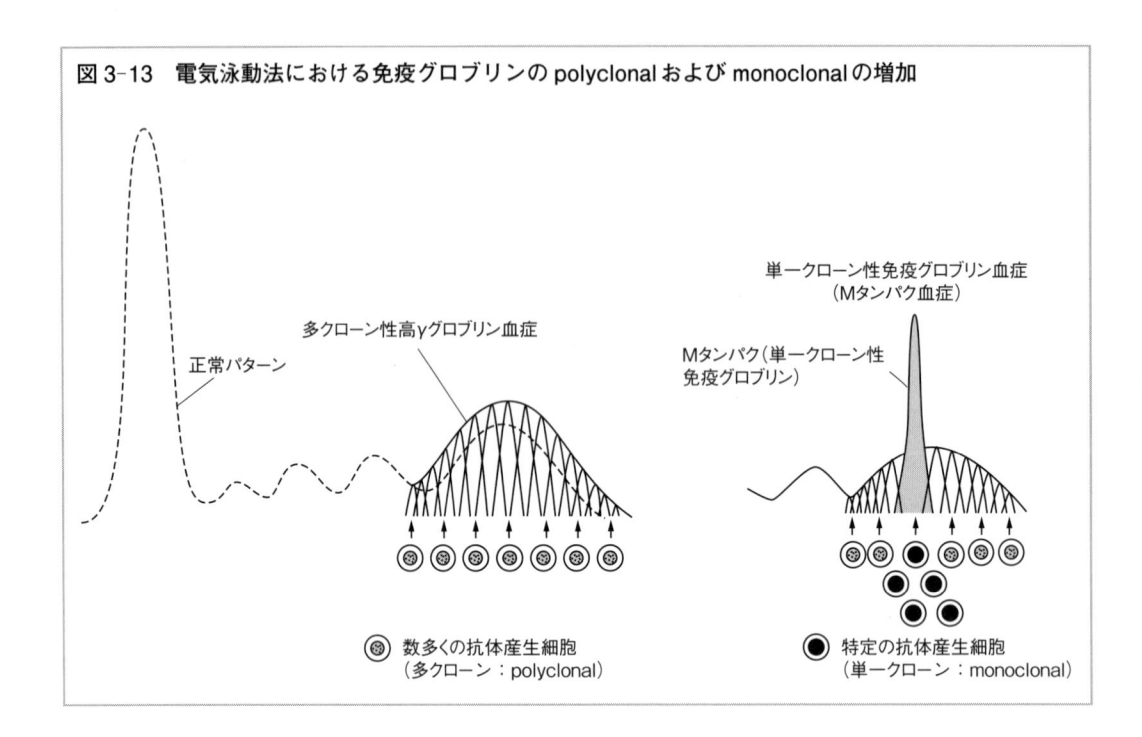

モノクローナルの免疫グロブリンの増加は，電気泳動では幅狭いバンドあるいは尖鋭なピークとして認められる．この場合には免疫電気泳動法を行う必要があり，この検査によりMタンパクの種類が同定される．

Mタンパクが見出される代表的な病態は，多発性骨髄腫や原発性マクログロブリン血症などのB細胞系の悪性腫瘍であり，血中に著明に増加する（図3-13）．

2) マクログロブリン血症

マクログロブリン血症は形質細胞の癌で，単一クローンの形質細胞がマクログロブリンと呼ばれる大型の抗体（IgM）を過剰に産生する．IgGあるいはIgAのみの著増は，多発性骨髄腫がもっとも考えられる．

男性は女性よりもマクログロブリン血症を発症しやすく，発症の平均年齢は65歳である．人によっては，血液中のマクログロブリンが増えたために血液の粘度が高くなり（過粘稠度症候群），皮膚，手足の指，鼻，脳への血流が妨げられて皮膚や粘膜（口，鼻，消化管の内膜など）からの出血といった症状が現れることもあるが，多くは症状がなく偶然発見されることが多い．

本症は，悪性の形質細胞の浸潤によってリンパ節が腫脹し，肝臓や脾臓が腫大する．また，正常な抗体が十分に産生されないために細菌感染を繰り返す．悪性の形質細胞によって骨髄での正常な血液形成細胞の産生が妨げられると，貧血となり，脱力や疲労が生じる．また，悪性の形質細胞が骨に浸潤すると，骨密度が減少し骨が弱くなり（骨粗鬆症），骨折しやすくなる．

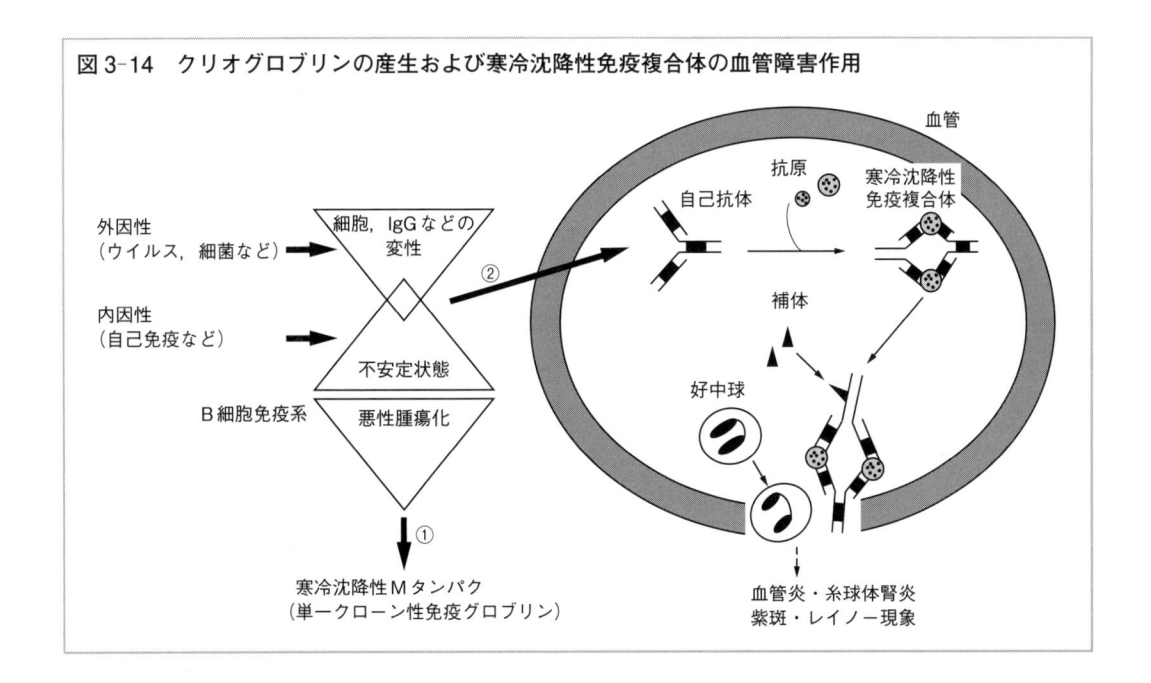

図3-14 クリオグロブリンの産生および寒冷沈降性免疫複合体の血管障害作用

3) Bence Jonesタンパク

Bence Jonesタンパク（BJP）は，形質細胞・B細胞系の増殖性疾患において産生された単クローン性L鎖（κ型またはλ型）である．通常は二量体（分子量44,000）で存在するため，容易に腎糸球体から濾過され尿中に排泄される．そのため血清より尿で検出されやすい．

BJP骨髄腫患者の尿から発見されたタンパク質で，56℃付近で白濁凝固するが，90〜95℃で再溶解するという特徴ある性質を有する．

多発性骨髄腫の約60%，原発性マクログロブリン血症の約20%がBJP陽性である．BJPが多量に排泄される骨髄腫（ことにIgD型骨髄腫）では腎障害を合併しやすい．

4) クリオグロブリン

クリオグロブリンとは，血清を低温（4℃）に保存すると白色沈殿あるいはゲル化し，37℃に温めると再溶解する異常タンパクである．その主な構成成分は病的免疫グロブリンであり，2つの型に大別される．すなわち，Mタンパクそのものからなる単一型（monoclonal cryoglobulin）と2種以上の成分からなる混合型（mixed cryoglobulin）である．混合型は，通常免疫複合体である．したがって，クリオグロブリンは寒冷沈降性という特性をもつMタンパク，または寒冷沈降性の免疫複合体のいずれかである．MタンパクはB細胞系の単一クローン性細胞の増殖，とくに悪性腫瘍によって産生されることが多い（図3-14①）．一方，寒冷沈降性の免疫複合体の生成機序は，ウイルスや細菌などの侵入あるいは免疫組織の不安定状態が原因となり，自己抗体が産生され，その結果，免疫複合体が形成される（図3-14②）．自己抗体としてはリウマトイド因子がしばしば見出され，免疫複合体はIgM-IgG型（IgMはIgGに対する自己抗体）のことが多い．

寒冷沈降性免疫複合体は，免疫複合体と同様に組織障害性に作用する．とくに血清中のものは血管炎や糸球体腎炎を惹起することが多い．

5）パイログロブリン

　パイログロブリンは，血清を56℃に加温すると白濁を生じるタンパクであるが，Bence Jones タンパクのようにそれ以上の加熱でも再溶解は起こらず，白濁は不可逆性である．通常単クローン性タンパクとして血中に出現し，形質細胞・B細胞系の腫瘍性疾患である多発性骨髄腫や原発性マクログロブリン血症などに認められるが，まれに悪性リンパ腫など網内系疾患でも認められる．

Ⅷ．輸血，移植，生殖における同種免疫反応

1）同種免疫（alloimmunity）とは

　自己と非自己を識別する免疫システムは，病原体（細菌，ウイルス）や悪性新生物を排除するのに不可欠である．病原体に感染した細胞や癌化した細胞は本来自己由来であるが，"自己"とは異なる分子を表出したり，自己マーカーを欠失したりして，"似て非なるもの"，すなわち"非自己"として免疫システムによって認識される．

　同種免疫は同じ種の間で，互いの"似て非なる抗原"を認識する免疫として捉えられる．その多くは抗原を特異的に認識し，免疫学的記憶を示す適応（獲得）免疫であるが，一部は免疫学的記憶をしない自然（先天性）免疫も関与している．哺乳類は数百万年にわたって妊娠・分娩という過程で同種免疫反応を繰り返してきた．おそらく進化にも関わってきたことだろう．しかし，約百年前に始まった輸血医療は同種免疫の重要性を認識させ，最近の固形臓器と造血細胞の移植はその関与を最重要なものに押し上げ，同種免疫の制御は移植成績を左右している．

2）同種抗原（alloantigen, isoantigen）

　同種の間で構造（タンパク，糖）に違いがあるもののうち，免疫原になりうるものを同種抗原と呼ぶ．同種抗原には，赤血球，白血球，血小板，血清タンパクに存在する数多くの抗原のほかに，精巣関連抗原なども含まれる．

3）主要組織適合抗原（MHC：major histocompatibility complex）

　ヒトではHLAと呼ばれ，移植成績を左右する最も重要な抗原系である．

　第9章 A-d（白血球抗原）を参照．

4) 同種抗体 (alloantibody, isoantibody)

　同種抗原に免疫反応して産生された抗体は同種抗体と呼ばれる．同種抗体はアロ抗体とイソ抗体に分けられる．同種間で少し異なる相同の抗原を保有する個体が産生する抗体（たとえば，抗E，抗HLA，抗HPA-4b）はアロ抗体，ある抗原を欠失した個体が産生する抗体（たとえば，抗D，O型者が保有する抗A+抗B+抗AB，抗Nak[a]）はイソ抗体と分類される．

5) 同種抗体獲得に至る2つの機序：直接同種認識 (direct allorecognition) と間接同種認識 (indirect allorecognition) (図3-15)

　一般に抗原提示細胞（APC）によってプロセッシングを受けた同種抗原は，MHCクラスII分子とともに特異的なレセプター（TCR）を有すヘルパーT細胞に提示される．ヘルパーT細胞は次にその抗原をB細胞上の対応するレセプター（BCR）を介してB細胞に提示し，そのB細胞はサイトカイン類（IL-1, -2, -4, -5, -6）により形質細胞にまで分化誘導され，BCRと同じ特異性を有す免疫グロブリンを産生する．

　通常の免疫プロセスではドナー由来同種抗原を提示するAPCとヘルパーT細胞/B細胞はともにレシピエント由来で，間接認識経路と呼ばれる．一方，直接認識経路ではドナーAPCがそのMHCクラスII溝内のドナー自身に由来するペプチドをレシピエントのヘルパーT細胞に直接的に提示し，さらにそのペプチドを特異的に認識するレシピエントB細胞を活性化する経路である．MHC溝内に存在するペプチドは約8割が自己MHCに由来するといわれている．したがって，直接経路で認識される抗原はMHC（ヒトではHLA）がほとんどで，赤血球など他の抗原はほとんど間接経路で認識される．

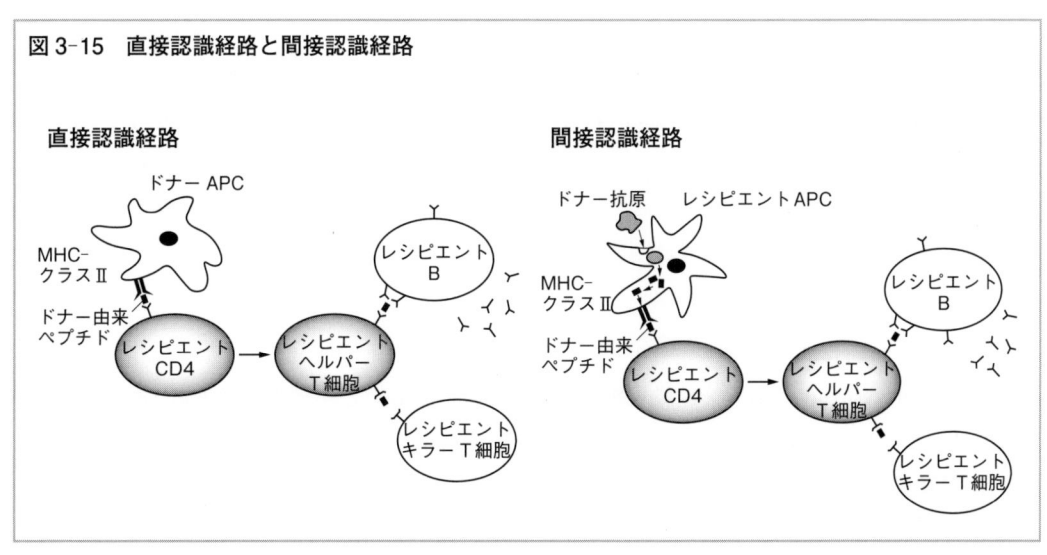

図3-15 直接認識経路と間接認識経路

表3-7 白血球除去による効果

有効
・同種 HLA 抗体産生の防止（ただし既感作者には無効）
・血小板輸血不応状態の防止（ただし既感作者には無効）
・非溶血性発熱反応の防止
・白血球内病原体の感染防止（CMV，HTLV-1，HIV など）
無効
・輸血アレルギー反応（じん麻疹など）の予防（ドナータンパク質と反応するため）
・プリオンタンパクの除去（約50％の除去に留まる）
・赤血球抗体の産生防止
・赤血球溶血性副反応の防止
賛否の論争があるもの
・輸血後 GVHD の予防（ある程度有効だが，防止策として完全ではない）
・アグリゲート（凝集物）生成抑制（理論的には有効）

6）白血球除去の意義

輸血血液からフィルターを用いて白血球を除去する手技が広く用いられている．最大の目的は輸血血液の白血球のうち，APC を除去して直接経路による HLA 抗体産生を予防することにある．HLA 抗体を有する患者に輸血（赤血球，血小板，血漿）を行うと発熱反応を呈しやすく，血小板輸血を行うと血小板輸血が無効（血小板輸血不応状態）になりやすい（表3-7）．

7）同種抗原と反応する細胞傷害性 T 細胞（alloreactive cytotoxic T cells, killer T cells）

ウイルス感染細胞や癌細胞を傷害する細胞傷害性 T 細胞の他にも，同種抗原を攻撃する細胞傷害性 T 細胞群が存在する．移植後の GVHD（graft-versus-host disease）や拒絶反応・生着不全（host-versus-graft reaction）に関与している．

APC（ドナー，またはレシピエント由来）表面の MHC クラス II 分子内のドナー抗原ペプチドは APC からヘルパー T 細胞（Th1）への抗原提示と活性化の補助（IL-2，IFN-γ）のもとに同種細胞傷害性 T 細胞を誘導する．この際，B 細胞の場合と同じように，APC がドナー由来の場合は直接認識経路，レシピエント由来の場合は間接認識経路にあたる．細胞傷害性 T 細胞の約10％は同種抗原反応性を有しているといわれる．同種細胞傷害性 T 細胞は MHC クラス I 分子を標的として，細胞傷害因子（パーフォリン，グランザイム，リンホトキシン α）を放出して標的細胞を傷害する．

8）移植（transplantation）

(1) 移植ドナー別による分類

移植は移植片（graft）（臓器・組織・細胞）の提供者（donor）と移植を受ける者（recipient）の関係によって4種に分類される．

①自己移植（autograft transplantation）

自分の組織を移植する場合で，拒絶されることなく永久的に生着する．火傷の際の皮膚，骨欠

損部への骨片など．

②同系移植（isograft transplantation）

一卵性双生児間，マウス間での移植など同じ遺伝子を有す個体間の移植で，通常生着する．造血幹細胞移植では拒絶反応は起きないが，原疾患（白血病など）の再発率が高い．

③同種移植（allogeneic transplantation）

ヒト-ヒト間のように異なる遺伝子を有す同種間での移植をいう．最も広く行われている移植である．一般的に組織適合抗原（HLA）が似かよっているほど拒絶されにくく，生着しやすい．腎，肝，造血幹細胞，角膜など．輸血も同種移植の一種に相当する．

④異種移植（xenograft transplantation）

サルからヒトへのように異種の動物間で行われる移植で，通常は強い拒絶反応が起きやすい．ブタ心臓弁，ブタ皮膚など．

(2) 拒絶反応（rejection reaction，HVGR：host-versus-graft reaction）

レシピエント免疫機構がドナー移植片に対し起こした拒絶反応は宿主対移植片反応（host-versus-graft reaction）とも言う．

すべてのHLAを一致させたドナーを得ることは難しく，同種間（とくに非血縁）移植では拒絶反応が起きる可能性は高い．拒絶反応は超急性，促進型急性，急性，慢性に大別される（表3-8）．

①超急性拒絶反応（hyper acute rejection）

移植後数分から24時間以内に起こる拒絶反応で，起きてしまうと有効な治療法はない．レシピエントが過去の輸血などにより感作され，強いHLA抗体を保有していることが多いので，移植前にドナーと反応する抗体がないことを確認してから移植に臨むことが重要である．もし保有していれば，血漿交換などにより抗体価を下げておく．

②促進型拒絶反応（accelerated rejection）

移植後2～7日後に起こる促進型拒絶反応は，ドナーHLA抗原と反応する抗体を保有するか，あるいは以前に保有していた場合に起こりやすい．やはり制御は難しい．

表3-8 拒絶反応の要約

反応の種類	発症時期	主に関与する免疫	治療
超急性拒絶反応	移植後数分～24時間	抗体による補体の活性化	どれも無効
促進型拒絶反応	移植後2日～7日	抗体による補体の活性化	血漿交換 モノクローナル抗体（抗T細胞，抗B細胞）
急性拒絶反応	移植後8日～100日	キラーT細胞による移植片傷害	ステロイドやシクロスポリン・タクロリムスなどのカルシニューリン阻害免疫抑制剤
慢性拒絶反応	移植後100日以降	抗体による血管傷害とキラーT細胞による移植片傷害	ステロイドやシクロスポリン・タクロリムスなどのカルシニューリン阻害免疫抑制剤（T細胞），リツキシマブ（抗B細胞）

③急性拒絶反応 (acute rejection)

移植後8〜100日までに発生する拒絶反応で，発熱，食欲不振，全身倦怠，移植片の硬化腫大を呈する．活性化したCD4ヘルパーT細胞はIL-2などのサイトカインを産生してキラーT細胞を活性化する．キラーT細胞は移植片上のHLA分子を標的として，移植片を壊死に導く．診断は病理生検標本でリンパ球やマクロファージの浸潤と移植片組織の壊死を観察することである．

④慢性拒絶反応 (chronic rejection)

移植後100日以上経過してから起きる反応である．HLA抗原のほかにマイナー組織適合抗原の違いも関与していると考えられている．細胞性免疫（キラー細胞）よりも液性免疫（抗体，B細胞）がより深く関与している．血管内皮細胞が傷害され，線維芽細胞が増生して間質肥厚し，血管が狭窄する．

(3) 移植片対宿主反応 (GVHR：graft-versus-host reaction)

移植片中のT細胞が宿主のMHC (HLA) を認識して攻撃する場合をいう．宿主が免疫不全や強力な免疫抑制剤使用下で発生しやすい．輸血が原因の場合は輸血後GVHDと呼ぶが，血液製剤への放射線照射で予防できる．

9）拒絶反応の制御・治療

移植前にリンパ球交差試験適合やHLA一致のドナー選択などを行っても引き起こされる移植

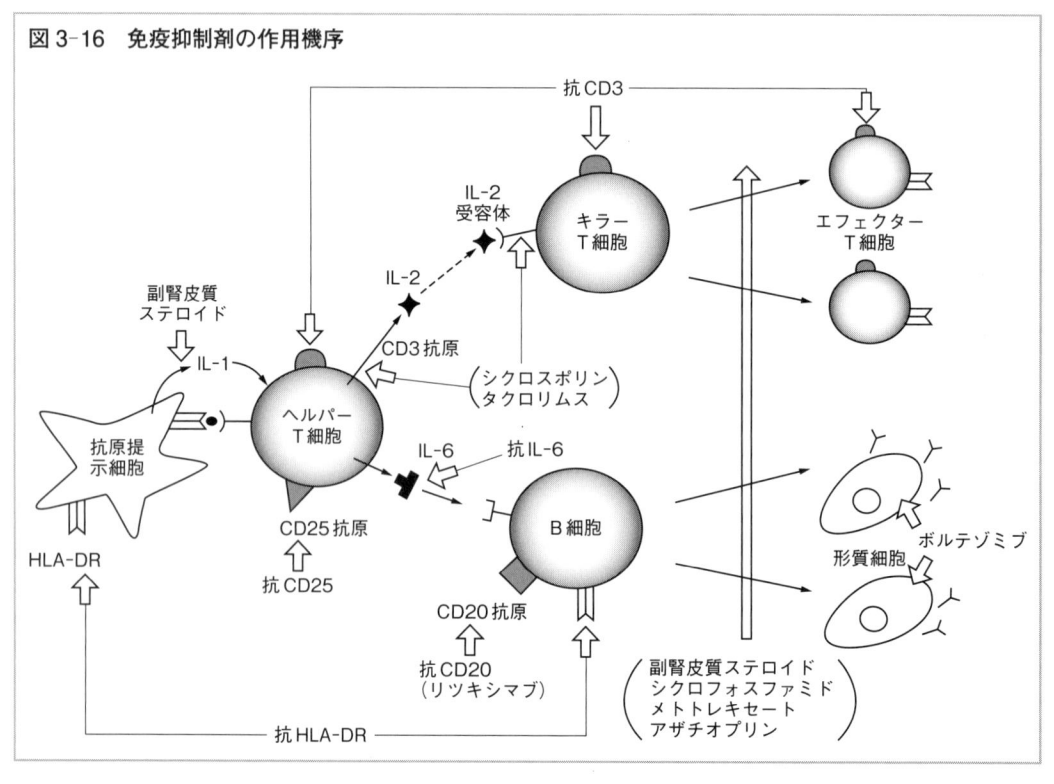

図3-16 免疫抑制剤の作用機序

表3-9 免疫抑制剤の種類と主な薬理作用

免疫抑制剤	薬理作用	代表的薬剤
副腎皮質ステロイドホルモン	細胞内ステロイド受容体と結合し，サイトカイン遺伝子の転写を阻害する．サイトカインの産生を阻害し，T細胞増殖やマクロファージの機能を阻害して，免疫反応を抑制する．	Prednisolone Methyl-prednisolone
代謝拮抗薬	核酸合成を阻害することにより，細胞の増殖を抑制する．リンパ球の増殖を阻止し，免疫反応を抑制する．	Azathioprine Methotrexate Mizoribine MMF
アルキル化剤	核酸やタンパクをアルキル化して，細胞分裂を抑制する．リンパ球の増殖を阻止し，免疫反応を抑制する．	Cyclophosphamide
カルシニューリン阻害薬	リンパ球増殖に関連するサイトカインの産生を阻害する．IL-2の産生阻害により細胞傷害性T細胞の増殖を抑制する．	Cyclosporine Tacrolimus
抗体薬	免疫関連細胞がもつ特有な抗原に結合する抗体．T細胞，B細胞，細胞表面受容体などに対する抗体によって，その細胞の機能を阻害する．	ATG Muromomab-CD3 Basiliximab Rituximab
分子標的薬	がん細胞に選択的に作用する．	Bortezomib

片拒絶反応を抑制するために，免疫抑制剤（immunosuppressants）が使用される．免疫抑制剤は機能から5種類に大別される．図3-16に作用機序を示す．

(1) 副腎皮質ステロイド

グルココルチコイドは炎症性メディエータ（prostaglandinなど）と炎症性サイトカイン（IL-1, TNF-α）産生を抑制して強い抗炎症作用を有する．さらにT細胞増殖反応抑制，B細胞抗体産生抑制，接着分子抑制による免疫抑制作用を発揮する．

(2) 代謝拮抗薬

葉酸拮抗（methotrexate：MTX），プリン体競合（azathioprine：AZA, mizoribine：MZ），プリン代謝阻害（mycophenolate mofetil：MMF）の機序により核酸合成を阻害することにより，T細胞・B細胞の免疫細胞の増殖抑制をもたらす．

(3) アルキル化剤

薬剤のアルキル基がDNAのグアニンと結合してアルキル化し，核酸合成を阻害する．とくにB細胞に作用して抗体産生を抑制する．

(4) 特異的情報伝達阻害薬（カルシニューリン阻害薬）

シクロスポリン（cyclosporine A：CsA）とタクロリムス（tacrolimus）は細胞内受容体イムノフィリンと結合し，さらにカルシニューリンと複合体を形成して，IL-2などのサイトカイン転写が阻害されて，T細胞活性化が抑制される．

(5) 抗体薬（生物学的製剤）

免疫して作製した抗ヒト胸腺細胞グロブリン（ウサギ由来のanti-human thymocyte immunoglobulin：ATG）は，リンパ球の増殖と機能を阻害する．ヒト化したマウスモノクロー

ナル抗体は分子標的療法と呼ばれる．抗CD3（ムロモマブ-CD3）と抗IL-2レセプター（抗CD25，バシリキシマブ）はT細胞を標的とする．他にも抗TNFα（インフリキシマブ），抗IL-6受容体（トシリズマブ），抗CD20（リツキシマブ），抗CD52（アレムツズマブ），可溶性TNF受容体（エタネルセプト），CTLA4-Ig（アバタセプト）などがある．これらの製剤は動物（細胞）由来なので生物学的製剤とも呼ばれる．

(6) その他の免疫抑制法

免疫抑制剤以外の免疫抑制には，血漿交換による抗体の除去，体外循環を併用したリンパ球の紫外線照射，放射線照射，胸管ドレナージによるリンパ球除去，脾臓摘出などがある．

造血細胞移植領域では，間葉系幹細胞，メトキサレンを用いた体外紫外線アフェレーシス，ヤヌスキナーゼ阻害薬，便細菌叢移植などが使用あるいは試みられている．

10) 混合リンパ球培養反応（mixed lymphocyte reaction : MLR, mixed lymphocyte culture : MLC）

混合リンパ球培養反応は，急性拒絶反応の *in vivo* でのモデルとみなされている．MLC検査ではマイトマイシン（または放射線照射）により不活化した（ドナー）リンパ球を刺激細胞として被検者リンパ球と混合培養し，6〜8日後に幼若化した被検者リンパ球が誘導されるかを ^{3}Hチミジン取り込みにより測定する．MLCはT細胞が自己と異なるHLA-クラスIIのD抗原（DR，DP，DQ）を認識する反応なので，一般的にはMLCの代わりにHLA-DRのDNAタイピングが主流となっている．

第4章　抗原抗体反応による分析法

Ⅰ．抗原と抗体の結合

1) 抗原抗体反応とその原理
　腸チフス患者の不活化血清にチフス菌を加えて混合すると，チフス菌は血清中に含まれているチフス菌に対する抗体と特異的に反応して凝集塊をつくる．このように，抗原と抗体が特異的に反応し，それに随伴して凝集反応，溶解反応，沈降反応などの反応を起こすことを総称して**抗原抗体反応**と呼ぶ．腸チフス患者の血清中のチフス菌に対する抗体は，チフス菌のみを凝集してパラチフス菌や赤痢菌を凝集しない．このように抗原抗体反応は**特異性**（specificity）をもっている．

2) 抗原抗体反応の分類
　試験管内反応（体液反応）：生体外に取り出した体液の中に存在している抗体が，試験管内や，のせガラス上などで抗原と抗原抗体反応を起こすことを**試験管内抗原抗体反応**という．臨床免疫検査で取り扱う抗原抗体反応は，ほとんどがこれに属している．

　生体内反応（組織反応）：動物体内に入った抗原または抗体が動物体内の抗体あるいは抗原と抗原抗体反応を起こすことを**生体内抗原抗体反応**という．生体が示す種々の反応から，生体内でどのような反応が起こったかを知ることができる．

3) 抗原抗体反応の特異性
　抗原抗体反応は特異性を示すが，これについては次のようなものが知られている．
(1) 型特異性（群特異性）
　ABO血液型の抗A抗体は，A型物質をもつヒトの赤血球のみを凝集する．このように同種の個体の同じ成分間のもつ特異性を**型特異性**あるいは**群特異性**と呼ぶ．
(2) 種特異性
　ヒトのIgGをウサギに注射してつくった免疫血清は，ヒトのIgGと反応するが，ウマのIgGとは反応しない．このように種によって示す特異性を**種特異性**と呼ぶ．
(3) 臓器特異性
　A動物の水晶体をB動物（たとえばウサギ）に注射してつくった免疫血清は，A動物の水晶体タンパクのみならず，C，D，E……動物の水晶体タンパクとも反応し，また免疫動物B（ウサギ）

の水晶体タンパクとも反応する．しかし，この免疫血清とC，D，E……動物の水晶体タンパク，および免疫動物B（ウサギ）の水晶体タンパクとの反応は弱い．このように種に関係なく臓器にだけ共通の特異性を示すことを**臓器特異性**という．

(4) 異原系統

ある抗原Xをある動物に注射してつくった免疫血清が，抗原Xと反応するのは当然であるが，Xとはみかけ上まったく関係がない抗原Y，Z……とも反応することがある．これは共通抗原が不規則に分布しているために起こる現象である．このように種にも臓器にも関係なく，不規則に分布している共通抗原によって示される特異性をもつ一連の系統を**異原系統**と呼び，この異原系統の反応にあずかる抗原を**異原（異好）抗原**，抗体を**異原（異好）抗体**と呼ぶ．

4) 交差反応 (cross reaction)

ある抗原で免疫して得られた抗体が他の抗原と反応することがある．これを**交差反応**と呼んでいる（図4-1）．大別して次のような2つの原因がある．

① 2つの抗原が共通の抗原決定基をもっている場合
② 2つの抗原の決定基の化学構造がきわめて近似している場合

5) 抗原抗体反応の原理

抗原抗体反応で重要なことは，高い特異性を示すことと，反応が最も強く起こる抗原と抗体の最適比があることである．また，反応によって感度が異なることである．

抗原と抗体の結合は，抗原と抗体両分子の特異的結合段階（第1相反応）と，その結合物が大きくなり種々の活性を示す段階（第2相反応）とに分けられる．しかし，両反応は画然と区別できるものではなく，混然と進行する．

(1) 第1相反応

第1相の抗原と抗体の結合には，水素結合[*1]，クーロンの静電気力[*2]，van der Waalsの力[*3]，疎水結合[*4]が関与し，両分子の結合は短時間内に終わる．これらの相互作用に関する個々の力は弱いが，数多くの結合が形成されると，大きな結合エネルギーとなる（図4-2）．

抗体と1価ハプテンの反応，固定された抗原または抗体による反応，抗原あるいは抗体の一方

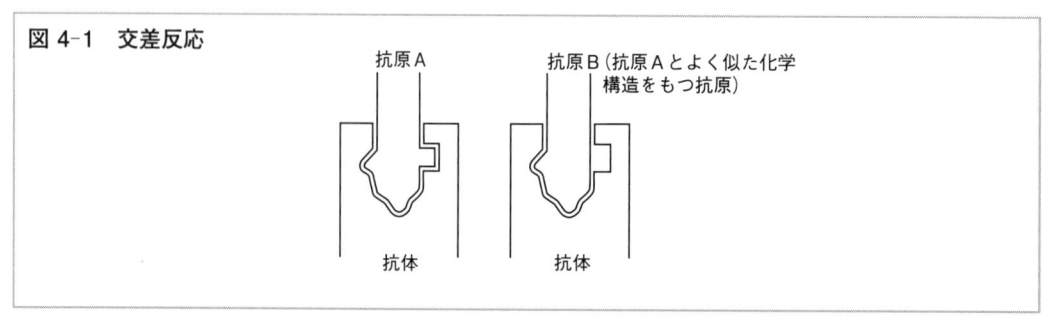

図4-1 交差反応

が過剰の場合，赤血球と不完全抗赤血球抗体の反応は第1相で止まる．

*1 **水素結合**：電気陰性度の大きい原子が，それに結合している水素原子の介在によって，同一分子内，あるいは他の分子の電気陰性度の大きい原子に接近し，系が安定化するとき，水素結合をつくる．すなわち，1つの水素原子が2つの原子により共有される場合の結合である．水素結合を一般に X-H…Y のような記号で表す．陽子を与える側を陽子供与体，陽子を受ける側を陽子受容体という．X-H…Y において X が供与体，Y が受容体である．

*2 **クローンの静電気力**：電気力および磁気力に関する法則で，距離 γ をへだてて静止する2つの点荷電 q, q' の間に働く力 F は両者の結合線の方向に向き，その大きさは

$$F \propto q q' / \gamma^2$$

であり，電荷または磁極が同符号であれば反発力，異符号なら引力である．

*3 **van der Waalsの力**：分子間力の引力部分をいう．かなり遠距離まで働く弱い力で，遠方では分子間の距離の7乗に逆比例する．

*4 **疎水結合**：疎水結合は，抗原と抗体の相互作用に関与する力のほぼ半分を占めている．水溶液中において，極性の低い，すなわち水と親和性の低い分子，またはその一部が，水との接触を少なくするために，互いに接近するときの相互作用をいう．

(2) 第2相反応

第1相反応で生じた結合物は反応系の物理化学的，生物学的条件のもとで，特異的，非特異的（補体，高分子溶液，タンパク分解酵素，イオン強度などによって）にさらに大きな結合物をつくり，種々の反応（沈降反応，凝集反応，溶血反応，中和反応，食作用など）を起こす．

また，生体内でアレルギー性反応を起こす．

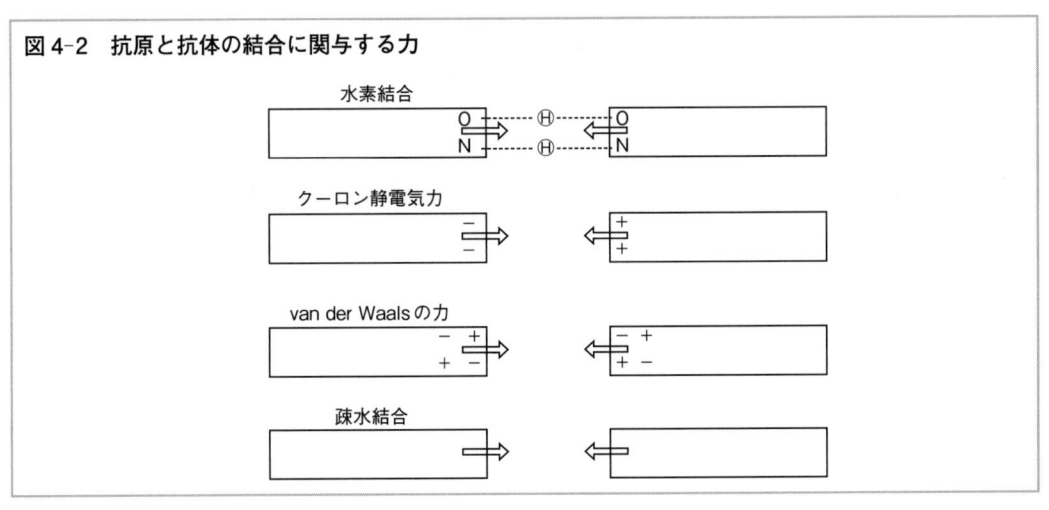

図4-2 抗原と抗体の結合に関与する力

6) 抗体の親和性 (affinity) と抗原結合活性 (結合力) (avidity)

抗原抗体反応の強さと速さには抗体の親和性と抗原結合活性 (結合力) が大きな影響をもつ.

親和性 (アフィニティ, affinity): 対応した抗体と特定の抗原決定基とが反応する結合力をいう.

結合活性 (結合力) (アビディティ, avidity): 多数の抗原決定基をもつ抗原と多価の抗体とが反応する際の平均的な結合力をいう. 結合活性は親和性の単純加算とはなりえない.

7) 抗原抗体反応に関与する免疫グロブリン

抗原を生体内に入れると, 種々の免疫グロブリンに属する抗体が産生される.

免疫グロブリンを分離精製して, 種々の抗原抗体反応を行ってみると, その抗原抗体反応に関与する抗体の免疫グロブリン分画がわかる. **表4-1**に抗原抗体反応とその反応に関与する抗体の免疫グロブリンクラスを示した.

8) 抗原抗体反応に影響を及ぼす因子

(1) 塩類

試験管内抗原抗体反応に使う生理食塩液 (0.9%～0.85%) の濃度は, 等張という意義のほかに, 抗体と結合していない抗原粒子と抗体に結合した抗原粒子との間に界面化学的に安定性に差を示すような濃度である. すなわち, 抗体と結合した抗原粒子の電気二重層界面電位が下がり, IgM抗体が凝集塊をつくるように働く濃度に相当している.

また, Mg^{2+} と Ca^{2+} は抗原抗体複合体によって, 補体が活性化するときに必要である.

(2) pH

タンパクは各自固有の等電点を有し, その付近のpHで最も沈殿しやすい. 抗原抗体複合体の等電点は, 抗体グロブリン (免疫グロブリン) の等電点に近くなる. 試験管内抗原抗体反応を行うときのpHはおよそ6～8の間である. これは抗体グロブリン (免疫グロブリン) の等電点に近いので, 反応が進むのにちょうどよい条件である.

表4-1 抗原抗体反応に関与する免疫グロブリン

抗原抗体反応の種類	抗体	反応に関与する免疫グロブリン
凝集反応	凝集素	IgG, IgM, IgA
沈降反応	沈降素	IgG, IgM, IgA
貪食作用	オプソニン	IgG, IgM
溶解反応	溶解素	IgG (IgG4を除く), IgM
細胞傷害反応	細胞傷害抗体	IgG (IgG4を除く), IgM
補体結合反応	補体結合性抗体	IgG (IgG4を除く), IgM
毒素中和反応	抗毒素	IgG
酵素中和反応	抗酵素抗体	IgG, IgM
ウイルス中和反応	ウイルス中和抗体	IgG, IgM
アトピー性反応	レアギン	IgE

(Gordon, B.L. ほか, 1971. 福岡加筆)

(3) 温度

一般に抗原抗体反応は，37℃付近では抗原と抗体の分子運動が強いために最も反応が強く起こるが，その解離も強く，最終的には複合体の量は必ずしも最大とはならない．しかし，寒冷赤血球凝集反応のように，1～3℃付近で強く反応の起こるものもあり，また発作性寒冷ヘモグロビン尿症患者のDonath-Landsteiner溶血素のように，0～3℃付近に冷却したのち37℃に加温してはじめて溶血反応を起こすようなものもある．また，赤血球に対するヒト由来の抗A抗体，抗B抗体，ならびに不規則抗体の一部も低温において強く反応する．

一方，抗原と結合した抗体は，反応条件が40℃以上になると解離は強まり，56℃以上に上昇させると抗体はほぼ完全に解離する．抗体の**加温誘出法**（Landsteiner法）は，この原理を応用したものである．

(4) タンパク

赤血球に対する不完全抗体は，対応した赤血球と結合しても，生理食塩液のメディウム中では凝集を起こすことはできないが，誘電率の高い血清，血漿，ウシ血清アルブミンなど，濃厚なタンパク溶液中では，赤血球の電気二重層界面電位が下がり凝集を起こすようになる．

(5) 抗原赤血球のタンパク分解酵素処理

赤血球をあらかじめタンパク分解酵素で処理しておくと，赤血球の電気二重層界面電位が下がり，不完全抗体によっても凝集が起こるようになる．

(6) 脂質

検査血清中の脂質含有量が多いと，抗補体性（p.40参照）を示すことがある．

9) 抗原抗体反応における各因子の量的関係

試験管内抗原抗体反応には種々の形式の反応があるが，定量的に観察する場合には，抗原・抗体・補体などの量的関係が重要な意義をもってくる．

(1) 抗原・抗体の反応

凝集反応と沈降反応がこれに相当する．

①**抗原減量法**：図4-3に示したように，抗体量を一定に保ち，抗原量を系統的に減量（希釈）して，それぞれの組合せについて抗原抗体反応を行う方法である．

②**抗体減量法**：図4-4に示したように，抗原量を一定に保ち，抗体量を系統的に減量（希釈）して，それぞれの組合せで抗原抗体反応を行う方法である．

③**抗原抗体変量法**：図4-5に示したように，抗原量も抗体量もそれぞれ系統的に減量（希釈）して，すべての組合せで抗原抗体反応を行う方法である．

〔抗原抗体反応の最適現象と抑制現象〕

①**最適比**：以上のような系統的な抗原抗体反応を行うと，反応の強さは一様ではなく，最も強く反応の起こる抗原と抗体との量的関係が認められる．たとえば，抗原減量法による沈降反応を行ってみると，図4-6に示したように，最も速く，最も多くの沈降物が生じてくる抗原と抗体の

図 4-3 抗原減量法

抗 原

抗 体

図 4-4 抗体減量法

抗 原

抗 体

図 4-5 抗原抗体変量法

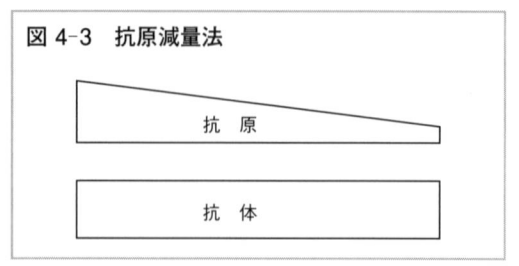

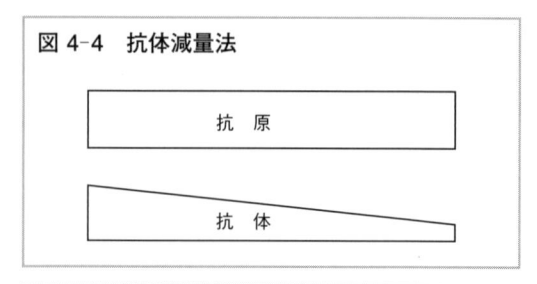

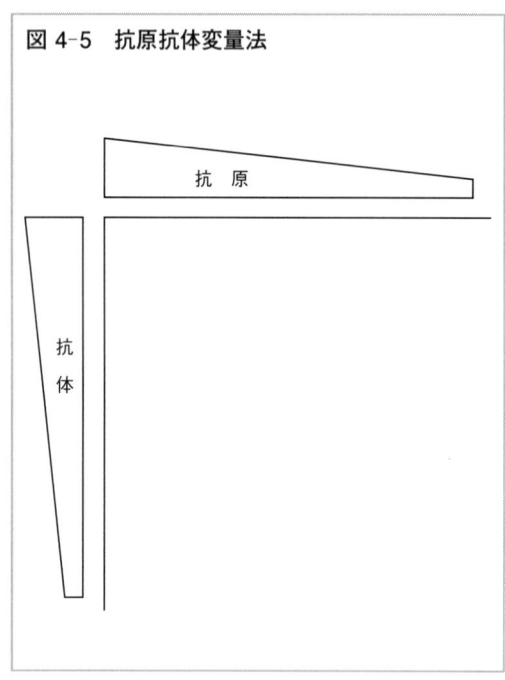

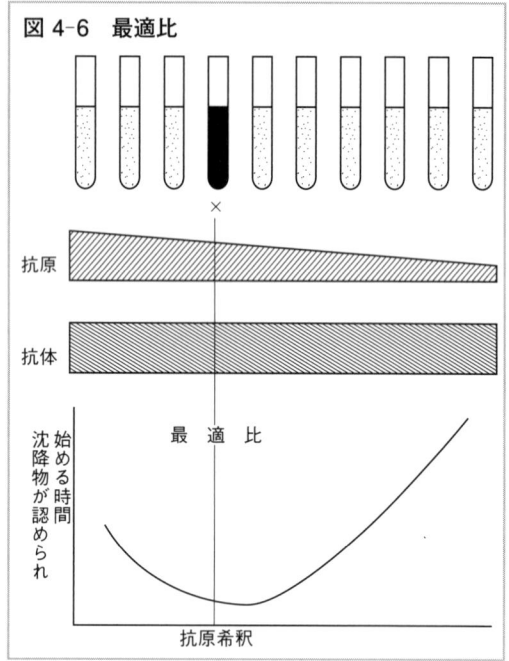

抗 原

抗 体

図 4-6 最適比

抗原

抗体

沈降物が認められ始める時間

最適比

抗原希釈

量的比がある．この部分の上清中には，抗原も抗体ももはや残っていない．このように，抗原減量法で行った沈降反応において最も速やかに，最も多く沈降物が生じてくる抗原と抗体の量的比を **Dean ＆ Webbの最適比**（optimal proportion）（**抗原減量法**）と呼ぶ．最適比は，同じ抗原と抗血清を使うかぎり，抗血清のどの希釈についても一定である．

　②**抑制現象**：沈降反応において最適比よりも抗体濃度が著しく高い場合（抗体過剰），沈降物の出現が遅く，また沈降物の量が少なくなる．はなはだしい場合には反応が現れない．凝集反応においてもみられるが，沈降反応よりも弱い．ある反応系において，抗原または抗体のどちらか一方が過剰のために反応が抑制される部分を**抑制地帯**（inhibition zone）と呼び，抑制地帯の現れることを**地帯現象**（zone phenomenon）という．この場合，抗体過剰によるものを**前地帯**（prozone），抗原過剰によるものを**後地帯**（postzone）と呼ぶ．しかし，両者を一様に地帯現象と呼ぶことが多い．

　③**反応の場**：抗原と抗体をそれぞれ系統的に希釈して，そのすべての組み合わせについて沈降反応を行い，一定時間後に沈降物の生じた範囲を囲んだものを**反応の場**と呼んでいる．この場合，

抗体濃度の低いところでは抗原過剰による抑制がみられる．反応の場は，単一な反応系の場合にははっきりと認められるが，多くの反応系が含まれていると，反応の場が重なりあって複雑な形を呈する．

(2) 抗原・抗体・補体の反応

溶解反応と補体結合反応がこれに相当する．抗原，抗体，補体の3つの因子の組み合わせであるので，量的関係は複雑である．次のような方法がある．

①**抗原減量法**：抗体量，補体量を一定に保ち，抗原を系統的に減量（希釈）して行う．
②**抗体減量法**：抗原量，補体量を一定に保ち，抗体を系統的に減量（希釈）して行う．
③**補体増量法**：抗原量，抗体量を一定に保ち，補体を系統的に増量して行う．

II．試薬抗体の性状

免疫血清検査に用いる抗体は最も重要な試薬であり，抗体の性状は測定法の良否を左右する．試薬に使用される抗体の種類には，ポリクローナル抗体とモノクローナル抗体があるが，検査方法や検出物質などによって単独あるいは両者の組み合わせで用いられている．

1) ポリクローナル抗体

大部分は動物に精製抗原を免疫して作製した抗体であるが，一部は同種抗原感作などで抗体を産生したヒトの抗体が用いられている．ポリクローナル抗体は高力価の抗体を作製することができ，複数のエピトープを認識できる抗体が複数混在しているという利点がある．たとえば，モノクローナル抗体のみを使用している検査試薬では，ある種の変異型HBs抗原を検出できないことが報告されている．これは，そのモノクローナル抗体が変異部分のエピトープを認識できないためと考えられる．ポリクローナル抗体では，一部のエピトープに変異があっても他のエピトープを認識できるのであまり影響を受けない．一方，免疫に用いる精製抗原に夾雑物質などが混入していると，目的以外の抗体特異性も持つ場合があるので注意を要する．抗血清の特異性と親和性がよくないときは，特異的IgG分画を分離精製して用いる．また，目的以外の抗体は吸収除去などを行う．試薬抗体を用いる検査で，Fcレセプターを介した非特異反応の影響が考えられる場合は，F(ab')$_2$抗体を用いる（顆粒球抗体の検出など）．

ポリクローナル抗体の主な試薬抗体として，免疫電気泳動法に用いる抗ヒト全血清，クームス血清，各種免疫測定法に用いられる抗原捕捉用抗体，標識二次抗体などがある．

2) モノクローナル抗体

モノクローナル抗体は目的の抗体産生クローンの作製に手間と時間はかかるが，一度作製する

表4-3 HBs抗原検出試薬における測定法と抗HBs試薬抗体

市販試薬	測定法	抗HBs試薬抗体（抗原捕捉用・検出用）
A社	CLIA	モノクローナル抗体，ポリクローナル抗体
B社	EIA	モノクローナル抗体，ポリクローナル抗体
C社	EIA	モノクローナル抗体，モノクローナル抗体（異なる2種類）
D社	CLEIA	ポリクローナル抗体，モノクローナル抗体（異なる2種類）
E社	CLEIA	モノクローナル抗体，モノクローナル抗体（異なる2種類）
F社	EIA	ポリクローナル抗体，モノクローナル抗体
G社	CLIA	モノクローナル抗体，モノクローナル抗体

CLIA：化学発光免疫測定法，EIA：酵素免疫測定法，CLEIA：化学発光酵素免疫測定法．

と半永久的に均一な特異性を持つモノクローナル抗体を入手することができる．また，ポリクローナル抗体のように精製する必要もない．モノクローナル抗体は単一のエピトープを認識する抗体なので，前述のように変異が起こると，反応の陰性化やgenotypeに対する反応性の低下が起こるなどの欠点はあるが，変異のない部分のエピトープに対する抗体の使用，複数のモノクローナル抗体を混合して用いることなどで問題を回避することができる．また，抗体のアイソタイプもIgGだけではなく，IgMなどを作製することも可能である．

　モノクローナル抗体の主な試薬抗体として，血液型検査の抗血清（抗A，抗B，抗Dなど），細胞膜抗原（CD分類）に対する抗体，各種免疫測定法に用いられる抗原捕捉用抗体，標識二次抗体などがある．

　表4-3に市販されているHBs抗原検査試薬とその使用抗体を示した．市販試薬はこのように，ポリクローナル抗体とモノクローナル抗体を組み合わせて作製されている．

Ⅲ．反応原理とその臨床応用

1) 沈降反応 (precipitation reaction)
(1) 定義
　組織の炎症，破壊，変性などを起こしている患者血清に抗C反応性タンパク血清を混ぜ合わせると，患者血清中に出現しているC反応性タンパクと反応して混濁や沈降物を生じる．このように，可溶性抗原が対応した抗体と反応して肉眼的に観察できる混濁や沈降物をつくる反応を**沈降反応**と呼んでいる．

　特異性が高いので，免疫学の基礎的研究，臨床検査，化学分析，法医学分野で広く使用されている．
(2) 沈降反応にあずかる抗原
　沈降反応にあずかる抗原を**沈降原**（precipitinogen）といい，次のようなものがある．

①タンパク，多糖類

タンパクおよび分子量の大きい多糖類は完全抗原の働きをもっているので，単独で沈降反応の抗原となる．分子量の小さい多糖類は一般にハプテンであるので，単独では抗体をつくることができないが，そのままで沈降反応の抗原となりうる．

②脂質

一般に脂質はハプテンの性質をもっているので，タンパクと組み合わせて免疫する必要がある．しかし，臓器中の脂質は臓器の浮遊液として動物に注射されたときには，臓器中のタンパクとの組み合わせによって抗原性を発揮して抗体を産生する．脂質は沈降反応を起こすことができるが，この場合，脂質のアルコール溶液と生理食塩液とを混じて微細な浮遊液としたものを用いなければならない．

③簡単な化学構造をもつ物質

簡単な化学構造をもつ物質は，タンパクと化学的に結合されてから免疫しないと抗体を産生しない．この物質とタンパクと化合物は，この抗体と沈降反応を起こすが，この物質単独では沈降反応を起こさない．しかし抑制反応によって，この物質が抗体と結合したことを証明することができる．

(3) 沈降反応にあずかる抗体

沈降反応にあずかる抗体を**沈降素**（precipitin）あるいは**沈降抗体**とよび，IgG, IgM, IgAに属しているが，沈降反応と凝集反応にあずかる抗体は本質的には違いがなく，抗原粒子が分子レベルの大きさのときに沈降反応を起こし，光学顕微鏡で認められる大きさ（たとえば赤血球程度）のとき凝集反応を起こす．したがって，沈降素という名称は，沈降反応専門の抗体という意味でなく，沈降反応で抗原抗体反応にあずかる抗体という意味に用いるべきである．

(4) 沈降反応の機序

沈降反応の機序は，凝集反応の機序と本質的に同じで，抗原粒子の大きさの違いだけである．抗原粒子と抗体が格子のように結びついていて，沈降物をつくるものと考えられる（図4-7）．

次に述べる重層法において沈降輪ができる機序と，混合法において沈降物ができる機序を，図4-8に示した．

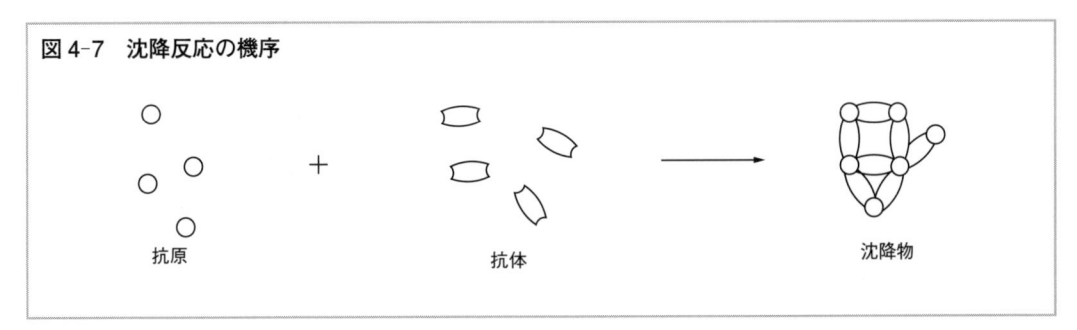

図4-7 沈降反応の機序

図4-8 沈降反応の機序

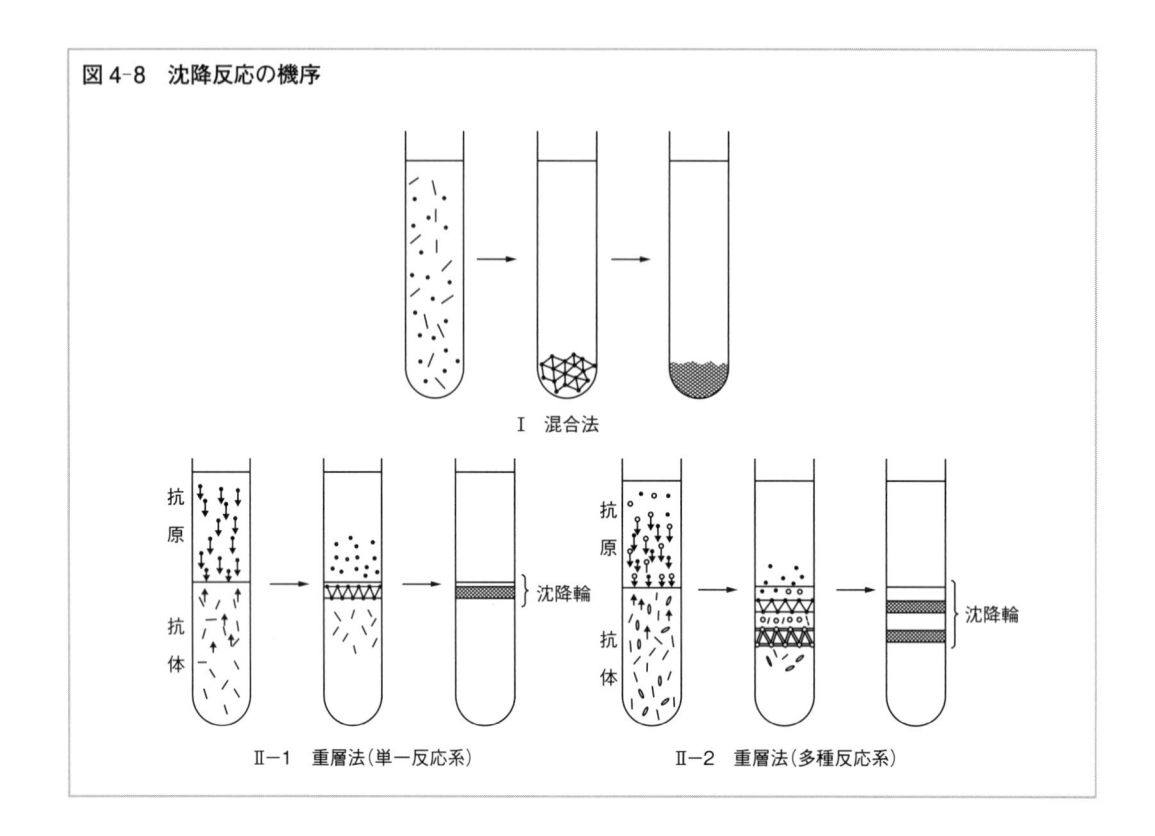

Ⅰ 混合法

Ⅱ-1 重層法（単一反応系）

Ⅱ-2 重層法（多種反応系）

(5) 沈降反応の方法
①混合法
　抗原溶液と抗血清を試験管内で混合し，沈降物ができるのを観察する方法で，理論的に最もよい方法である．粒子の細かい抗原溶液と対応する抗体を混ぜると，混合液は濁ってきて，やがて肉眼でみえる沈降物を生じる．粒子が大きい抗原溶液は，はじめからチンダル現象で濁ってみえるから，対応する抗体と混ぜ，混合液に沈降物ができ始めると，まわりの液はかえって透明になる．混合法の結果の測定には通常ネフェロメータを用いる．

②重層法
　小試験管（直径5mmくらい）内で抗血清の上に静かに抗原溶液を重ね，その境界面にできる沈降輪を観察する方法である．抗原溶液の上に抗血清を重ねる方法を**逆重層法**という．

沈降輪の位置
　抗原減量法で重層法を行い，沈降物の位置を観察すると，**図4-9**に示したような位置に沈降輪が生じる．抗原過剰のときは抗原は抗血清中へ拡散していき，相対的に希釈され，ついに沈降反応を起こすことのできる濃度となり，沈降物の形成を始める．この場合，沈降物は抗原と抗体のはじめの接触面より下に形成される．混合法における最適比のあたりで沈降輪は接触面に現れ，抗体過剰の度が強いほど接触面より上に現れる．

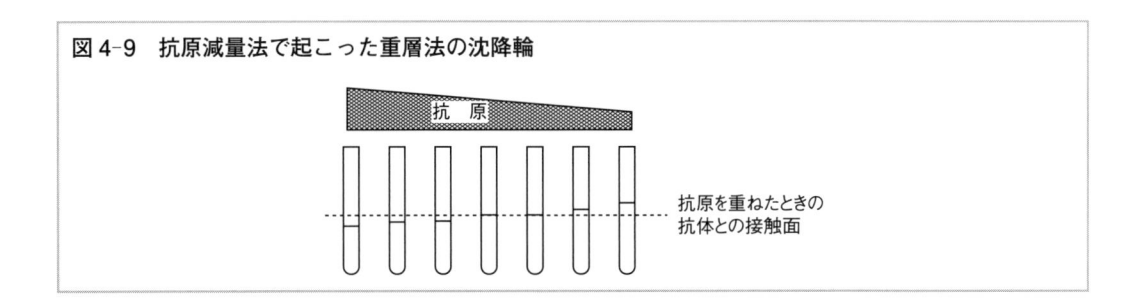

図4-9 抗原減量法で起こった重層法の沈降輪

抗原を重ねたときの抗体との接触面

③ゲル内拡散法（免疫拡散法, immunodiffusion）

寒天やアガロースなどの支持体内で，抗原あるいは抗体を拡散させて両者を接触させ，支持体内にできた沈降物の形成を観察する方法である．

支持体として寒天ゲル，セルロースアセテート膜，セファデックスゲル，シリカゲル，シアノガム，殿粉ゲル，ゼラチンなどが用いられているが，このうち，寒天ゲルとセルロースアセテート膜が最も多く用いられる．

ゲル内拡散沈降反応を起こさせる方法として，次のようなものがある．

単純（一元）免疫拡散法（single immunodiffusion method）

反応因子のいずれか一方をゲル内に溶かしておいて，他の因子を拡散させる方法である．

a) 試験管内単純拡散法〔ウーダン（Oudin）法〕

加温（約50℃）して溶かした寒天（0.6％）と抗血清とを混ぜて，小試験管内で固まらせ，その上に抗原液を重ねて2〜3週間観察する．単一反応系のときは1本の沈降帯が寒天の中に現れ，多種反応系のときは，その反応系と同数，あるいはそれより少ない数の沈降帯が寒天の中に現れる．

b) 単純放射免疫拡散法〔single radial immunodiffusion (SRID) 法，マンチニー（Mancini）法〕

寒天中に抗血清を加えて寒天平板をつくり，Ouchterlony法と同様に抗血清寒天層に孔をあけ，その孔に抗原液を加え拡散させると，抗原と抗体の最適比のところに沈降輪を生じる（図4-10）．生じた沈降輪の面積から抗原濃度を定量する方法で，沈降輪出現の機序はOudin法と同じである．免疫グロブリンや血清タンパク分画の定量に主として用いられる．

二重（二元）免疫拡散法（double immunodiffusion method）

寒天の中間層を隔て，抗原と抗体を拡散させる方法である．

a) 試験管内二重拡散法〔ボーウェン（Bowen）法〕

抗血清を混ぜた寒天層の上に，抗血清を含まない寒天層をつくり，その上に抗原液を重ねて観察する方法である．抗血清は下から上の寒天層中へ拡散し，抗原は上から下の寒天層中へ拡散するので，沈降帯が中央の寒天層の中に現れる．

b) 平板内二重免疫拡散法〔オクタロニー（Ouchterlony）法〕

図4-11に示すように，精製粉末寒天を1.5％の割に生理食塩液に溶かして，ペトリ皿に薄く流し込んで，ペトリ皿の底に薄い層をつくる．次に，円形または四角の金属性の筒をその上にのせ，

図 4-10 single radial immunodiffusion法

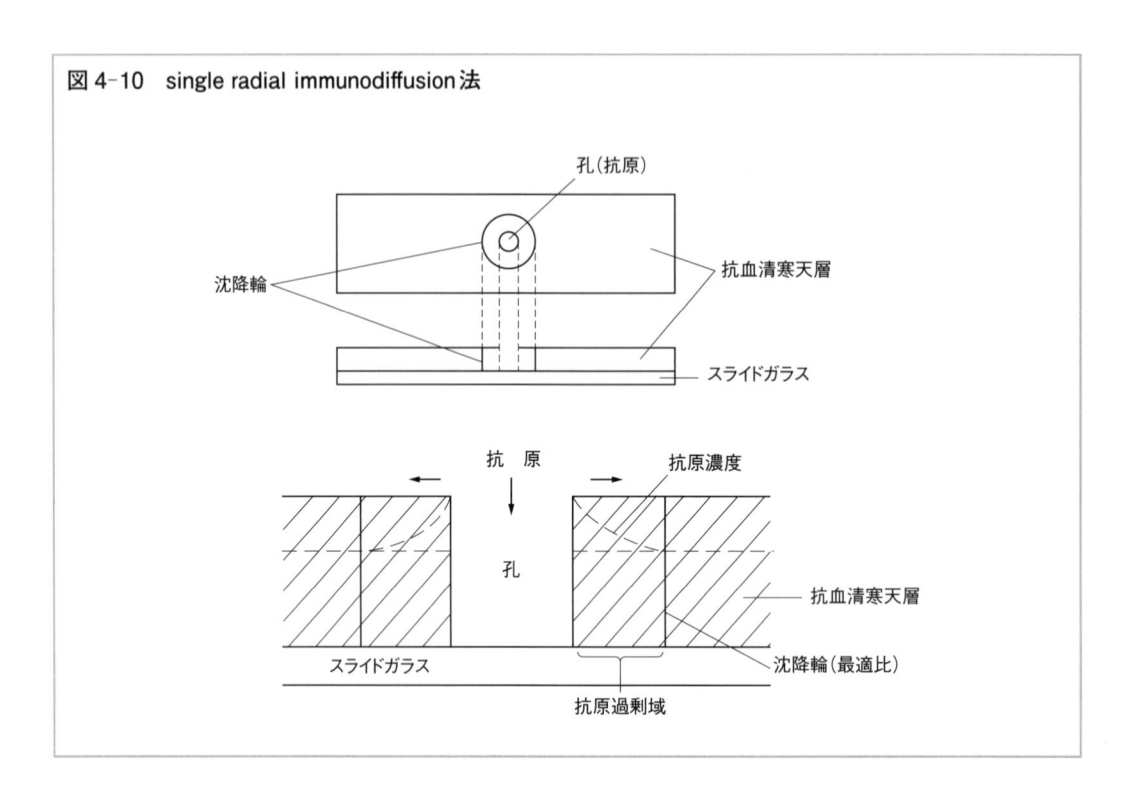

図 4-11 Ouchterlony法の原理

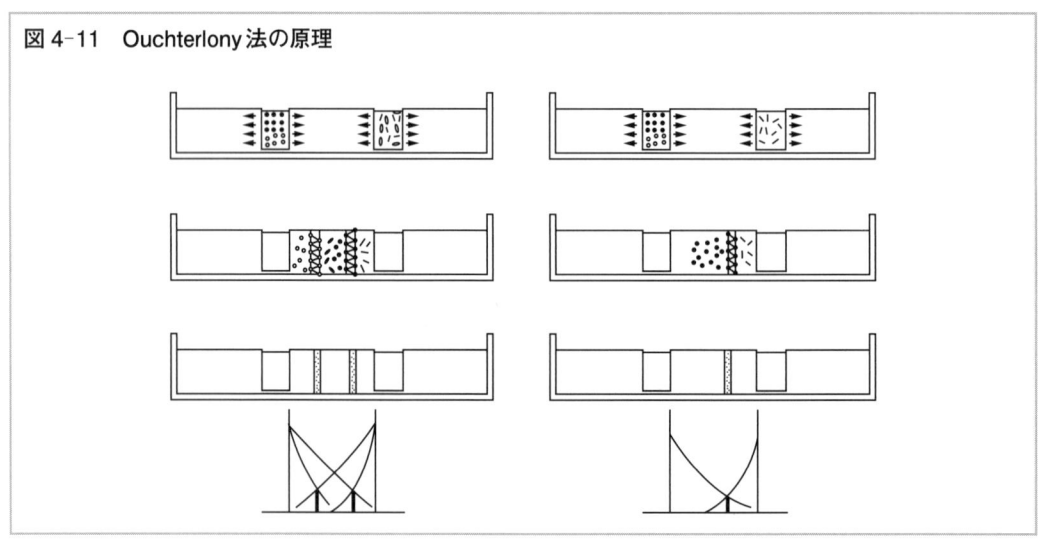

さらに寒天を流し込み，寒天が固まってから筒を除くといくつかの孔ができる．この孔に抗血清あるいは抗原液を入れ，ふたをして数日観察する．図 4-11のように，抗血清と抗原は寒天中を拡散していき，出合ったところに沈降物が弧状の線として現れる．この沈降線の状態を観察して，抗原あるいは抗体を分析することができる．

　Ouchterlony法を応用した微量拡散法は，貴重な抗血清や抗原を節約するためにも便利である．

図 4-12 分子量の大小による沈降線の位置

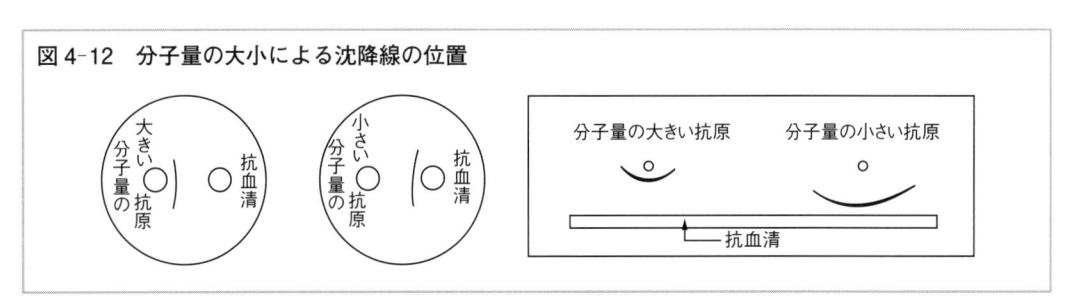

図 4-13 系統的に希釈した抗原液を用いたときの沈降線の位置

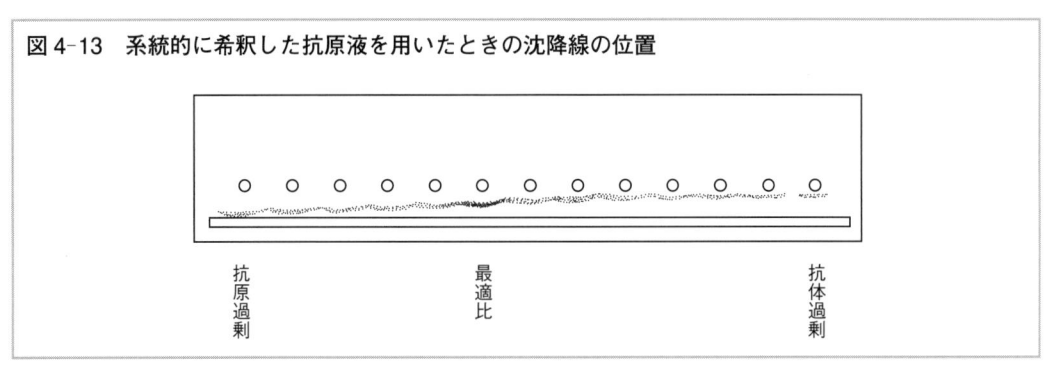

この方法は，のせガラス，あるいは適当な大きさに切ったガラス板の上に寒天を流して寒天平板をつくり，固まったら直径2mmの孔をつくって，その中へ抗血清あるいは抗原を入れて数日間観察する．セルロースアセテート膜を用いて微量拡散法を行うこともできる．

c) ジェニングス (Jennings) 法

三角形の容器の中へ1%の寒天を入れて固める．次いで角の三角形部分（Ⅰ，Ⅱ，Ⅲ）3カ所を取り去り，ここへ寒天に溶かした抗原，または寒天に溶かした抗体を入れて固める．抗原と抗体は中心の寒天の中に拡散し，出合ったところに直線的な沈降帯をつくる．沈降帯の分析に便利な方法である．

〔二重免疫拡散法における沈降線の現れ方〕

a) 抗原の分子量の大小による違い

図4-12のように，抗血清を入れた溝あるいは孔から同じ距離だけ離れた孔の一方に分子量の大きい抗原液を入れ，もう一方の孔に分子量の小さい抗原液を入れて沈降線の現れ方を観察すると，分子量の小さいものほど単位時間内の拡散速度が速いので，沈降線は分子量の大きいものよりも抗血清を入れた溝（孔）に近く現れてくる．したがって，一定条件下で二重拡散法を実施すれば，ある程度分子量を推定することができる．

b) 抗原濃度による違い

図4-13のように，抗血清を入れた溝から同距離だけ離れた孔に，系統的に希釈した抗原液を入れて沈降線の現れ方を観察してみると，抗原濃度が濃い部分で，抗血清を入れた溝の近くに沈降線が現れ，次いで抗原濃度が薄くなるとともに，沈降線は次第に抗原を入れた孔の近くに現れるようになる．沈降線の形は，抗原と抗体が最適比のところで最も鮮明で細く，最適比からはず

図4-14 Ouchterlony法による抗原分析．沈降線の分離をよくするために孔を次第に遠ざけてあける

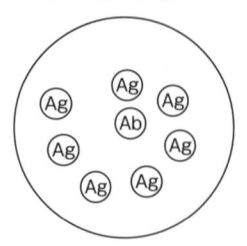

Ab：抗血清，Ag：抗血液

れるに従って鮮明でなくなり，また太くなってくる．また，抗原過剰の部分と抗体過剰の部分では，沈降線がぼやけてくる．

c) 反応系と沈降線の数

単一反応系の場合には1本の沈降線が現れるが，多種類の反応系が共存している場合には数本の沈降線が現れる．しかし，抗血清と抗原を入れる孔が近すぎる場合には，沈降線の分離が悪いこともあり，また2つ以上の反応系の沈降線が偶然同じ場所に現れたりすることもあるので，現れた沈降線と同じ数，あるいはそれ以上の反応系が共存しているものと考えたほうがよい．反応系を分析するときには，図4-14のように，抗血清を入れた孔を中心として，次第に遠ざかる孔をつくり，これに抗原液を入れて観察するとよい．

d) 多種反応系における沈降線の現れ方

図4-15のように，Ouchterlony法において現れる沈降線の相互的関係から，反応系が単一であるか，多種であるかを推定することができる．

また，図4-16のように，Jennings法において現れる沈降線の相互関係から，抗原濃度および反応系が単一であるか，多種であるかを知ることができる．

e) clear line現象

抗原抗体複合体のタンパク濃度が高い場合には，沈降線が現れないで，かえって透明となった線がみられることがあり，**clear line現象**と呼んでいる．また，このclear lineは沈降線の抗体側に接してみられることもある．

免疫電気泳動法（immunoelectrophoresis：IEP）

a) Grabar法

図4-17のように，濾紙あるいはセルロースアセテート膜電気泳動法に従って，薄い寒天板の中，あるいはセルロースアセテート膜を用いて抗原を電気泳動させ，抗原の分画が適度に分離したところで，寒天層の場合には電気の流れと平行に溝をつくって，この中に抗血清を入れ，セルロースアセテート膜の場合には抗血清を含ませた幅2〜3mmの濾紙を電流の流れと平行におくと，抗血清および電気泳動によって分離された抗原分画は寒天層中，あるいはアセテート膜中を拡散していき，出合ったところに沈降線をつくる．この沈降線の数，位置およびその相互関係か

図 4-15　Ouchterlony 法による抗原の同定（Ⅰ，Ⅱは抗原，Ⅲは抗血清）

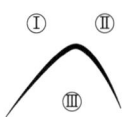

ⅠとⅡは同じ抗原
（同一反応）

2本の沈降線は完全に融合している

ⅠとⅡは一部共通抗原を含む
（非同一反応）
（スパー形成）

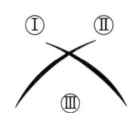

2本の沈降線は一部融合しているが，1本の沈降線がトゲのように突出している

ⅠとⅡは別の抗原
（非同一反応）

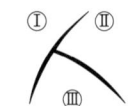

2本の沈降線は交差している

ⅠとⅢの反応はⅡとⅢの反応を抑制している
（抑制反応）

2本の沈降線は交っているが，1本の沈降線が交点から切りとられたような型をしている

図 4-16　Jennings 法による抗原の同定（Cは抗血清）

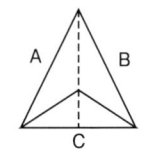

AとBは同じ濃度の同じ抗原

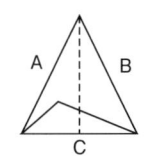

AとBは濃度の違う同じ抗原

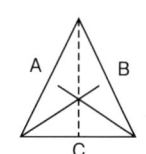

AとBは別の抗原

図 4-17　免疫電気泳動の原理

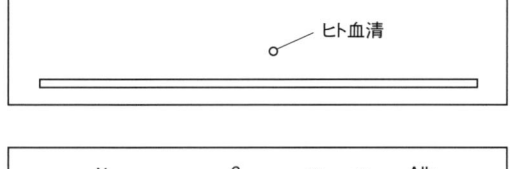

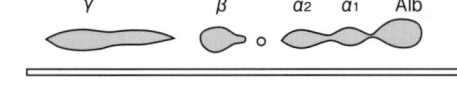

ヒト血清

γ　β　α₂　α₁　Alb

電流の方向 →

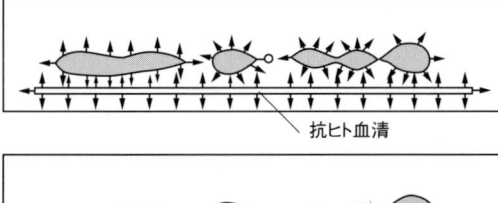

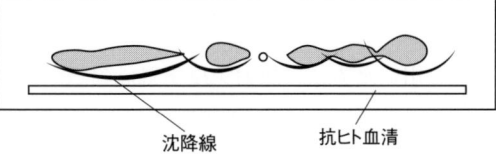

抗ヒト血清

沈降線　抗ヒト血清

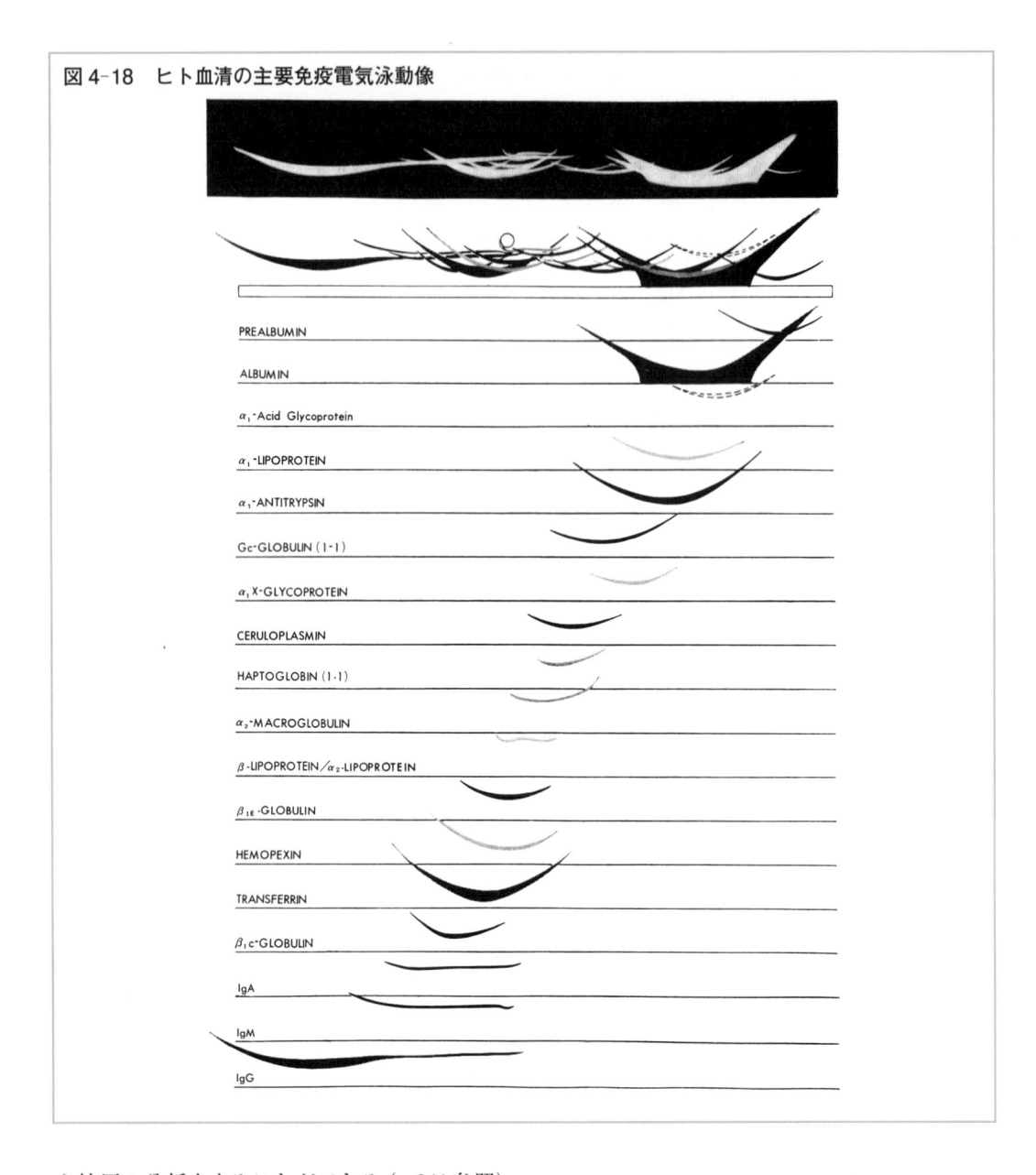

図4-18 ヒト血清の主要免疫電気泳動像

ら抗原の分析をすることができる (p.241参照).

　ヒトの血清中の抗原成分は約70あるが，ヒトの血清を電気泳動してから溝に抗ヒト血清を入れた場合には，20〜30の沈降物が生じる．このおのおのの沈降線は，ヒト血清中に存在しているタンパク成分によって生じたものである．図4-18にヒト血清中のタンパクの免疫電気泳動像を示した．

　この免疫電気泳動法の原理を用いた方法に**放射免疫電気泳動法**がある．

　b) 免疫電気向流法 (immunoelectrosyneresis：IES)

　HBs抗原，HBs抗体，α-フェトプロテインの検査などに応用されていた方法である．短時間(約

30分)で沈降反応を行うことができる．ベロナール緩衝液に溶解させた寒天の平板をつくり，3個の孔をあけ，陽極側の孔3にHBs抗体を，中央の孔2に患者血清を，陰極側の孔1にHBs抗原を入れ，免疫電気泳動法と同一条件で泳動させると，HBs抗体は陰極側へ，HBs抗原は陽極側へ泳動する．

患者血清中にHBs抗原が存在するときは，孔2と孔3の間に沈降線が生じ，HBs抗体が存在するときは，孔2と孔1の間に沈降線が生じる．

定量的免疫電気泳動法

免疫電気泳動法は，あくまで定性的な分析方法である．単純免疫拡散法は免疫化学的な定量法であるが，1種類の抗体を用いて1つのタンパク成分しか定量できない．次のa)とb)の方法は，多価抗血清を用いて同時に多数のタンパク成分を定量できる．

a) 交差免疫電気泳動法 (cross immunoelectrophoresis)

アガロースゲル電気泳動法を行ったのち，電気軸に沿ってゲルを取り除き，そのあとへ多価抗血清を含んだアガロースを流し込み，泳動方向を90°変えて2度目の電気泳動を行う．各タンパク成分は陽極に頂点を有する沈降線をつくる．観察される沈降線の原点から頂点までの距離，また沈降線によって囲まれた面積は，試料中のタンパク濃度に比例するために，コントロール血清と比較することによって定量できる．

b) 定量的免疫電気泳動法 (右田法)

アガロースゲル (または寒天ゲル) 電気泳動を行ったのち，電気軸に沿ってゲルを取り除き，そのあとへ多価抗血清を含んだアガロースゲル (または寒天ゲル) を流し込み，そのまま放置しておくと，各タンパク成分は抗血清加ゲル中に拡散していき，半球状の沈降輪をつくる．この半球状の沈降輪の面積から，各タンパク成分を定量する．

c) ロケット免疫電気泳動法 (rocket electrophoresis)(ローレル Laurell法)

単一の抗体を含む特異抗血清を寒天ゲル中に加え，平板をつくる．平板に孔をあけ，その中に試料を加え，電気泳動するとロケット状の沈降物を形成する．この沈降物の長さを測定し，標準コントロール物質の濃度から定量する．

(6) 沈降反応の臨床応用

① 免疫グロブリンの定量
② 血清タンパクの病的変動の診断
③ 抗原と抗体の分析と同定

2) 凝集反応 (agglutination reaction)

(1) 定義

A型のヒトの赤血球とB型のヒトの血清 (抗A抗体を含む) を混ぜ合わせると，赤血球は凝集塊をつくる．このように，細菌や赤血球などの比較的大きい抗原分子が，対応する抗体と反応して大小の凝集塊をつくることを**凝集反応**という (図4-19).

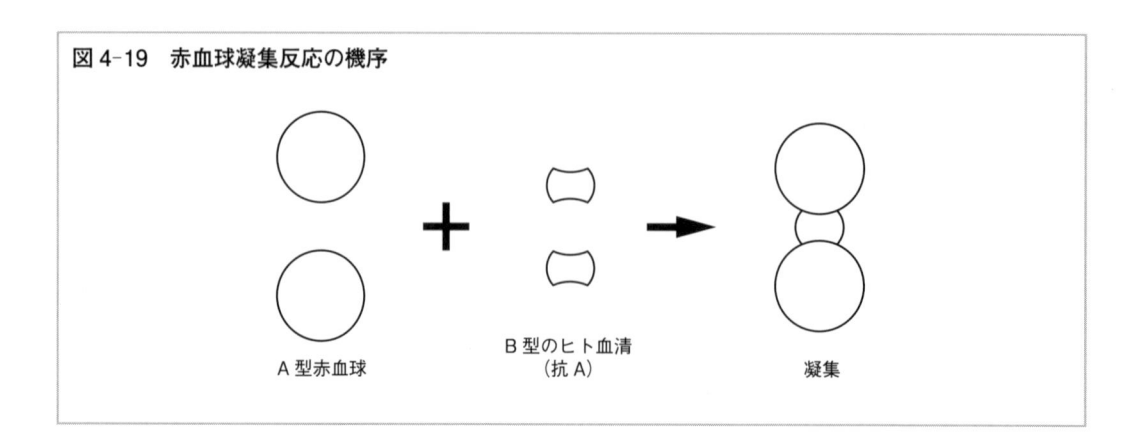

図 4-19 赤血球凝集反応の機序

A型赤血球 ＋ B型のヒト血清（抗A） → 凝集

(2) 凝集反応にあずかる抗原

光学顕微鏡で十分観察できる比較的大きい抗原で，表面に抗原決定基が存在していなくてはならない．凝集反応にあずかる抗原を**凝集原**（agglutinogen）という．

①細胞性抗原

細菌，赤血球，白血球，血小板などの細胞性抗原は凝集原となる．細菌の凝集は，菌体の表層にある抗原と対応する抗体が反応して起こり，内部におおいかくされている抗原は凝集反応にあずからない．

②抗原または抗体を吸着させた粒子

ゼラチン粒子，炭素粒子，ポリスチレンラテックス粒子，油滴，赤血球などに，抗原性のあるタンパク，多糖体，脂質などを吸着させると，その粒子が抗原としての性質を帯びて，対応する抗体と凝集反応を起こす．また，抗体を吸着させた粒子は対応した抗原と反応して凝集反応を起こす．

(3) 凝集反応にあずかる抗体

凝集反応にあずかる抗体は，沈降反応にあずかる抗体と本質的に異なったものではなく，IgG，IgM，IgAに属している．抗原粒子が光学顕微鏡で十分観察できる比較的大きいものであると凝集反応を起こす．凝集反応にあずかる抗体を**凝集素**（agglutinin）という．抗体を希釈して凝集を認めうる最高希釈倍数を求め，この最高希釈倍数をその抗体の**凝集素価**という．

凝集素は免疫してつくった血清（免疫血清）中のみでなく，しばしば正常血清の中にも正常抗体（自然抗体）として存在していることがある．これを区別するために表4-4のように呼び分けている．

表 4-4 凝集反応

凝集素		反応
正常凝集素	正常同種凝集素	正常同種凝集反応
	正常異種凝集素	正常異種凝集反応
免疫凝集素	免疫同種凝集素	免疫同種凝集反応
	免疫異種凝集素	免疫異種凝集反応

凝集反応には抗原抗体反応によって起こる**免疫学的凝集反応**のほかに，ウイルスなど抗体以外の物質，あるいは植物凝集素によって起こる凝集もある．しかしこれは，免疫学的な凝集反応と別個の取り扱いをしている．

(4) 凝集反応の機序

凝集反応にあずかる抗体はIgG，IgM，IgAに属している．これらの抗体グロブリンが凝集反応を起こすかどうかは，抗原粒子の**電気二重層界面電位**（ζ-potential，ゼータ電位），抗体分子の大きさ，および対応する抗原の決定基の多寡，さらに溶媒の誘電率によって決まる．

赤血球凝集反応の場合を例に説明すると，赤血球表面はシアル酸のカルボキシル基によって生理食塩液中で負に荷電している．一方，生理食塩液中のNaClは解離してNa^+とCl^-になっており，陽イオンは赤血球の陰イオンに引っ張られて赤血球表面に集まり，密度の高い陽イオン群を形成している．この陽イオン群は赤血球とともに移動するので，赤血球の表面は電気的に二重層を形成している．この二重層を電気二重層といい，その電圧を電気二重層界面電位と呼ぶ（**図4-20-a**）．

2個の赤血球が近づくと，赤血球は電気二重層の表面の陽イオンによって相反発され，一定の距離（35nm）以内に近づくことができない（**図4-20-b**）が，赤血球に抗体が結合すると，電気二重層界面電位が下がり，その結果赤血球同士が近づく．このとき結合する抗体量が多ければ多いほど電気二重層界面電位は下がり，赤血球間の距離が小さくなる．もし結合した抗体がIgMに属していると，IgM抗体は分子が大きい（35nm）ので，2つの赤血球の電気二重層を突破して，IgM抗体の反応基ともう1つの赤血球の決定基が結合して凝集を起こす（**図4-20-c**）．

もし結合した抗体がIgGであると，IgG抗体は2つのFab部の距離が小さい（24～25nm）ので，2つの結合基を最大に開いたとしても，2つの赤血球の電気二重層は突破できない．したがって，IgG抗体の反応基がもう1つの赤血球の決定基と結合することができないので，凝集が起こらない（**図4-20-d**）．しかし，赤血球をあらかじめタンパク分解酵素で処理してζ電位を下げるか，あるいは，反応液に誘電率の高い高濃度のウシ血清アルブミン（20%以上）などの高分子溶液を加えて赤血球のζ電位を下げると，赤血球間の距離が小さくなるので，IgG抗体でも凝集を起こすようになる（**図4-20-e**）．

また，IgG抗体が結合し，凝集を起こすことができない状態にある赤血球を洗浄してから，抗グロブリン抗体（動物をヒトグロブリンで免疫してつくった抗血清）を加えると，赤血球に結合したIgG抗体と抗グロブリン抗体が結合してζ電位が下げられ，赤血球間の距離が近づく．さらに抗グロブリン抗体は，別の赤血球表面に結合しているIgG抗体とも結合し，凝集を起こすようになる（**図4-20-f**）．

(5) 凝集反応に影響を及ぼす因子

すでに抗原抗体反応の項において述べたとおりであるが，そのほかに，次の因子が凝集反応に影響を及ぼす．凝集が起こるためには，抗体と結合した抗原が互いに接触することが必要である．したがって，接触を起こさせるような条件を与えると，凝集が強くなる．

図4-20 凝集反応の機序

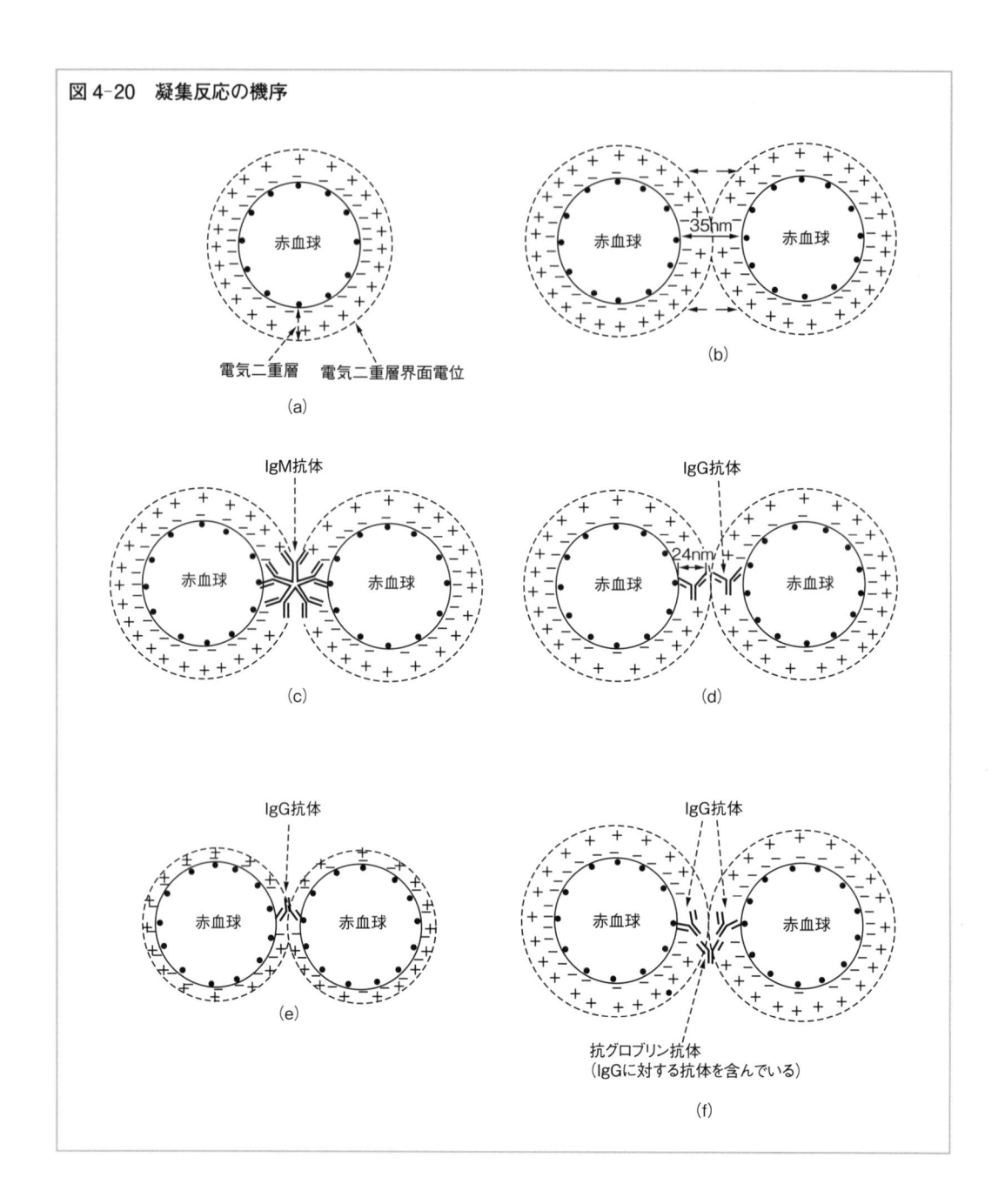

電気二重層　電気二重層界面電位
(a)

35nm
(b)

IgM抗体
(c)

IgG抗体
24nm
(d)

IgG抗体
(e)

IgG抗体
抗グロブリン抗体
(IgGに対する抗体を含んでいる)
(f)

①振盪および攪拌

　抗原と凝集素を混ぜ合わせてから振盪あるいは攪拌すると凝集が強くなる．これは抗原と抗体の衝突する頻度が増すためである．振盪あるいは攪拌を強めていくと，凝集の強さは一定度で止まる．これは，衝突する力と引き離す力がつりあうからである．さらに強く振盪すると，凝集はほぐれる．したがって，凝集反応を観察するときには，あまり強く振ると凝集がほぐれて見落と

すことがある．

②液層の高さ

抗原と凝集素を混ぜ合わせてから，ガラス板上に広げておいた場合と，試験管内に入れておいた場合の凝集の強さを比較してみると，一定時間後に起こる凝集の強さは，ガラス板の上に広げておいたほうが強い．これは液層が低いほど早く底に沈み，抗原が互いに接触するからである．

③遠心沈殿とその速度

抗原と凝集素を混ぜ合わせてから，卓上遠心器で500～1,000rpm，1分間遠心沈殿すると凝集が強まる．これは抗原間の距離がせばまり，抗原と抗体が互いに強く接触するからである．しかし，あまり強く遠心沈殿すると抗原が物理的に凝集塊をつくり，免疫学的な凝集と区別することが困難になる．

④温度

一般に免疫抗体による凝集反応は，37℃付近で強く起こる．温度が上昇して42～60℃付近になると，凝集素が抗原より解離するようになる（抗体の解離）．しかし寒冷凝集素などの寒冷型抗体は20℃以下，とくに0～5℃で赤血球を最も強く凝集し，温度が上昇すると凝集が弱くなる．

(6) 凝集反応の分類

①凝集素の由来による分類

a) 正常同種凝集反応

A型のヒトの赤血球とB型のヒトの血清（抗A抗体を含む）を混ぜ合わせると凝集が起こる．このように，抗体をもっている動物と同種動物の抗原との間で起こる凝集反応を**正常同種凝集反応**という．

b) 正常異種凝集反応

不活性化した健康ヒト血清とヒツジの赤血球を混ぜ合わせると凝集が起こる．このように，ある動物がもっている正常抗体と，その動物と異なる種に由来する抗原とが反応して起こる凝集反応を**正常異種凝集反応**という．

c) 免疫凝集反応

腸チフス患者の血清はチフス菌を凝集する．このように，免疫によって産生された免疫抗体と，その抗体の産生を促した抗原とが反応して起こる凝集反応を**免疫凝集反応**という．

②反応形式による分類

a) 直接凝集反応

〈細菌（微生物）凝集反応〉

細菌（微生物）と対応した抗体とが反応して起こる凝集反応をいう．ウィダール（Widal）反応（腸チフスやパラチフスの診断），ブルセラ凝集反応（ブルセラ症の診断），ワイル・フェリックス（Weil-Felix）反応（リケッチア症の診断）などがこれに属する．

〈血球凝集反応〉

血清有形成分と抗体とが反応して起こる凝集反応を**血球凝集反応**という．抗原が赤血球の場合

を赤血球凝集反応（hemagglutination），抗原が白血球の場合を白血球凝集反応（leukocyte-agglutination），抗原が血小板の場合を血小板凝集反応（platelet-agglutination）という．

寒冷凝集反応（cold agglutination）：ヒト血清中にその人自身の赤血球（あるいはO型赤血球，またはその人と同じ血液型の赤血球）を加えて0～5℃に放置すると凝集が起こる反応で，この反応を起こす凝集素を寒冷凝集素という．

寒冷凝集素は健常ヒト血清中にも存在しているが，その力価はそれほど高くない（1：64以下のことが多い．反応温度が15～20℃に上昇すると凝集を起こさなくなる）．しかし，マイコプラズマ肺炎，寒冷凝集素病のときに異常に高い凝集素価を示し，反応温度域も高まって，20～30℃の範囲でも凝集を起こすようになる．したがって，ABO血液型のウラ検査を低い室温で行うと寒冷凝集反応が起こり，血液型を間違えることがあるので注意を要する．

ポール・バンネル（Paul-Bunnell）反応：伝染性単核症にかかった大多数のヒトの血清はヒツジ赤血球を強く（高い希釈まで）凝集するようになる．この反応をPaul-Bunnell反応という．

血液型凝集反応：ABO血液型判定における抗A抗体，抗B抗体（正常同種凝集素）と赤血球の凝集反応がこれに属する．

酵素で処理した赤血球による凝集反応：ヒトの赤血球をあらかじめタンパク分解酵素（トリプシン，フィシン，パパイン，ブロメリンなど）によって処理すると，赤血球の電気二重層界面電位が下がり，その赤血球は不完全抗体（血液型不適合輸血によって生じたIgG免疫同種抗体など）によっても凝集されるようになる．この形式の反応は，IgG免疫同種抗体の検出のほかに，自己免疫性溶血性貧血患者の血清中に存在するIgG自己抗体の検出にも用いられる．

膠質液を用いる赤血球凝集反応：IgG抗体は生理食塩液中で凝集を起こすことができないが，アルブミン，ポリビニルピロリドン，デキストラン，ゼラチン，アラビアゴムなど，誘電率の高い膠質溶液中では赤血球の電気二重層界面電位が下がるので凝集が起こるようになる．この反応は血液型の判定，あるいはIgG免疫同種抗体の検査に用いられる．

低イオン強度溶液を用いる赤血球凝集反応：赤血球を浮遊させる溶液のイオン強度を減少させると，抗原抗体反応が促進し，赤血球凝集反応は鋭敏となる．

b）受身（間接）凝集反応〔passive (indirect) agglutination〕

抗原性のあるタンパク，多糖体，脂質などを吸着させた粒子を対応した抗体と混ぜると凝集が起こる．また，抗体を吸着させた粒子を，対応した抗原を含む体液と混ぜると凝集が起こる．このように，抗原を吸着させた粒子を用いて行う凝集反応を**受身（間接）凝集反応**，抗体を吸着させた粒子を用いて行う凝集反応を**逆受身（逆間接）凝集反応**という．この反応は種々の疾患の免疫学的診断に広く用いられている．

人工的粒子による受身（間接）凝集反応

ラテックス（latex）粒子による受身（間接）凝集反応（ラテックス凝集反応）：抗原（あるい

は抗体）を吸着させたポリスチレン・ラテックス粒子（合成樹脂）を用いて行う凝集反応をいう．慢性甲状腺炎，全身性エリテマトーデス，関節リウマチなどの診断，線維素原の定量，妊婦尿中のヒト絨毛性ゴナドトロピン（hCG）の検出などに広く用いられる．

　ゼラチン粒子による受身（間接）凝集反応：アラビアゴムとゼラチンからなる人工担体のゼラチン粒子に精製ウイルス抗原を結合させて，ウイルス抗体の検出に用いる．ヒト免疫不全ウイルス（HIV）やヒトT細胞好性ウイルス（HTLV-1）に対する抗体の検出に用いられる．

　炭素粒子による受身（間接）凝集反応：炭素粒子にカルジオライピン，レシチン抗原を吸着させて梅毒凝集反応の抗原として用いる．

　赤血球による受身（間接）凝集反応

　多糖体抗原を吸着させた赤血球：赤血球は多糖体を吸着する性質をもっているので，種々の細菌多糖体を吸着させて，これを抗原として凝集反応を行うことができる．

　タンパク抗原を吸着させた赤血球：赤血球はタンパク抗原を吸着しないので，次のような方法でタンパク抗原を吸着あるいは結合させる．①赤血球をあらかじめタンニン酸で処理してから吸着させる方法，②化学的に結合させる方法，③抗原抗体反応によって結合させる方法．

　感作赤血球凝集反応：ウサギを免疫してつくったヒツジ赤血球凝集素を，凝集が起こらない程度に薄めてから結合させたヒツジ赤血球（感作赤血球）は，関節リウマチ患者の血清によって凝集される．これは，ヒツジ赤血球に結合しているヒツジ赤血球凝集素（ウサギの抗体IgG）と，患者血清中のリウマトイド因子が反応して凝集を起こすためである．このような反応を"感作赤血球凝集反応"と呼び，この感作赤血球を用いて行う関節リウマチの血清反応を**ワーラー・ローズ**（Waaler-Rose）**反応**という．

c) **補体成分が関与する凝集反応**

免疫粘着反応（immune adherence test）

　抗原と抗体と補体と霊長類の赤血球とを混ぜ合わせてから一定時間おくと，抗原-抗体-補体複合体（Ag-Ab-C3b）が形成される．複合体中のC3bはヒトの赤血球のCR1と反応し複合体が橋渡しとなって凝集塊がつくられ，凝集反応として観察される．試験管底の凝集所見から反応の結果を判定することができる．この反応を**免疫粘着反応**という（補体レセプター，p.47参照）．

d) **抗グロブリン血清（クームス血清）を用いる血球凝集反応**

　免疫グロブリンで免疫してつくった動物血清を**抗グロブリン血清**あるいは**クームス血清**という．免疫血液学検査に用いる抗グロブリン血清は，ヒトグロブリンで免疫してつくった動物（ウサギのことが多い）血清である．この抗グロブリン血清中には，免疫グロブリンのIgG，IgM，IgAと補体成分（C3d，C3b，C4）に対する抗体などが含まれている．

　直接抗グロブリン試験（直接クームス試験）〔direct antiglobulin test (direct Coombs test)〕

　赤血球，血小板などの有形抗原に，生体内において不完全抗体が結合しているかどうかを検査する方法である．患者赤血球あるいは患者血小板を生理食塩液でよく洗ってから，抗ヒトグロブ

リン血清と反応させると，不完全抗体が結合しているときは凝集が起こる．

間接抗グロブリン試験（間接クームス試験）〔indirect antiglobulin test (indirect Coombs test)〕

患者血清中に遊離の不完全抗体が存在しているかどうかを検査する方法である．患者血清と既知の型物質をもった赤血球，あるいは患者血清と血小板，細菌，リケッチアなどの有形抗原とを試験管内で反応させ，これらの有形抗原が不完全抗体と結合したかどうかを直接抗グロブリン試験と同じ操作で検査をする．

e）抗体以外の物質による赤血球凝集反応

レクチンによる赤血球凝集

植物種子抽出液中に見いだされる赤血球凝集素を一般的に植物性血球凝集素（phytohemagglutinin）と呼んだが，その後，糖鎖を認識するタンパクを総称して**レクチン**（lectin）と呼ぶようになった．それぞれ結合する糖に特異性をもっているので，血液型判定，各種細胞表面の複合糖質の検索などに用いられている．

抗 A の作用をもつものとして *Dolichos biflorus, Vicia cracca* などがあるが，*Dolichos biflorus*（ヒマラヤ産フジマメ）は A_1 型を特異的に凝集する．*Ulex europaeus*（ハリエニシダ）は抗 H 特異性を，*Vicia graminea* は抗 N 特異性をもっている．

また，レクチンはリンパ球分裂促進活性や細胞毒素を示すことも明らかとなった．その後，細菌，動物の体液，組織にも糖鎖を認識するタンパクの存在が明らかとなった．これを**動物レクチン**と呼ぶ．

赤血球の細菌汚染による凝集

血液がある種の細菌で汚染されると，細菌の分泌した酵素の作用で，**cryptoantigen**（潜在性抗原）が露出し，ヒトの血清中に存在する潜在抗原に対する自然抗体と反応して凝集するようになる．この赤血球はどのヒトの血清によっても凝集されるので，この現象をポリアグルチネーション（**polyagglutination**）という．cryptoantigen として T，Th，Tk の各抗原が知られている．これらの抗原を露出した赤血球は健常人の血清中にある自然抗体の抗 T，抗 Th，抗 Tk と反応し凝集を起こす．したがって血液型の判定には，無菌的に採血した血液を用い，しかも採血日に検査を行ったほうがよい．

血清を保存するときは無菌的に保存するか，あるいはアジ化ナトリウム（窒化ソーダ）などを加えて冷蔵庫中に保存し，細菌の繁殖を防がなければならない．

赤血球膜構造の突然変異による凝集

ある種の血液疾患で赤血球膜構造の突然変異が起こり，Tn 抗原という抗原が出現することがある．この赤血球は健常人の血清中の自然抗体の抗 Tn と反応し凝集を起こす．

f）凝集とまぎらわしい反応——連銭形成（rouleaux formation）

赤血球が貨幣を重ねたようにつながることがあり，弱い凝集反応と区別できない．この現象を**連銭形成**あるいは**銭包み形成**という．高タンパク血症，高 γ-グロブリン血症や高分子溶液〔た

とえばデキストラン〔dextran〕〕の注射後にみられる.
(7) 凝集反応における最適比と地帯現象
　抗原減量法と抗体減量法を組み合わせてみると，凝集が最も早く起こる部分がある．しかし，最適比は沈降反応におけるほどはっきりしていない．
　凝集反応においても，抗血清濃度の高い部分で前地帯がみられることがある．
(8) 凝集反応の臨床応用
① 感染症の血清学的診断
② 自己免疫疾患の診断：リウマトイド因子など自己抗体の検出
③ 血液型検査
④ 交差適合試験
⑤ 血液型抗体のスクリーニングおよび同定

3) 抑制反応 (inhibition test)
(1) 凝集抑制反応
　インフルエンザウイルスはヒトのO型赤血球のレセプターと結合し，赤血球を凝集する働きをもっている．しかし，インフルエンザウイルスにインフルエンザ患者の抗体を作用させてのち，ヒトO型赤血球を加えると凝集は起こらなくなる．ABO血液型の抗A血清の中に分泌型のA型のヒトの唾液を加えると，唾液中に含まれているA型物質と抗A抗体が反応するので，これにA型赤血球を加えても，もはや凝集が起こらない．ヒト絨毛性ゴナドトロピンに対する抗体を含む血清中に，絨毛性ゴナドトロピンを吸着させた赤血球を加えると凝集が起こるが，この抗血清に妊婦尿（絨毛性ゴナドトロピンが存在している）を加えてから絨毛性ゴナドトロピンを吸着させた赤血球を加えても，もはや凝集は起こらない．
　このように，凝集反応が起こるのを阻止する反応形式を**凝集抑制反応**あるいは**凝集阻止反応**と呼んでいる．
〔凝集抑制反応の分類〕
①**赤血球凝集抑制反応** (hemagglutination inhibition test)
ⓐウイルス赤血球凝集抑制反応：インフルエンザ，パラインフルエンザ，流行性耳下腺炎，麻疹，日本脳炎などの免疫学的検査に用いられる（**図4-21**）．
ⓑ同種赤血球凝集抑制反応：ABO血液型の分泌型，非分泌型の判定に用いられる．また，犯人が残した唾液を用いて，ABO血液型を判定することが法医学で行われている．
ⓒ受身（間接）赤血球凝集抑制反応：妊婦尿による免疫学的妊娠反応に用いられる．
②**ラテックス凝集抑制反応**
　抑制の機序は，受身（間接）赤血球凝集反応と同じである．赤血球の代わりに抗原を吸着させたラテックス粒子を用いる．

図4-21 ウイルス赤血球凝集抑制反応

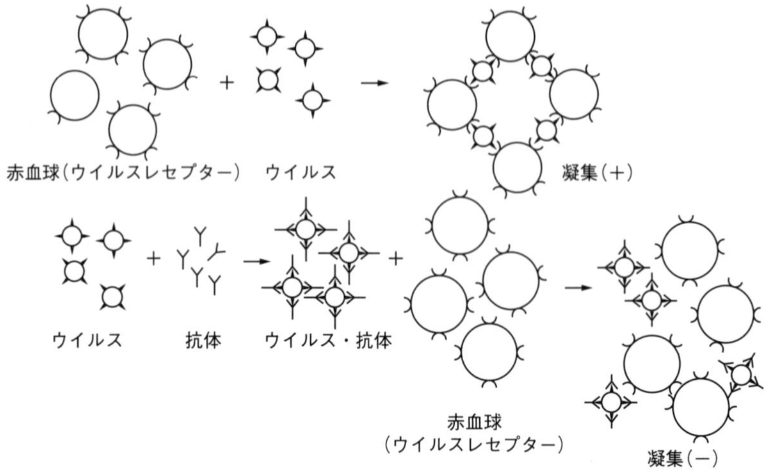

表4-5 赤血球凝集抑制反応のウイルスと赤血球

ウイルス	赤血球
インフルエンザA・B	ニワトリ，ヒトO型
流行性耳下腺炎	ヒトO型，ニワトリ
パラインフルエンザ 2型	ニワトリ，モルモット
3型	ヒトO型，モルモット
4型	モルモット
麻疹	アカゲザル，ミドリザル
アデノ	アカゲザル，ミドリザル，ラット
日本脳炎	ガチョウ，ニワトリのヒナ
コクサッキー	ヒトO型，ニワトリ
エコー	ヒトO型

③ウイルスによる赤血球凝集

　ある種のウイルスは特定の動物の赤血球を強く凝集する．これは，赤血球上にウイルスレセプターが存在するからである．この凝集作用は，ウイルスの対応する抗体によって中和される．この現象はウイルス性疾患の免疫学的診断と，ウイルスの同定にも応用されており，この現象を**ウイルス赤血球凝集抑制反応**という．赤血球凝集抑制反応に使用することができるウイルスと赤血球は**表4-5**のとおりである．

4) 溶解反応 (lytic test)
(1) 定義

　コレラ菌で免疫したモルモットの腹腔にコレラ菌を注入すると，コレラ菌は免疫抗体とモルモット血清中の補体の協同作用によって，すみやかに溶菌する．また，赤血球に対応した抗体（溶血素）と補体とを加えて反応させると赤血球は溶血する．このように，有形の細胞，あるいはその一部分などが対応する抗体と補体との協同作用によって溶解する現象を**溶解反応**という．

溶解反応には，抗体依存性のものと抗体非依存性のものとがある．

(2) 溶解反応にあずかる抗原

一般に細胞は，対応する抗体と補体が存在していれば溶解反応の抗原となりうる．したがって赤血球，白血球，血小板，細菌などは対応する抗体と補体が存在すれば溶解される．化学的立場からみて，抗原の細胞膜を構成している物質がタンパク，多糖体，脂質のいずれであっても，対応する抗体と補体が存在していれば溶解する．また，ツベルクリン多糖体を吸着されたヒツジ赤血球に結核患者血清と補体を加えて反応させると赤血球は溶血する．

溶解反応の強さは，細胞の種類によって同じとはかぎらない．グラム陰性のチフス菌，パラチフス菌，コレラ菌，赤痢菌，大腸菌などは溶解されやすい．このことは，敗血症における病原と症状の関係を論ずる場合に大切である．ヒツジ，ヤギなどの赤血球は溶血されやすく，ブタなどの赤血球は溶血されにくい．

溶解反応は，反応にあずかる抗原の種類によって，次のような名称がつけられている．

溶菌反応（bacteriolysis）：溶解反応の対象が細菌のとき

溶血反応（hemolysis）：溶解反応の対象が赤血球のとき

白血球溶解反応（leukocyte-lysis）：溶解反応の対象が白血球のとき

血小板溶解反応（blood-platelet-lysis）：溶解反応の対象が血小板のとき

(3) 溶解反応にあずかる抗体

溶解反応にあずかる抗体を**溶解素**（lysin）といい，IgGとIgMに属している．溶解反応にあずかる抗原の種類によって，次のような名称がつけられている．

①溶菌素（bacteriolysin）

補体の存在の下に細菌を粒子状に変化させたり，あるいは完全に溶解する働きをもつ抗体を**溶菌素**という．

②溶血素（hemolysin）

補体の存在の下に，赤血球からヘモグロビンを外部の溶液中に出す働きをもつ抗体を**溶血素**という．

自己溶血素（autohemolysin）

発作性寒冷ヘモグロビン尿症患者の血清中には，16℃以下において患者赤血球と結合して，これを加温（37℃付近）すると補体の作用を受けて，患者赤血球を溶血する溶血素が存在している．このように，自分自身の赤血球を補体の存在の下に溶血する溶血素を**自己溶血素**といい，発作性寒冷ヘモグロビン尿症患者の血清中にみられる自己溶血素を**ドナート・ランドシュタイナー**（Donath-Landsteiner）**溶血素**あるいは**二相性冷式溶血素**と呼んでいる．

同種溶血素（isohemolysin）

O型，A型，B型の健常ヒト血清中に，A型赤血球，B型赤血球と反応し，補体の作用によって溶血を起こす**正常同種溶血素**が存在している．この正常同種溶血素の出現頻度は報告によってかなりの開きがある．ABO血液型の逆検査法（ウラ検査）を行うとき，検査すべき血清をあらか

じめ不活性化しておかないと，この正常同種溶血素とその検体中に存在している補体の作用により，赤血球が溶血される可能性がある．また，ABO血液型不適合輸血を誤って行った場合には，受血者の血清中にA型赤血球あるいはB型赤血球を溶血する**免疫同種溶血素**が産生される．

フォルスマン（Forssman）**抗体**

モルモットの臓器（肝，腎，副腎，脳，睾丸）の水抽出液をウサギに注射したときに，ヒツジの赤血球を溶血する抗体が生じる．これを"Forssman抗体"という．この抗体の溶血素価は一般にきわめて高い．

異種溶血素

動物の血清中には，他種属の動物の赤血球と反応し，補体の存在のもとに溶血を起こす抗体が存在している．これを**正常異種溶血素**という．また，ある動物の赤血球を他種属の動物に注射すると，その動物の血清中に注射した赤血球を補体の存在の下に溶血する溶血素（**免疫異種溶血素**）が生じる．

③血小板溶解素（blood-platelet lysin, thrombocytolysin）

特発性血小板減少性紫斑病患者や頻回の輸血を受けた人の血清中に，血小板と反応し，補体の作用によって血小板を溶解させる抗体がきわめてまれに存在することがある．この抗体を**血小板溶解素**という．

（4）第2経路（副経路）による溶解反応

微生物の細胞壁，種々の多糖体，免疫グロブリン（IgA, IgE），コブラ毒因子（CVF）などによって補体が活性化されて溶解が起こる．

（5）特別な溶解現象

①受身（間接）溶血反応

ツベルクリン多糖体を吸着させたヒツジ赤血球に，結核患者血清と補体を加え反応させると，赤血球は溶血する．この反応を**ミドルブルック・デュボス（Middlebrook-Dubos）溶血反応**といい，かつて結核の診断に用いられた．このように，抗原を吸着あるいは結合させた赤血球が，対応する抗体と補体の作用によって溶血する現象を**受身（間接）溶血反応**と呼んでいる．

②異常赤血球による溶血現象

発作性夜間ヘモグロビン尿症患者の赤血球を酸性（pH6.4〜6.8）にした新鮮健康ヒト血清中に加えて加温（37℃）すると溶血が起こる．この溶血は抗体による溶血でなく，患者赤血球のPIアンカー型膜タンパク，すなわちDAFとCD59の欠損が原因である．溶血を起こすためには，酸性にした新鮮ヒト血清（補体を含む）が必要であり，この溶血試験を**ハム（Ham）試験**あるいは**酸溶血試験**（acid hemolysis test）という．

（6）溶解反応の機序

赤血球と溶血素と補体を次のような種々の組合せで，反応温度を変えて反応させてみる．

〈反応温度37℃〉　　①　赤血球＋溶血素─────────→不溶血
　　　　　　　　　　②　赤血球＋補体──────────→不溶血

③ 赤血球＋溶血素＋補体─────────→溶　血
④ 〔赤血球＋溶血素〕＋補体───────→溶　血
⑤ 〔赤血球＋補体〕＋溶血素───────→不溶血

〈反応温度 0〜3℃〉
①´赤血球＋溶血素＊＋補体──────→不溶血
②´〔赤血球＋溶血素＊〕＋補体─────→不溶血

（〔　〕は生理食塩液で洗浄したことを示し，＊は溶血素量が少ない場合を示す）

①，②，③，④の実験から，赤血球が溶血するためには溶血素と補体が同時に存在し，37℃に加温する必要があることがわかる．④，⑤の実験から，赤血球と結合するのは溶血素であり，これに補体が作用して溶血が起こることがわかる．③，①´②´の実験から，0〜3℃においては補体の活性化が起こらないので溶血しないことがわかる．

チフス菌の抗O抗体（抗菌体抗体）と抗H抗体（抗鞭毛抗体）と補体を反応させてみる．

①チフス菌＋抗O抗体＋補体─────→溶　菌
②チフス菌＋抗H抗体＋補体─────→不溶菌

この実験から，溶菌には鞭毛に対する抗体は関係なく，菌体に対する抗体が必要であることがわかる．このように溶菌反応は抗原と抗体が結合して複合体を形成し，その抗体のFc部（C_H2部）によって補体が活性化してはじめて起こる．抗原が補体のみと直接に接触しても，溶菌反応は起こらない．

溶血反応において，赤血球と溶血素と補体を，次の①，②のような組合せで反応させて溶血が始まるまでの時間を観察してみると，あらかじめ溶血素を結合させた赤血球浮遊液に補体を加えたとき（①）のほうが，赤血球と補体の混合液と補体の混合液に溶血素を加えたとき（②）よりも早く溶血が起こる．赤血球と結合した抗体のFc部（C_H2部）が補体を活性化するからである．

①赤血球・溶血素＋補体
②赤血球＋補体＋溶血素

〔溶解反応による抗原の変化〕

溶血反応において強い溶菌を受けると，細胞は元の形を失って粒子状となり，あるいは消えてなくなってしまう．溶血反応のときは，赤血球の基質の構造が変化してヘモグロビンの溶出が起こるが，基質の変化は血球の種類によって同じではなく，基質が溶けずに残る場合もある．

(7) 感作赤血球，感作細菌

抗体と結合した赤血球あるいは細菌を**感作赤血球，感作細菌**という．この言葉は血清学で広く用いられる．

(8) 溶血素と補体の相補性

赤血球と溶血素と補体の3者の量的関係と溶血との関連は，きわめて複雑である．加える赤血球を一定にしたとき，その赤血球を溶血するためには，ⓐ補体量が多いほど溶血素量は少なくてよく，ⓑ溶血素量が多いほど補体量は少なくてよい．このように溶血素量と補体量との間には相補性がある．しかし，この相補性にも限界がある．この関係を図4-22に示した．したがって，

図 4-22　溶血素量と補体量の相補性

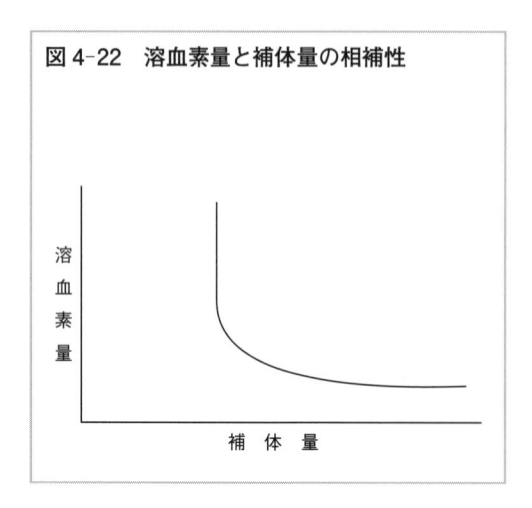

図 4-23　補体量と溶血度の関係（von Kroghの曲線）

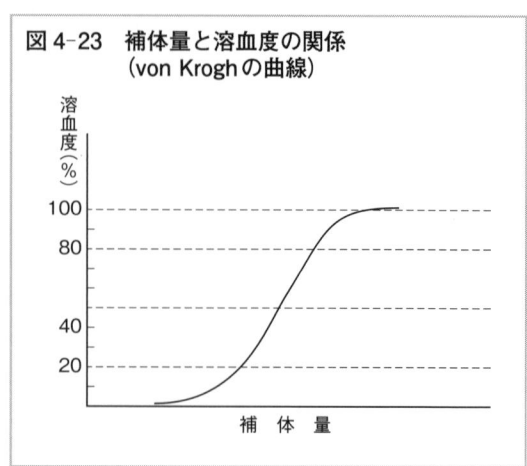

溶血素量を測定するときには，加える赤血球量と補体量をつねに一定にしなくてはならない．また，補体量を測定するときにも，加える赤血球量と溶血素量をつねに一定にしなくてはならない．

(9) 溶血反応における終価の意義

溶血素を連続希釈し，これに一定量の赤血球と補体を加え，一定時間 37℃に加温し，何倍希釈まで完全溶血が起こったかを観察する．完全溶血を示した溶血素の最高希釈倍数を，その溶血素の**溶血素価**という．

同一動物（あるいはヒト）の赤血球には溶血されやすいものと，溶血されにくいものとが混在しているので，赤血球の代表的な溶血素価を求めるためには，50％溶血を基準にする方法がよい．von Krogh は一定量の感作赤血球を用いて補体量を少しずつ増して，溶血度を光電光度計を用いて測定し，図 4-23 のような曲線を得た．すなわち，20〜80％溶血の範囲では，溶血度と補体量との間には直線的な関係が認められるのに，90％以上の溶血を起こすためには，かなり大量の補体を加えねばならない．したがって，補体の単位を決める場合には，完全溶血（100％）を終価とするよりも，50％溶血を終価としたほうが正確に表現できる（CH50）．50％溶血を測定するには，分光光度計を用いる．

(10) 細胞傷害（毒性）試験（cytotoxicity test）（図 4-24）

リンパ球に存在する抗原に対応する抗体が存在するかどうかを調べるときに実施する．

リンパ球に細胞膜抗原に対応した抗体と補体を加えて反応させると，細胞膜に傷害が起こる．これにトリパンブルーやエオジンまたは臭化エチジウム，ヨウ化プロピオジウムなどの蛍光色素が共存すると，細胞膜に傷害を受けた細胞は細胞中に色素を容易に取り込むため，傷害された細胞は染色される．一方，細胞膜に傷害が起きていない場合は，色素を取り込めないので，顕微鏡で細胞を観察すれば，色素の取り込みの有無で細胞膜傷害の有無を容易に観察できる．この方法を**リンパ球細胞傷害試験（細胞毒性試験）**という．組織適合性抗原（HLA）の型のタイピングやリンパ球交差適合試験に応用されている．

図 4-24　リンパ球細胞傷害試験

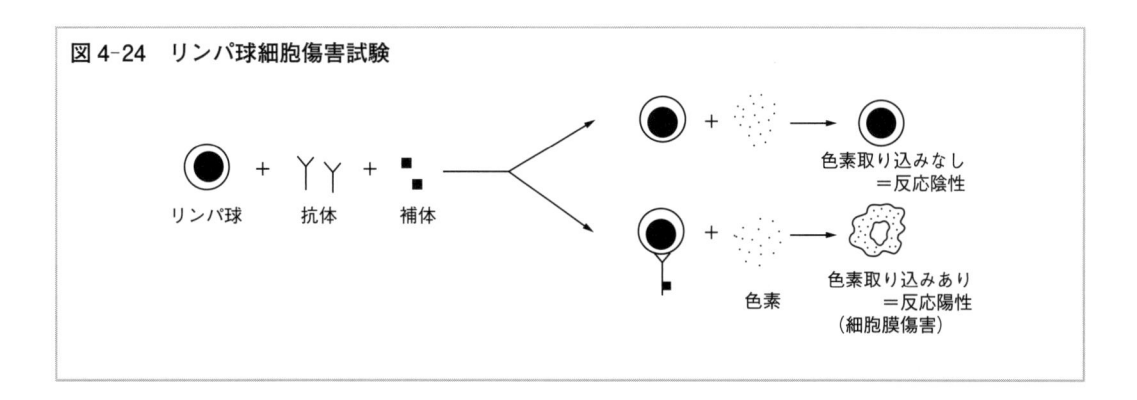

(11) 溶解反応に影響を与える因子

①電解質
すでに述べたように，Ca^{2+} と Mg^{2+} は補体が反応するときに必要である．

②pH
pH6.8〜8.0が最適である．

③温度
抗原に対する影響：赤血球は50℃，30分加温すると溶血されやすくなる．さらに温度が上昇すると，赤血球は温溶血を起こすようになる．

抗原と溶解素の結合に対する影響：抗原と溶解素は0℃においても結合するが，37℃以上に上昇すると，抗原と結合した溶解素は解離するようになる．

補体に対する影響：抗原と溶解素の結合は0℃でも起こるが，補体の作用は低温では進行しにくい．このような抗体と補体の働きの温度差を利用して，補体血清（新鮮な動物の血清）中に含まれている正常異種溶血素を取り除くことができる．低温において補体血清中の正常異種溶血素を取り除く操作を**寒冷飽和**といい，この操作は溶血反応を行うときに大切なことがらである．

④抗補体作用
抗補体作用を示す因子が存在すると，溶解反応は妨げられる．

(12) 溶解反応の臨床応用

①溶血性貧血の診断
発作性寒冷ヘモグロビン尿症患者の血清中に存在するドナート・ランドシュタイナー（Donath-Landsteiner）溶血素（二相性冷式溶血素）を検出するために補体を加え，**ドナート・ランドシュタイナー反応**あるいは**マッケンジー（Mackenzie）反応**を行う．

発作性夜間ヘモグロビン尿症の診断のためには**ハム（Ham）試験**，あるいは**クロスビー（Crosby）試験**を行う．

②リンパ球細胞傷害試験
① HLA型タイピング
② リンパ球交差適合試験

5) 補体結合反応 (complement-fixation test)
(1) 定義
　抗原と抗体が反応して抗原抗体複合体をつくると抗体の Fc 部の構造が変わり，補体は古典経路を経て活性化され消費される．抗原抗体複合体が補体を活性化して補体が消費することを利用した反応を**補体結合反応**という．しかし，補体が活性化し消費されたかどうかを肉眼的に観察することができないので，通常これに溶血素を感作した赤血球を加え，溶血反応が起こるかどうかを観察して補体の活性化の有無を判定する．

　したがって，補体結合反応にあずかる反応因子は，**抗体**，**補体**，**抗原**，**赤血球**，**溶血素**の5つである．抗原抗体複合体によって補体を活性化消費させる反応相を**第1相**と呼び，補体がどの程度残っているかどうかを感作赤血球を用いてみる反応相を**第2相**あるいは**溶血相**と呼ぶ．

(2) 補体結合反応の機序
　抗体を含む被検血清に一定量の抗原と一定量の補体を加えて反応させたとき，抗原と被検血清中の抗体が対応していると，抗原抗体複合体が形成され，その結果，補体が古典経路を経て活性化，消費されるので，遊離補体は減少するか，あるいはなくなってしまう．これに感作赤血球を加えると，残った遊離補体量に応じた溶血が起こるか，あるいはまったく溶血が起こらない．

　抗原と抗体が対応していないときには，抗原抗体複合体が形成されないので，補体は活性化消費されないで残っている．したがって，これに感作赤血球を加えると，完全溶血が起こる．

　このように，完全溶血が起こったときは補体結合反応は陰性であり，まったく溶血が起こらないとき，あるいは溶血の程度が完全溶血に比較して弱いときは補体結合反応が陽性である．これらの関係を**表4-6**に示した．

　補体結合反応の第1相において，抗原，補体，抗体の3つの反応因子を**表4-7**のような組み合わせで加えたときの補体活性化の強さを調べてみると，①，②のように抗原，補体，抗体を短時間内に次々に加えたときには補体が強く活性化されるのに反して，③のように抗原と抗体を反応させたのちに補体を加えたときには補体の活性化は弱い．この実験は，抗原と抗体が抗原抗体複合体を形成する過程で補体を活性化することを示している．

(3) 補体結合反応にあずかる抗原
　多くの場合，抗原抗体複合体は補体を活性化するので，毒素抗毒素中和反応，沈降反応，凝集反応，溶解反応を起こす抗原を適当な条件にすれば，補体結合反応を行うことができる．したがって，抗原がタンパク，多糖体，脂質，ウイルス，リケッチアのいずれであろうと，水に溶けた状態あるいは微細な粒子の浮遊液にすれば，多くの場合，抗原として用いることができる．

(4) 補体結合反応にあずかる抗体
　IgM および IgG$_1$，IgG$_2$，IgG$_3$ に属する抗体が対応する抗原と反応すると補体を活性化する．IgG$_4$ は補体を活性化しない．

(5) 補体結合反応における最適比
　補体結合反応においても補体を活性化しやすい抗原と抗体の最適比が存在しており，抗原過剰

表4-6 補体結合反応の機序

第1相	第2相	結果
（抗体のみ、抗原なし）＋補体／赤血球＋溶血素		溶血（陰性）
抗原＋補体／赤血球＋溶血素（抗体なし）		溶血（陰性）
抗原＋抗体＋補体／赤血球＋溶血素		不溶血（陽性）

表4-7 補体結合の強さ

No.	反応因子を加える順序	備考
①	抗原＋補体＋抗体	短時間内に次々に加える
②	抗体＋補体＋抗原	短時間内に次々に加える
③	（抗原＋抗体）＋補体	抗原と抗体を反応させてから補体を加える

のときは補体の活性化が抑制され，補体をまったく活性化しないこともある．抗体濃度が高い場合には，抗原希釈のかなり広い範囲で一定量の補体を活性化する．補体結合反応には，抗原減量法，抗体減量法，補体増量法の3つの方法がある．梅毒の血清学的検査において最も大切なことは，患者血清中の微量の抗体をも検出して，梅毒に感染したかどうかを診断することである．したがって，抗体量が未知の梅毒患者血清を検査する場合には，最適比を見逃さない抗原減量法が理論的に最も優れている．また，ウイルス性疾患などの急性感染症を免疫学的に診断するためには，抗体価（抗体量）の消長を観察することが臨床的に大切であるので，この場合は抗体減量法が適している．

(6) 補体結合反応の鋭敏度

補体結合反応は，抗原抗体複合体によって補体が活性化，消費されたかどうかを，溶血系統を用いてその溶血の程度で判定する．したがって，その鋭敏度は，活性化されずに残った補体量を，溶血系統を用いていかに鋭敏に測定するかという点にかかっている．

抗原抗体複合体の一定量に対して，加える補体の量が少ないほど，遊離して残る補体量は少なくなる．一方，一定条件の溶血系統において，完全溶血を起こした最少補体量を1単位としているので，第1相において加える補体が多すぎて1単位以上の補体が残っていると，溶血度の減少をもって補体活性化の程度を知ることができない．また第1相に加える補体量が少ないと，抗

原や抗体のもつ抗補体作用や反応の操作中に起こる補体活性の低下で補体の非特異的減少が起こり，あたかも補体が活性化したような結果が起こる．

一方，溶血反応において，補体量と溶血素量との間に相補性があるので，感作に用いる溶血素量が多いほど，溶血を起こすのに必要な補体量は少なくてすむ．また，Ca^{2+}，Mg^{2+}を希釈溶液に加えると，補体成分の活性化が促進され，溶血を起こすのに必要な補体の絶対量が少なくてすむ．

以上の条件にかなうように，抗原量，抗体量，補体量，感作に用いる溶血素量，希釈溶液中のCa^{2+}量とMg^{2+}量を調節すれば，補体の減量が溶血の結果に鋭敏に反映して，補体結合反応が鋭敏になる．

(7) 補体結合反応に及ぼす影響
第1相と第2相（溶血相）に及ぼす影響を考えねばならないが，第1相に及ぶす影響は，結果として第2相にも影響を与える．

①抗原と抗体の量的関係
すでに述べたように，補体結合反応においても抗原と抗体の最適比があるので，最適比を見逃がさないように反応条件を調節しなくてはならない．

②温度
Wassermann反応（カルジオライピン・レシチン抗原）では，低温でゆっくり反応させたほうが，37℃で反応させたときよりも補体を強く活性化する．これは，ゆっくり反応させたほうが，補体の活性化に最も適した抗原抗体複合体が生じ，かつ反応途中における補体の温度による非特異的破壊が避けられるからである．

(8) 補体結合反応の臨床応用
① 感染症の診断
 ⓐ ウイルス感染症
 ⓑ リケッチア感染症
 ⓒ トレポネーマ感染症
 ⓓ 原虫感染症
② 不顕性感染症の診断
③ ワクチン接種後の抗体産生状態の追究

6) 中和反応 (neutralization test)
(1) 定義
ジフテリア菌の菌体外毒素と，この毒素をウマに注射してつくった抗体を混合してからモルモットに注射すると，モルモットは死を免れる．また，日本脳炎ウイルスと日本脳炎ウイルスに対する抗体を含む血清を一定温度で一定時間作用させてからマウスの脳内に接種すると，マウスは脳炎を起こさない．

このように，菌体外毒素が特異的に無毒化（中和）されるかどうか，微生物の感染力が特異的に低下（中和）するかどうか，酵素やホルモンの生物学的活性が抗体によって阻止されるかどうかをみる反応を**中和反応**あるいは**中和試験**という．そして，このような働きをもった抗体を**中和抗体**という．

(2) 中和反応の分類

中和される対象によって，次のように分けることができる．

毒素抗毒素中和反応（toxin-antitoxin neutralization test）
細菌中和反応（bacterium-neutralization test）
ウイルス中和反応（virus-neutralization test）
リケッチア中和反応（rickettsia-neutralization test）
バクテリオファージ中和反応（bacteriophage-neutralization test）
酵素，ホルモン中和反応（enzyme, hormone-neutralization test）

①毒素抗毒素中和反応

毒素を中和する抗体を**抗毒素**（antitoxin）という．毒素と抗毒素の反応は沈降反応によっても観察できるが，一般に動物接種による毒素抗毒素中和反応が行われている．したがって，毒素抗毒素中和反応を行う場合には，次の2つのことが大切である．

その毒素に感受性のある動物：たとえば，ジフテリア毒素に対して，ヒト，モルモット，ウサギなどは感受性があるが，マウス，ラットは感受性が低い．これらの感受性はその動物の体組織が感受性をもっているかどうかによって決まる．したがって，その毒素に感受性のある動物を選ばなくてはならない．また，その毒素がその動物にどのような毒作用を示すかをあらかじめ観察しておく必要がある．

抗原過剰という条件で試験を行う：毒素と抗毒素を反応させたのち，残った毒素を動物などを用いて測定するので，予研法では微量の抗原過剰という条件で試験が行われる．

〈毒素〉

毒素抗毒素中和反応にあずかる毒素（抗原）は大部分が有毒性タンパクであり，次のようなものがある．

動物性毒素：ハブ，マムシ，サソリ毒など
植物性毒素：リチン，ロビンなど
細菌毒素：細菌には弱い毒性をもつ菌体内毒素と，毒性が強いタンパク毒素の外毒素とがある．前者はグラム陰性菌の死後に遊離され，リポ多糖体である．後者は主としてグラム陽性の生菌によって産生されるタンパクである．両者は種々異なった性質をもっている．

有毒性タンパク毒素として，ジフテリア菌毒素，破傷風菌毒素，ボツリヌス菌毒素，ウェルシュ菌毒素，赤痢菌の志賀菌毒素，ブドウ球菌毒素，コレラ菌毒素，腸管出血性大腸菌毒素のベロ毒素などがある．これらの毒素は強い毒性をもち，抗原性が強く，かつ対応する抗毒素によって特異的に中和される．また，ホルムアルデヒドなどの作用によって毒性は失われるが，抗原性を

保ったトキソイド（toxoid）（類毒素）になる．毒素を放置しただけでも，一部はトキソイドとなる．

〈抗毒素（antitoxin）〉

毒素を特異的に中和する抗体で，沈降反応によって証明できるが，ヒトやウマの抗毒素には沈降反応によって証明できない非沈降性のものがある．治療にはウマを免疫してつくった抗毒素が一般に使用される．

〈毒素抗毒素中和反応の機序〉

毒素が抗毒素によってどのようにして中和されるのかは，よくわかっていない．しかし，毒素が抗毒素によって非可逆的に破壊されるのではないことはわかっている．抗毒素と結合したヘビ毒を加熱すると抗毒素が破壊され，熱に抵抗の強いヘビ毒は再び毒性を示すようになる．ホルムアルデヒドなどによって無毒化したトキソイドは抗毒素を産生する能力があり，また沈降反応にあずかる．これらの事実から，毒素抗毒素中和反応は毒素部以外の化学構造が大きい役割を演じていて，その結果，毒性基の正常な活性が抑えられるためと考えられる．

〈毒素抗毒素中和反応の臨床応用〉

毒素の単位，抗毒素の単位を決めるために用いられているが，これには感受性のある動物を用いる方法と沈降反応を用いる方法がある．また，溶血毒の中和反応である抗ストレプトリジン-O価の測定が，レンサ球菌感染症の診断に用いられる．

毒素減量法による毒素量の測定：標準抗毒素を用いて毒素量（間接価）を決める．

抗毒素減量法による抗毒素単位の測定：標準毒素を用いて抗毒素の単位を求める．

〈溶血毒中和反応〉

レンサ球菌（A群，C群のヒト由来のもの，G群）はヒトやウサギなどの赤血球を溶血するストレプトリジン-O（SLO）を産生する．SLOは抗原性が強いので，レンサ球菌感染があると抗ストレプトリジン-O抗体（ASO）を産生する．SLOにASOを含む患者血清を加えてからヒトあるいはウサギの赤血球を加えると，SLOはASOと結合して中和されているので溶血が起こらない．この溶血毒中和反応（ASO価の測定法）は，レンサ球菌感染症の免疫学的診断に用いられる．

②ウイルスおよびリケッチア中和反応

ウイルス中和反応は，ウイルスの免疫学的研究方法として最も広く用いられる方法である．ウイルスやリケッチアを含む材料と免疫血清を混ぜ，一定温度に一定時間保ってから，感受性のある動物や孵化鶏卵あるいは培養組織に接触して，病毒によって起こる感染発症力あるいは培養組織の細胞変性（cytopathogenic effect：CPE）の発現が，中和抗体によって特異的に阻止されるかどうかを観察する．阻止されれば血清中にそのウイルスに対する抗体が存在することになる．また，CPEを阻止できる血清の最大希釈倍数から中和抗体価を決めることができる．

ウイルス，リケッチア中和反応には次のような応用面がある．

病因の同定：患者から分離されたウイルスやリケッチアが，患者の回復期血清によって特異的に中和されるかどうかをみて，病因であるかを決定する．

ウイルス・リケッチアの同定：未知ウイルス（リケッチア）と既知ウイルス（リケッチア）について，免疫血清を用いて交差中和試験を行い，中和されるかどうかをみてウイルス（リケッチア）を同定する．

　ウイルスの不顕性感染の診断：一定の地域の住民の血清を用いて，特定のウイルスと中和反応を行い，中和抗体の保有率を求めて，その居住地区にどの程度不顕性感染が起こっているかを調べる．また，中和反応の保有率からその地区の衛生的環境を推定することもできる．

③バクテリオファージ中和反応

　バクテリオファージは完全抗原であるので抗体を産生する．ファージの中和抗体のできかたはファージの種類によって非常に差があり，ほとんどできない場合もあるし，また強い中和作用を示す場合もある．バクテリオファージ中和反応は，ファージ型の分類に用いられる．ファージの型別を決めることは感染源の追求上，大切である（ブドウ球菌，チフス菌など）．

7) 散乱光分析法（免疫比濁・比ろう法）（turbidimetry・nephelometry）

　微量の物質の細粒子が浮遊している濁った溶液の濁度を濃度既知の混濁液と比較して求める方法を**比濁分析**あるいは**散乱光分析**という．すなわち図4-25に示すように，細粒子液に照射した入射光（I_0）は試料を通過するとき吸収，散乱を受け，減弱しながら受光部Aに達する．このときの透過光（I）の強度あるいはθ度方向の散乱光（I_θ）の強度は細粒子の数と大きさに相関する．

　透過光を計測する方法を**比濁**（turbidimetry），散乱光を測定する方法を**比ろう**（nephelometry）という．

　そのほかに**積分球濁度測定法**と呼ばれる特殊な濁度測定法がある．

　溶液中に溶存している抗原あるいは抗体分子それ自体による光の散乱はあまり大きくないが，これらが反応し，免疫複合体（IC）を形成し，さらに不溶性に成長し，粒子径が大きくなると光の散乱は増大し，反対に透過光は減少するので，抗原抗体反応の量的変化を光学的に捕捉することができる．

　免疫比濁法（turbidimetric immunoassay：**TIA**）とは，IC生成による透過光の減少を計測し，それらより抗原あるいは抗体を定量する分析法である．一方，**免疫比ろう法**（nephelometric immunoassay：**NIA**）は，同様のことを散乱光を計測することによって行う分析法である．実際

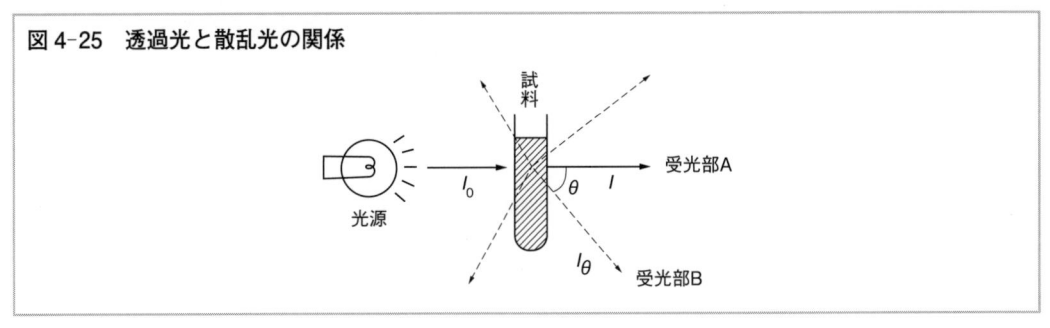

図4-25　透過光と散乱光の関係

の測定にあたって TIA を用いるか NIA を用いるかは，目的検体の種類や濃度により一概には決めにくいが，ある濃度以下になると入射光の 95% 以上は透過してしまうので，比濁法は適当ではない．比較的低濃度で粒子径の小さな分散系では一般に比ろう法のほうが適している．

濁度と透過光および粒子濃度との理論的関係は，Mie の光散乱の理論式，つまり

$$\tau = N \cdot \pi \cdot \gamma^2 \cdot K = 3C \cdot \gamma \cdot K / 4\rho$$

（N：単位容積当りの粒子数，C：濃度 g/cm^3，γ：粒子の半径，ρ：粒子の密度，K：散乱係数）

で表される．

濁度，透過率および吸収度との間に 1 対 1 の対応が成立し，透過率，吸収度の測定によって濁度を算出することが可能となる．また濁度は，粒子数，粒子径の関数として表現することができる．したがって，透過光を測定することによってコロイド分散系の粒子濃度を定量することが可能となるが，これには反応系にかなり厳しい条件が必要になるので，実験的にある定められた範囲内での実用化が行われている．

8) ラテックス凝集光学的測定法 (latex agglutination immunoassay：LAIA)

免疫学的に不活性なラテックス粒子に抗原（あるいは抗体）を吸着させたものを用いて抗原抗体反応を肉眼的に検出できるようにした間接凝集反応は，感度のよい方法として従来より広く用いられた．しかし，本法には定量性に乏しいという欠点があった．そこで近年開発され普及している技術が LAIA である．RIA には及ばないが，TIA や NIA よりかなり高い感度を有しており，自動化，定量化の可能な分析手法である．

ラテックス凝集反応を光学的に計測する方法としては，

① ラテックス凝集比濁法
② 粒度分布による測定法 (particle counting immunoassay：PCIA)
③ 積分球濁度測定法 (integrating sphear turbidimetry：ISTIA)

の 3 つが開発され実用化されている．

図 4-26 にラテックス比濁法の原理を示す．光源として，白色光を用いる場合と近赤外光を用いる場合とがある．ラテックス粒子径，波長，吸収度の関係は**図 4-27** のとおりである．

粒度分布による測定法は，抗原抗体反応の結果生じた凝集ラテックス粒子の大きさと数を反映した粒度分布図を作成し，凝集ラテックス粒子と未凝集ラテックス粒子との比より検体中の抗原濃度を求める方法である．本法では後述のフローサイトメトリー (FCM) の技術が利用されている．

積分球濁度測定法は，前方散乱光を積分球で捕捉測定し，同時に測定した透過光との比率より濁度を算出する方法である．

図 4-26　ラテックス比濁法

入射光	反応系	反応時間	散乱光	透過光
I_0		T_0	S_0	I_0
I_0		T_1	S_1 ∧	I_1 ∨
I_0		T_2	S_2 ∧	I_2 ∨

図 4-27　ラテックス粒子径，吸光度，波長の関係

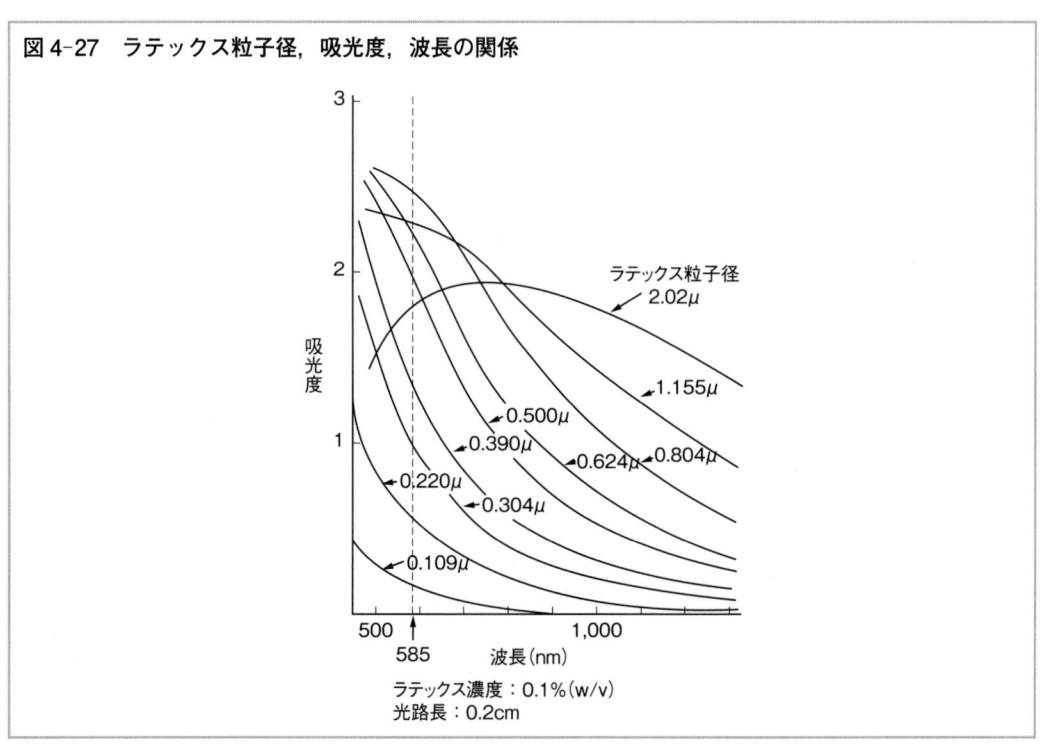

ラテックス粒子径　2.02μ、1.155μ、0.804μ、0.624μ、0.500μ、0.390μ、0.304μ、0.220μ、0.109μ

585 波長(nm)

ラテックス濃度：0.1%(w/v)
光路長：0.2cm

9) 標識抗原抗体反応

抗原または抗体をある物質で標識し，起こった抗原抗体反応を，その標識物質によって検出する方法である．利点として，①感度がきわめて高い，②特異性が高い，③組織や細胞における抗原または抗体の局在を検出する，などがある．

(1) 免疫組織学的方法（免疫顕微鏡法，免疫電顕法）：標識抗体による免疫染色法

組織標本上の抗原抗体反応を可視化しようという試みは1930年代よりあったが，これが実用化したのは，Coons (1941年) によって蛍光抗体法が開発されてからである．何を標識して用いるかにより，①標識抗体直接法，②標識抗原直接法，③標識抗体間接法，④標識抗原間接法（サンドイッチ法），⑤標識補体直接法，⑥標識補体間接法，などがある．また，標識に用いる物質にも各種ある．よく用いられるものは，蛍光色素（蛍光抗体法），酵素（酵素抗体法），金属タンパク（フェリチン抗体法）などである．

①蛍光抗体法

蛍光物質としては，fluorescein isothiocyanate (FITC)，1-dimethylaminonaphthalene 5-sulfonyl chloride (DANS)，rhodamineなどがあるが，FITCが最もよく使用されている．図4-28に各種蛍光抗体法の原理を図解する．これらのうち蛍光抗体間接法が最も一般的であり，抗核抗体などの各種自己抗体，*Treponema pallidum*抗体（FTA）なども本法によって検出されている（**カラー図譜：図Ⅰ参照**）．

直接法では，それぞれの抗原に特異的な抗体に標識したものを準備しなければならないが，間

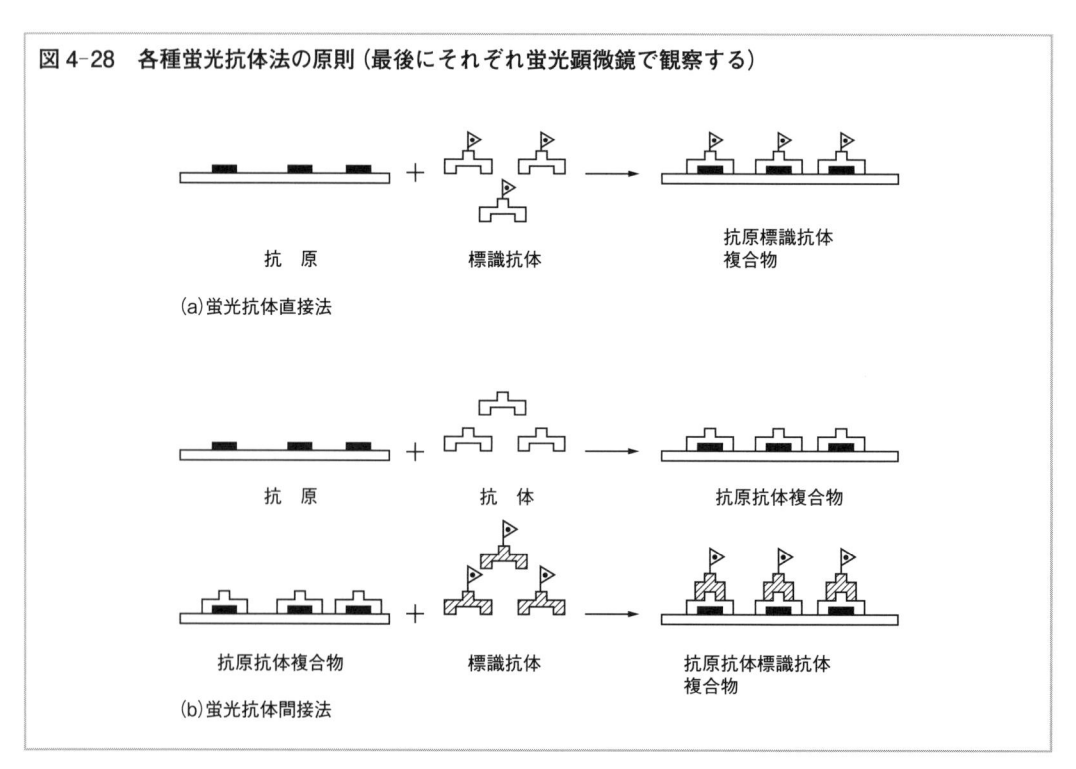

図4-28 各種蛍光抗体法の原則（最後にそれぞれ蛍光顕微鏡で観察する）

(a) 蛍光抗体直接法
抗原　＋　標識抗体　→　抗原標識抗体複合物

(b) 蛍光抗体間接法
抗原　＋　抗体　→　抗原抗体複合物
抗原抗体複合物　＋　標識抗体　→　抗原抗体標識抗体複合物

接法では標識した抗免疫グロブリン抗体を準備するだけですみ，感度，特異性とも，間接法のほうが優れている．

②酵素抗体法

標識のための酵素として，西洋ワサビ・ペルオキシダーゼ（horse radish peroxidase：HRPO）がよく用いられる．概要を図4-29に示す．組織標本上の抗原とペルオキシダーゼ標識抗体を反応させたのちにH_2O_2と基質を与える．ペルオキシダーゼによってH_2O_2は分解されて活性酸素を産生する．活性酸素によって酸化され，基質は発色する．この色を顕微鏡で観察する方法である．本法では，基質の固定，包埋などを特殊に行えば，電顕による観察も可能である．

③フェリチン抗体法

ペルオキシダーゼ法でも電顕による観察は可能であるが，操作が複雑で，特異性に欠ける．このため，免疫電顕法としては，フェリチン抗体法を用いるのが一般である．フェリチンは鉄貯蔵タンパクである．鉄は水酸化鉄のミセルとして，フェリチン分子の内核に含まれている．鉄ミセルはさらに4つの平面に配列し，直径約2.7nmの顆粒を形成する．この顆粒の電子密度が高いので，電顕では影として観察することができる．

④その他の方法

その他の標識抗体法として，一連の免疫組織学的手法が存在する．なかでも**ペルオキシダーゼ・抗ペルオキシダーゼ（PAP）法**，**PAP変法**（グルコースオキシダーゼ・抗ペルオキシダーゼ法，アルカリ性リン酸酵素・抗アルカリ性リン酸酵素など），**アビジン・ビオチン・ペルオキシダーゼ複合体（ABC）法**などが有名である．

PAP法では，まず組織抗原に対する一次抗体（ウサギIgG）を反応させたあとにウサギIgGに

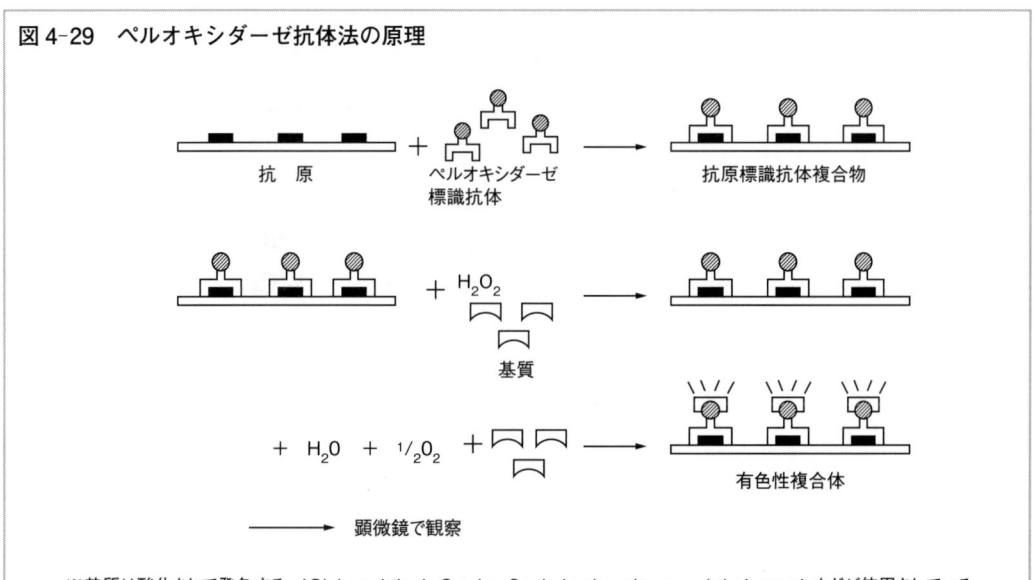

図4-29 ペルオキシダーゼ抗体法の原理

※基質は酸化されて発色する．4Cl-1-naphtho1, 3amino-9-ethylcarbazole, α-naphthol pyroninなどが使用されている

対する抗体を過剰に反応させておく．さらに，あらかじめ作製しておいたHRPOとそれに対する抗HRPO抗体（ウサギIgG）の可溶性免疫複合体を反応させると，二次抗体を介して可溶性免疫複合体が結合する．最後に，酵素抗体法と同じ手順で組織抗原を検出する方法である．理論的には，二次抗体が過剰に存在すれば，抗体IgGに存在する2個の抗原結合部位の一方が一次抗体と，また他方が抗HRPOと結合する．

アビジン（avidin）は分子量68,000の卵白由来の塩基性糖タンパクで，ビオチンに高い親和力をもつ特異的結合基を4個所有する．ABC法では，ABC（4個の結合基のうち1～2個は遊離の状態になっている）と組織抗原と反応させた一次抗体とをビオチン化二次抗体を介して結合させる．それ以後の抗原の検出は酵素抗体法と同様の手順で行う．

(2) 試験管内標識抗原抗体反応

①放射免疫測定法（radioimmunoassay：RIA）

BersonとYalow（1950年）によって開発された．抗原抗体反応のもつ特異性と放射性同位元素（radioisotope：RI）のもつ感度を組み合わせたもので，本法の導入によって 1×10^{-17}M 程度の低濃度の物質の特異的定量が可能になった．competitive assay と immunometric assay の2通りがある．前者においては，測定されるべき物質が，RIで標識された同物質と抗体との結合を競争し合うもので，物質の濃度が高ければ高いほど，標識物質との結合競争に勝ち，より高い比率で結合することになる．標識物質と非標識物質との濃度が等しければ，結合比は1対1となる．

結合したRIと遊離のRIの比活性をγ-カウンタや液体シンチレーションカウンタで測定し，標準曲線と照合して，未知濃度の非標識物質を定量することができる（図4-30, 31）．その理論的根拠は以下のとおりである．

標識抗原（Ag*），測定目的抗原（Ag）と対応抗体（Ab）を混合した系での反応平衡定数（K）は，

$$\frac{[Ag \cdot Ab]}{[Ag][Ab]} = \frac{[Ag^* \cdot Ab]}{[Ag^*][Ab]}$$

したがって

$$\frac{[Ag \cdot Ab]}{[Ag]} = \frac{[Ag^* \cdot Ab]}{[Ag^*]} = \frac{B}{F}$$

反応系に存在する抗体量を b，抗体と結合している抗体量を g とすれば，

$$b = [Ab] + [Ag \cdot Ab] + [Ag^* \cdot Ab]$$
$$g = [Ag \cdot Ab] + [Ag^* \cdot Ab] = b - [Ab]$$

より，

$$\frac{\text{抗体と結合した Ag*（B）}}{\text{遊離の状態の Ag*（F）}} = K[Ab] = K(b - g)$$

となり，B/Fと抗体結合抗原量との間には逆比例関係が成立する．

広い意味でのRIAでは，競合的に結合するものは必ずしも抗体でないものをも含む．抗体でなくても，当該物質と特異的に結合するものであればよいわけで，たとえばサイロキシン結合タ

図4-30　RIA（競合法）の原理

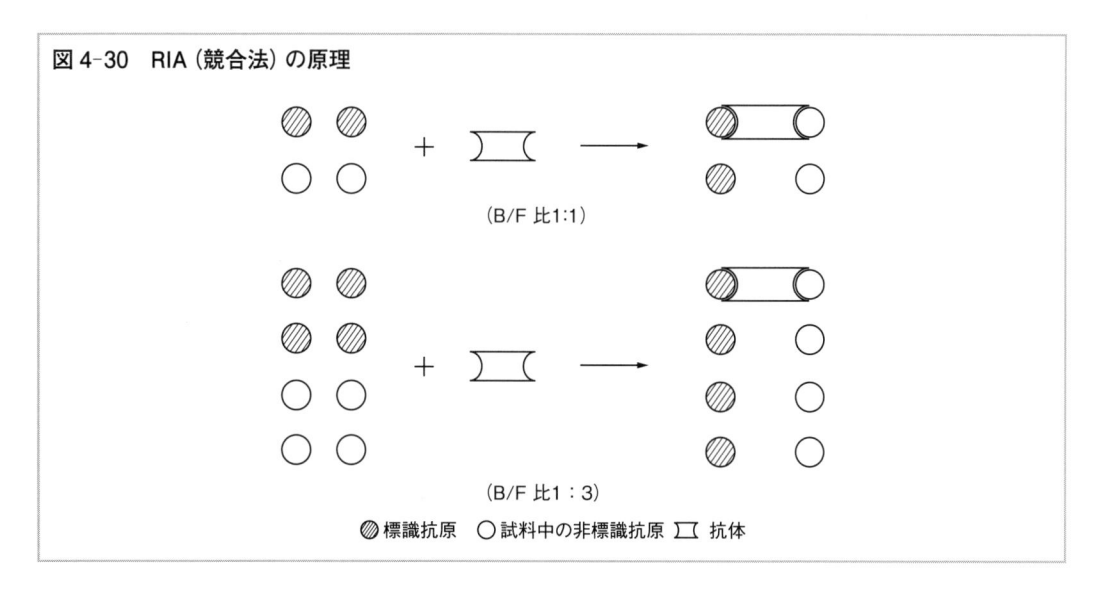

(B/F 比1:1)

(B/F 比1:3)

◎標識抗原　○試料中の非標識抗原　⊐⊏抗体

図4-31　RIAにおける標準曲線

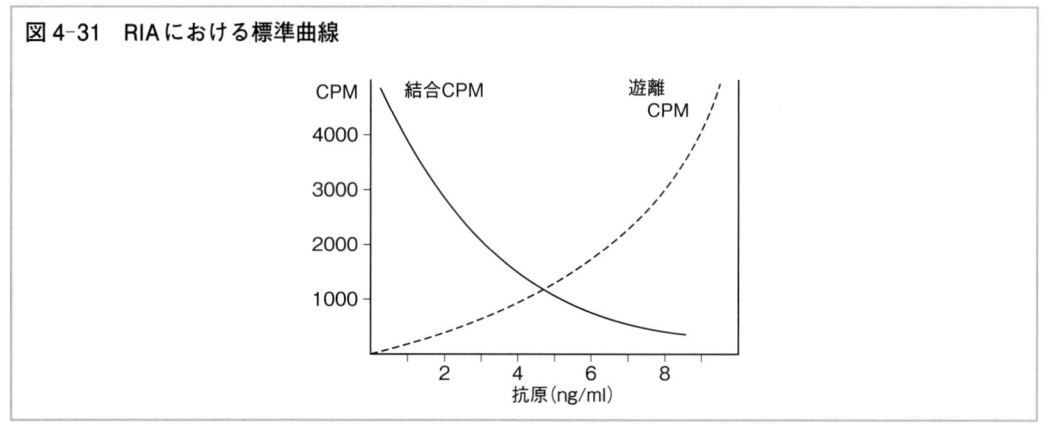

ンパクを用いてサイロキシンを定量する方法（competitive protein binding assay）とか，特異的な受容体を利用する方法（radioreceptor assay）などまで含めてさすこともある．

　抗体と結合した標識抗原の放射能比活性を測定するには，結合抗原（B）と遊離抗原（F）とを分離しなければならない．これを B/F 分離という．

　B/F 分離の方法としては，①クロマトグラフィ，②電気泳動法，③二抗体法，④塩析法，⑤アルコール沈殿法，⑥ゲル濾過法，⑦レジン法，⑧デキストラン・炭末法，⑨タルク法，⑩セルロース粉末法，⑪固相法，など多数ある．用いる RI としては ^{131}I，^{125}I が主であるが，その他 ^{3}H，^{14}C などもときに用いられる．

　②**酵素免疫測定法**（enzyme immunoassay：**EIA**）

　標識物質として，RI の代わりに酵素を用いる．RI による汚染の心配のないこと，γ-カウンタや液体シンチレーションカウンタのような特別の措置や，管理区域を必要としないことなどのため，RIA に代わって日常検査法として用いられている．

本法の原理は，RIAとまったく同じである．RIAではB/F分離後，放射能比活性を測定するが，EIAでは酵素活性を測定するところが異なる．実際の測定方法は，①**均一測定法**（homogeneous EIA），②**不均一測定法**（heterogeneous EIA）とに大別される．

前者はB/F分離を必要としない方法で，小分子量の薬剤（ジギタリス剤，抗てんかん剤など）の定量にきわめて有用な方法として多用されつつあるので，その原理を図4-32に示す．

ハプテンと結合した酵素にハプテン抗体を加えて反応させると，ハプテン酵素抗体複合体ができる．このような状態の酵素は，もはや基質と反応できず，酵素活性を示さない．このような系に遊離のハプテンを加えると，ハプテン-酵素結合物と競合してハプテン抗体と結合する．その程度は，遊離ハプテンとハプテン-酵素結合物との比率によって決まる．すなわち，遊離ハプテンの量が多くなればなるほど，抗体と結合できないで残るハプテン-酵素結合物の量が増加する．このような状態の酵素は酵素活性を有するので，酵素活性を測定することによって，残ったハプテン酵素結合物の量を定量でき，ハプテン量が間接的に定量可能になる．

不均一測定では，酵素標識抗原（あるいは抗体），測定目的抗原（抗体）と抗体（抗原）とを反応させたあと，結合標識抗原（抗体）を遊離のそれより分離し酵素活性を測定するもので，競合法と非競合法とがある．競合法の理論的背景はRIAと同一であるが，測定感度が低いため実用化の範囲は限られており，大部分は非競合法が用いられている．抗原の測定原理を図4-33に示した．固相化した抗体上に目的抗原をトラップさせたあと酵素標識抗体を反応させ，固相に結合した酵素活性を測定する方法である．**サンドイッチ測定**あるいは**二点結合測定法**（two site EIA）などとも呼ばれている．本法はきわめて感度の高い測定系であるが，図4-33のように，抗体と標識抗体の両方に同時に結合する必要があるため，抗体結合部分が少なくとも2個以上存在する比較的大きな分子でないと，この測定系にはのりにくい．もちろん本法において，抗原や二次抗体を固相化することによって抗体の測定系を構築することも可能である．

③**蛍光免疫測定法**（fluoroimmunoassay：**FIA**）

本法は，標識物質として蛍光化合物を使い，抗原抗体反応後，蛍光を測定することにより抗原または抗体を間接的に定量する方法である．蛍光とは，基底状態にある分子に光を照射すると，その分子に特有の波長の光を吸収し励起状態となり，基底状態に戻るときに光エネルギー，すなわち蛍光を放出する現象である．

本法にも均一性FIAと不均一性FIAとがある．前者にはさらに各種工夫のこらされた方法がある．臨床検査の分野で利用されているものを簡単に説明する．

蛍光増強免疫測定法（fluorescence enhancing immunoassay）：抗原に抗体が反応して結合すると蛍光標識抗原の蛍光強度が増強することを利用した測定系である．一定量の標識抗原と一定量の抗体の混合溶液に測定目的抗原を入れると，その量に従って抗体と結合していた標識抗原は競合的に目的抗原と入れ代わり，その分だけ蛍光強度が減弱する．

蛍光消失免疫測定法（fluorescence quenching immunoassay）：抗原抗体反応することによって，従来あった蛍光標識標本の蛍光強度が減弱するという現象を利用した方法である．

図4-32 homogeneous EIAの原理

ハプテン抗体　ハプテン-酵素結合体　　酵素と基質は反応できない

基質

ハプテン

酵素と基質は反応できる

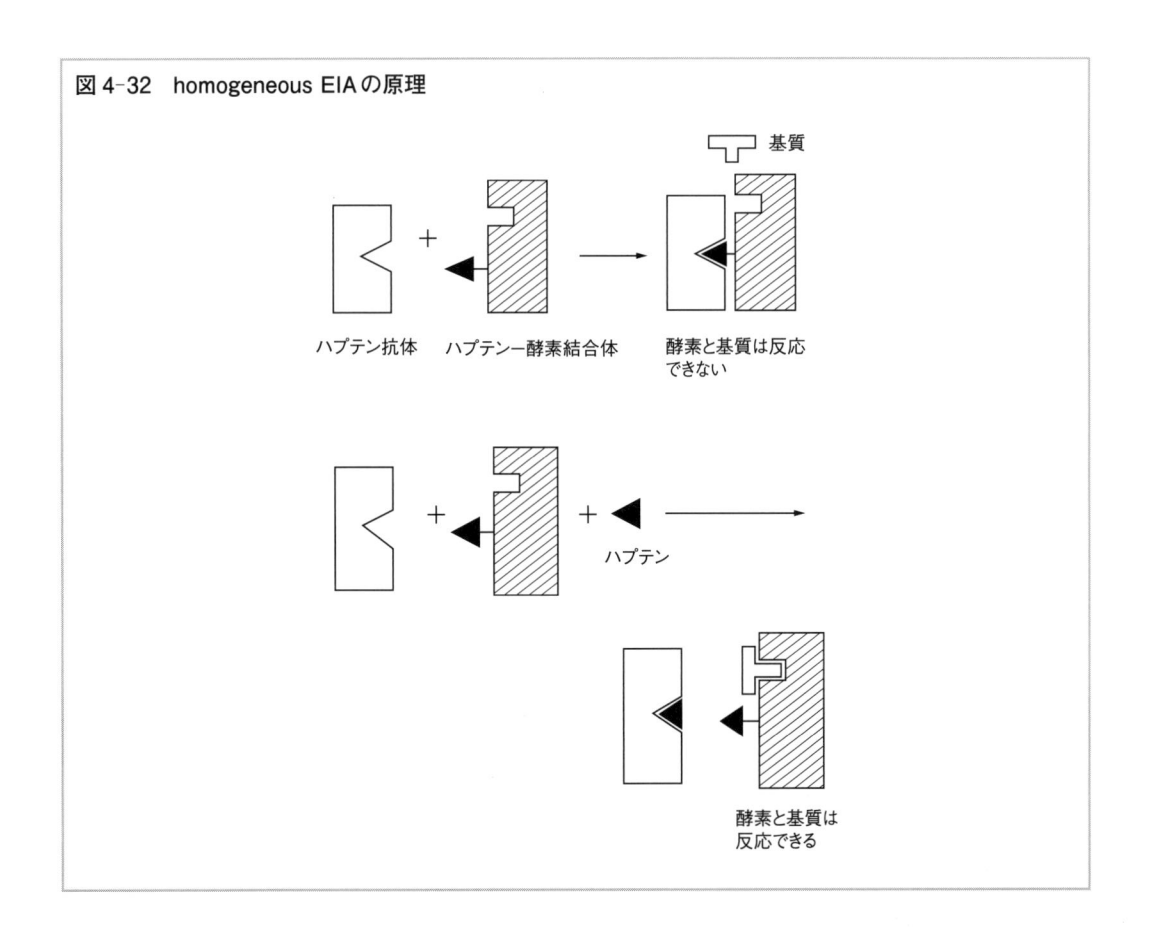

図4-33 heterogeneous EIAの原理

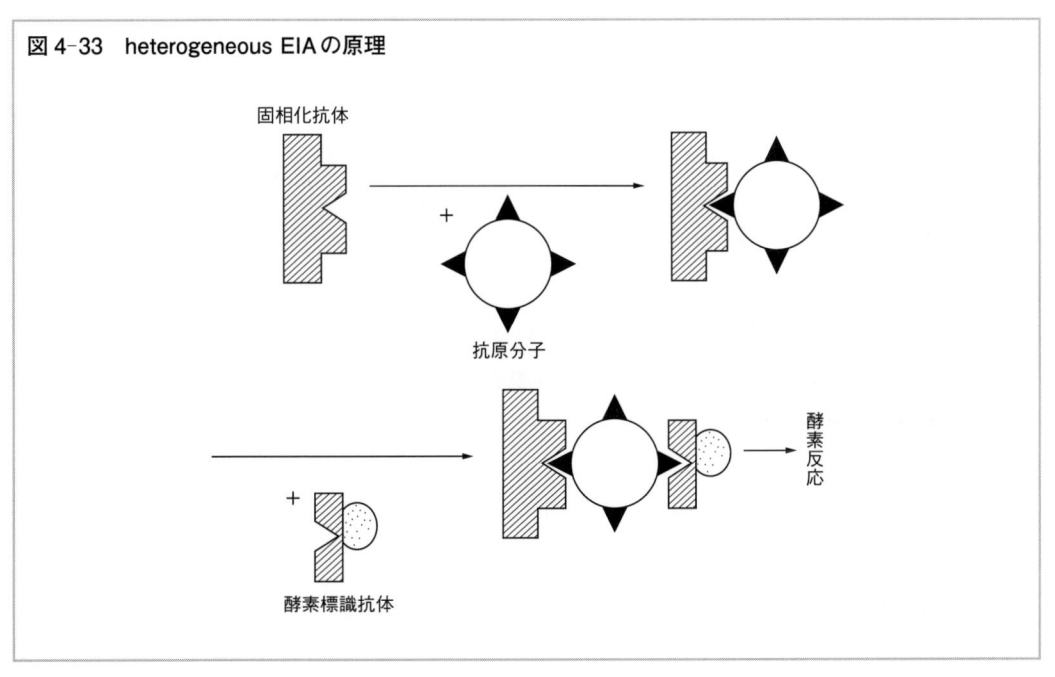

固相化抗体

抗原分子

酵素標識抗体

酵素反応

蛍光偏光解消免疫測定法（fluorescence depolarization immunoassay）：蛍光物質に偏光励起光を照射すると，線偏光と平行に近い分子軸をもつ蛍光物質は選択的に励起されやすく，励起分子の分子軸は偏って分布するようになる（すなわち，偏光した蛍光を生じる）．しかし，いったん偏った分子軸も，観察までのタイムラグがあるため，その間，分子の回転ブラウン運動が起こり，分子軸の偏りが解消の方向に向かう．したがって，蛍光偏光はある程度解消されてしまう．この解消の程度は，分子の回転ブラウン運動の程度に依存する．分子のブラウン運動は，いろいろな因子により抑制を受けるが，分子の大きさも抑制因子の一つであり，分子が大きければ大きいほどブラウン運動は起こりにくい．

遊離の蛍光標識抗原（抗体）で計測される蛍光偏光解消の程度は，抗体（抗原）と反応させ，抗原抗体複合体にして分子を大きくすることによって抑制を受ける．この原理を抗原抗体反応の定量的解析に応用することができる．蛍光偏光度（P）は次式によって得られる．

$$P = \frac{I_{/\!/} - I_\perp}{I_{/\!/} + I_\perp}$$

（$I_{/\!/}$：励起光と平行の偏光子をおいて観察した場合の蛍光強度，$I_\perp$：励起光と垂直の偏光子をおいて観察した場合の蛍光強度）

基質標識蛍光免疫測定法（substrate-labeled fluoroimmunoassay：SLFIA）：酵素に対する蛍光性基質を抗原と結合させた標識化合物を用いる方法である．この標識体は抗体と結合すると，もはや酵素と基質が結合できなくなり蛍光を放出しなくなることを利用したものである．

④**発光免疫測定法**（luminescence immunoassay：**LIA**）

化学発光免疫測定法（chemiluminescence IA：CLIA）と**生物発光免疫測定法**（bioluminescence IA：BLIA）に大別されるが，さらに最近ではこれにEIAを組み合わせた **chemiluminescence enzyme IA（CLEIA）** や**電気化学発光分析**（electrochemiluminescence IA：ECLIA）などが開発されている．発光反応を用いた分析法はきわめて高い感度が得られ，分光装置を必要としないこと，反応時間がきわめて短いこと，などの利点があり，生体内微量成分の定量への応用範囲が拡大しつつある．

図4-34に示すごとく，発光性分子を酸化したり酵素を作用させたりすると中間体を経て発光エネルギーをもつ励起状態にすることができるが，励起状態分子はきわめて不安定ですぐフォトンを放出発光して基底状態に戻る．この性質を免疫測定法に利用したのが **LIA** である．

現在最もよく用いられているのは，**化学発光酵素イムノアッセイ（CLEIA）** で，酵素の基質として発光性物質を用いてEIAを行うという方法で，理論的には $10^{-18} \sim 10^{-21}$ mol の感度が得られる（図4-35）．酵素としてはグルコースオキシダーゼ，β-D-ガラクトシダーゼ，アルカリホスファターゼなどがよく用いられている．

10）フローサイトメトリー（flow cytometry：FCM）

FCMとは，細胞を一つ一つレーザー光の中を通過させることにより発生する，細胞固有の蛍

図 4-34 化学発光の原理

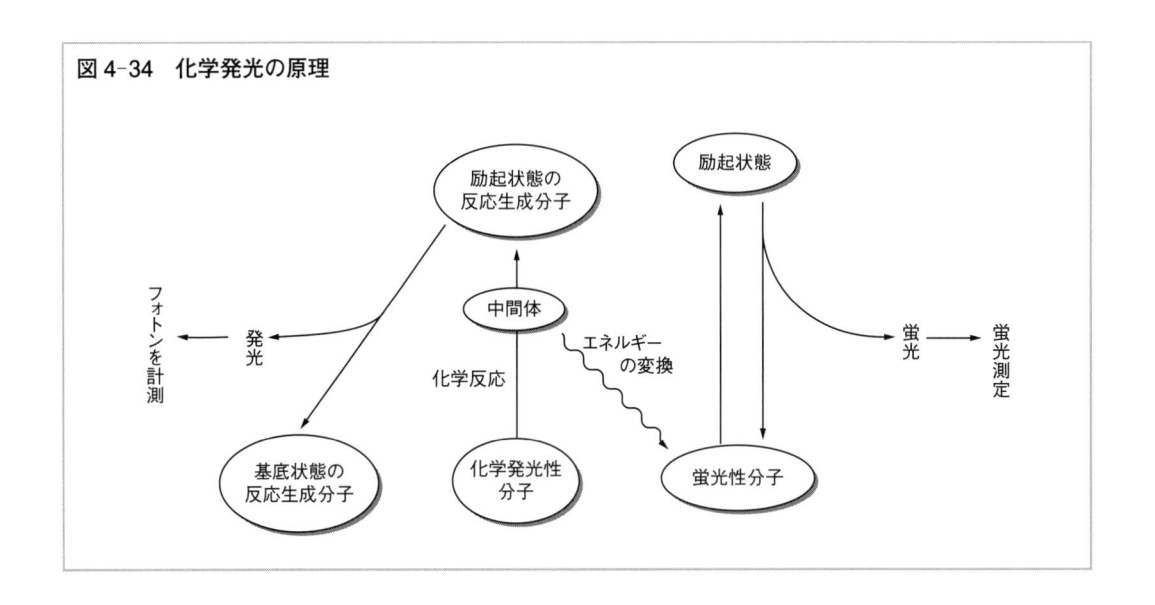

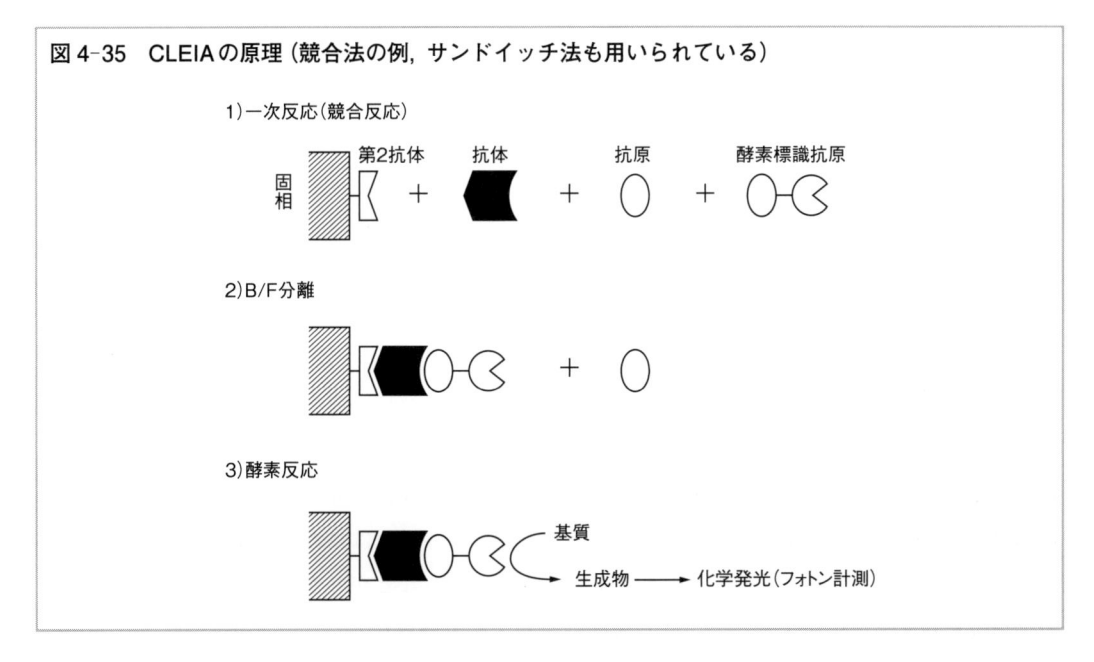

図 4-35 CLEIAの原理（競合法の例，サンドイッチ法も用いられている）

光・散乱光を細胞ごとに解析する測定法である．FCMの原理を図 4-36に示す．

　フローサイトメーターの流路系は自動血球計数装置と同じ原理で，細胞を流体（シース液）中で分散させて一列に並べてフローセルの中を流し，それぞれの細胞から得られた光学的な情報を電気的に処理して数値データ化し，統計解析する．細胞にレーザー光を照射した際に生じる前方散乱光（FS）と側方散乱光（SS）は，それぞれ細胞の大きさ，細胞の内部構造の複雑さを反映した数値となるため，細胞の形状を大まかに分類できる．また同時に細胞上の蛍光も定量的に測定できるため，蛍光標識抗体で免疫染色することで，細胞に結合した標識抗体，あるいは標識抗体

図4-36 FCMの原理

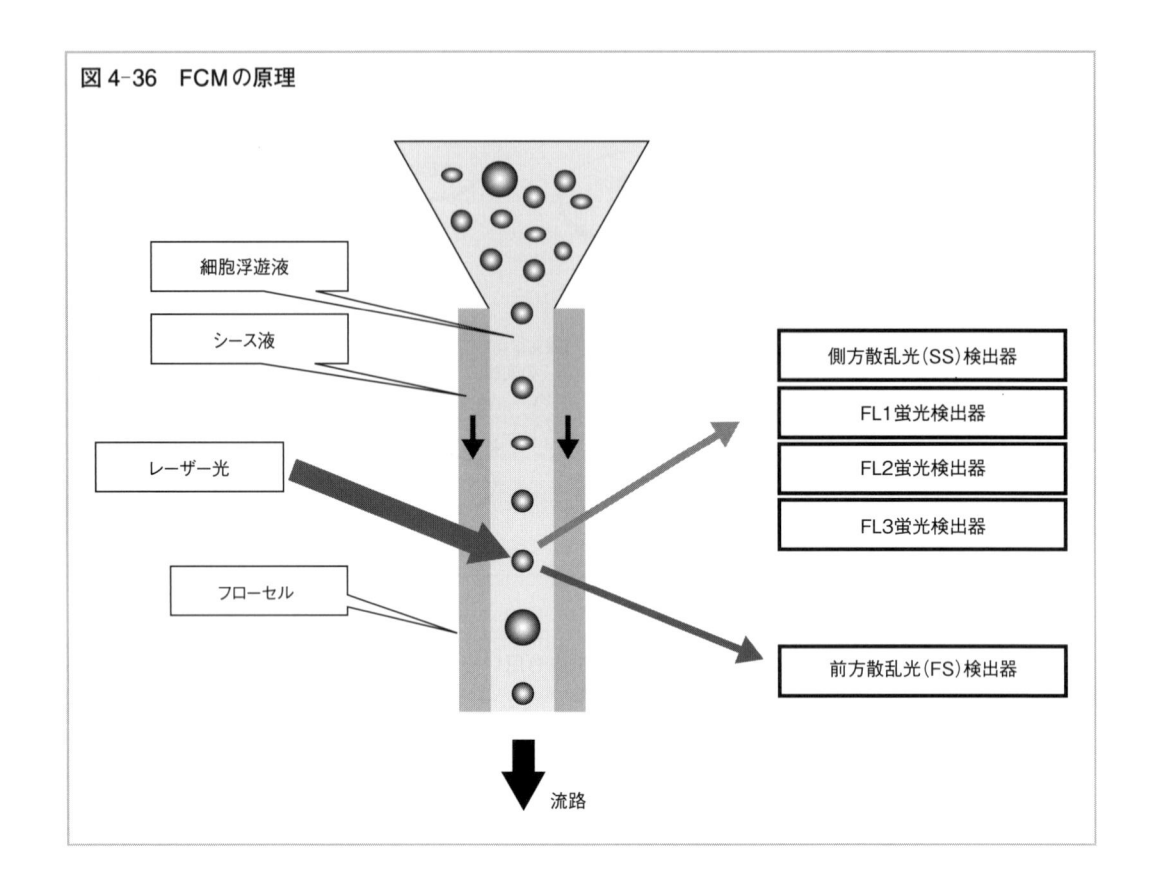

が結合した抗原を定量的に解析できる．

　リンパ球間接蛍光抗体法-フローサイトメトリー（LIFT-FCM）法によるHLA抗体の測定例を図4-37に示す．左側の図はサイトグラムで，顆粒球，リンパ球，血小板がそれぞれの細胞の形状によって異なる領域に分布しているのがわかる．右側の図はリンパ球に結合したHLA抗体を蛍光標識2次抗体で染色したヒストグラムで，横軸が蛍光強度，縦軸が細胞数を示す．サンプル1は陰性血清とほぼ同等の平均蛍光強度であるが，サンプル2では陰性血清よりも右側へ蛍光強度のシフトが見られ，細胞表面にHLA抗体が結合していることがわかる．それぞれのサンプルの平均蛍光強度を数値化することにより客観的な判定が可能になる．

　FCMでは複数の検出フィルターにより異なる波長の蛍光をもつ複数の蛍光色素を同時に測定可能であり，1度に数種類の抗体を用いた多重染色で細胞表面抗原の解析を行うことも可能である．リンパ球サブセット（ヘルパーT，サプレッサーT，細胞傷害性T，B，NK，NKTなど）も1度の測定で解析できる．

　HIV感染者のTリンパ球のCD4/CD8解析例を図4-38に示す．横軸にCD4，縦軸にCD8をプロットして細胞集団の分布を表しており，それぞれのリンパ球サブセットの割合から細胞数を算出することができる．

　FCMの応用として，DNAを直接蛍光色素で染色することにより，腫瘍細胞のDNA解析や細

図4-37 LIFT-FCM法によるHLA抗体の測定

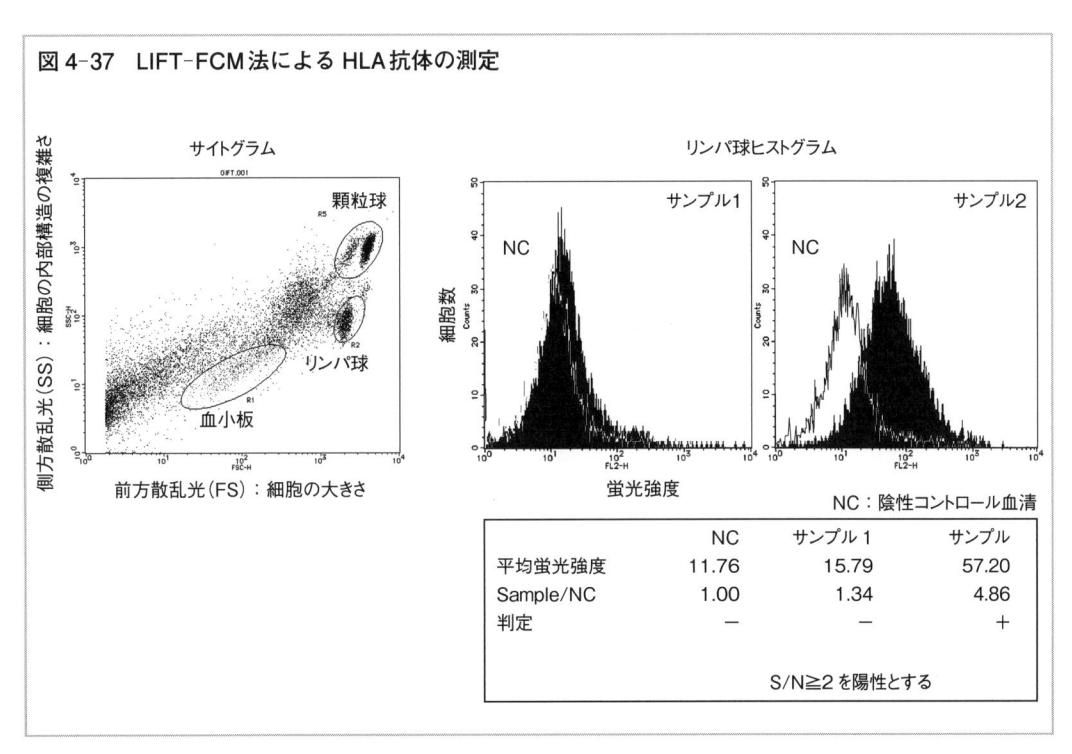

サイトグラム：側方散乱光（SS）：細胞の内部構造の複雑さ／前方散乱光（FS）：細胞の大きさ。顆粒球、リンパ球、血小板の領域を示す。

リンパ球ヒストグラム：サンプル1、サンプル2。NC：陰性コントロール血清。

	NC	サンプル1	サンプル2
平均蛍光強度	11.76	15.79	57.20
Sample/NC	1.00	1.34	4.86
判定	−	−	＋

S/N≧2を陽性とする

図4-38 リンパ球のCD4/CD8解析

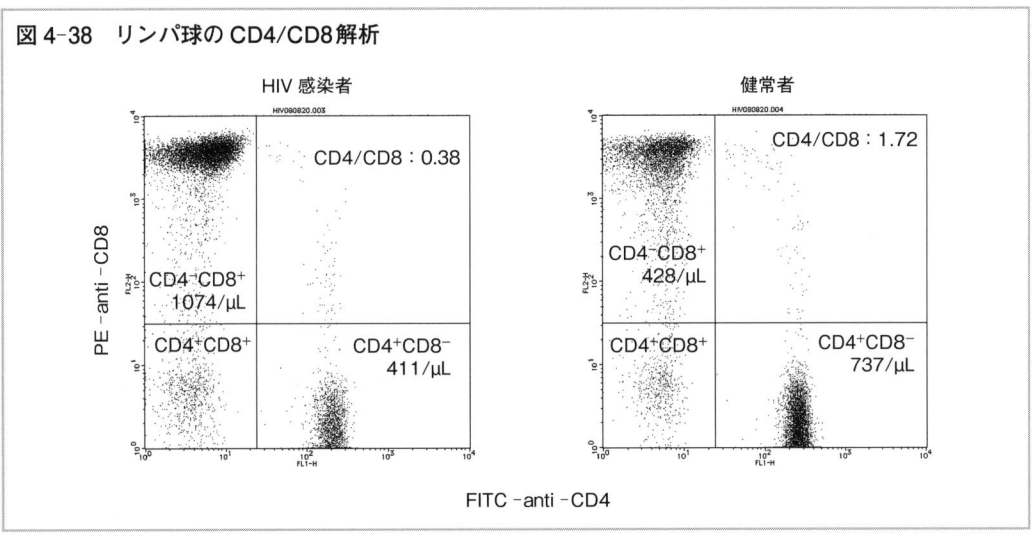

HIV感染者：CD4/CD8：0.38、CD4⁻CD8⁺ 1074/μL、CD4⁺CD8⁻ 411/μL

健常者：CD4/CD8：1.72、CD4⁻CD8⁺ 428/μL、CD4⁺CD8⁻ 737/μL

PE-anti-CD8／FITC-anti-CD4

胞周期の解析，細胞内部のイオン濃度やサイトカインの解析も可能である．また，サンプルは細胞である必要はなく，0.5～40μm程度の大きさの粒子であれば測定できるため，マイクロビーズに精製タンパクを固定して，反応する抗体を高感度に検出することもできる．フローサイトメーターによってはセルソーター機能をもち，FCMで分類できる任意の細胞にのみ電荷をかけて，目的細胞のみを分取する装置もある．

11) イムノブロット法（immuno blotting）・ウエスタンブロット法（Western blotting：WB）

ポリアクリルアミドゲルやアガロースゲルを支持体とした電気泳動法によりタンパク質混合物を分離し，これらのタンパク質をニトロセルロース膜やナイロン膜などのようなタンパク質と高い結合能のある膜上に転写させる．タンパク質はニトロセルロース膜やナイロン膜に強く吸着する．

次いで，調べようとするタンパク質に特異抗体（一次抗体）を反応させて検出する．以前はこの一次抗体をアイソトープで標識して検出する直接法が用いられていたが，現在はほとんど用いられていない．

現在は，一次抗体（被検検体）を作用させたのち，その一次抗体を認識する二次抗体（一次抗体がウサギ血清のときは，二次抗体には抗ウサギIgG抗体を使用する）を作用させ，結合した二次抗体を種々の方法で検出する間接法が用いられている．

二次抗体の検出には，二次抗体をペルオキシダーゼあるいはアルカリホスファターゼなどの酵素を結合させて基質を発色させる方法や，^{125}I標識プロテインAなどが用いられている．この方法は特定の混合液中の特定の抗原性をもつタンパク質を感度よく検出できる点で有用である．

DNAを電気泳動後検出するサザンブロット法，mRNAを検出するノーザンブロット法との類似性から，タンパク質を検出するこの方法を**ウエスタンブロット法**と呼んでいる．ウエスタンブロット法は**イムノブロット法**（immunoblotting method）とも呼ばれる．この方法は，ヒト免疫不全ウイルス（HIV）抗体，成人T細胞白血病ウイルス（HTLV-1）抗体の確認検査などに応用されている．

12) イムノクロマトグラフィー（イムノクロマト法）（immuno-chromatography）

患者血液中の抗原または抗体がメンブラン上を毛細管現象で移動する際，色素標識抗体および捕捉抗体（固相化抗体）との抗原抗体反応を起こさせ，着色反応で検出する方法である．

図4-39にイムノクロマト法によるHBs抗原検出法の測定原理を示した．イムノクロマト法のストリップ部の試料塗布部分に検体を滴下すると，検体中に存在するHBs抗原が毛細管現象でメンブラン上を移動し，色素標識HBs抗原特異的抗体の塗布された部分で抗原抗体反応を起こす．HBs抗原・色素標識HBs抗原特異的抗体の複合体は，さらにメンブラン上を移動し，固相化されたHBs抗原特異的抗体（捕捉抗体）と反応して，色素の着色反応を示す．これによって，目視でHBs抗原の存在を確認することができる．また，未反応の色素標識HBs抗原特異的抗体は捕捉抗体に結合しないで，さらにメンブラン上を移動する．これを固相化標識抗体特異的抗体で検出（着色反応）することで，検体は確実にメンブレン上を移動したことを証明することができる（コントロール部分）．検体中にHBs抗原が存在しない場合は，固相化されたHBs抗原特異的抗体（捕捉抗体）との反応が起きないので，この部分には着色反応が起きないが，コントロー

図 4-39 イムノクロマト法による HBs 抗原検出系（反応原理）

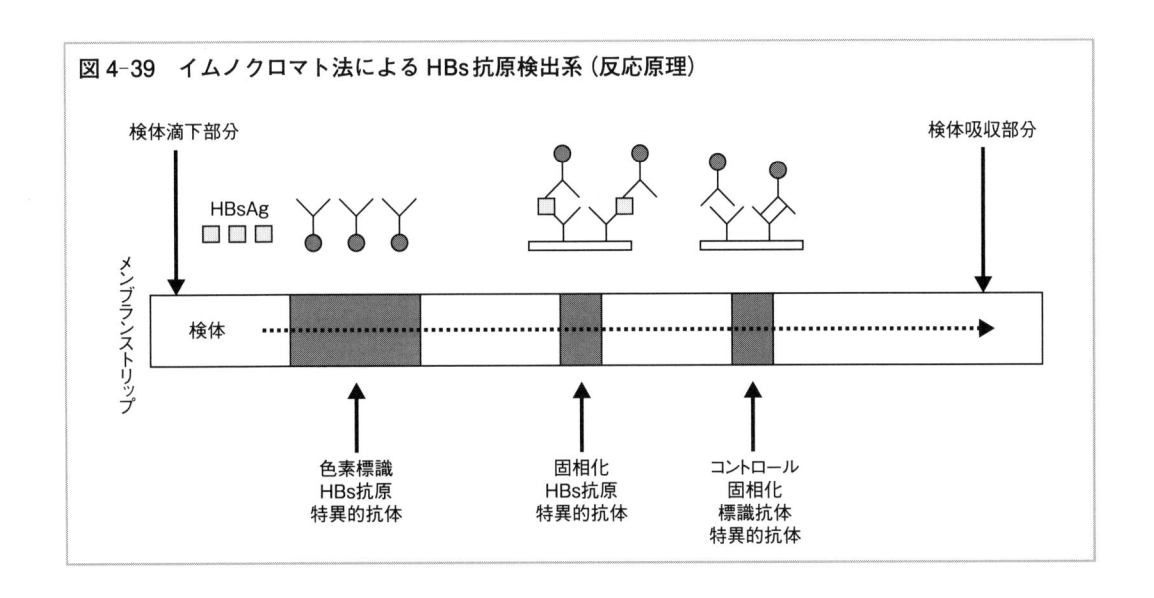

図 4-40 生体成分の血中濃度の分析法の感度

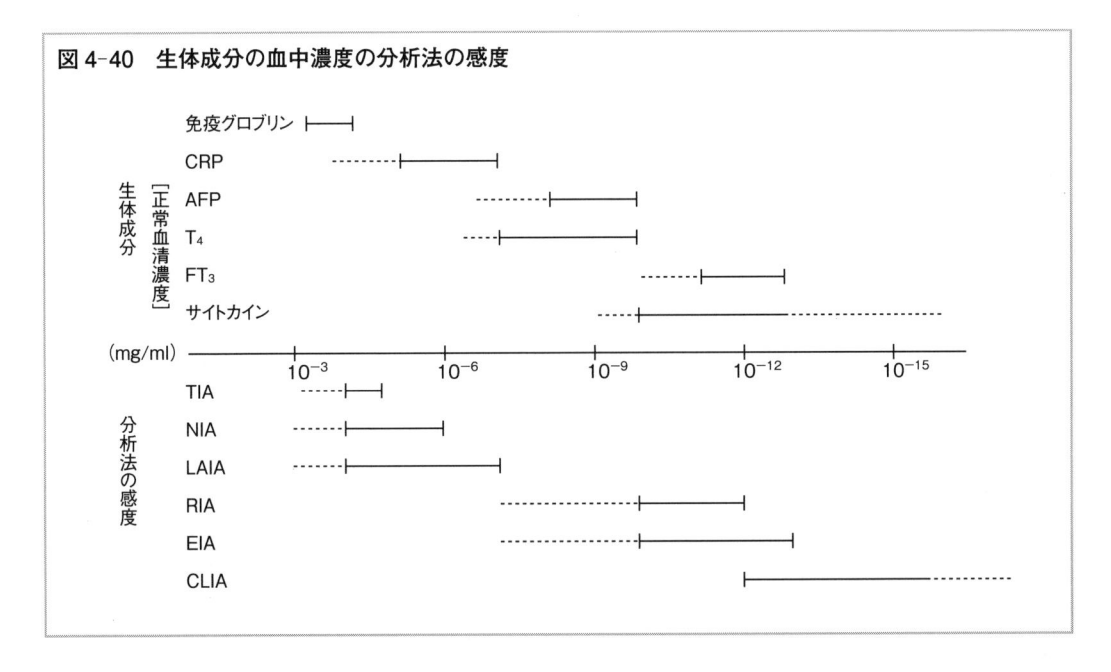

ル部分には着色反応が認められる．

　他の検査法も同様の測定原理である．標識色素には，金コロイド，セレニウムコロイド，着色ラテックス粒子などが用いられている．反応時間は各市販試薬によって若干異なるが，15 分以内で判定できるものが多い．ただし，非特異反応を示すことがあるので，イムノクロマト法陽性になった場合は別の方法や確認試験などを実施したほうがよい．

　臨床応用として，HBs 抗原，HCV 抗体，HIV-1 抗体，インフルエンザウイルス，hCG などの測定法が市販されている．

Ⅳ. 測定感度

　抗原抗体反応はきわめて特異性が高い．さらに適切な標識物質を組み合わせて用いると，その感度は驚くほど上昇する．免疫化学分析法は，このような理由から，多成分よりなる生体試料における微量物質の定量分析にとくに有用で，最近多用され始めている．**図4-40**は生体成分の通常濃度と各分析法の検出感度を示したものである．

第5章　免疫検査の基本的技術

Ⅰ．抗体の作製

1) 動物を免疫してつくる方法
　免疫血清のつくり方は，使用する動物，注射方法，注射量，注射間隔などがさまざまであり，一定の方法はない．免疫する動物として一般にウマやウサギが用いられるが，ウサギを例に説明する．

(1) 免疫前の採血
　免疫前にウサギの血液約5mlの採血を行い，その血清を免疫前の対照血清として保存しておく．

(2) 免疫の方法
①抗原液単独で免疫する方法
静脈内注射，皮内注射，皮下注射，筋肉内注射，腹腔内注射などがある．
②アジュバント（免疫助成剤）を用いる方法
　抗原量と同量のアジュバント（Freundの完全アジュバントあるいは不完全アジュバント）を適当な容器に入れ，ガラス棒でアジュバントを攪拌しながら注射器にとった抗原液を1滴ずつ滴下し，water in oilの状態にする．このようにしてつくった抗原乳剤を，皮内，皮下，筋肉内，肢掌の指の裏側の皮内に注射すると高力価抗血清が得られる．

(3) ためし採血
　免疫応答がかなり進んだと思われる時期に約5mlを採血して，抗体価がどの程度上昇したかを測定する．抗体価が低いときはさらに追加免疫を続ける．動物の個体差によって抗体価があまり高くならないものもある．

(4) 全採血
　最後の注射の日から7～10日後に行う．採血の前日より絶食させておき，透明な血清が得られるようにする．

(5) 血清の処置
　血清を分離したら，56℃，30分間加温して不活性化しておく．アジ化ナトリウム（窒化ソーダ）を0.1％の割に加え，ヒトの血清と同様の方法で保存する．

2) モノクローナル抗体とその作製法
(1) モノクローナル抗体
モノクローナル抗体についてはp.39を参照のこと．
(2) モノクローナル抗体の作製手順
大きく，以下の7つのステップを経て行われる．
①動物選定と免疫
免疫動物には通常BALB/cマウスが用いられる．融合細胞としてよく用いられているミエローマ細胞 (NS-1) とのハイブリドーマ形成効率がよいからである．免疫方法は用いる抗原によって異なる．
②抗体価の測定
免疫動物より採血し抗体価を測定する．抗体が十分産生されていることを確認したあとで脾細胞を採取する．
③細胞融合
融合細胞としてBALB/cマウス由来の変異株〔hypoxanthine-guanine phosphoribosyl transferase (HGPRT) 欠損〕NS-1, Sp2/0, NSOなどが用いられる．脾細胞とミエローマ細胞の混合ペレットにポリエチレングリコール液を加えて撹拌振盪すると融合はただちに進行する．上清を除去しHAT培地 (hypoxantine aminopterin thymidineを含む培地) で懸濁液にしたあと，マイクロプレート上に分注する．
④スクリーニング
各ウェルのHAT培地を半量ずつ交換しながらCO_2インキュベータで培養を続けると，10日目あたりよりハイブリドーマの増殖が観察されるようになる．以後，培養上清を経時的に採取し，抗体のスクリーニングを実施する．
⑤クローニング
限界希釈法が最も一般的である．すなわち，ハイブリドーマ細胞を懸濁後，HT培地で段階的に希釈し，1つのウェルに1個のハイブリドーマ細胞が分注されるようにして培養する．1ウェル1コロニー形成を選び，その上清の抗体を検査する．目的の抗体産生が認められればフィーダー細胞の入ったプレートに移注し，培養を続ける．
⑥抗体の大量産生
大規模培養する方法と，マウス腹腔内で増殖させ腹水中に分泌される抗体を回収する方法とがある．
⑦抗体の精製
腹水や培養上清のままでも使用できるが，場合によっては抗体を精製する必要がある．
(3) HAT培地，HT培地による選択の理論
正常脾細胞 (B細胞) とミエローマ細胞 (M) を融合させるとB-M, M, M-M, B, B-Bの5種類の細胞ができる．このうち正常細胞としてのB, B-Bは増殖できず早晩死に絶える．しかしM,

M-Mはそもそも腫瘍細胞であるから無限に増殖する細胞であり，B-Mのみの増殖を得るためには邪魔になる細胞である．B-Mのみが増殖し，M-M,Mは増殖しないように工夫した選択培地がHAT培地，HT培地である．NS-1などのミエローマ細胞はHGPRT (hypoxanthine-guanine phosphoribosyl transferase) 欠損の変異株であるため新生経路 (*de novo*) のDNA合成は可能であるが，再生経路（サルベージ経路）によるDNA合成はできない．これに対しB-M融合細胞は正常細胞と腫瘍細胞両者の機能を併せもつため *de novo*，サルベージ両回路によるDNA合成が可能である．HAT培地には *de novo* 合成を阻害するアミノプテリンが入れてあるため本培地中ではNS-1は増殖できず死滅するのに対し，融合した細胞はサルベージ経路によってDNAを合成し，増殖し続けることができる．

クローンが確立されたあとアミノプテリンを除いたHT培地を用いるのは，正常培養液に対する順応のためである．

3）免疫グロブリンの分離・精製

動物に抗原を免疫して作製した抗体などには，夾雑物質が多数含まれている．したがって，免疫検査に用いる抗体の特異性を高めるために，免疫グロブリンの分離・精製が必要である．また，これらの技術の一部は血漿分画製剤の製造工程にも応用されている．

免疫グロブリンの分離・精製法には，タンパク質の分子性状の差を利用した方法と，抗原抗体反応を利用した方法がある．

(1) 溶解度の違いによる分画法

硫酸アンモニウム，硫酸ナトリウムによる塩析，ポリエチレングリコール沈殿法，低温でのエタノール沈殿分画法などがある．

(2) 電気的性質の違いによる分画法

等電点電気泳動法，イオン交換クロマトグラフィー，疎水性クロマトグラフィーなどがある．

(3) 分子量の違いによる分画法

密度勾配遠心法，限外濾過法，分子ふるい効果を応用した方法（ゲル濾過法，ポリアクリルアミドゲル電気泳動法など）などがある．

(4) プロテインA，プロテインGを用いた分画法

プロテインA (*Staphylococcus aureus* 産生タンパク質) とプロテインG (*Streptococcus* グループG産生タンパク質) は，哺乳動物のIgGと選択的に結合する性質を持っている．その結合能を利用して，IgGの分離や精製が行われる．

(5) 不溶化抗原を用いたカラムクロマトグラフィー

特定の抗原にだけ反応する特異抗体を分離・精製する場合，アフィニティクロマトグラフィー用の不溶化単体に結合させた抗原に，抗原抗体反応で抗体を結合させて分離する．結合した抗体は解離液を用いて回収する．抗原抗体反応を用いる方法なので，精製度の高い抗体の分離・精製法である．

II．器具・機器の取り扱い

免疫血清検査に用いる主な器具・機器には以下のようなものがある．

1) ドロッパーとマイクロダイリュータ
凝集法を行うにはマイクロプレート，ドロッパー，マイクロダイリュータなどが必要である．ドロッパーはマイクロプレートに検体希釈用液，感作血球，感作粒子などを滴下するのに用いる．通常，1滴が 25 μl になるように調整されている．これはマイクロピペットでも代用可能である．マイクロプレートで検体を連続希釈するには，マイクロピペット方式の自動マイクロダイリュータ装置を用いる．検体が少量の場合には，マイクロピペットを用いて用手法で連続希釈することもできる．

2) マイクロプレートウオッシャー
ELISA法で検体または二次抗体との反応後の洗浄操作などに用いる．自動マイクロプレートウオッシャー装置が市販されている．

3) マイクロプレートリーダ
ELISA法の測定結果を判定するときに用いる．使用する標識物質の発色の測定に適切な波長フィルターを設定する．自動マイクロプレートリーダ装置が市販されている．

4) 蛍光顕微鏡
抗核抗体検査，梅毒のFTA-ABS検査，ウイルス抗体の確認検査など，スライドガラス上で反応させた免疫蛍光抗体法の測定結果を判定するときに用いる．

5) フローサイトメーター
細胞膜抗原の発現や血小板，単核細胞表面の抗原などに反応する抗体の有無を，蛍光標識抗体を反応させ測定するのに用いる．標識抗体の種類を変えることで，2種類の抗原を同時に検出することができる．

Ⅲ. 検査目的別採血・保存法

1) 採血時・採血後の温度管理
　採取した血液は，血清分離まで冷蔵庫中に保存する場合が多い．しかし，寒冷凝集反応，Donath-Landsteiner反応，抗グロブリン（クームス）試験に用いる血液は冷蔵庫中に入れてはいけないし，また低温の室内に放置してもいけない．

2) 抗グロブリン試験用
　抗グロブリン試験に用いる血液を冷蔵庫中に入れると，患者血清中の寒冷凝集素が赤血球と結合して補体を活性化する．再び加温しても補体成分の一部が赤血球膜上に残るので偽陽性反応を呈するおそれがある．
　保温採血と保温血清分離の方法を図5-1に示した．

3) 寒冷凝集素用
　寒冷凝集素は冷蔵庫中で患者自身の赤血球と結合してしまうので，このような血液から分離した血清で寒冷凝集反応を検査すると，真の寒冷凝集素価より低い価が得られる．寒冷凝集素価が非常に高くなると反応温度域が広がり，4℃以上の低温のみならず20℃前後においても反応するようになるので，保温採血と保温血清分離をする必要がある．

4) Donath-Landsteiner反応用
　Donath-Landsteiner反応は発作性寒冷ヘモグロビン尿症患者の血清中に存在しているDonath-Landsteiner抗体（二相性冷式溶血素）を検出する反応であるが，この抗体は補体の存在のもとに

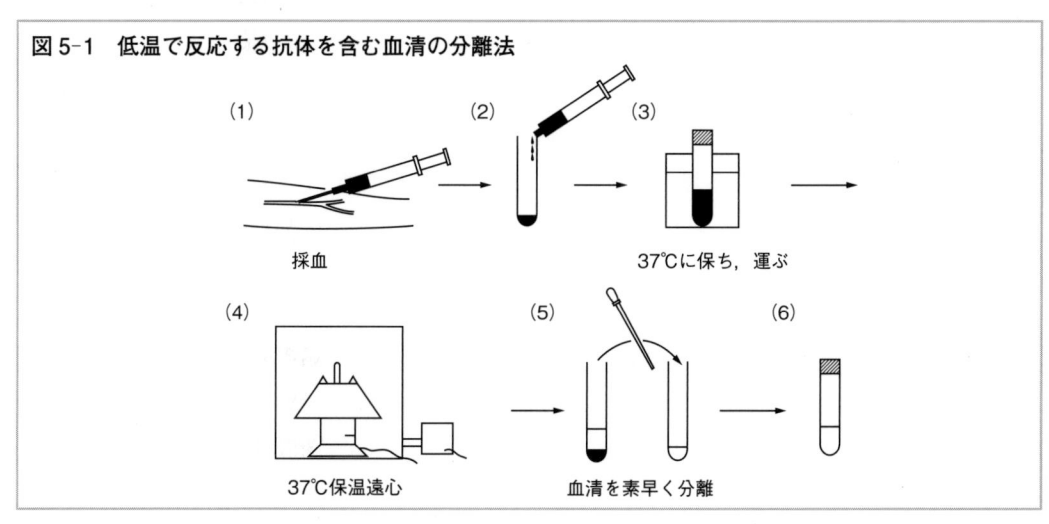

図5-1　低温で反応する抗体を含む血清の分離法

(1) 採血
(2)
(3) 37℃に保ち，運ぶ
(4) 37℃保温遠心
(5) 血清を素早く分離
(6)

15～16℃以下の温度で患者赤血球と結合し，これを37℃に加温すると補体を活性化して溶血するという性質をもっている．したがって，この抗体を含む疑いのある血液は，保温採血と保温血清分離を行わなくてはならない．

Ⅳ．血清・血漿の処理

1）試験管

　試験管は，硬質ガラス製で，底が半円形であり，中心が盛り上がってないものを選ぶ
　一般的な免疫検査には内径10～12mm，高さ9cmくらいのもの，血液型判定，交差試験には内径7～8mm，高さ9cmくらいのものがよい．
　試験管の数は1日の使用数の最低3倍程度そろえ，スムーズに回転できるようにしておく．

2）血液バッグのセグメント

　第10章　輸血と免疫検査（p.262）参照．

3）非働化（不活化）

　血清反応に用いる血清は一般に56℃，30分間，あるいは60～63℃，3～5分間加温して不活性化する．この操作により補体のC_1，C_2，C_5，C_8，C_9，Bが不活性化されて，補体作用が失われる．しかし，一度不活性化した血清を再び使用するときは56℃，10分間の加温で十分である．
　凝集反応における不活性化の意義は，①赤血球凝集反応や細菌凝集反応において溶血や溶菌が起こるのを防ぐこと，②補体成分の抗凝集作用を除くこと，にある．

4）保管法と解凍法

（1）冷蔵庫（4℃）保管

　通常の血清・血漿検体は4℃で数週間の保存が可能であるが，防腐剤が入っていないと細菌などが混入して使用できなくなる場合がある．したがって，長期間4℃で保管する場合には0.1％アジ化ナトリウムを添加する．ただし，ウイルス中和反応などアジ化ナトリウムが反応系に影響を及ぼすものには使用できない．

（2）凍結保管

　抗血清などの力価を保ち長期間安定的に保管するのであれば，−80℃のディープフリーザを用いる．通常の検体保管であれば，−20℃以下の凍結保管で数年間は保管できる．貴重な検体を保管するのであれば，冷蔵庫保管より凍結保管の方がよい．

表5-1　2倍連続希釈法

試験管		1	2	3	4	5	6	7……
	原液	0.5	0.5	0.5	0.5	0.5	0.5	……
希釈用液		0.5	0.5	0.5	0.5	0.5	0.5	
希釈倍数		2	4	8	16	32	64	

5) 連続希釈法

　血清反応では，被検血清を連続的に希釈して凝集素価が512倍というように陽性反応を示す限界を調べることが多い．ここで512倍というのは，"液の全量が原液（希釈される液）の量の512倍になっている"ことを意味している．あるいは"その液の中に原液が1/512量だけ入っている"ことを意味していると考えてもよい．

　したがって，原液をn倍するには，原液にその(n-1)倍量の希釈液を加えればよい．

(1) 連続希釈法

　血清反応では，ある液を2, 4, 8, 16, 32, ………，あるいは10, 20, 50, 100, ………というように，連続的に希釈して陽性反応を示す限界を調べることが多い．この希釈法を"連続希釈法"という．

① 2倍連続希釈法

　最もよく用いられる連続希釈法であり，2, 4, 8, 16, 32, ………というように希釈する．2^n希釈ともいう．たとえば，0.5 mlの希釈液をつくるときは，表5-1のようにする．最後の試験管の内容は1 mlになるので0.5 mlを捨てる．

　そのほかに次のような希釈法がある．

② 1-2-5式希釈法

③ 1-2-4-6式希釈法

(2) 希釈用溶液

　目的に応じて次のものを用いる．

- 生理食塩液
- 市販試薬の希釈用液
- ゼラチン・ベロナール食塩液

(3) 連続希釈を行うときの注意

　試験管内の液を一定量，マイクロピペットで吸い上げたのち，吹き出す．この操作を4～5回繰り返して内容を十分に混和する．この際，"泡"ができないように注意する．液量が測りにくくなるからである．

　血清中に病原微生物が存在していることがあるから，メスピペットを口で吸ってはいけない．吸引用装置を使用するか，マイクロピペットを使用する．

V．細胞保存液の作製

1）赤血球の保存

　免疫検査では赤血球は最も大切な検査材料であり，患者赤血球のほかに，健常人の赤血球と動物の赤血球が用いられる．免疫反応に用いられている赤血球を一覧表にして**表5-2**に示した．

　これらの赤血球を検査のたびごとに採血することは煩雑であるので，保存しておいていつでも使用できるように種々の保存法が考え出されている．

＜保存液を加え冷蔵庫（4〜6℃）で保存する方法＞
　① Alsever液を加えて保存する方法
　② ACD液を加えて保存する方法
　③ CPD液を加えて保存する方法
　④ MAP液を加えて保存する方法

＜凍結して保存する方法＞
　①保存液を加えてディープフリーザ中で保存する方法
　②保存液を加えて液体窒素で保存する方法

　保存液の組成の基本的成分は，抗凝固剤と赤血球のエネルギー源として加えられたブドウ糖である．きわめて多数の保存液が考案されている．

表5-2　血清検査に使用される赤血球

赤血球の種類	血清検査
患者赤血球	直接抗グロブリン試験 血液型判定 Ham試験 Donath-Landsteiner反応 寒冷凝集反応
健常人O型赤血球	寒冷凝集反応 免疫同種抗体の同定（パネルセル） 間接抗グロブリン試験 Donath-Landsteiner反応 ウイルス血球凝集抑制反応
ヒツジ赤血球	補体結合反応の溶血系 Paul-Bunnell反応 Waaler-Rose反応 免疫学的妊娠反応 梅毒，慢性甲状腺炎，トキソプラズマ症の間接凝集反応
ニワトリ赤血球	ウイルス血球凝集抑制反応 TPHA

(1) 保存液を加え冷蔵庫 (4～6℃) で保存する方法
　① Alsever液
　　　　ブドウ糖 ････････････････････････････ 20.5 g
　　　　クエン酸ナトリウム ･･･････････････････ 8.0 g
　　　　クエン酸 ････････････････････････････ 0.55 g
　　　　塩化ナトリウム ･････････････････････ 4.2 g
　　　　蒸留水 ･････････････････････････････ 1,000 ml

　クエン酸でpH6.1に調整したのち，細菌濾過フィルタで濾過し，血液を等量加えて静かに十分混和後，冷蔵庫 (4～6℃) 中に保存する．約4週間使用できる．

　② ACD液 (日本ACD-A液)
　　　　クエン酸ナトリウム ･･･････････････････ 2.20 g
　　　　クエン酸 ･･････････････････････････ 0.80 g
　　　　ブドウ糖 ･････････････････････････ 2.20 g
　　　　蒸留水 ･････････････････････････････ 100 ml

　③ CPD液
　　　　クエン酸ナトリウム ･･･････････････････ 2.630 g
　　　　クエン酸 ･･････････････････････････ 0.327 g
　　　　結晶リン酸二水素ナトリウム ･･･････････ 0.251 g
　　　　ブドウ糖 ･････････････････････････ 2.320 g
　　　　蒸留水を加えて全量 ････････ 100 ml (pH5.4～5.8)

　ACD-A液，CPD液とも高圧滅菌．ACD-A液は保存液30 ml，CPD液は保存液28 mlに血液200 mlを加え，冷蔵庫 (4～6℃) 中に保存すれば3週間使用できる．

　一般に，動物血球やパネルセルの保存にはAlsever液が，ヒト赤血球の保存にはACD液やCPD液が用いられる．

　保存液が考案された当初は保存液にクエン酸が加えられていなかった．クエン酸を加えて保存液を酸性にすると，保存力が増加し，またクエン酸ナトリウムとクエン酸が緩衝液としての作用をもつので保存に好都合である．また血液を加えたときpHが7.0近くになるので，多くの酵素作用を抑えることにも役立っている．

(2) 凍害保護液を加え凍結して保存する方法
　凍害保護液 (グリセリンを主成分とする液)
　　　　局方濃グリセリン ･･････････････････ 60.0 g
　　　　70％乳酸ナトリウム ･････････････････ 5.57 g
　　　　塩化カリウム ････････････････････ 0.02 g
　　　　結晶リン酸二水素ナトリウム ･･･････････ 0.26 g
　　　　蒸留水を加えて全量 ･････････････ 100 ml

①ディープフリーザ中で保存する方法
血漿を分離した赤血球に凍害保護液を加え，-80℃のフリーザ中に入れる．

②液体窒素中で保存する方法
凍害保護液を加えた血液を液体窒素（-196℃）中に入れ凍結する．数年間保存できる．

2) 白血球・血小板の保存

(1) 冷蔵（2～8℃）で保存する方法

調製した白血球は細胞培養液に浮遊するが，冷蔵（2～8℃）で保存すると細胞が凝集して検査に使用することができなくなるため，長期保存する場合は凍結保存が必要となる．数日の保存であれば，1％パラフォルムアルデヒド固定後に 0.1％ BSA-10mM EDTA 加 PBS に浮遊することにより検査に使用することができる．血小板も白血球と同様に 10mM EDTA 加 PBS で保存可能であり，検査によっては冷蔵保存でも数日から数週間使用可能である．

0.1％ BSA-10mM EDTA-PBS

BSA（ウシアルブミン粉末）	1.0 g
$EDTA-Na_2・2H_2O$	2.23 g
$EDTA-Na_4・4H_2O$	1.81 g
NaN_3（アジ化ナトリウム）	1.0 g
Dulbecco's PBS（粉末）	9.6 g
蒸留水	1,000 ml（pH6.8～7.2）

(2) 凍害保護液を加え凍結して保存する方法

凍害保護液（10％ DMSO）

ウシ胎児血清，または細胞培養液	90 ml
DMSO (dimethyl sulfoxide)	10 ml

細胞培養液は RPMI1640 培地や McCoy's 5A 培地にウシ胎児血清を 5～10％ 加えたものを使用する．

調製した白血球・血小板に凍害保護液を加え，-80℃のディープフリーザ，または液体窒素（-196℃）中で保存する．液体窒素では数年間の保存でも生細胞が回収できる．

VI. 血液細胞の分離・調製法

1) 赤血球

(1) 必要な材料と器具

注射器（ディスポーザブルのものがよい），抗凝固剤（3.8％クエン酸ナトリウム，ヘパリン），

脱線維素用ガラス玉入り三角コルベン，漏斗（直径約5cm），脱脂綿，ガラス棒，スピッツグラス，生理食塩液，ピペット，水流ポンプ，遠心沈殿器，メスピペット（1ml，2ml，10ml），小試験管，中試験管，小および中試験管台．

(2) 赤血球とそのとり方

次の3つの方法がある．

①抗凝固剤を用いる方法

後述の方法による．

②脱線維素血を用いる方法

図5-2に示したように，線維素を機械的に取り除く方法である．直径3～5mmのガラス玉数十個を入れた滅菌三角コルベンに採血した血液を入れ，静かに約10分間水平回転すると，線維素はガラス玉に付着するので線維素を除くことができる．あまり強く回転すると機械的に溶血する．ガラス玉の数は血液1ml当り3個入れれば十分である．

③血餅をくだいてとる方法（図5-3）

脱脂綿を漏斗の上に広く広げ，この上に血餅をのせる．ガラス棒で血餅をくだきながら生理食塩液を注ぎ，赤血球を試験管内に流し込む方法である．血餅を静かにくだいてもかなり溶血する．

2) 洗浄赤血球

(1) 赤血球の洗い方

図5-4に示したように行う．

①血液（抗凝固剤を加えた血液，脱線維素血液，血餅）を脱脂綿で濾過する．

②生理食塩液を赤血球量（沈渣）の5倍以上加えて，よく混和する．

③2,500～3,000rpm，5～10分間遠心沈殿する．

④上清を捨てる（水流ポンプで吸引するとよい）．

⑤生理食塩液を加え，管底に赤血球が残らないようによく混和する．

⑥以上を3～5回繰り返す．最後の遠心沈殿はいつも条件を一定にしておく．たとえば，つねに同一遠心沈殿器を用いて3,000rpm，5分間，遠心沈殿する．

⑦上清をピペット，または水流ポンプで静かに取り除く．

〈注 意〉

①赤血球は無菌的にとったものを用いないと被凝集性が変化しやすい．

②一度洗った血液はその日のうちに用いなければならない．

③3回以上洗っても，上清が赤く着色するような血液は使用してはいけない．

④よく洗えたかどうかを調べるときには，上清の一部をとり，スルホサリチル酸試薬（尿検査用）を加えるか，あるいはタンパク検出用尿検査試験紙を入れ，タンパクが残っていないか調べてみるとよい．

図5-2 脱線維素血のつくり方

(1) ガラス球（直径3〜5mm）数十個

(2) 静かに水平回転，約10分間

(3) 遠心沈殿管へ移す

図5-3 血餅をくだいてとる方法

ガラス棒
脱脂綿
血餅

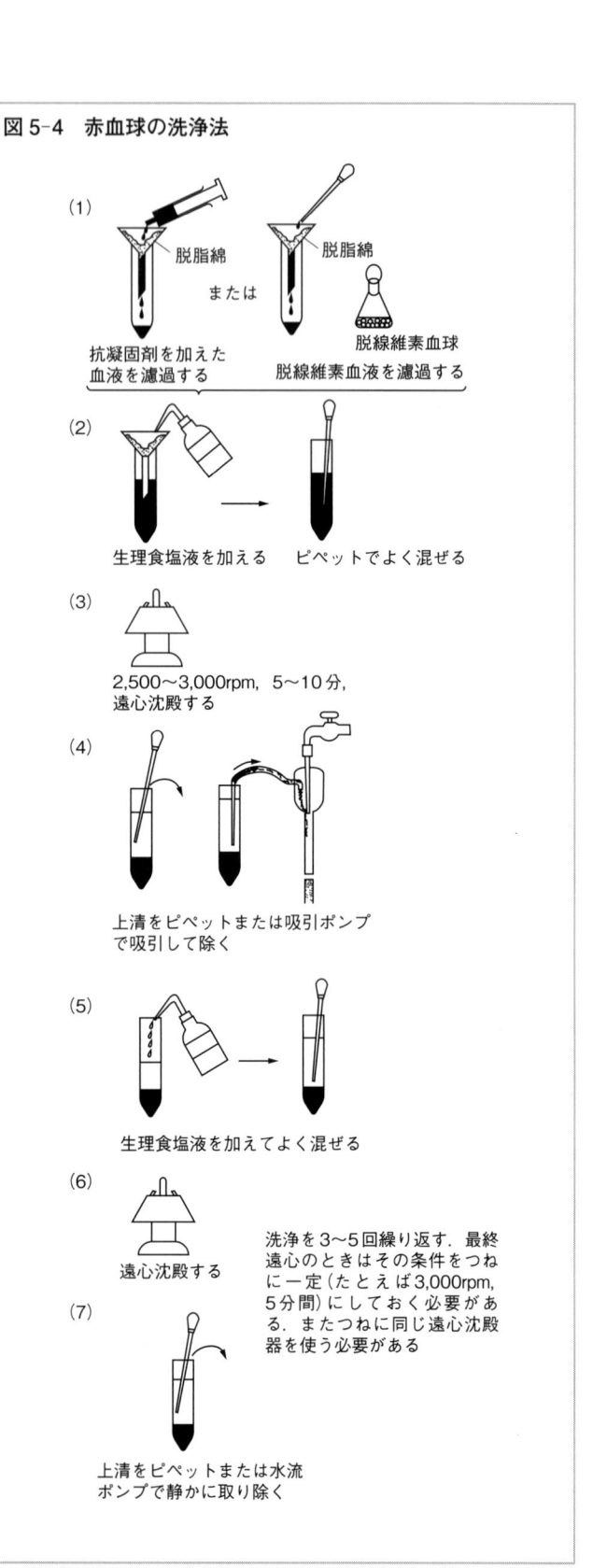

図5-4 赤血球の洗浄法

(1) 抗凝固剤を加えた血液を濾過する／脱線維素血液を濾過する
脱脂綿　脱脂綿　脱線維素血球

(2) 生理食塩液を加える　ピペットでよく混ぜる

(3) 2,500〜3,000rpm，5〜10分，遠心沈殿する

(4) 上清をピペットまたは吸引ポンプで吸引して除く

(5) 生理食塩液を加えてよく混ぜる

(6) 遠心沈殿する

洗浄を3〜5回繰り返す．最終遠心のときはその条件をつねに一定（たとえば3,000rpm，5分間）にしておく必要がある．またつねに同じ遠心沈殿器を使う必要がある

(7) 上清をピペットまたは水流ポンプで静かに取り除く

(2) 赤血球浮遊液のつくり方

洗った赤血球沈渣をもとにしてつくる．希釈用液は目的に応じて次のものを用いる．

   生理食塩液→普通の血清反応
   ゼラチン・ベロナール緩衝食塩液→補体を用いる反応
   AB型ヒト血清（血漿）⎫
   22％ウシアルブミン ⎬ 不完全抗体の検出

① 2％赤血球浮遊液は以下の割合で混ぜ合せる．

   { 生理食塩液 …100（98）
     赤血球沈渣 …2

② 0.5％赤血球浮遊液はまず第一に以下の割合で混ぜる．

   { 生理食塩液 …95
     赤血球沈渣 …5 } これを（A）とする．

次いで以下の割合で混ぜ合せる．

   { 生理食塩液 …9
    （A） …1

〈注　意〉

① 赤血球沈渣を吸い上げるメスピペットはあらかじめ希釈用液で内壁をうるおしておかないと，血球がこびりついてとれにくくなる．

② 赤血球沈渣をピペットに所要量とり，希釈用液の中に吹き込んでから，その液でピペットの内壁をよく洗い，内壁についた赤血球を洗い落とす．

③ 赤血球浮遊液は放置しておくと赤血球が次第に沈むので，使用時にときどき振って均等な浮遊液としなければならない．

(3) 生理食塩液のつくり方

   { 特級塩化ナトリウム …9.0（8.5）g
     蒸留水 …加えて全量 1,000 ml

3) 末梢血単核球細胞

末梢血の単核球細胞の分離調製には密度勾配遠心法（比重遠心法）がよく用いられる．これは細胞の比重の違いによって分離する方法であり，一般によく用いられる Ficoll-Conray 法を図 5-5 に示す．Ficoll-Conray などの比重分離液は比重が 1.077 に調整してあり，これよりも比重が重いヒト赤血球，顆粒球などは分離液の下層に移動する．一方，分離液よりも比重が軽い単核球（リンパ球・単球）や血小板は分離液の上層に移動する．血小板を取り除くには，あらかじめ血液を弱遠心（540 g，10 分）して上清の多血小板血漿（PRP：platelet rich plasma）を除去するか，分離液上層の単核球層を分離した後に弱遠心で洗浄する．さらにトロンビンを加えて血小板を凝集させ，弱遠心して凝集塊を取り除くことにより，ほとんどの血小板を取り除くことができる．この

ようにして，末梢血単核球細胞浮遊液を調製する．

4) Tリンパ球・Bリンパ球

　Tリンパ球・Bリンパ球の分離にはヒツジ赤血球ロゼット形成法やナイロンウールによる分離調製などがあるが，最近は免疫磁気ビーズを用いた分離法が一般的である．免疫磁気ビーズには細胞表面マーカーに対するモノクローナル抗体が結合してあり，目的の細胞に適した抗体により選択的に細胞に結合する．磁石を用いてビーズと一緒に結合した細胞を集め，洗浄することにより目的以外の細胞を洗い流して目的細胞のみを分離調製する．Tリンパ球にはCD3，CD4，CD8，Bリンパ球にはCD19などが使用される．またCD14を用いて単球を，CD34で末梢血幹細胞を分離調製することもできる．

5) 濃厚血小板

　クエン酸やEDTAなどの抗凝固剤を加えた血液を低速で遠心（540g，10分）することにより，血小板を大量に含んだ多血小板血漿（PRP）が得られる．PRPをさらに強遠心（1,800g，5分）することで血小板が沈殿する．さらにこの沈渣をクエン酸あるいはEDTA入りのPBSで2～3回強遠心で洗浄して血小板浮遊液を調製する．

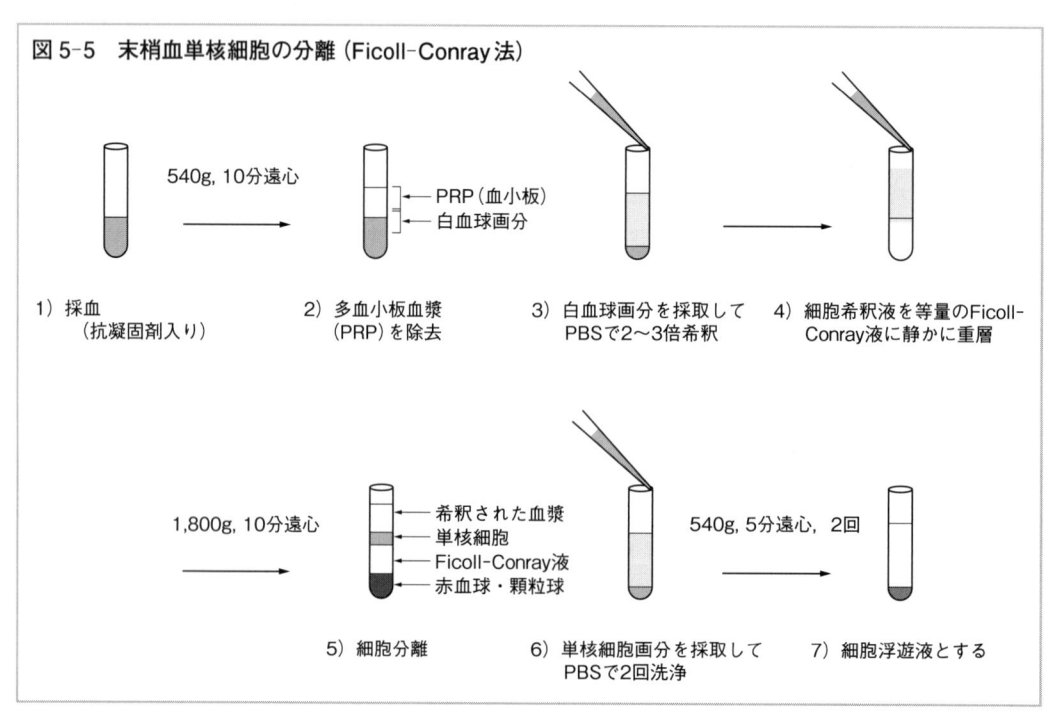

図5-5　末梢血単核細胞の分離（Ficoll-Conray法）

Ⅶ．唾液の採取と処理

1）検査の術式
（1）唾液の採取と処理
　①滅菌した試験管またはシャーレを準備する．
　②口中の食物残渣などを除くため，水でよくうがいをした後，自然に流出する唾液を3～5ml採取する．なお，唾液の分泌を促進させようとしてチューインガムをかませてはならない（チューインガムの糖やタンパクが判定用抗体を抑制することがある）．
　③唾液中に含まれる血液型物質分解酵素（細菌なども含めて）を不活化するため，採取後ただちに沸騰水中で20分間加熱処理する．
　④加熱処理後の唾液を別の試験管に移し，800～900G（2,500～3,000rpm）で5分間遠心し，上清を採取する．
　⑤ただちに検査できない場合は，上清を－20℃以下で凍結保存する．

第6章　感染症の免疫学的検査

Ⅰ．溶連菌感染症関連抗体

1）抗ストレプトリジンO価測定

　ASO（anti-streptolysin O）は，溶連菌の産生する代謝産物で菌体外毒素の一つであるストレプトリジンに対する抗体である．したがって，ASO価の異常上昇は溶連菌感染のあったことを意味する．

　ASO価は溶連菌感染後2〜3日で上昇し，3〜5週でピークに達し，その後低下して6〜12カ月で正常に復することが多い．しかし，ASO価は溶連菌感染があっても必ず上昇するものではない．そこで，溶連菌に関連する抗体としてASK（anti-streptokinase），抗DNase-B抗体（anti-deoxyribonuclease-B），ASP（anti-streptococcal polysaccharide）などが溶連菌感染により上昇することがあるので，これらを同時に測定することは意義がある（図6-1）．

　これらのうち，ASO価の測定法としてRantz-Randall法に基づく毒素中和反応のほかに，スクリーニング法としてのラテックス凝集反応が用いられてきた．最近は，マイクロタイタ法による受身（間接）赤血球凝集反応，自動分析装置による免疫比ろう法または免疫比濁法による定量法が用いられるようになっている．

　溶連菌によって発症する疾患は，扁桃炎，丹毒，猩紅熱など種々あるが，そのなかでリウマチ熱と糸球体腎炎は溶連菌感染に関連して発症する重要な疾患であり，ASO価の測定はそれらの診断に利用されている．

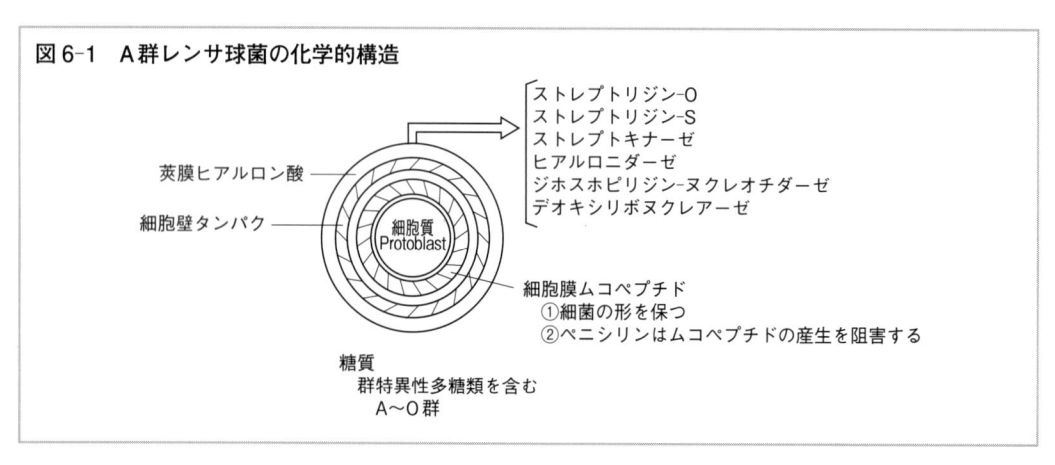

図6-1　A群レンサ球菌の化学的構造

(1) ASO価測定法

ストレプトリジン-O（streptolysin-O：SLO）は，A群とC群のヒト由来およびG群のレンサ球菌により産生される毒素で，溶血作用を有する．強い抗原性があるので，これを産生するレンサ球菌の感染を受けると患者血清中にASOというSLOの作用を中和する抗体が出現する．したがって，ASO価を測定することによりレンサ球菌感染症を診断することができる．

SLOは酸素に対して不安定であり，空気中に放置すると不活性化されて溶血作用を失ってしまうが，システインなどで還元すればふたたび活性化されて溶血作用を示す．したがって，ASO価測定用のSLO凍結乾燥試薬には塩酸システインが加えられている．これを蒸留水で溶解すれば徐々に活性化されてきて，10分後には検査に使用することができるようになる．ASO価測定の際には，SLOは溶液を調製してから使用までに10分間放置することを忘れてはならない．また，長く放置すれば空気中の酸素により次第に酸化されてSLOの活性が低下するので，1時間以内に使用する．

ASO価測定の原理を図6-2に示す．SLOの溶血作用が患者血清中のASOにより中和されるかどうかを観察する方法である．すなわち，患者血清を一定の希釈法で希釈し，希釈血清の各々に一定量のSLOとウサギ赤血球（あるいはヒトO型赤血球）を加えて，溶血阻止がどの血清希釈まで起こるかを観察する．この際に終価をとる方法として，完全に溶血が阻止されている点をとる方法と50%溶血を示している点をとる方法がある．前者の代表的なものはRantz-Randall法である．

(2) Rantz-Randall法

等張緩衝食塩液

溶媒として等張緩衝食塩液を使用する．混和溶解後NaOHでpH6.5～6.7に調整して2～6℃に保存する．

$$\left\{\begin{array}{l} NaCl \cdots\cdots\cdots\cdots\cdots\cdots\cdots\cdots\cdots 7.40\,g \\ KH_2PO_4 \cdots\cdots\cdots\cdots\cdots\cdots\cdots 3.17\,g \\ Na_2HPO_4 \cdot 2H_2O \cdots\cdots\cdots\cdots 1.79\,g \\ 蒸留水を加えて1,000\,mlとする \end{array}\right.$$

赤血球浮遊液

脱線維素ウサギ赤血球（あるいはヒトO型赤血球）を等張緩衝食塩液で3～5回洗浄後，等張緩衝食塩液で5%浮遊液とする（最終遠心沈殿は2,000rpm，15分）．

SLO

市販のSLOを使用する．SLOは2～6℃に保存し，使用直前に蒸留水（試薬瓶に記入された容量）を加えて溶解し，約10分間放置してから使用する．

検査材料

空腹時，滅菌乾燥注射器で3ml採血し，無菌的に血清を分離する．凍結保存すれば4カ月間は力価の低下が認められないが，なるべく1週間以内に検査したほうがよい．汚染血清，溶血血清，

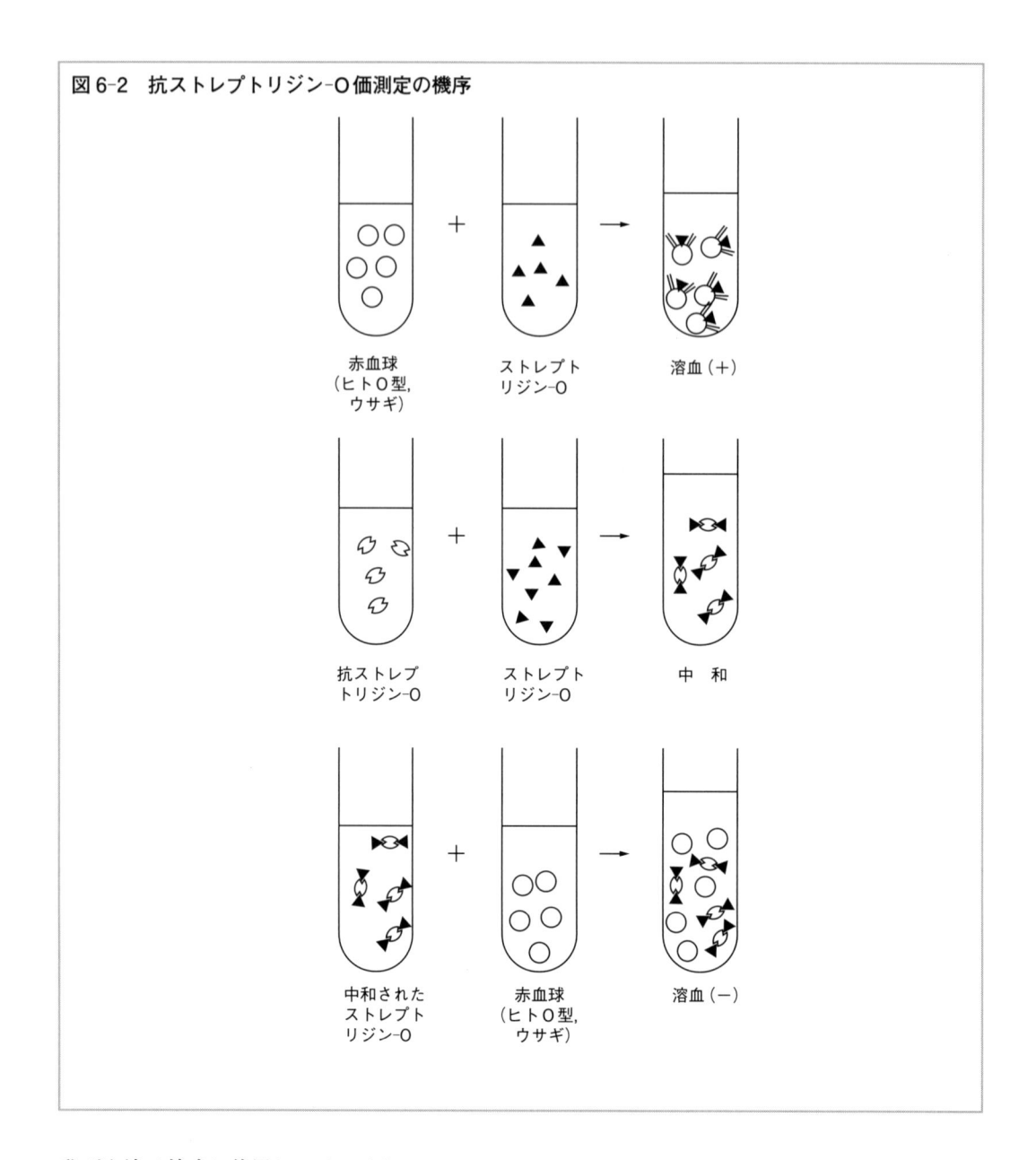

図6-2　抗ストレプトリジン-O価測定の機序

乳び血清は検査に使用してはいけない．

血清の不活性化

56℃，30分間加温する．

血清希釈

あらかじめ**表6-1**のように10倍，100倍，500倍希釈血清をつくる．

検査法

希釈血清，等張緩衝食塩液，SLO，赤血球浮遊液を**表6-2**のように加え，かつ加温する．

表6-1

	1:10	1:100	1:500
緩衝食塩液	1.8	4.5	4.0
血清	0.2	→0.5	→1.0

表6-2 抗ストレプトリジン-O価測定術式（Rantz-Randall法）

血清希釈倍数	1:10		1:100					1:500					赤血球対照	SLO対照
試験管番号	1	2	3	4	5	6	7	8	9	10	11	12	13	14
希釈血清(ml)	0.8	0.2	1.0	0.8	0.6	0.4	0.3	1.0	0.8	0.6	0.4	0.2	0	0
緩衝食塩液(ml)	0.2	0.8	0	0.2	0.4	0.6	0.7	0	0.2	0.4	0.6	0.8	1.5	1.0
	静かに振って混和する													
SLO溶液(ml)	各試験管に0.5												0	0.5
	静かに振って混和し，37℃湯ぶねで15分間加温													
5%ウサギ赤血球浮遊液(ml)	各試験管に0.5													
	静かに振って混和し，37℃湯ぶねで45分間加温（15分ごとに振盪する）													
判定	各試験管を1,000〜1,500rpm，2分間遠心して溶血度を観察する 溶血を完全に阻止している試験管の中の最高血清希釈倍数で単位を表す													
各管のTodd単位	12	50	100	125	166	250	333	500	625	833	1,250	2,500		

対照

次の3つの対照をおく．

①SLO（溶血）対照：SLOに赤血球浮遊液を加えたもの．完全溶血を呈する．

②赤血球対照：等張緩衝食塩液に赤血球浮遊液を加えたもの．溶血を示さない．

③既知力価血清対照：力価の高い患者あるいは免疫血清か，市販の標準血清を使用する．

市販の標準血清は凍結乾燥してあるので，滅菌蒸留水を加えて溶解する．この血清に等張緩衝食塩液，SLO，赤血球浮遊液を**表6-3**のように加えると，この血清の力価は166Todd単位となる．試験管No.1，No.5は血清節約上，省略してもよい．

判定

37℃，45分加温後，1,500rpm，2〜3分遠心沈殿（または室温2時間放置）して上清の溶血度を観察する．上清に溶血を示さない血清最高希釈倍数をもってASO価とする（**カラー図譜：図Ⅱ**）．たとえば試験管No.1〜No.8までが溶血を示さない場合は，500Todd単位と表現する．

(3) A群溶連菌検出キット検査

迅速診断キット検査における検出法は，ラテックス凝集法とイムノクロマトグラフィー法が用いられている．

亜硝酸ナトリウムと酢酸またはクエン酸で咽頭検体から抗原を抽出後，ラテックス凝集法またはイムノクロマトグラフィー法で測定する．操作開始から6〜7分程度で結果が得られる．検出

表6-3 対照血清の単位の測定法

試験管番号	1	2	3	4	5
Todd	100	125	166	250	333
ASO-standard	1.0	0.8	0.6	0.4	0.3
緩衝食塩液 (ml)	0	0.2	0.4	0.6	0.7
軽く振盪混和					
SLO溶液 (ml)	0.5	0.5	0.5	0.5	0.5
軽く振盪混和，37℃，15分加温					
5%ウサギ赤血球浮遊液 (ml)	0.5	0.5	0.5	0.5	0.5
軽く振盪混和，37℃，45分加温，1,000～1,500rpm，2分間遠心沈殿 上清の溶血度を観察する					

感度はラテックス凝集法が 10^4 CFU/綿棒，イムノクロマトグラフィー法が $10^4 \sim 10^5$ CFU/綿棒である．

　検体採取は，歯，歯茎，舌，頰の内側などに触れないように口蓋扁桃や咽頭後壁の皮膚粘膜を採取する．血液過多や唾液中の過剰な粘液は偽陽性の原因となる．

　迅速診断が陰性で，臨床症状からA群溶連菌感染症の存在を否定できない場合や抗菌薬療法終了後の確認をする場合は，分離培養を行う必要がある．

　A群溶連菌検出キットは，A群多糖体抗原を検出する免疫学的検査である．*Streptococcus pyogenes* 以外でA群多糖体をもつ *S. anginosus* や *S. dysgalactiae* subsp. *equisimilis* は検出キットで *S. pyogenes* と同程度に陽性になる．したがって，A群溶連菌検出キットの使用は，*S. pyogenes* 以外のA群多糖体抗原保有菌が存在することを念頭において検査を行う必要がある．

(4) 検査結果の評価

基準値

　小児333 Todd単位以上，成人250 Todd単位以上をカットオフ値として判定する．しかしながら，健康者でもASO高値を示すことが少なくない．正確には2回以上の血清（ペア血清）を用い，抗体価の上昇が試験管2本の開き（たとえばASO値166→333 Todd単位）があれば最近の溶連菌感染を考える．

ASO価の非特異的上昇

　次の4つの場合に，ASO価の非特異的上昇がみられる．

　①ある種の細菌（*Bacillus subtilis*，*Pseudomonas fluorescens*，*P. aeruginosa* など）によって汚染された血清．

　②酸やアルカリで処理し，次いで中和した血清．

　③溶連菌感染症でないほかの一部の疾患患者血清（肝炎，ネフローゼ，大葉性肺炎，ジフテリア，白血病など），胸膜炎滲出液など．

　④糸球体腎炎やリウマチ熱で扁桃摘出を行うと，一度下降したASO価がふたたび上昇することがある．

ASO 価の上昇が認められない場合

次の3つの場合に，明らかに溶連菌の感染を認めながら ASO 価が顕著な上昇を示さないことがある．

①SLO 非産生溶連菌：A 群溶連菌には SLO 弱産生株や非産生株のあることが知られている．このような SLO 非産生株による感染では ASO は産生されないため，ASO 価の測定では診断することができない．したがって，ASK や抗 DNase-B 抗体の測定を行う必要がある．

②抗菌薬療法：感染症において病初期から強力に抗菌薬療法を行うと，その病原に対する抗体が十分に産生されない．溶連菌においても同様であり，病初期より抗菌薬療法を受けた患者では ASO 価があまり上昇しない．

③コルチコステロイド投与：コルチコステロイドを投与すると抗体の産生が抑制されて ASO 価があまり上昇しない．

2) 抗ストレプトキナーゼ価測定

ストレプトキナーゼは溶連菌 A 群および C 群がおもに産生する菌体外物質の一つであり，抗原性をもつ酵素である．溶連菌 A 群または C 群に感染すると，ストレプトキナーゼに対する抗体（抗ストレプトキナーゼ；ASK）が産生される．

ASK 価はストレプトキナーゼに対する抗体価を間接凝集反応で測定する．1,280 倍以上の場合には溶連菌の感染が示唆される．

Ⅱ．サルモネラ抗体

サルモネラ属には，3類感染症の原因菌であるチフス菌やパラチフス A 菌がある．わが国における腸チフスの発生数は近年大きな増減はないが，パラチフスは増加傾向を示している．

1) Widal 反応

Widal 反応は，腸チフスやパラチフスの診断に用いる細菌凝集反応である．倍数希釈した不活性化した患者血清を5系列つくり，その各々にチフス菌の O 抗原（TO），H 抗原（TH），Vi 抗原（Vi），パラチフス A 菌の O 抗原（AO），H 抗原（AH），パラチフス B 菌の O 抗原（BO），H 抗原（BH）を加え，各々の凝集素価を測定する．

H 凝集は肉眼的には綿状を呈するが，O 凝集と Vi 凝集は微細な顆粒状を呈する．

多くの場合，発病2〜3週目から抗体価が上昇しはじめ，4〜5週で最高に達し，しばらくその値を持続したのち次第に下降する．したがって，発病初期の1回だけの検査では診断的意義はあまりない．約1週間の間隔で検査を繰り返し，4倍以上の抗体価の上昇が証明されれば確定診断

となる．

　TO凝集素価が1：160以上，AO凝集素価が1：80以上，BO凝集素価が1：160以上を陽性とする．しかし，個体差や既往反応などがあるので，O凝集素価が陽性であっても経時的上昇が認められないときは診断的価値に乏しい．

　病初期にクロラムフェニコール療法を強力に行うと，抗体産生が不十分となる．したがって，抗体価の上昇が著明でなくても腸チフスやパラチフスを否定することができない．チフス菌陽性でWidal反応陰性のことがある．

　また，予防接種によりO凝集素価も高値を示すことがあるが，多くは1：80以下である．ただし，接種後3カ月以上経過すると凝集素価は著しく低下する．

　予防接種をした者が腸チフスやパラチフス以外の感染症および熱性疾患に罹患した場合には非特異既往性反応が起こり，凝集素の力価が上昇することがあるので注意を要する．

　Vi凝集素価は非感染者ではほとんどが5倍以下であり，予防接種においてもほとんど上昇しない．したがって，Vi凝集素価が20倍以上に上昇した場合には腸チフスの罹患または保菌者であることが疑われる．

2）Vi-PHA法（Vi-受身赤血球凝集反応）

　Vi-PHA法は，精製したVi抗原をヒツジ赤血球に結合させた抗原を用いてVi抗体価を測定する方法である．

　Widal反応によるVi抗体価の測定よりも感度が優れており，とくに保菌者の診断には有用である．

　Vi-PHA法は腸チフスの初期およびパラチフスの診断には役立たないが，腸チフスの3病週目以降，回復期における診断には有用である．

Ⅲ．梅毒血清反応

　Treponema pallidum（TP）の感染によって産生される抗体は，まず脂質抗原に対する自己抗体が4～6週以降に出現し，それより遅れて梅毒罹患後約3カ月以降にTPに特異的に反応する免疫抗体が認められるようになる．

　血清反応の脂質抗原にカルジオピン（cardiopin）とレシチン（lecithin）の混合物を用いる方法は，STS（serological test for syphilis）と呼ばれ，ガラス板法，凝集法，RPR（rapid plasma reagin）カードテスト，緒方法（補体結合反応法）などがある．STSの長所は，①梅毒感染後およそ4週目で陽性となる．すなわち，抗TP抗体を検出する方法よりも早い時期に陽性となることである．②梅毒の治療効果の判定にはSTSが適しており，その抗体価は梅毒の臨床経過をよく

表6-4 STSおよびTPHA反応の総合的評価

STS (2〜3法)	TPHA	総合的評価
−	−	・梅毒でない ・TP感染後4〜6週以内
−	＋	・陳旧梅毒 ・駆梅療法後の場合 ・まれにTPHAの生物学的偽陽性反応
＋	−	・TP感染後6週ぐらい経過した時 ・生物学的偽陽性反応の場合
＋	＋	・梅毒の確定診断

反映して昇降する．一方，STSの短所は，非特異反応であるため梅毒以外の疾患で陽性になる生物学的偽陽性反応（biological false positive reaction：BFP）を呈することである．

梅毒の確定診断にはTPに特異的に反応する免疫抗体を検出するTPPA（*Treponema pallidum* particle agglutination）テストやTPHA（*Treponema pallidum* haemagglutination）法とFTA-ABS（fluorescent treponemal antibody absorption test；梅毒蛍光抗体吸収法）が用いられる．TPPAテストやTPHA法は手技が容易で，梅毒の血清診断法としてもっとも有用である．FTA-ABSは，TPPAテストやTPHA法よりも梅毒感染後早い時期に陽性となるため，これらが陰性のときにFTA-ABSを用いるとよい．TPPAテストやTPHA法およびFTA-ABSの長所は，陽性と判定されれば梅毒と考えてよいことである．短所は，①一般に感染後3カ月以降に陽性を示すため，早期診断には適さない．②駆梅療法でSTSが陰性を示し，治癒したと考えられるときでも陰性化しないことが多いし，まれに治療中に陰性となることがある．したがって，治療効果を判定する指標として適さない．

梅毒の血清診断の検査は2種類の抗体を検出するために2つに大別される．日常の検査では非特異的なSTSと，特異的なTP抗原を使用する血清反応とを組み合わせて実施するのが普通である．表6-4にSTSおよびTPHA反応の総合的評価を示す．

1）抗CL・Lec抗体検出法
（1）ガラス板法（VDRL法準拠）
検査の準備

指示書に従って実施する．

ガラス板法の判定結果が不明となる原因

次のような原因が考えられる．

①抗原に由来する原因：有効期限を過ぎたもの，開封して1週間以上経つもの，氷室に保存したもの（コレステリンが沈殿），汚染されたもの．

表6-5 ガラス板法の判定と報告

定型的な反応	判定	報告
大きな凝集塊のあるもの	4＋	陽性（＋）
中くらいの大きさの凝集塊のあるもの	3＋	
小さな凝集塊のあるもの	2＋	
きわめて小さな凝集塊のあるもの	1＋	
（1＋）とも（?）とも決めにくい場合	÷	判定保留（÷）
ほんの少し粗い感じのもの	?	陰性（－）
コレステリンの結晶が平等に分布していて凝集塊がまったくみられないもの	0	

注 1：（÷）や（?）の場合には，検査を繰り返して確認する
　　2：抗体の含有量が多いときは，かえって反応の弱いことがある（地帯現象）
　　3：室温の高いときには，蒸発によって血清が濃縮すると非特異性反応がみられるから，全操作を素早くする必要がある
　　4：室温が15℃より低いと反応が鈍くなる．回転時間を長くすれば，いくらかこれを補うことができる

②希釈液（緩衝食塩液）に由来する原因：開封後長く保存したとき，汚染されたとき．

③検査血清に由来する原因：汚染された場合，血清の蒸発濃縮の場合，不活性化後4時間以上経つ場合．

④検査室に由来する原因：検査室の室温が15℃よりも低いと反応速度が遅くなり，凝集が弱くなる．

（2）RPRテスト（rapid plasma reagin test）

VDRL抗原を吸着させたカーボン粒子を梅毒患者の血漿中に加えると，患者血漿中の梅毒抗体と反応して凝集が起こる．この反応を rapid plasma reagin test on serum という．日常検査，とくにスクリーニング検査に用いる．

器具と試薬

市販のキットあるいは市販の抗原を使用する．

＜試薬（抗原）＞

①RPRテスト抗原：VDRL抗原を吸着させたカーボン粒子を溶液（EDTA，塩化コリン，リン酸緩衝液，蒸留水よりなる）に浮遊させたもので，アンプルに入れて封入してあれば2～8℃で1年間保存できる．開封して抗原用点滴瓶に移した場合は，2～8℃の冷蔵庫に入れておけば3カ月間使用できる．

②直角に切口をつけた20ゲージの抗原滴下用注射針：針を垂直にして抗原を滴下したときに1滴が1/60mlになるようにつくられているが，新たに購入した際はそのつど検定しておく必要がある．

③プラスチック製点滴瓶（抗原用）

④プラスチックをコートした反応カード（直径1.8cmの円が10個描かれている）

⑤毛細管（内容0.05mlのところに印がつけてある）

⑥ゴムキャップ

⑦攪拌棒

<水平回転機>

直径4/3インチ，1分間100回の速度で水平回転できるもの．ガラス板法用の水平回転機を使用してもよい．水平回転中にカード上の血清と抗原が乾燥しないように水分でしめした濾紙をはったプラスチック製のふたをする．

<ピペット>

毛細管の代わりに使用するピペットは，目盛りが0.01mlごとにつけられている0.5mlまたは0.1mlのピペットを用いる．

検査法

この検査はガラス板法と同様に室温の影響を受けるので，23〜29℃の室温で実施する必要がある．

①不活性化していない血清0.05mlを毛細管あるいはピペットを用いて反応カードの円の中に入れ，攪拌棒で円内に広げる．次いで，陽性対照血清0.05mlと陰性対照血清0.05mlを同様に別の円内に入れる（図6-3-(1)）．冷蔵庫に入れておいた血清は，あらかじめ室温に戻してから検査しないと偽陰性を呈することがある．

②プラスチック製点滴瓶に抗原滴下用の注射針をつける．抗原液が平等の浮遊液となるようにアンプルを軽く振る．次いでアンプルを開封し，注射針をアンプルの中に入れて抗原を点滴瓶中に吸い込む（図6-3-(2)）．

③点滴瓶の注射針を下方に向け，反応カードに垂直になる位置に保ち，抗原を1滴滴下する．この場合は攪拌棒で攪拌することなく，水平回転器上にのせる（図6-3-(3)）．

④水平回転器にのせて，8分間，水平回転する．ガラス板法用の水平回転器を使用する場合は，回転速度120rpm，回転時間5分間でよい（図6-3-(4)）．

⑤回転が終わったら，ただちに肉眼で凝集の有無を判定する（図6-3-(5)）．

陽性対照と陰性対照の成績が正しく出ているかを確認する．被検血清の成績が陰性か最弱陽性か判定がつかないときは，もう一度，短時間水平回転してみる．

<注>・使いかけの抗原液は，ふたをして冷蔵庫中（2〜8℃）に保存する．

・抗原滴下用注射針は使用後十分水洗いしてから自然乾燥させ保存する．

検査結果の評価

陽性の場合は，さらにほかの反応，とくにTPPAテストあるいはFTA-ABSテストを行って確認する．

図 6-3 RPRテスト

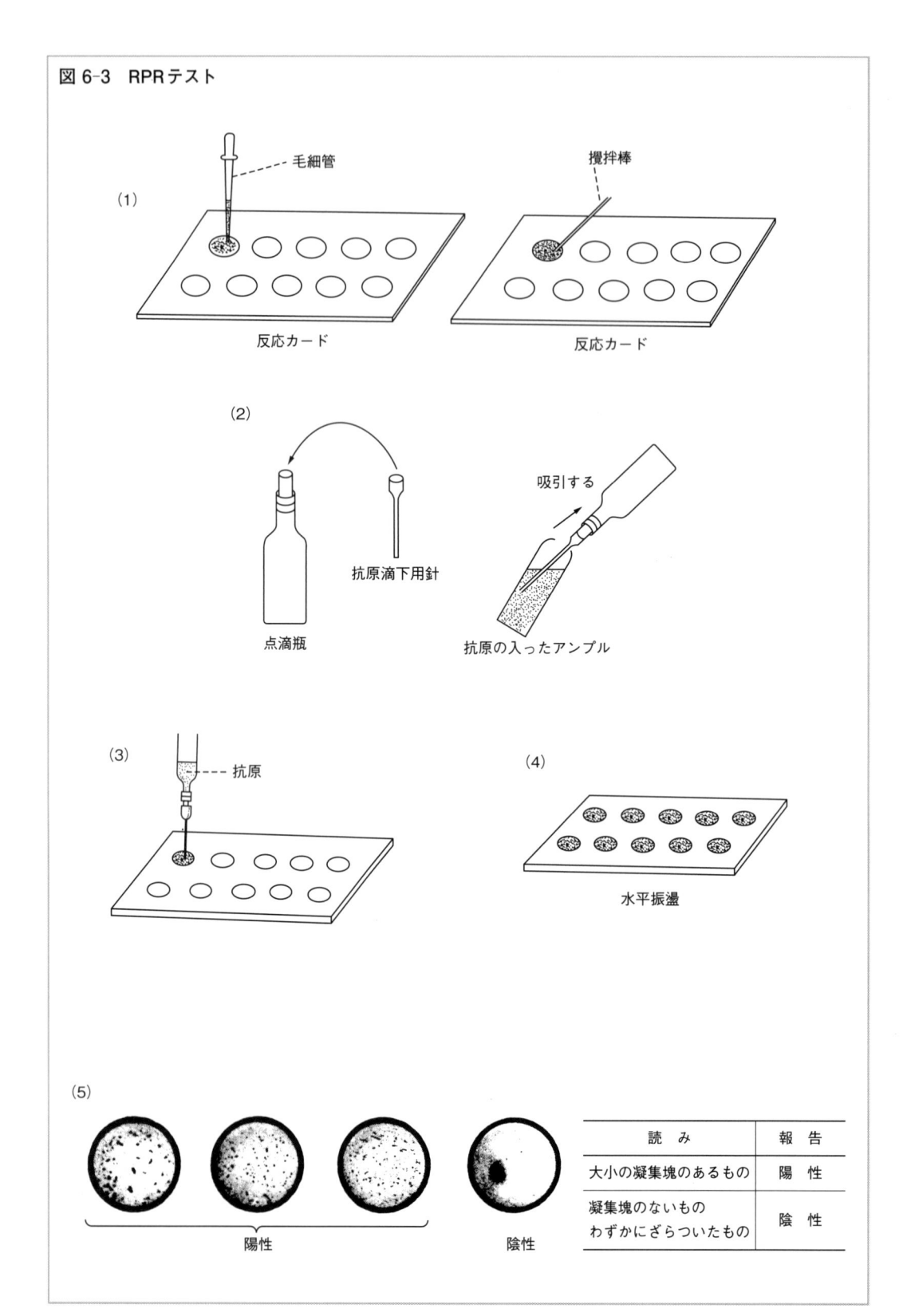

(1)
毛細管
攪拌棒
反応カード
反応カード

(2)
抗原滴下用針
点滴瓶
吸引する
抗原の入ったアンプル

(3) 抗原

(4) 水平振盪

(5)

読み	報告
大小の凝集塊のあるもの	陽性
凝集塊のないもの わずかにざらついたもの	陰性

陽性　　陰性

2) 抗TP抗体検出法

(1) 梅毒トレポネーマ粒子凝集反応（*Treponema pallidum* particle agglutination； TPPAテスト）

ゼラチンを粒子化したゼラチン粒子に梅毒（TP）の精製菌体成分を吸着させた感作粒子を患者血清あるいは血漿中に加えると，凝集が起こる．この反応を梅毒粒子凝集反応という．

検査結果の評価

①判定が保留の場合は，ほかの検査法（FTA-ABSなど）で確認する．

②検体中のTP抗体の検出および抗体価を測定する試薬であり，TPを直接測定するものではない．そのため梅毒の診断に際しては，ほかの検査結果，臨床症状を加味して総合的に判断する．

③免疫グロブリンを含む血液製剤を投与されている患者血清では，投与された製剤による陽性反応を呈することがあるので，その判定については注意する．

(2) 梅毒トレポネーマ赤血球凝集反応（*Treponema pallidum* hemagglutination test； TPHAテスト）（カラー図譜：図Ⅲ）

Treponema pallidum（Nichols株）の菌体成分を吸着させたホルマリン・タンニン酸処理赤血

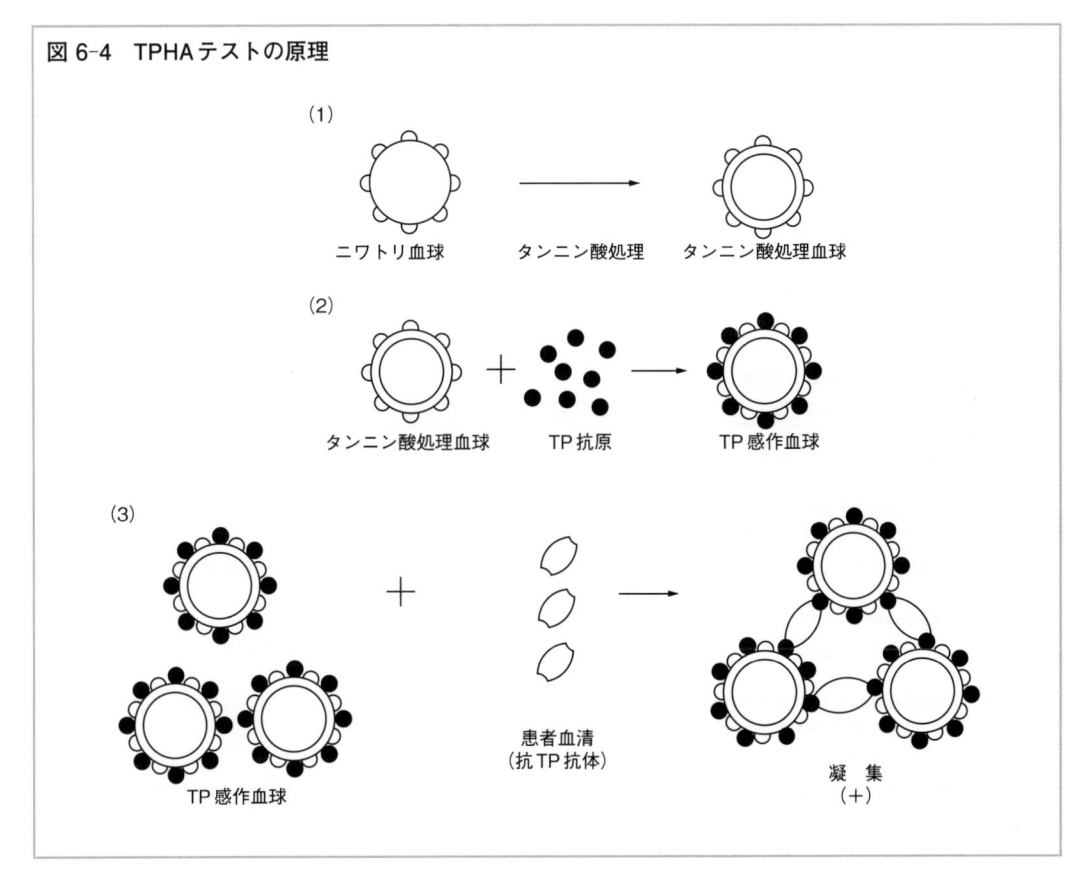

図6-4　TPHAテストの原理

球を梅毒患者の血清中に加えると，赤血球に吸着されたTPの菌体成分と患者血清中のTPに対する抗体とが反応して凝集が起こる．この反応を"梅毒トレポネーマ感作赤血球凝集反応"という（図6-4）．マイクロ法で行う．

(3) 蛍光抗体法（吸収法）によるTP抗体の検出（FTA-ABSテスト）

TPにあらかじめ非病原性トレポネーマで吸収した梅毒患者血清を反応させてから，これに蛍光色素を標識した抗ヒトγ-グロブリン抗体を加えると，TPと結合した梅毒抗体に蛍光標識抗ヒトγ-グロブリンが反応し，蛍光顕微鏡で観察すると，TPが美しい蛍光を発しているのを認めることができる．これをFTA-ABSテストという（**カラー図譜：図Ⅰ**）．患者血清のIgM抗体分画について行う本反応をFTA-ABS IgMテストという．

成績の読みと判定

蛍光顕微鏡によりBV励起あるいはUV励起方式の暗視野法の400倍（乾燥法）によって観察する．

①はじめに対照標本の読みが各々の成績に一致することを確認する（**表6-6**）．

②次いで検査血清の標本の観察を行い，陽性か陰性かを判定する．判定が困難なものは再検査する．陽性か陰性かの判定は**表6-7**に従って行う．

③成績の判定は5倍希釈検査血清と20倍希釈検査血清の蛍光度の読みから**表6-8**のように判定する．

表6-6　陽性対照血清の希釈倍数と反応の強さの読みの基準

陽性対照血清希釈	1:5	1:200	1:400	1:800	1:1,600	1:3,200
BV励起方式による読み	4+	(4+)	(3+)	2+	1+	±
UV励起方式による読み	4+	(3+)	2+	1+	±	(−)

（　）は省略してよい

表6-7　成績の読みと判定

BV励起方式による読みと蛍光度		UV励起方式による読みと蛍光度		判定
4+	きわめて強い蛍光像が認められるもの	4+	きわめて強い蛍光像が認められるもの	陽性
3+	強い蛍光像が認められるもの	3+	強い蛍光像が認められるもの	
2+	明らかに特異蛍光が認められるもの	2+	明らかに特異蛍光が認められるもの	
		1+	弱いが特異蛍光が認められるもの	
1+	特異蛍光が弱いながら認められるもの	±	特異蛍光は認められないがトレポネーマの存在はわかるもの	
±	特異蛍光像は認められないがトレポネーマの存在はわかるもの	−	特異蛍光もトレポネーマの存在もわからないが，普通の暗視野法でトレポネーマが確認できるもの	
−	特異蛍光もトレポネーマの存在もわからないが，普通の暗視野法でトレポネーマが確認できるもの			

注：BV励起方式による観察の読みは，UV励起方式による読みよりだいたい1段高く表現される．BV励起方式は2＋以上，UV励起方式は1＋以上が陽性で，BV励起方式での1＋以下とUV方式での±以下は陰性と判定する

表6-8 成績の判定

BV励起方式による読み		UV励起方式による読み		判定
1:5	1:20	1:5	1:20	
4+〜3+	4+〜3+	4+〜2+	4+〜2+	陽性
3+〜2+	3+〜2+	2+〜1+	2+〜1+	
2+	1+〜±	1+	±〜−	±*
1+	1+〜±	±	±〜−	陰性
±	±〜−	−	−	
−	−			

*再検査すること

④操作中に抗原トレポネーマがのせガラスから剥がれてしまうことがあるので，標本中に特異蛍光像もトレポネーマも観察できないときは，普通の暗視野照明法によって，標本中にトレポネーマがあるかどうかを観察しなければならない．

検査結果の評価

　FTA-ABS法はきわめて高度の知識と技術を必要とする検査法である．また，TPHAテストとともに梅毒の確定診断に用いられている反応であるだけに，検査実施者の責任は大きい．万一誤った検査結果を出すと，梅毒でない人を梅毒と診断したり，梅毒の人を梅毒でないと診断してしまって，人を不幸に陥れる可能性が高い．したがって，検査を実施する前に次のことが必要である．

　①蛍光抗体法の原理を十分に理解しておく．
　②蛍光顕微鏡の原理，蛍光顕微鏡が備えていなければならない条件，蛍光顕微鏡の使用法について十分に理解習熟する．
　③FTA-ABS法を実施している権威ある機関で一定期間研修を受け，その後その機関と比較実験を行い，同一検査結果が反復して出るまでは検査を始めない．
　④自分で蛍光顕微鏡と試薬のチェックができるようにしておく．

Ⅳ．マイコプラズマ抗体

　Mycoplasma pneumoniae は小児から成人における呼吸器感染症の主要な病原体である．マイコプラズマ肺炎を診断するにあたり，*M. pneumoniae* の培養には特殊な培地を要し，分離同定に約7〜10日間と長時間かかることから，マイコプラズマに対する抗体価の上昇を証明する血清学的診断法が実用的な方法として一般的に行われている．血清学的診断法には粒子凝集法(PA)，赤血球凝集反応法(HA)，補体結合反応法(CF)，寒冷凝集反応法(CHA)などがある．

1）粒子凝集法

粒子凝集法では，主にIgMクラスの抗体が測定される．赤血球を用いた凝集反応は非特異的な凝集が起こることがあり，現在はラテックス粒子やゼラチン粒子が使用されている．

単一血清の場合は，320倍以上を陽性の基準としている．確定診断には急性期（4日以内）および回復期（2～4週間）のペア血清で4倍以上の抗体価の確認を要する．

粒子凝集法は，迅速・簡便に測定でき，頻用されている．

2）CF法（補体結合反応法）

CF法では，主にIgGクラスの抗体が測定される．このため，本感染症の既往のある患者では，数年間にわたり高値を示すことがある．

単一血清の場合は64倍以上を陽性の基準としているが，一度感染すると数カ月はIgG抗体価の上昇がみられるため，単一血清でIgG抗体価の上昇がみられても，それのみで現在マイコプラズマ感染を起こしているとは断定できない．そのため，発症後早期に採取した急性期血清と発症後2～4週間に得られた回復期血清をペアで用いて，回復期の抗体価が急性期4倍以上であれば有意の上昇と判断する．

CF法は，操作性が煩雑であり，検査に長時間を要する．また，本抗体価が上昇するまでに発症から2週間以上を要するため，早期診断は困難である．

V．リケッチア感染症

1）Weil-Felix反応

Weil-Felix反応は，発疹チフスなどのリケッチア症の血清学的検査法の一つで，リケッチア症の患者血清が非特異的に腸内細菌であるプロテウス菌のO変異株で凝集することを反応に利用している．O変異株として，*Proteus vulgaris* OX$_{19}$・OX$_2$，*Proteus mirabilis* OXKの3種類が用いられている．リケッチア症に罹患すると，これらの変異株に対する凝集素が出現するのは，リケッチアの外層の可溶性抗原に変異株と共通成分が存在するからである（図6-5）．

Weil-Felix反応は歴史的血清凝集反応であり，血清診断の理解にも役立つ．

検査法

被検血清の希釈列を3系列つくり，O変異株 *Proteus vulgaris* OX$_{19}$・OX$_2$，*Proteus mirabilis* OXKの浮遊液を一定量ずつ各系列に加える．37℃に2時間，次に冷蔵庫に1晩放置して，凝集を肉眼で観察する．

検査結果の評価

明らかに2+の凝集を示した血清の最高希釈倍数を凝集素価とする．

①発疹チフス，発疹熱ではO変異株 *Proteus vulgaris* OX$_{19}$に対して，ツツガムシ病では

図6-5 *Rickettsia prowazekii* の抗原構造

S（可溶性抗原） ─ 血液型B Ⅲ型物質
　　　　　　　　Z-Weil-Felix 反応基因物質

R（リケッチア体） ─ *Proteus* OX₁₉ ┐
　　　　　　　　　 R. prowazekii ├ 共通
　　　　　　　　　 R. typhi   ┘
　　　　　　　　　 E- *R. prowazekii* に特異的
　　　　　　　　　 M- *R. typhi* に特異的

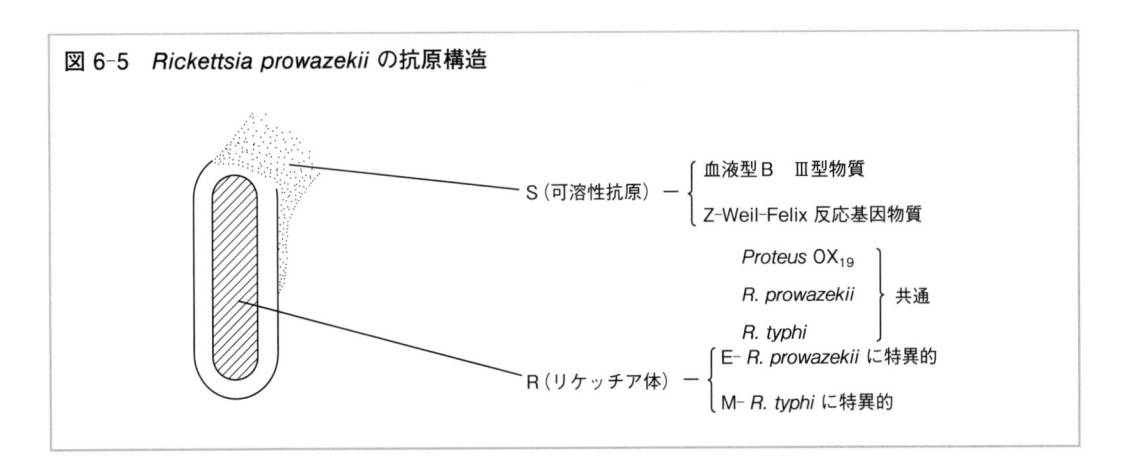

表6-9　Weil-Felilx反応

病名（リケッチア）	抗原（変形菌）		
	OX₁₉	OX₂	OXK
発疹チフス（*R. prowazekii*）	‖	+	−
発疹熱（*R. typhi*）	‖	+	−
ツツガムシ病（*O. tsutsugamushi*）	−	−	‖
ロッキー山紅斑熱（*R. richettsii*）	+	‖	−
	‖	+	
リケッチア痘疹	−	−	−
Q熱（*C. burnetii*）	−	−	−

Proteus mirabilis OXKに対して，ロッキー山紅斑熱では *Proteus vulgaris* OX₂またはOX₁₉に対する凝集素が上昇する（表6-9）．

②各疾患の経過に伴う凝集素価の変動は，Widal反応とほぼ同じであるため，1回のみの検査では意味付けが難しく，約1週間ごとに検査して，4倍以上の凝集素価の上昇が証明されればほぼ確実となる．

1回だけの検査では，*Proteus vulgaris* OX₁₉に対する凝集素価が1：160以上ならば発疹チフスまたは発疹熱の疑いが，*Proteus mirabilis* OXKに対する凝集素価が1：40以上ならばツツガムシ病の疑いが示唆される．

2）ツツガムシ抗体価

ヒトがツツガムシの幼虫に吸着されると，リケッチアに属する *Orientia*（*Rickettsia*）*tsutsugamushi* に感染し，ツツガムシ病を発症する．

検査法

リケッチアの培養は，特殊な条件が必要となるため一般には行われていない．そこでツツガムシ病の確定診断は，一般的に抗体価の測定によってなされている．通常，ギリアム（Gilliam），カープ（Karp），カトウ（Kato）の3株を標準株として抗体検査が行われる．抗体価の検査法には補体結合反応（CF）と蛍光抗体法（FA）があり，FAではIgGとIgM各々の抗体価の測定が可能

である．

　間接免疫蛍光抗体法（indirect immunofluorescense test）は，スライドガラス上に抗原（培養細胞にリケッチアを感染させて作製）を塗抹し，乾燥させ，アセトンで固定し，乾燥後に希釈した被検血清を反応させる．次いで洗浄し，FITC標識抗ヒトIgGおよびIgM抗体（二次抗体）を反応させた後に蛍光顕微鏡で観察する．

検査結果の評価

　一般的にIgG抗体価が上昇するには感染後2週間程度を要し，IgM抗体価はそれよりも早期に上昇がみられる．そのため，IgM抗体価のみが上昇している場合は感染早期であることを示唆している．感染後さらに早期の時点では，IgGおよびIgM抗体とも陰性を示す場合があり，経過を追って再検査が必要となる．

VI. クラミジア抗原

　ヒトに病原性を示すクラミジア属には，*Chlamydia trachomatis*，*Chlamydia pneumoniae*および*Chlamydia psittaci*の3種類がある．*C. trachomatis*は，尿道炎や子宮頸管炎などの性感染症（STD）をはじめ，新生児の封入体結膜炎や肺炎などの原因微生物となる．*C. pneumoniae*および*C. psittaci*は，咽頭炎，気管支炎および肺炎などの呼吸器疾患を起こすことが知られている．また，*C. pneumoniae*は動脈硬化症との関連も指摘されている．これらのクラミジア感染症は，適切な抗菌薬が投与されればその多くは治癒に至るが，自覚症状が乏しいために感染が持続することがある．この持続感染が各種の疾病の起因となることから，病態の早期診断や治癒の判定はきわめて重要である．

検査法

　診断は，臨床所見を中心に菌体の検出ならびに抗体測定により行われる．

　菌体の検出方法には①分離培養法，②直接検出法，③抗原検出法，④酵素免疫測定法，⑤遺伝子検査法がある．通常，菌体を直接検出することが可能な疾患（尿道炎，子宮頸管炎および咽頭炎など）については，これらの方法で行う．

　一方，抗体価測定法は精巣上体炎，慢性前立腺炎，女子骨盤内感染症および呼吸器感染症などで，菌体の検出が困難な疾患や感染部位が特定できない場合に行われることがある．

検査結果の評価

　抗原および遺伝子検査は，感染部位の擦過材料，初尿などが用いられる．直接蛍光抗体法と免疫クロマトグラフィー法は，30分以内で検査が行えるため迅速検査に適している．

　抗体検査でIgM抗体価のみが上昇している場合は感染早期であることを示唆するが，尿道や性器のクラミジア感染症では，IgM抗体の上昇が十分ではなく，通常IgA抗体またはIgG抗体

が測定されている.

抗体検査は，ほかの感染症検査と同様に急性期と回復期のペア血清の抗体価を比較して判定する.

Ⅶ．ウイルス性肝炎

肝臓に炎症が発生し機能障害を起こした状態が肝炎であり，成因別にウイルス性，アルコール性，非アルコール性，脂肪性，薬剤性，自己免疫性などがある．わが国で多いのはウイルス性肝炎で，ウイルスが感染した肝細胞と細胞傷害性T細胞が反応した結果起こる．ウイルス性肝炎は感染経路から，流行性肝炎タイプと血清肝炎タイプに分けられる．起因ウイルスにはA型肝炎ウイルス（HAV），B型肝炎ウイルス（HBV），C型肝炎ウイルス（HCV），D型肝炎ウイルス（HDV），E型肝炎ウイルス（HEV）の5つの肝炎ウイルスがあるが，Epstein-Barrウイルス（EBV），サイトメガロウイルス（CMV）などのヘルペスウイルスに感染した場合にも全身症状の一つとして肝炎を発症することがある．ウイルス性肝炎の特徴を**表6-10**に示す.

①**流行性肝炎タイプ**：飲料水や食物を介して経口感染し，不顕性感染または一過性感染の経過をたどる．肝炎の病態としては急性肝炎，ごくまれに劇症肝炎がある．A型肝炎（起因ウイルス；HAV）とE型肝炎（HEV）がある.

表6-10　ウイルス性肝炎一覧

	流行性肝炎タイプ		血清肝炎タイプ		
	A型肝炎	E型肝炎	B型肝炎	D型肝炎	C型肝炎
潜伏期	2〜6週	2〜9週	1〜6ヵ月	同時感染：1〜6ヵ月 重複感染：2週〜2ヵ月	2〜18週
好発年齢	若年	中高年	全年齢	全年齢	全年齢
感染経路	経口 ごくまれに血液	経口 ごくまれに血液	血液，体液	血液	血液，体液
ウイルス保有者	まれ	約12万人	110万人〜140万人	まれ	200万人〜240万人
持続感染	なし	なし （免疫抑制患者でまれ）	あり	あり	あり
原因ウイルス	HAV Hepatovirus	HEV Hepevirus	HBV Hepadnavirus	HDV（＋HBV） Deltavirus （HBVがヘルパーウイルス）	HCV Hepacivirus
形	球形	球形	球形	球形	球形
大きさ	27 nm	34 nm	42 nm	36 nm	56 nm
ゲノム	RNA 1本鎖　7.5 kb	RNA 1本鎖　7.2 kb	DNA 不完全環状2本鎖 3.2 kb	RNA 1本鎖　1.7 kb	RNA 1本鎖　9.6 kb
感染源	糞便，汚染飲食物	糞便，汚染飲食物	血液，体液	血液，体液	血液，体液
ワクチン	あり	なし	あり	なし	なし

表6-11 肝炎ウイルスマーカーの選択基準（2006年）

	急性肝炎の型別診断	B型急性肝炎 経過観察	B型急性肝炎 治癒判定	C型急性肝炎 経過観察	C型急性肝炎 治癒判定	慢性肝炎の型別診断	B型慢性肝炎 経過観察	B型慢性肝炎 急性増悪時	B型慢性肝炎 抗ウイルス療法時	B型無症候性キャリアの経過観察	C型慢性肝炎 経過観察	C型慢性肝炎 抗ウイルス療法時	HBワクチン摂取対象者選別	集検・ドックなどのスクリーニング	入院時のスクリーニング
IgM-HA抗体	◎														
HBs抗原	◎	◎	◎			◎	◎	◎	◎	◎			◎	◎	◎
HBs抗体			◎										◎		○
HBc抗体													◎		○
IgM-HBc抗体	◎						◎								
HBe抗原		○					◎	◎	◎	◎					
HBe抗体		○					◎	◎	◎	◎					
HBV DNA		◎	○				◎	◎	◎						
HCV抗体	◎			○	○	◎								◎	◎
HCV遺伝子型												◎			
HCV RNA定性	○			◎	◎	◎									
HCV RNA定量				◎							◎	◎			
HCVコア抗原	○			○		○					○				
HD抗体（HDV RNA）	○						○								
HE抗体（HEV RNA）	○														

◎必須，○必要に応じて行う　　　　　　　　（日本消化器病学会雑誌，103：1404, 2006より）

②**血清肝炎タイプ**：血液や体液を介して感染し，不顕性感染，一過性感染または持続感染の経過をたどる．肝炎の病態としては急性肝炎，劇症肝炎，慢性肝炎，肝硬変，肝細胞癌がある．B型肝炎（HBV），C型肝炎（HCV），D型肝炎（デルタ［δ］肝炎）（HBV + HDV）がある．

肝疾患患者における肝炎ウイルス関連検査の進め方は，通常，日本消化器病学会肝機能研究班が作成した「肝疾患における肝炎ウイルスマーカーの選択基準（4版）」(**表6-11**)に基づいて行われる．また，主な肝炎ウイルスマーカーと検査法，臨床的意義について**表6-12**に示す．

1）A型肝炎
(1) A型肝炎ウイルス

A型肝炎ウイルス（HAV）はHepatovirusに属する小型球形（27 nm）ウイルスで，約7.5 kbの一本鎖RNAをゲノムとしてもつ．HAVは脂質外皮をもたないことから，エーテル，クロロホルム，界面活性剤に抵抗性を示し，また60℃，10時間の処理でも感染性は失活しない．感染者

表6-12 肝炎マーカーと検査法，その臨床的意義

ウイルス肝炎の種類	肝炎マーカー	検出マーカー	測定法*	臨床的意義
A型肝炎	HA抗体	抗体	EIA, CLIA	HAVの感染既往
	IgM-HA抗体	抗体	EIA, CLIA	A型急性肝炎
B型肝炎	HBs抗原	抗原	IC, EIA, CLIA	HBVに感染している（通常HBc抗体も陽性）
	HBs抗体	抗体	EIA, CLIA	HBVの感染既往（多くはHBc抗体も陽性） HBVワクチン接種後
	HBc関連抗原	抗原	EIA, CLIA	HBV量を反映
	HBc抗体	抗体	EIA, CLIA	HBVの感染既往（多くはHBs抗体も陽性） HBVに感染している（通常HBs抗原も陽性）
	IgM-HBc抗体	抗体	EIA, CLIA	B型急性肝炎 B型慢性肝炎の急性増悪（低力価）が多い
	HBe抗体	抗体	EIA, CLIA	HBVの増殖力が強い
	HBe抗原	抗原	EIA, CLIA	HBVの増殖力が弱い
	HBV DNA	遺伝子	PCR, real-time PCR	HBV量を反映
	プレコア変異	遺伝子	PCR	HBe抗原へのセロコンバージョンの予測 B型肝炎急性増悪時の重症化予測
	コアプロモーター変異	遺伝子	PCR	HBe抗原へのセロコンバージョンの予測 B型肝炎急性増悪時の重症化予測
	HBV遺伝子型	抗原, 遺伝子	EIA, PCR	抗ウイルス療法の効果予測
C型肝炎	HCV抗体	抗体	EIA, CLIA	HCVの感染既往（HCV RNA定性法陰性） HCVに感染している（HCV RNA定性法陽性）
	HCVコア抗体	抗体	EIA, CLIA	HCV RNA陰性化の確認
	HCV RNA	遺伝子	PCR定性法, real-time PCR	HCVに感染している
			PCR定量法, real-time PCR	抗ウイルス療法の効果予測やモニター
	HCVコア抗原	抗原	CLIA	抗ウイルス療法の効果予測やモニター
	HCV遺伝子型	遺伝子	PCR, EIA	抗ウイルス療法の効果予測
D型肝炎	HD抗体	抗体	EIA, CLIA	HDVの感染既往（HBVの感染既往もあり） HDVに感染している（HBs抗原も陽性）
	HDV RNA	遺伝子	PCR	HDVに感染している（HBs抗原も陽性）
E型肝炎	HE抗体	抗体	EIA	HEVの感染既往（HEV RNA陰性） E型急性肝炎（HEV RNA or IgA型HE抗体陽性）
	IgA-HE抗体（IgM）抗体	抗体	EIA	E型急性肝炎
	HEV RNA	遺伝子	PCR, real-time PCR	E型急性肝炎

*IC：イムノクロマト法，EIA：酵素免疫法，CLIA：化学発光法　（日本消化器病学会雑誌　2006; 103: 1403-1412，より）

の糞便中に大量に排泄され，HAVに汚染された飲料水や食物（とくに貝類）を介して経口感染し，家族内感染も観察される．わが国では衛生環境の改善に伴いHAV感染は急激に減少しており，1960年代以降に生まれた人のほとんどはHAV抗体（HA抗体）を保有していない．しかし，東南アジアなどではいまだに発生数が多く，渡航先で感染し，帰国後発症する「輸入感染」に注意を要する．HAVの感染防止にはHAVワクチン接種が有効である．

(2) A型肝炎の臨床経過（図6-6）

　HAV感染から2〜6週間を経て，発熱を伴う全身倦怠感，食欲不振などの感冒様症状が現れ，

図6-6 A型肝炎

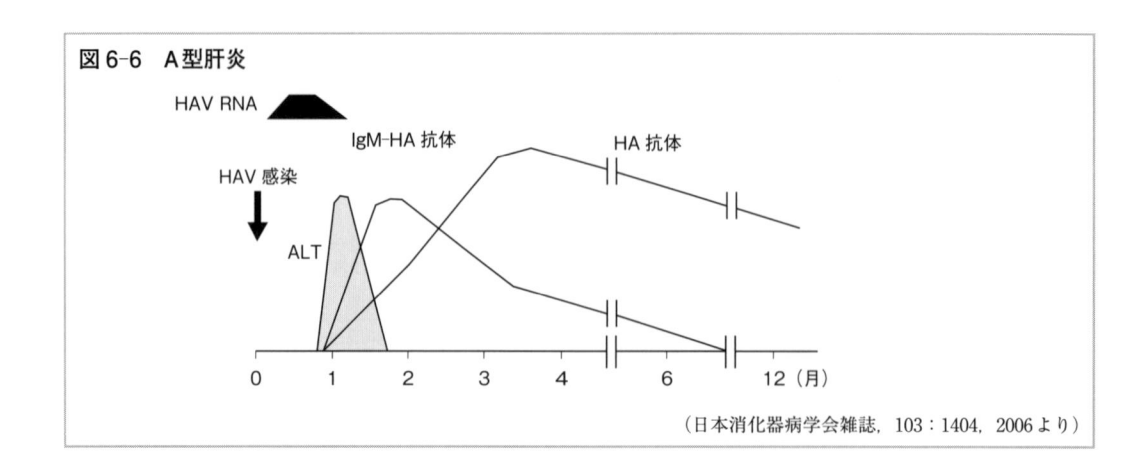

（日本消化器病学会雑誌, 103：1404, 2006より）

続いて黄疸が出現する．まれに劇症化することもある．HAVは発症前に血中，糞便中に検出され，発症とともに糞便中のウイルス粒子は減少するが，回復後数カ月間経過した後も血液中，糞便中から検出されることもあり，まれではあるが海外では輸血感染例も報告されている．発症直後からHAV特異的なIgM抗体（IgM-HA抗体）が血液中に検出され2カ月以上持続する．一方IgG型抗体は発症後，血中に検出され，終生免疫として，長期間維持される．一過性感染で慢性化することはない．

(3) A型肝炎ウイルス（HAV）マーカー

HA抗体（全クラス抗体），IgM型HA抗体（IgM-HA），そしてHAV RNAがある．

HA抗体：HAV抗原に対する全クラスの抗体でIgG型抗体が主体となる．感染後も長期間，維持されるため，A型肝炎の既往歴やワクチン投与歴の判定や疫学調査に使用される．

IgM-HA抗体：HAV抗原に対するIgM型抗体で，発症後1～6カ月間，血液中に認められ，A型肝炎の確定診断に使用される．

HAV RNA：HAVは発症前から血液や糞便中に存在するため，HAV RNAを検出することでHAV感染の有無やHAV排泄期間の決定に使用される．

(4) A型肝炎ウイルス検査

検査項目：IgM-HA抗体

検査法：CLIA法（化学発光法）

測定原理：ヒト血清および血漿中の抗HAV抗体をHAV抗原固相磁性粒子で捕獲し，アクリジニウム標識抗ヒトIgMマウスモノクローナル抗体を反応させた後，プレトリガー，トリガー試薬を添加した結果，化学反応で生じる発光の強度を測定して判定する．

2) E型肝炎

(1) E型肝炎ウイルス

E型肝炎ウイルス（HEV）はHepevirusに属する直径約34nmの外皮をもたない小型球形ウイ

図 6-7　E型肝炎

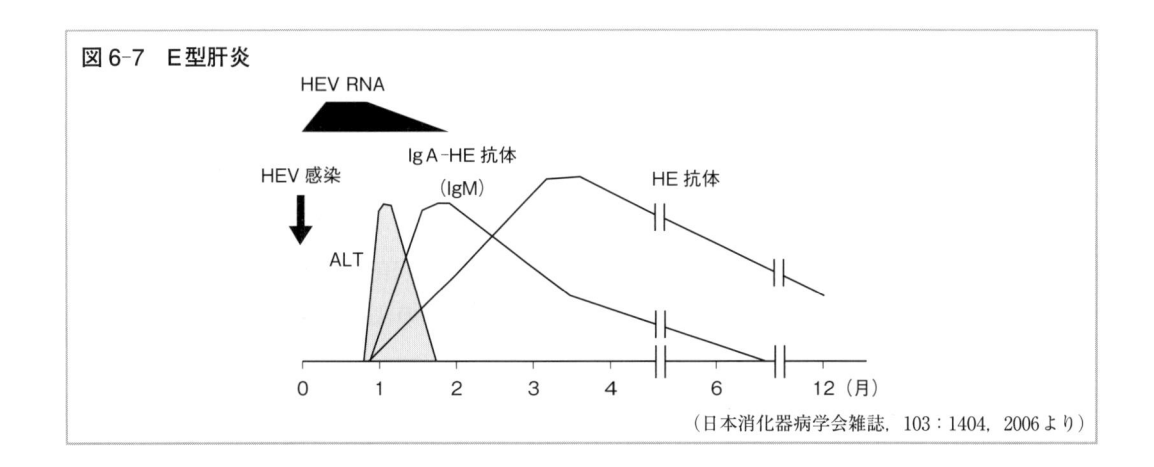

（日本消化器病学会雑誌，103：1404，2006より）

ルスで，約7,200塩基の1本鎖RNA遺伝子をゲノムとしてもつ．糞便で汚染された飲料水や食物，あるいはHEVに感染したブタやイノシシ，シカなどの動物肉を加熱不十分のまま摂取することにより感染する．また輸血感染も報告されている．わが国では患者の多くは中高年の男性である．国内のIgG-HE抗体保有状況には地域差が見られ，東日本が高く西日本で低い．全国的には平均3.4％で，加齢とともに増加する傾向がある．

　HEVは主に1～4型の4種類の遺伝子型（ジェノタイプ）に分類され地域性が認められる．アジア，アフリカ，中米などの流行地域では1型と2型が多いが，日本を含む先進諸国では3型が大多数を占め，4型は日本を含むアジアに存在する．わが国には3型が全国的に分布し，4型は北海道から多く分離されている．また，1型と2型はヒトからのみ分離されているが，3型と4型はヒト以外にもブタ，イノシシ，シカなどの動物からも分離されている．

　従来，E型肝炎は衛生環境が整っていない熱帯・亜熱帯の発展途上国に常在し，先進諸国では輸入感染症としてのみ散発的に発生すると認識されていた．近年，流行地域への渡航歴のないE型肝炎症例が日本を含む先進国で少なからず認められ，E型肝炎は人獣共通感染症として，広く世界に存在していることが明らかとなった．

(2) E型肝炎の臨床経過（図6-7）

　臨床像はA型肝炎に類似する．多くは不顕性であるが，急性肝炎，まれに劇症肝炎を発症する．とくに遺伝子型4型のHEV感染は重症化しやすい傾向がある．また流行地域においては妊婦の致死率が10～20％に達する．HEV感染から2～9週間を経て，発熱を伴う全身倦怠感，食欲不振などの感冒様症状，黄疸が出現し，約2～3週間続いた後，治癒する．まれに遷延化することがある．HEV RNAは発症前から血液中や糞便中などに出現し，治癒回復した後も数週間検出される．発症直後からHEV特異的なIgM抗体（IgM-HE抗体），IgA抗体（IgA-HE抗体）が血液中に出現し，数カ月以上持続する．中和活性を示すIgG型抗体は発症後まもなく血液中に検出され，比較的長期にわたって維持される．ほとんどが一過性感染で経過するが，免疫抑制状態にある臓器移植患者や血液疾患患者などでは持続感染し慢性化することもある．

(3) E型肝炎ウイルス (HEV) マーカー

HE抗体：HEV抗原に対する抗体で，IgM，IgA，IgGクラスの3種の抗体が検出可能である．IgM，IgA抗体は発症後早期に出現し，短期間で陰性化するのでHEV感染の判定に使用される．IgM抗体よりIgA抗体のほうが特異性が高いと報告されている．IgG抗体は長期間検出されるので，HEV既往感染の判定に使用される．ELISA法で測定される．

HEV RNA：HEVは発症前から血液や糞便中に存在するため，HEV RNAを検出，定量することでHEV感染の有無や病態のモニタリング，HEV排泄期間の決定に使用される．一般的なPCR法やreal-time PCR法で検出される．

3) B型肝炎
(1) B型肝炎ウイルス

Blumberg (1964年) は血清型の研究をしているうちに，オーストラリア先住民の血清の中から新しい抗原を発見し，この抗原をオーストラリア抗原 (Au抗原) と名づけた．その後，大河内らの研究により，実はこの抗原は輸血後に起こる血清肝炎の原因の一つであることがわかり，hepatitis B antigen (HBAg) と呼ぶように統一された．世界中には数億人規模のHBV感染者がいるとされ，わが国には約100万人以上の感染者がいると推定される．HBVは血液や体液を介してヒトからヒトへと感染し，出生時の母子感染や性行為感染により人間社会において継代されてきたと考えられている．わが国では，献血スクリーニングに高感度検査法が導入された現在においては輸血によるHBV感染はきわめて低い．また，国家的な母子感染対策事業により母子感染も激減している．一方で性行為に伴うHBV感染が懸念されており，急性B型肝炎の約8割を占めている．

B型肝炎ウイルス (HBV) に感染した患者の血液中には外被 (envelope) に覆われた3種類のウイルス粒子，すなわち小型球状粒子，桿状粒子，Dane粒子 (成熟HBV粒子) が各々約500〜1,000：50〜100：1の割合で存在する (図6-8)．直径42〜47 nmのDane粒子はHBVの本体で，

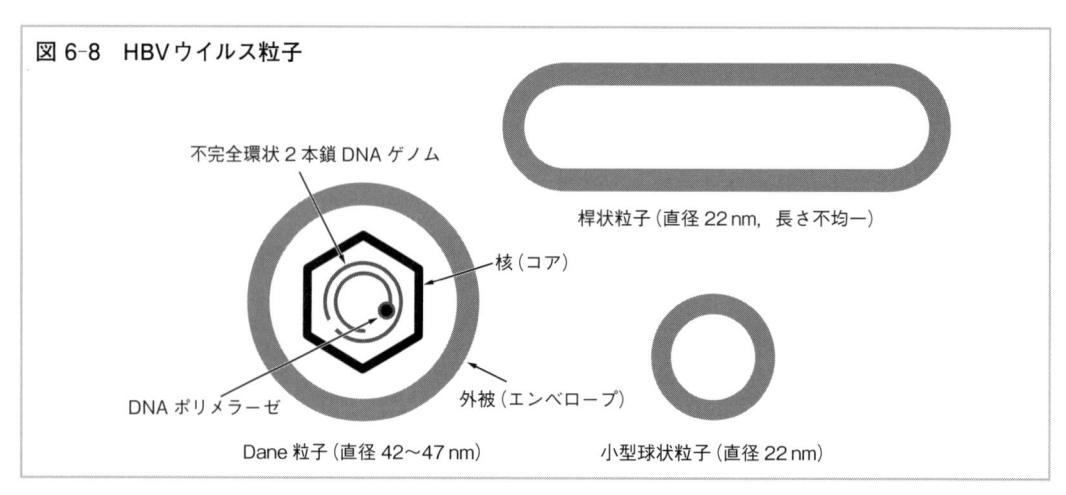

図 6-8 HBVウイルス粒子

その中央には核（core）があり，DNAポリメラーゼとDNAゲノムが包含されている．小型球状粒子と桿状粒子は中空である．

HBVゲノムは約3.2kbの不完全環状2本鎖DNAで，4つの遺伝子，すなわちpre-S1/pre-S2/S遺伝子，pre-C/C遺伝子，X遺伝子，P遺伝子が部分的に重複して存在する．それぞれ外被タンパク質（HBs抗原），コアタンパク質（HBc抗原，C遺伝子由来）とプレコア-コアタンパク質（HBe抗原，pre-C＋C遺伝子由来），Xタンパク質，DNAポリメラーゼをコードする．

HBVは全遺伝子配列の8％以上の相違に基づいてA～Jの10種の遺伝子型（ジェノタイプ）に分類され，わが国にはC型（HBV/C），次いでB型（HBV/B）が多い．B型肝炎の自然経過ではHBV/BはHBV/Cより予後が良く，抗ウイルス療法の治療効果も高い．また最近では，慢性化しやすいA型（HBV/A）の感染拡大が懸念されている．

HBVは複製過程において逆転写過程を経るため，RNAウイルスと同様に遺伝子に高率に変異が生じる．S遺伝子の共通抗原決定基a領域に変異が生じてHBs抗原の抗原性が変化すると，HBs抗原は見かけ上陰性化する．このようなHBV変異株はHBワクチンやHBIG（抗HBsヒト免疫グロブリン）の投与，持続感染などの宿主の免疫学的な圧力から逃れて増殖することができるため，エスケープ変異株（escape mutant）と呼ばれる．

従来，HBV急性感染の回復後にはウイルスは排除されると理解されていたが，エスケープ変異株の出現や宿主側の要因などが関与して，HBs抗原が陰性化した後もHBV感染が持続すると考えられている．このようにHBVに感染後，HBs抗原が陰性化した後も血液や肝組織中にごく微量のウイルスが存在している状態を潜在性HBV感染（occult HBV infection）と呼び，輸血や臓器移植の際の問題となっている．潜在性HBV感染においては，何らかの原因で宿主の免疫能が低下すると，潜伏していたHBVが再増殖して急性肝炎（*de novo*肝炎）を引き起こし（再活性化，再燃），重症・劇症化することが多い．

HBs抗体は中和抗体で感染防御能をもつ．このため感染リスクが高い医療従事者にはHBVワクチン接種が感染防御に有効である．

(2) B型肝炎の臨床経過（図6-9, 10）

HBVは血液や体液を介して感染し，一過性感染と持続感染の異なった感染様式が存在する．一過性感染の急性B型肝炎の典型例では，感染後，1～6カ月の潜伏期を経て血液中にHBs抗原が，続いてHBe抗原が出現し，数週間後にはピークに達する．この時期から血液中トランスアミナーゼ（ALT，AST）が上昇し始め，全身倦怠感，食欲不振，悪心，嘔吐に続いて黄疸などの急性肝炎症状が現れる．発症にあわせてIgM型HBc抗体が上昇し始め，3～6カ月間持続する．一方，IgG型HBc抗体はIgM型HBc抗体に少し遅れて出現し，長期間血中に維持される．HBe抗原は1～2カ月で陰性化し，HBe抗体陽性へとセロコンバージョンする．またHBs抗原が陰性化し，発症後約6カ月を経てHBs抗体が陽性化して治癒する．一方，免疫機能が発達していない3歳以下の乳幼児期にHBVに感染すると，HBVを認識・排除できない無症候性キャリアとなり，HBs抗原，HBe抗原，HBc抗体は高値に維持される．思春期に達すると肝炎を発症するが，

図6-9 B型急性肝炎

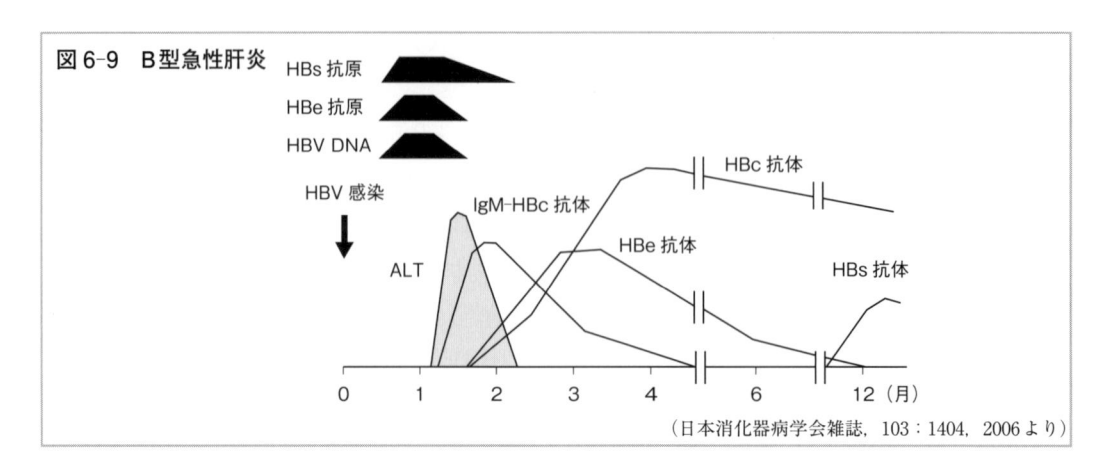

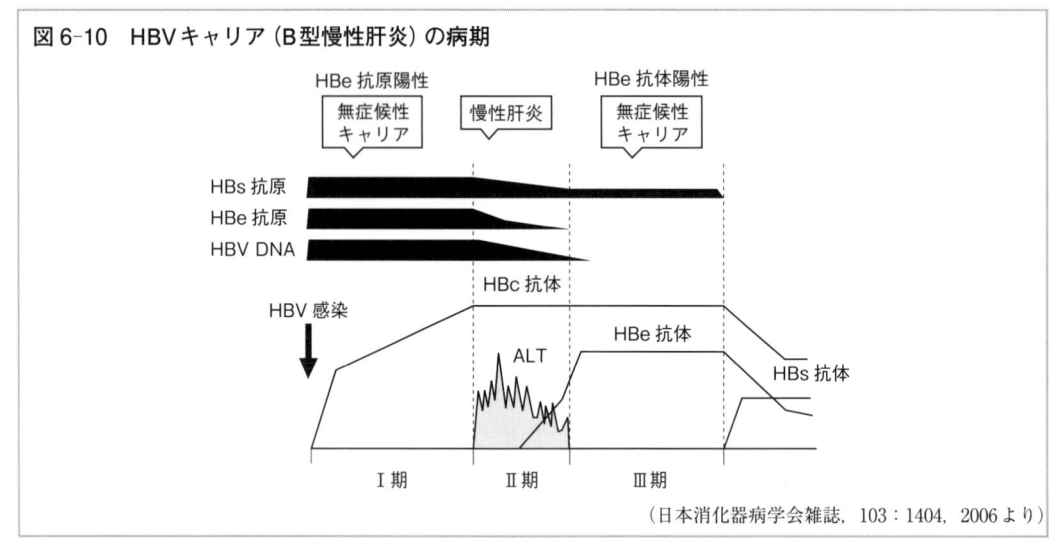

（日本消化器病学会雑誌，103：1404，2006より）

図6-10 HBVキャリア（B型慢性肝炎）の病期

（日本消化器病学会雑誌，103：1404，2006より）

この時期にHBe抗原陽性からHBe抗体陽性へとセロコンバージョンしてHBV増殖が十分沈静化すれば再び無症候性キャリア状態となり，増殖が持続すれば慢性肝炎状態となる．さらに慢性肝炎から肝硬変，肝細胞癌に進行する場合もある．

(3) B型肝炎ウイルス（HBV）マーカー

　HBVは肝炎ウイルスの中で最も研究が進んでおり，種々の有用なマーカーが存在する．

　HBs抗原：HBV感染者の血液中には，ウイルス本体であるDane粒子のほかにも，外被タンパク（表面抗原）であるHBs抗原から構成される桿状粒子と小型球状粒子が過剰量存在するため，HBs抗原はHBV感染の有無，HBVの活動状態を把握するうえで重要なマーカーである．

　HBs抗体：HBVに感染すると，HBs抗原に対する中和抗体としてHBs抗体が生成される．HBs抗体の存在は，B型肝炎の既往歴やワクチン投与による感染防御抗体産生の判定に使用される．

HBc抗体：HBc抗原に対する抗体で主要クラスはIgG型抗体である．HBV感染後，比較的早期に出現し長期間維持される．既往感染者では低・中抗体価で多くの場合HBs抗体陽性である．通常HBVキャリアでは高抗体価であるが，肝炎発症前の時期では低抗体価もしくは陰性である．

IgM-HBc抗体：HBc抗原に対するIgM型抗体である．急性B型肝炎ではHBV感染後比較的早期に出現し，3～12カ月間一過性に高抗体価が維持される．一方，HBVキャリアの急性増悪時にも一般に低抗体価であるが陽性化する場合がある．このため両者の病態の鑑別や，また，他の肝炎ウイルスによる急性肝炎との鑑別に有用である．

HBc関連抗原：pre-C/C遺伝子の翻訳産物であるHBe抗原，HBc抗原，プレコアタンパクをまとめてHBc関連抗原（HBcrAg）と呼ぶ．肝組織中のウイルス量を反映し，B型肝炎患者の診断補助および経過観察，抗ウイルス剤治療時の効果判定，薬剤投与中止の可能性判断および病態把握に有用である．

HBe抗原：pre-C/C遺伝子の翻訳産物のN末端とC末端が切断されてHBe抗原として血液中へ分泌される．HBe抗原はHBV増殖を反映し，陽性者では血中HBV量が多い．

HBe抗体：HBe抗原に対する抗体で，HBVに感染後，一定期間が経過し，HBVゲノムのpre-C領域やコアプロモーター領域に変異が生じてHBe抗原合成の停止や減少がみられると検出されるようになる．HBV感染の病態の把握に用いられる．

HBV DNA：HBV感染の有無，B型肝炎患者のHBV増殖状態を直接反映し，診断および経過観察，抗ウイルス剤治療時の効果判定，薬剤投与中止の可能性判断および病態把握などに有用である．

プレコア変異，コアプロモーター変異：HBV遺伝子のpre-C/C領域やコアプロモータ領域（basic core promoter）に変異が起きるとHBe抗原合成が停止，減少するため，HBe抗原陽性・抗体陰性からHBe抗原陰性・抗体陽性へのセロコンバージョンの予測，また急性増悪時の重症化の予測に有用である．

(4) B型肝炎ウイルス（HBV）の検査法

① HBs抗原検査

凝集法やイムノクロマトグラフィー法などの一般測定用と，EIAやCLIA/CLEIAなどの精密測定用がある．一般的に前者は後者に比して感度，特異性は高くないが，経済的で測定操作が簡便であるため，緊急時検査などに用いられる．これに対し後者は感度，特異性が高く，一般的なスクリーニングやHBV感染の有無を厳密に確認する場合などに用いる．しかしながら，前述のようにHBV感染者でもHBs抗原が陰性化する場合があるため，HBc抗体，HBV DNAその他のHBV関連マーカーの検査結果および臨床経過も考慮して診断を行う必要がある．

＜簡易測定＞

検査法：イムノクロマト法

測定原理：サンドイッチイムノアッセイ法を利用したイムノクロマトグラフィー法により検体（血漿，血清，全血）中のHBsAgを検出する（第4章　イムノクロマトグラフィー，p.158参照）．

＜精密測定＞
　検査法：CLIA法（化学発光免疫測定法），CLEIA法（化学発光酵素免疫測定法）
　測定原理：検体（血清，血漿）中に存在するHBs抗原を抗HBs抗原マウスモノクローナル抗体固相化磁性粒子（マイクロパーティクル）で捕捉する．洗浄後，アクリジニウム標識抗HBsヤギポリクローナル抗体（コンジュゲート）を添加して，マイクロパーティクル-HBs抗原-コンジュゲートの免疫複合体を形成させる．洗浄後，発光トリガーを加え，この結果生じる化学発光反応を発光強度として定量的に測定する（CLIA法）．コンジュゲートの標識物質を酵素とし，酵素化学反応によって生じる化学発光を測定する方法（CLEIA法）も普及している．

4）D型肝炎（δ-抗原）

(1) D型肝炎ウイルス（HDV）

　B型肝炎ウイルスをヘルパーウイルスとして増殖する肝炎ウイルスで，Rizzettoら（1977年）によって発見された．HDVは直径36nmの小型球状粒子で，HBVの外被タンパク（HBs抗原）を外殻とし，コア部分にHDV RNAゲノムとδ（デルタ）抗原を包含する．感染経路はHBVと同じく血液，体液を介しての感染である．HDVはHBs抗原陽性者のみ感染し，HDV単独での感染は起こりえない．HBVと同時感染，もしくはHBV感染者に重複感染する．欧米ではHBs抗原陽性者の間で高い陽性率がみられる．わが国では，沖縄県宮古島でHBs抗原陽性者の21％にHDV抗体が確認されているが，全体では1％未満と考えられる．

(2) D型肝炎の臨床経過（図6-11）

　HBVとの同時感染では一過性感染で経過し，HBV感染とHDV感染に由来する二峰性のトラ

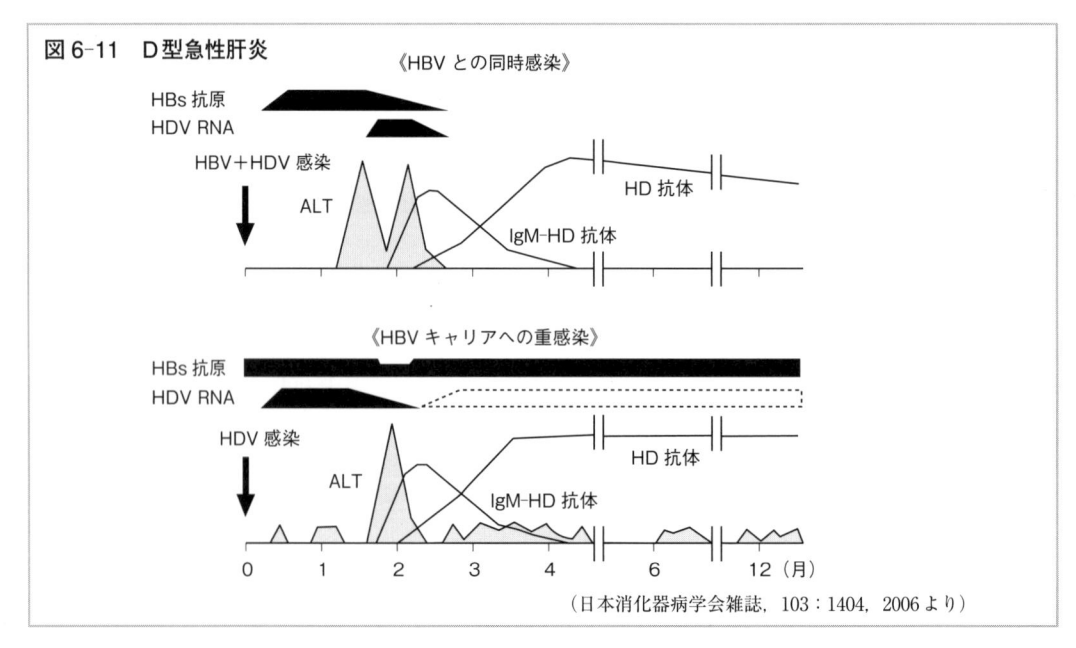

図6-11　D型急性肝炎

（日本消化器病学会雑誌，103：1404，2006より）

ンスアミナーゼの上昇が観察される．HBV単独感染に比べ劇症化傾向が強く，HBVキャリアの重複感染ではHDVも持続感染し重症化する．

(3) D型肝炎ウイルス (HDV) マーカー

δ（デルタ）抗原に対する抗体であるHD抗体，IgM型HD抗体，HDV RNAなどのマーカーがあるが，現在国内には利用できるHDV抗体検査試薬はない．

5) C型肝炎

(1) C型肝炎ウイルス (HCV)

アメリカChiron社のChooら（1989年）は，感染チンパンジーの血清から非A非B肝炎ウイルスの遺伝子断片をクローニングし，この組み換えタンパク（C100-3）に対する抗体が非A非B肝炎患者血清の約半数に存在すると報告した．この抗体をC型肝炎ウイルス（HCV）抗体，これによって起こる肝炎をC型肝炎と呼んだ．その後まもなくHCVの全塩基配列が決定され，HCVはフラビウイルスに属するRNAウイルス（Hepacivirus）であると判明した．HCVは直径約56 nmの球状のウイルスで，外被とコアタンパクの二重構造を有するとされ，コア粒子内にRNAゲノムを包含している．

HCVゲノムは，全長約9.5 kbの1本鎖RNAで，5'-非翻訳領域，翻訳領域，3'-非翻訳領域からなる．約3010アミノ酸残基からなる翻訳領域は構造タンパクとして，コアタンパク（C），エンベロープタンパク（E1，E2/NS1），非構造タンパクとして，NS2，NS3，NS4，NS5がある．また，HCVは全遺伝子配列をもとに1～6までの6種のジェノタイプに分類され，さらにサブタイプa，b，cに分けられる．わが国には1b：2a：2b＝7：2：1の割合で存在する．1bはインターフェロン（IFN）に抵抗性を示すが，2a，2bは感受性を示す．また，IFN治療効果はウイルス量が多いほど低くなる．これらの治療の有効性はHCV RNA（real-time PCR法）やHCVコア抗原（CLIA法，CLEIA法）でモニタリングされる．

HCVはHBVと同様に血液や体液を介して感染する．高感度の献血スクリーニング法（CLEIAおよび核酸増幅検査（NAT））が導入された現在では輸血感染の可能性はきわめて小さく，注射針の誤穿刺など医療行為による感染が約半数を占める．また性的接触感染や母子間感染例も報告されているが，一般的には起こりにくいと考えられている．

(2) C型肝炎の臨床経過（図6-12，13）

HCV感染後，2～28週間の潜伏期を経て，発熱，全身倦怠感，食欲不振，悪心・嘔吐などの急性肝炎症状が出現する．その後トランスアミナーゼ（ALT，AST）の上昇に引き続いて黄疸が現れ，肝腫大も観察される．全般的に症状は比較的軽度である．発症後，約3～4割ではALT，ASTは正常化しHCVも陰性化する．残る約6～7割はキャリア化して慢性肝炎に移行し，その後20～35年経過して肝硬変，さらには肝細胞癌へ進行する．HCVコア抗原，HCV RNAは感染初期には陽性で，その後，治癒例では陰性化するが，慢性化例では持続陽性となる．HCV抗体は発症から数カ月経過してから出現し，抗体価は徐々に上昇するが，その後治癒例では低下し，

図6-12 C型急性肝炎

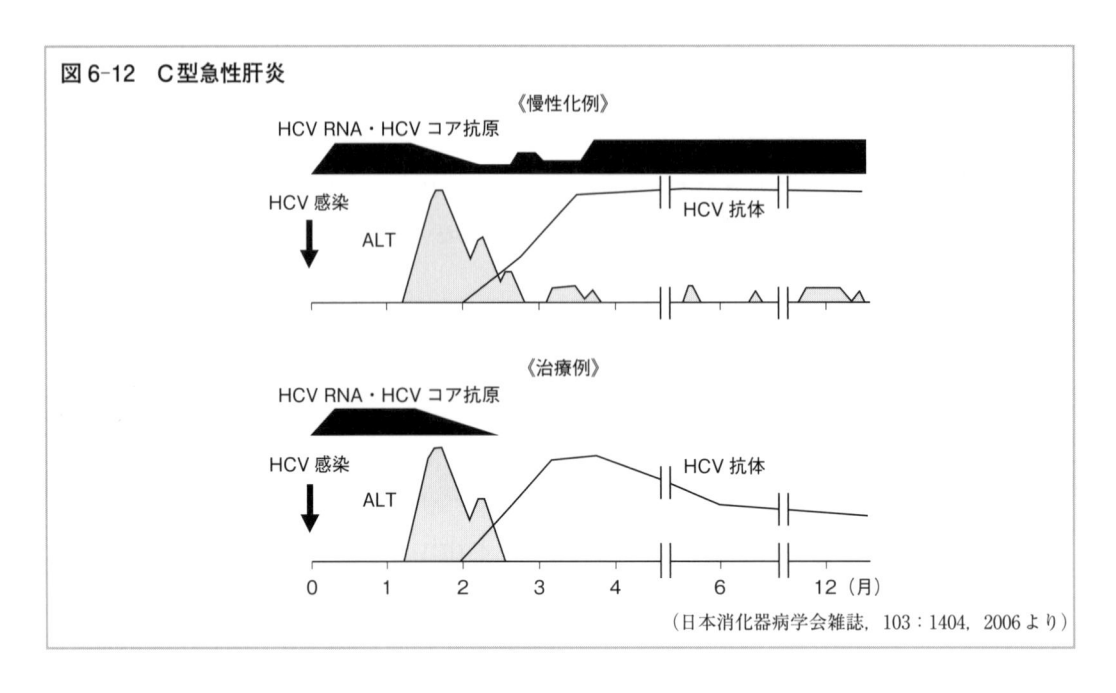

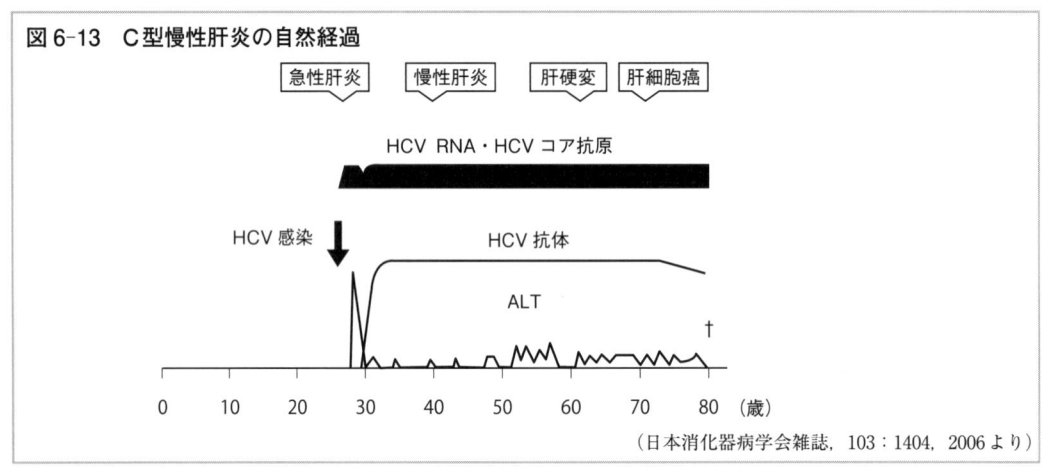

図6-13 C型慢性肝炎の自然経過

慢性例では高抗体価が維持される．

(3) C型肝炎ウイルス (HCV) マーカー

HCVマーカーとしてはHCV抗体，HCV抗原，HCV RNAの3種が代表的である．

① HCV抗体

HCVコア，エンベロープ，非構造タンパクに対する抗体の総称である．HCV抗体検査は，測定系に用いられる抗原の種類によって第1, 2, 3世代の測定系が存在する．HCV発見当初はNS3, 4領域に対応したリコンビナント抗原 (C100-3) のみを用いた第1世代測定系が使用されていたが，偽陰性や偽陽性を示す欠点があった．現在はコア領域，NS3, NS4, NS5 (第3世代のみ) に対応した3種類のリコンビナント抗原を用いた第2もしくは第3世代測定系が使用される．両

者の性能に差はない．感度，特異性に優れているため，スクリーニングや病態の経過観察に適している．HCVコアのみに対するHCVコア抗体はインターフェロン治療後のHCV RNA陰性化の確認に有用である．

② HCV抗原

HCVにはHBVのHBs抗原のように血液中に大量に存在するウイルス抗原はない．検体中のHCVコア粒子を抗原活性が保持される程度まで分解し，同時に共存するHCV抗体を変性させることで，HCVコア抗原を高感度に検出することが可能である．検出感度はPCRほど高くないが，HCVの検出やモニタリングに有用である．

③ HCV RNA

急性感染の場合，HCV抗体が陽性となるまでの期間（セロコンバージョン）は平均23.8週（7〜57週間）と比較的長い．したがって，C型肝炎の急性期の診断にはHCV抗体検査よりもPCR法（real-time PCR法）を用いてHCV RNAを検出することが有効である．またHCV RNA量は，HCVウイルス量を直接反映するため，抗ウイルス療法の効果判定やモニタリングに有用である．

(4) C型肝炎ウイルス（HCV）の検査法

HCV抗体の検出方法としては，凝集法（PHA，PA法），酵素免疫測定法（EIA法），化学発光免疫測定法（CLIA法），化学発光酵素免疫測定法（CLEIA法）があるが，一般的にはEIA法，CLEIA法，CLIA法が用いられる．また簡易検査としてイムノブロット法が用いられる．

Ⅷ．レトロウイルス感染症

1）ヒト免疫不全ウイルス（human immunodeficiency virus：HIV）

後天性免疫不全症候群（acquired immunodeficiency syndrome：AIDS）は，HIVというレトロウイルスの感染によって免疫機能が破壊され，その結果，微生物（とくに弱毒菌）に感染しやすくなり，日和見感染によるニューモシスチス肺炎や日和見腫瘍の悪性腫瘍（カポジ肉腫，リンパ腫など）が起こって死亡する病気である．

AIDS発見のいとぐちは，

①男性同性愛者や薬物静脈内注射常習者に，健常人にはふつう感染を起こさないような微生物による感染（日和見感染）が起こった．
②一部の患者にきわめてまれなカポジ肉腫が生じた．
③発熱，全身倦怠，リンパ節腫大が生じ，1〜数カ月で病態が悪化した．
④すべての治療が無効であった．
⑤数カ月後に免疫不全となり多くは死亡した．

このような患者について，1981年6月にアメリカのGottliebがはじめて報告し，世界で大問題

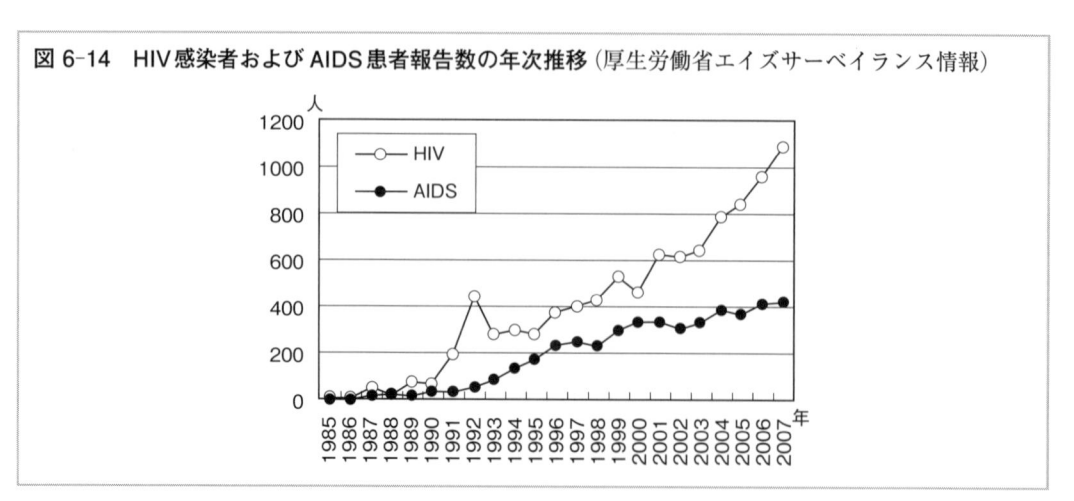

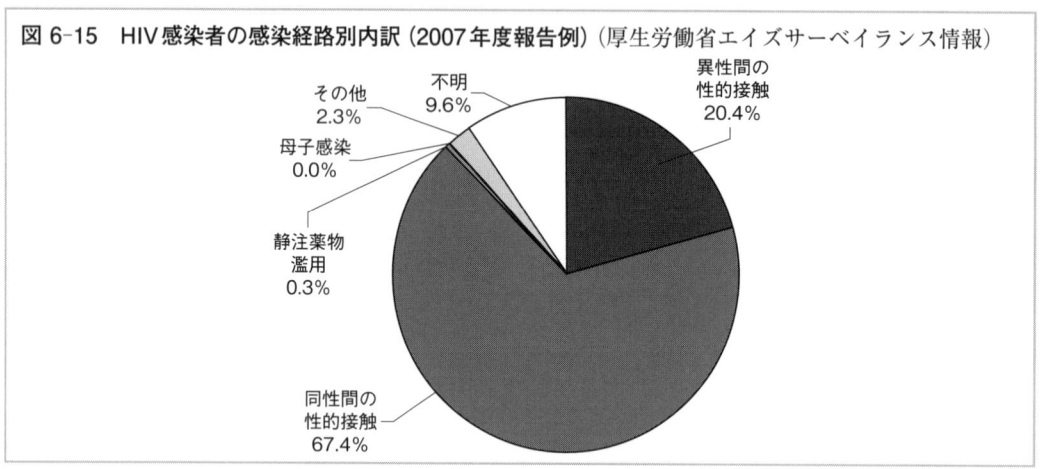

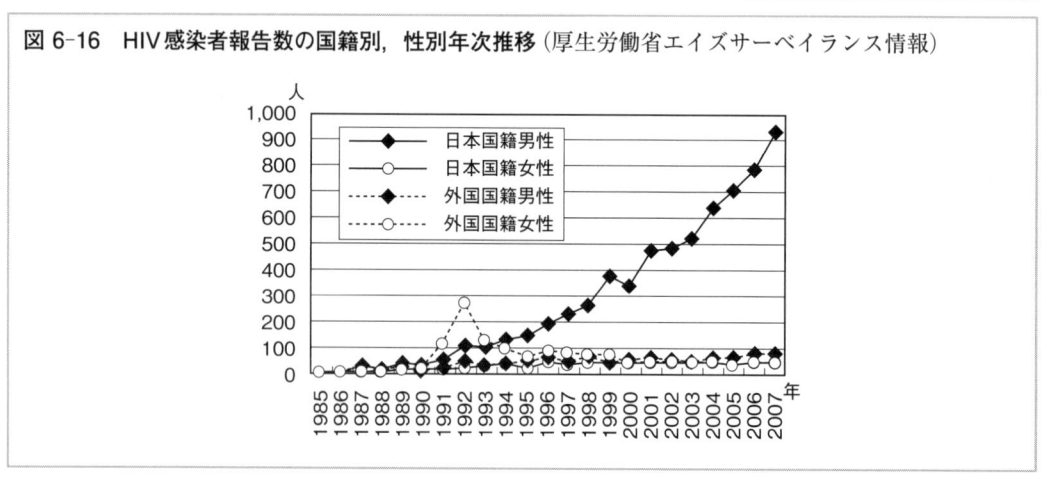

図 6-14 HIV感染者およびAIDS患者報告数の年次推移（厚生労働省エイズサーベイランス情報）

図 6-15 HIV感染者の感染経路別内訳（2007年度報告例）（厚生労働省エイズサーベイランス情報）

- 異性間の性的接触 20.4%
- 不明 9.6%
- その他 2.3%
- 母子感染 0.0%
- 静注薬物濫用 0.3%
- 同性間の性的接触 67.4%

図 6-16 HIV感染者報告数の国籍別，性別年次推移（厚生労働省エイズサーベイランス情報）

となった．その後アメリカで患者が爆発的に増加し，ヨーロッパさらにアジア，とくにタイ，ミャンマー，ネパール，中国（雲南省），インドなど全世界に広がった．発展途上国における母児感染は悲惨な状況である．

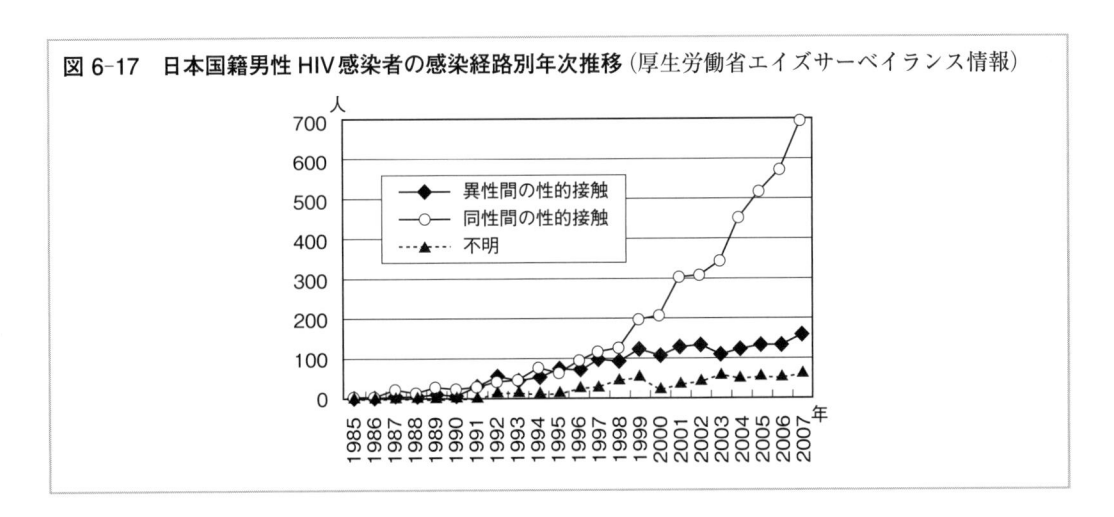

図 6-17　日本国籍男性 HIV 感染者の感染経路別年次推移 (厚生労働省エイズサーベイランス情報)

エイズ教育の普及に伴い，アメリカやヨーロッパでは新しい感染者が減少しはじめているが，日本では徐々に感染者（とくに男性における同性間の性的接触によるもの）が増加している（図 6-14〜17）.

(1) 原因ウイルス―― HIV

1983年にフランスのパスツール研究所のモンタニエ（Montagnier）が，患者からこの病気を起こすレトロウイルスに属するウイルスを発見した．このウイルスは，その後 HIV-1 と呼ばれるようになった．HIV-1 はレトロウイルス科のレンチウイルス亜科に属し，直径110nmのRNA型エンベロープウイルスである．ウイルス粒子内部に砲弾型のキャプシド（p24）構造を持ち，その中に＋鎖のRNAが2つ含まれている．外側のエンベロープタンパク（gp120, gp41）は3量体の構造である．HIVの遺伝子は3個の主要な遺伝子（*gag, pol, env*）と6個の調節遺伝子（*vif, vpr, vpu, tat, rev, nef*）で構成されている．

HIV抗体の確認検査であるウエスタンブロット法は，これらのHIVの構造タンパクに対する抗体の有無を検査する方法であり，きわめて特異性が高い．

HIVは抗原性，および遺伝子構造の差異から，タイプ1（HIV-1）とタイプ2（HIV-2）の2型に大別されている．HIV-1は全世界に，HIV-2は主に西アフリカとヨーロッパの一部に存在する．

HIV-1はグループMのA, B, C, D, F, G, H, J, Kのサブタイプ（グループO，グループN）に分類されており，それぞれ地理的分布と特徴をもっている．HIV-2には，A, B, C, D, F, Gのサブタイプがある．

HIV-1サブタイプBは，南北アメリカ，ヨーロッパ，日本を含むアジア地区に広く分布している．

(2) HIVの感染経路

HIVの感染経路には，母子感染，性行為感染，血液を媒介する感染がある（図6-18）．

最も危険なのは，キャリアおよび患者血液よりの感染であり，また性行為，とくにハイリスクの売春婦との性行為である．そのほか，胎盤感染，産道感染，母乳による感染も起こる可能性が

図6-18 エイズの感染経路

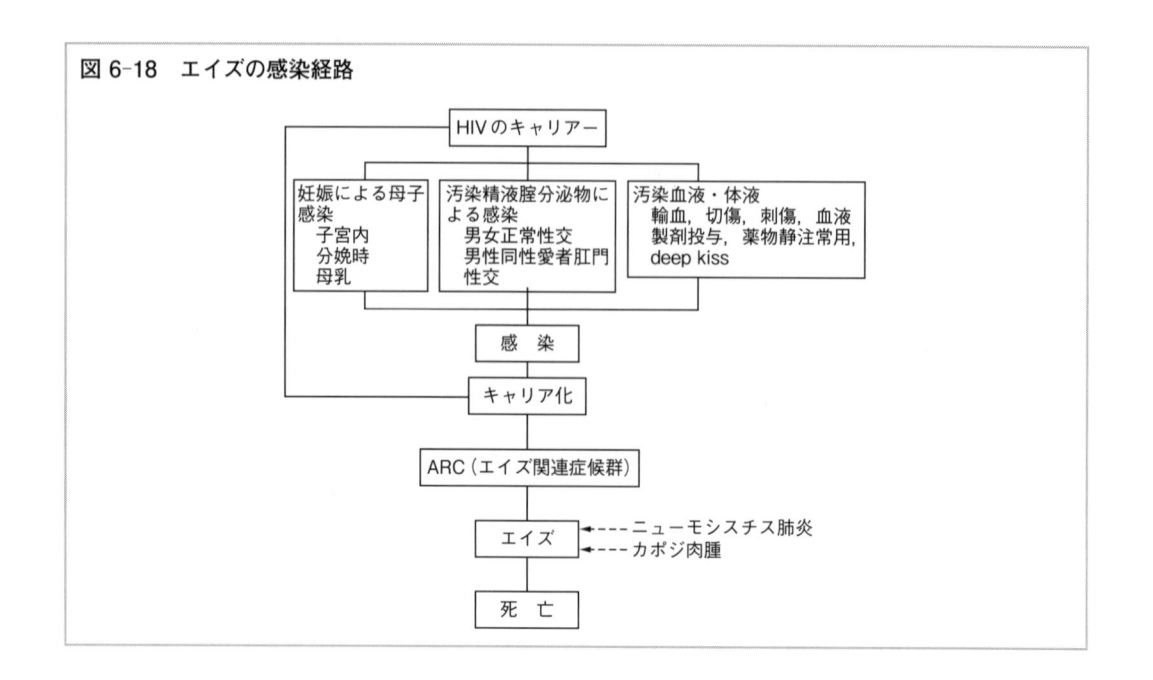

ある.

　わが国では，血友病患者の治療にHIV汚染輸入血液凝固因子製剤（第Ⅷ因子）が使用され，多くの感染者を出したが，加熱不活性化凝固因子製剤を用いるようになってから，感染者はなくなった．

　職務上感染する危険度の高い職種は，医師，歯科医師，医療職員であり，針刺し事故などに対する十分な感染防御対策が必要である．

(3) 予防

　消毒剤に抵抗力が弱いウイルスなので感染力は弱いが，HIVは傷から侵入するので傷のあるときは危険である．手洗い後，消毒用アルコールで消毒する．感染源を取り扱うときにはディスポーザブルの手袋を使用する．性交時にはコンドームを使用する．

(4) HIV感染の検査法

　ⓐ HIV-1，HIV-2抗体検査（スクリーニング法）

　　EIA（酵素免疫測定法），CLIA（化学発光免疫測定法），CLEIA（化学発光酵素免疫測定法），ICT（イムノクロマト法），PA（ゼラチン粒子凝集法）などがある．抗体検査には偽陽性反応が生じることがあるので，陽性の場合には必ず確認試験を実施する．

　ⓑ 確認試験──ウエスタンブロット（WB）法

　ⓒ 抗原検査──酵素抗体法でp24抗原を検出する方法がある．最近，HIV抗体とp24抗原を同時に検出するコンボアッセイが市販されている．この方法は抗体検査よりもHIV感染を早期に検出できる．

　ⓓ ウイルス学的検査──感染者のリンパ球などからウイルスを培養分離する方法とウイルス遺

図 6-19 HIV 検査

```
スクリーニング検査
HIV-1/2 抗体検査（EIA, CLIA, CLEIA, ICT, PA など）
       ↓         ↓
      陽性       陰性 ──────→ 3 カ月後に再検査
       ↓
確認検査
ウエスタンブロット（WB）法
   ↓     ↓      ↓
  陽性   陰性   判定保留  ────→ 3 カ月後に再検査
   ↓
HIV 感染症
```

核酸増幅検査（PCR, TMA など）で陽性になる場合があるが，必ず抗体検査で陽転することを確認する．

図 6-20 HIV と HIV 抗体の消長

（グラフ：感染後の経過月に伴う HIV，抗 gp41 Ab，抗 p24 Ab の消長。1〜2 カ月で HIV ピーク，以後 HIV キャリアー，ARC，AIDS へ進行）

図 6-21 HIV 感染のウエスタンブロットのストリップのパターン

gp160
gp120
p65
p55
p51
gp41
p31
p24
p18

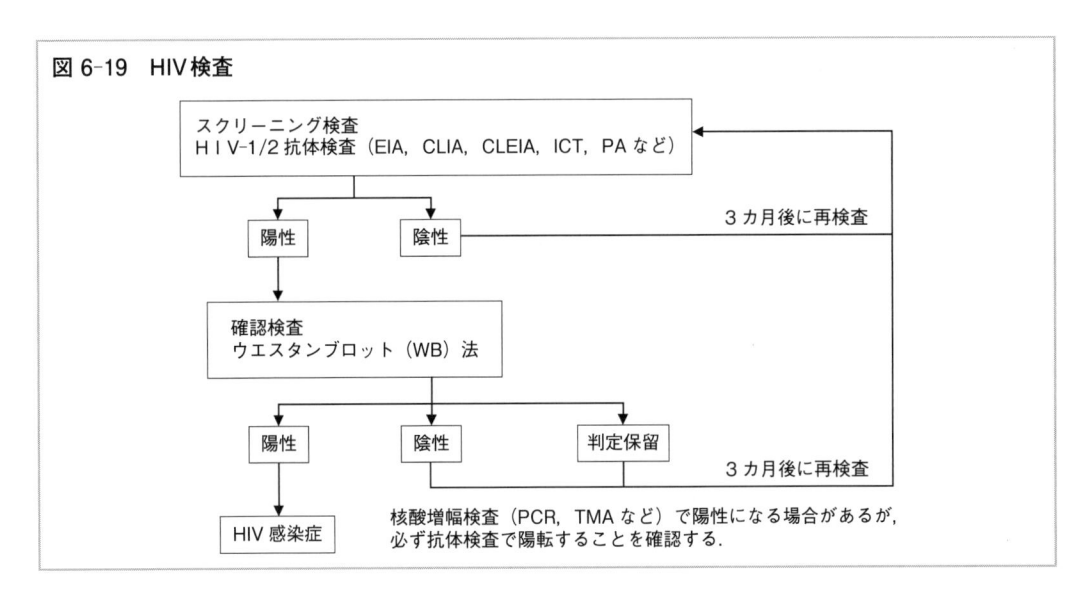

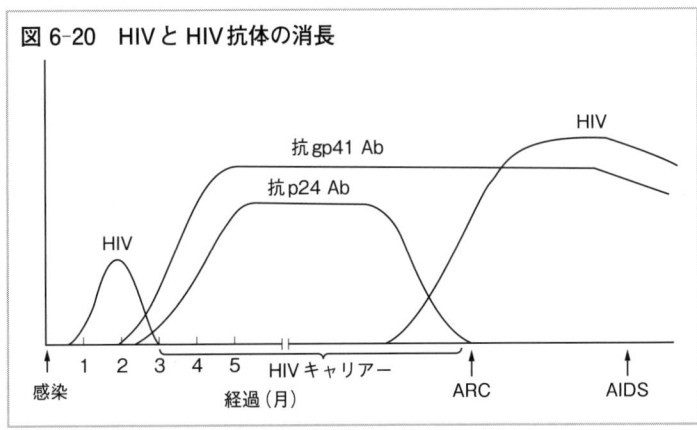

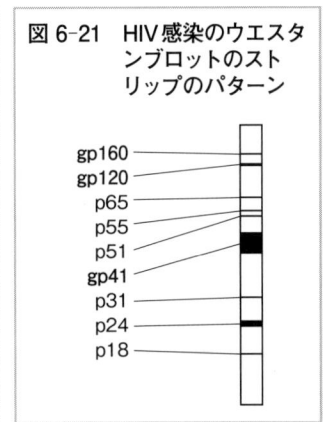

伝子を増幅する核酸増幅検査（NAT）がある．NAT の方がより感染早期の検出ができる．

図 6-19 のように，HIV-1/2 抗体スクリーニングを行い，抗体が陽性の場合はウエスタンブロット法で確認する．検査が陰性であっても，感染の可能性が高いときは 3 カ月後に再度検査を行う．核酸増幅検査（PCR，TMA など）は抗体が陽性となる前に陽性と判断することができるが，必ず WB 法で陽性になることを確認する．

（検査結果の意義および評価）

①図 6-20 に示したように，抗体が陽性になるまでに通常 4〜8 週間かかる（**window period**）．しかし，HIV は抗体が陽性になる前に感染者の血液や体液中に存在しているので感染源として危険である．はじめに抗 gp41 抗体が，やや遅れて抗 p24 抗体が出現する．進行して AIDS が発病すると抗 p24 抗体は下降し，再び HIV が増加する．

②ウエスタンブロット法では，3 本のエンベロープバンド（gp41, gp120, gp160）のうち 2 本

が検出されたときに陽性と判定する．p24に対する抗体は種々のバンドのうち早期に陽性となるが，AIDS発症後消失する傾向がある．WB法によるバンドは感染経路や病状の進展によって出現頻度や組み合わせが異なる（図6-21）．

③確認試験でHIV抗体陽性者はHIV感染症である．

④血中HIV RNA量の定量検査で治療によるウイルス量のモニタリングができる．

⑤HIV薬剤耐性検査として，ジェノタイプ検査とフェノタイプ検査がある．薬剤耐性検査は，HIV感染者やAIDS患者が適切な治療薬を選択し，効果的な治療を進めるうえで重要な検査である．保険で3カ月に1回算定できることになっている．

2）ヒトTリンパ球向性ウイルス（human T lymphotropic virus：HTLV-1）

成人T細胞白血病（adult T-cell leukemia：ATL）は，HTLV-1がヒトに感染したのち，CD4リンパ球が腫瘍化して起こる成人の白血病である．この疾患は高月　清（1977年）によってはじめて発見され，さらに日沼頼夫（1981年）によって原因ウイルスが発見された．HTLV-1はレトロウイルス科のオンコウイルス亜科に属するウイルスで，HIVによく似た粒子構造を持っている．

日本，とくに沖縄，南九州，四国，紀伊半島，三陸地方に多くみられるが，局地的に多発しているところもある．ATLは幼少時に母乳を介して母親から感染したHTLV-1キャリアーにのみ発症する．日本にはおよそ100万人の感染者がおり，そのうち年間700人がATLを発症している．日本のほかカリブ海諸国を中心に多発している．北アメリカ南部，南アメリカ北部にも存在している．

ウイルス保有者（キャリアー）のリンパ球を含む血液や体液などから感染するが，長い潜伏期ののちに一部の者が発病する．現在のところ治療に有効な薬物がなく，死亡率は100％である．

HTLV-1は遊離ウイルスとして感染することはなく，生きた感染細胞が新しい宿主細胞と接触

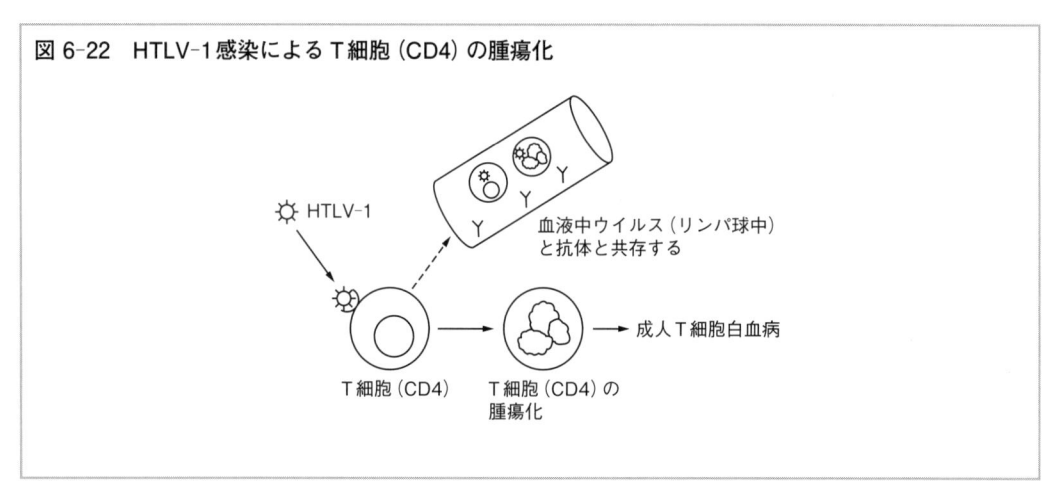

図6-22　HTLV-1感染によるT細胞（CD4）の腫瘍化

図 6-23 HTLV-1 検査

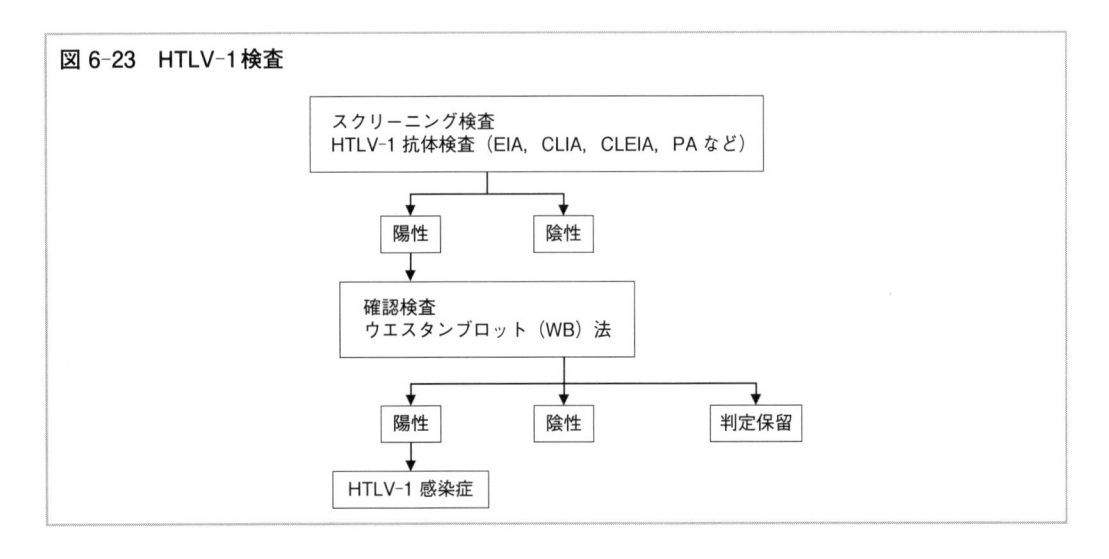

```
スクリーニング検査
HTLV-1 抗体検査（EIA, CLIA, CLEIA, PA など）
        ↓
    陽性 ／ 陰性
     ↓
確認検査
ウエスタンブロット（WB）法
        ↓
 陽性 ／ 陰性 ／ 判定保留
  ↓
HTLV-1 感染症
```

することにより起こる細胞感染と考えられている．これは，細胞成分を含んだ血液の輸血で感染が起こるのに，細胞成分を含まない血漿の輸血では感染が起こらないことから明らかである．

感染した個体は終生ウイルス保有者となる．なんらかの原因で感染したT細胞（CD4）が無制限に増殖を開始し腫瘍化した状態がATLである（図6-22）．HTLV-1はATLの他に，HTLV-1関連脊髄症（HAM）やHTLV-1ぶどう膜炎（HU）などの病気を起こすことがある．

(1) 感染経路

①ウイルス保有者の母から子供への感染：母乳中のリンパ球により感染する．胎盤感染も否定できないが，かなりまれである．

②ウイルス保有者の性交による水平感染（とくに男性から女性への感染）．

③ウイルス保有者の細胞成分を含んだ血液の輸血による感染．現在は輸血用血液のHTLV-1抗体スクリーニングが行われているので輸血による感染例は報告されていない．

発病率は，1/1,000人/年で，幼児期からのキャリアーの発病率は一生涯で1〜5％と推定されている（日野茂男）．

(2) 検査法（図6-23）

スクリーニングには，①EIA法，②CLIA法，③CLEIA法，④粒子凝集法（PA法）がある．確認検査には，①ウエスタンブロット法，②間接蛍光抗体法（IF法），③プロウイルス検査（研究的）DNAがある．

（検査結果の意義および評価）

①確認試験でHTLV-1抗体陽性者はHTLV-1保有者である．

②確認試験陰性者でもまれに培養検査やNATでHTLV-1陽性者が確認される．

③判定不能の検体は都道府県の衛生研究所または大学の研究室に送り，確認してもらう．

Ⅸ．風疹抗体

1) 赤血球凝集抑制試験

　風疹ウイルスは，トガウイルス科に属するRNAウイルスである．感染から14～21日の潜伏期間の後，発熱，発疹，リンパ節腫脹が出現する．風疹の最大の問題は，妊娠前半期の妊婦の初感染により，先天性風疹症候群が高率に発症することにある．このため，妊婦の抗体検査は必須の検査である．

検査法

　以前は赤血球凝集抑制試験（HI）が主流であったが，風疹特異的IgGおよびIgM抗体がEIAやFAで行えるようになり，EIAによるIgM抗体測定が頻用されている．なお，ワクチン接種などの是非を決める目的やサーベイランスでは，赤血球凝集抑制試験の方が有用である．

検査結果の評価

　風疹の感染は，赤血球凝集抑制試験で急性期と回復期の抗体価が4倍以上の上昇によって診断する．EIAでは，急性期で特異的IgM抗体が検出されれば単一血清での診断も可能である．風疹の初感染では，HI抗体価は風疹IgM抗体と同時に上昇し，256倍～2,048倍まで上昇する．

　妊婦における風疹の確定診断は，先天性風疹症候群を予想するうえで重要であり，ペア血清で測定することを原則とし，HI抗体とEIAによるIgM抗体を行うことが望ましい．風疹HI抗体が256倍の妊婦は近々の感染を疑い，再検査またはEIAによるIgM抗体を測定する．この際の初感染は，HI抗体価の陽転化または有意な増加とIgM抗体の両方で確認できるが，再感染ではHI抗体による4倍以上の増加のみで，一般にIgM抗体は陰性である．なお，再感染でも先天性風疹症候群を起こすことがあるので，注意を要する．

Ⅹ．インフルエンザA・Bウイルス抗原

1) イムノクロマトグラフィー

　インフルエンザウイルスは内部タンパクの抗原性の違いによりA，BおよびC型に区分される．このうちヒトに流行を起こすものはAおよびB型であり，主に冬期に流行する．

　今日では，インフルエンザの診断・治療において，イムノクロマトグラフィー法による迅速診断キットは不可欠となっている．

検査法

①迅速診断キットの原理

　現在市販されているインフルエンザ迅速診断キットの原理は，そのほとんどがインフルエンザ

図 6-24 測定原理

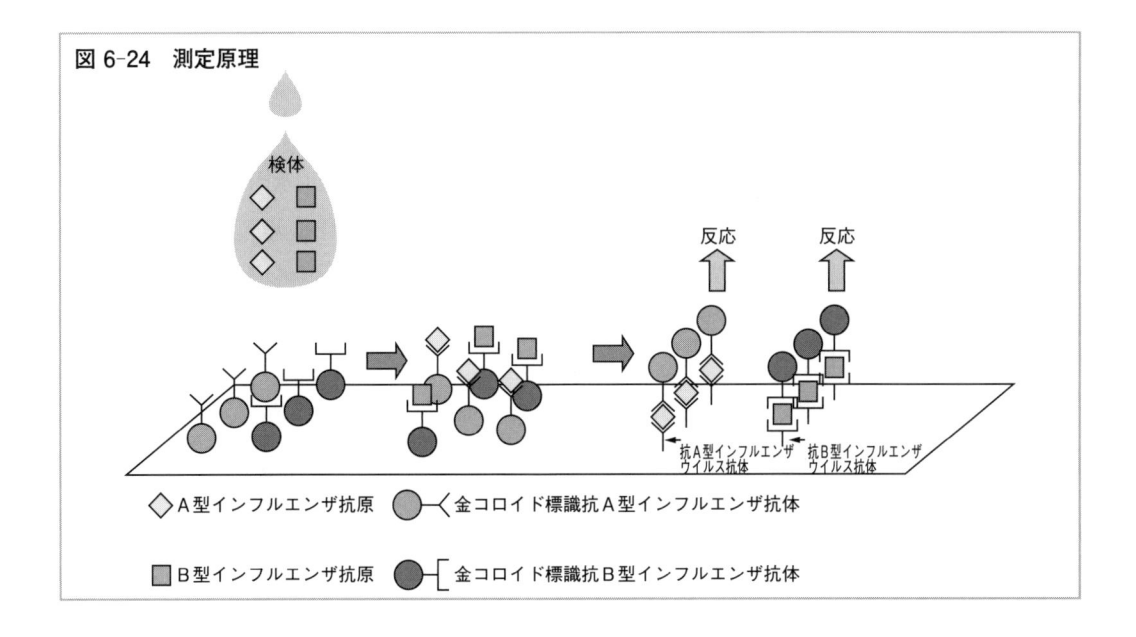

- ◇ A型インフルエンザ抗原
- ● 金コロイド標識抗A型インフルエンザ抗体
- ■ B型インフルエンザ抗原
- ● 金コロイド標識抗B型インフルエンザ抗体
- 抗A型インフルエンザウイルス抗体
- 抗B型インフルエンザウイルス抗体

ウイルスの抗原性を抗体によって捉える方法が用いられている．

　そのほかに，インフルエンザウイルスのもつノイラミニダーゼ活性を捉える方法もあるが，この方法ではA型とB型を区別して捉えることができず，ノイラミニダーゼ活性を捉えるために酵素反応を行うので，測定時間が少し長くなる．

　インフルエンザウイルスの抗原性を捉える方法ではワクチンとは異なり，ウイルスの膜を壊して中側にある核タンパクの抗原性を捉える方法が使われるため，基本的にワクチンのように表面抗原の変異の影響を受けることはほとんどない．A型とB型ウイルスの抗原決定基が異なる部分に対するモノクローナル抗体を用いているので，A型とB型の交差反応性はないものと考えられる．また，鳥インフルエンザについても大抵の場合は同じ範疇のものとして交差反応を示し，検知できると考えられる．

　各社少しずつ異なる部分はあるものの，大まかな反応の原理を示す（図6-24）．ラテックスや金コロイドなどの着色物質あるいは酵素などで別のモノクローナル抗体を標識してあり，これに綿棒などに採取した検体を加える．検体中にウイルスがある場合は，検体中のインフルエンザウイルスと結合した標識物質を試薬デバイスの中で移動させると，インフルエンザウイルスの抗体が判定部分に固定化されている抗体固定化部分を通過する際にウイルスが抗体に捕捉され，標識物質が判定部分に固定化されて肉眼で判定するラインを形成する．酵素が固定化されるタイプのキットでは，その後に酵素の基質を加えて酵素反応を行い着色させる．いずれにしても検体中にウイルスがある場合は，ウイルスと結合した抗体がサンドイッチとなって標識物質を固定化するため，その標識物質を肉眼で認識して陽性と判断することができる．現在各社のキットで測定時間は若干異なるが，ほとんどが30分以内に判断でき，臨床での診断の補助として活用されている．

②検体採取方法

インフルエンザ迅速診断キットによるウイルス抗原検出では，臨床材料を的確に採取することが非常に重要である．

臨床材料の採取には，一般的に鼻腔ぬぐい液，咽頭ぬぐい液，鼻腔吸引液が用いられ，現在市販されているキットではいずれかの方法が指定されている．また，各検体採取に使用する綿棒は，綿球の大きさ・形状・材質などで採取量・抽出量・再現性に違いがあるため，各キット指定のものを原則として使用する．とくにウイルス量が多くない場合では，綿棒の違いによりキットの性能に影響を与える可能性がある．

インフルエンザウイルスがもっとも強く増殖するのは気管，気管支の粘膜上皮細胞であり，検体は咽頭と鼻腔のいずれも深部から採取する．なお，咽頭後壁付近まで挿入できれば，咽頭からでも鼻腔からでもほぼ同じ部位から検体を採取できる．

咽頭ぬぐい液検体は，インフルエンザウイルス量が比較的少ない症例があることや検体採取が不確実な場合があるため，鼻腔からの検体に比較して検出率は一般的に低い．したがって，咽頭からの採取は咽頭後壁の広い範囲をしっかり擦る必要がある．

検体に血液が混入する場合があるが，それが多量の場合にはデータへ影響するキットもあり，適宜検体を再採取する．

なお，感染性ウイルスの量は発症後約2日でピークを迎え，この時期を過ぎるとウイルス量は減少していく．

・**鼻腔ぬぐい液**（図6-25）

綿棒は，顔面に対して垂直に外鼻孔から鼻腔内にしっかり挿入し，鼻腔口から耳孔を結ぶ平面を想定して，鼻腔の最下縁（下鼻腔介）に沿わせながら奥へと挿入する．コトンと行き止まるところで数回擦るようにし，綿棒を引き抜く．

挿入するときに抵抗があれば無理をせず，軽く持ってゆっくり進める．また，鼻筋に沿った斜め上方向には挿入しない．鼻腔が乾いている場合は，綿棒を滅菌済み生理食塩液で湿らせてから検体採取を行う．

図6-25 鼻腔ぬぐい液

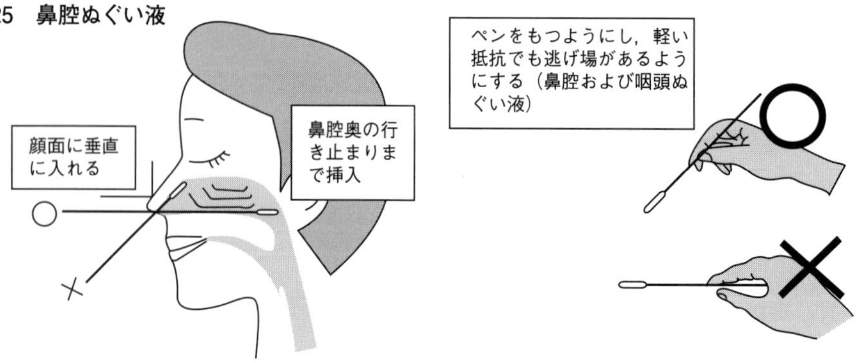

図 6-26　咽頭ぬぐい液
- 軟口蓋
- 咽頭後壁
- 口蓋垂

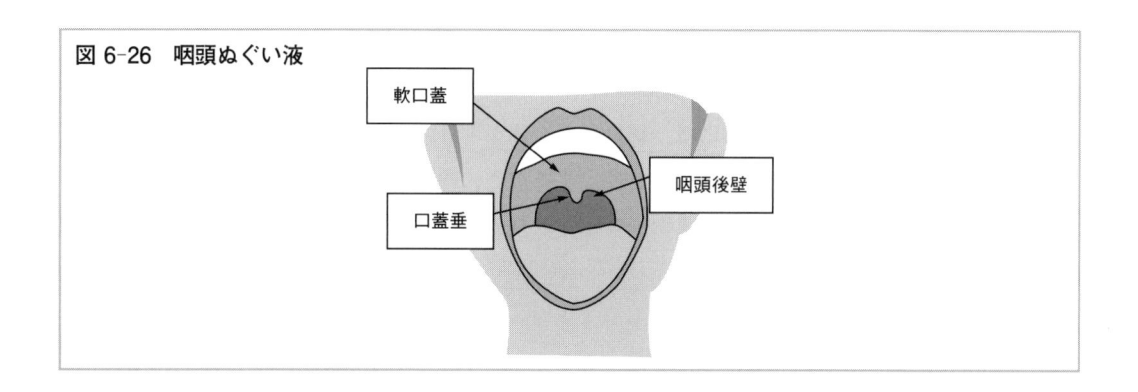

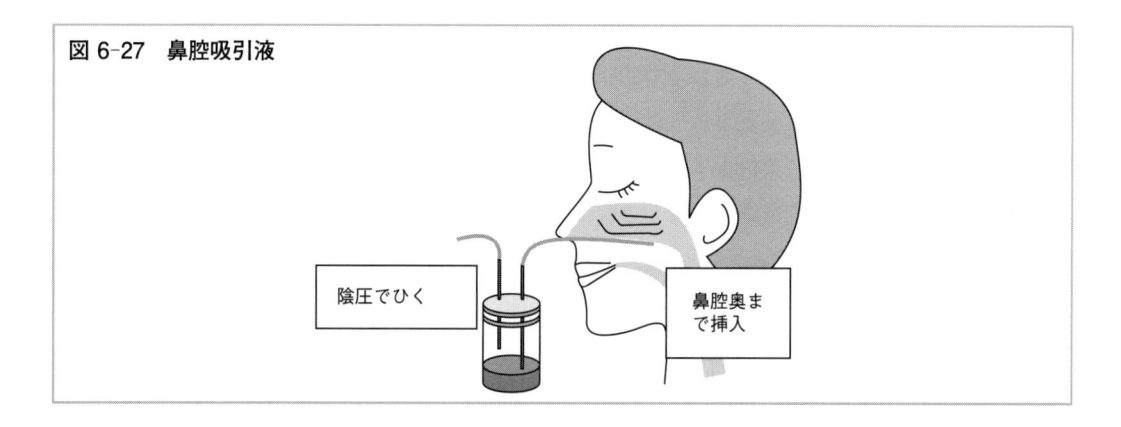

図 6-27　鼻腔吸引液
- 陰圧でひく
- 鼻腔奥まで挿入

・**咽頭ぬぐい液**（図 6-26）

　綿棒を口腔から咽頭にしっかり挿入し，咽頭後壁，口蓋垂，軟口蓋背面を中心に広い範囲を採取する．その際に一度は口蓋垂をはねあげるようにして，上咽頭や咽頭後壁までぬぐうようにする．

・**鼻腔吸引液**（図 6-27）

　トラップ付きの吸引カテーテルの一方を，あらかじめ吸引器に連結しておく．吸引カテーテルのもう片方を手でもって，患者の鼻孔からカテーテルを鼻汁の溜まっている鼻腔の奥の方へ挿入していき，吸引器を陰圧にしながら鼻汁をトラップ内に採取する．十分採取できないときはもう一方の鼻孔で行う．

③**検査に要する時間と検査のステップ**

　検査に要する時間は，綿棒からの検体抽出操作時間（通常数分）と反応させる時間（10～15分）の合計となる．

・**採取した検体の扱い**

　検体を採取した綿棒には，鼻腔や咽頭に共存するさまざまな細菌類が混在している．これらの細菌類は，時間とともに増殖してインフルエンザウイルスの検出反応に不測の影響を及ぼすおそれがある．したがって，できるだけ速やかに使用する．また，抽出検体もできるだけ速やかに使

用する．

・綿棒（採取検体）からの検体抽出操作

　キットの性能を発揮させるためには，綿棒から検体を十分に抽出する操作が重要である．キットごとに方法が異なるが，綿棒から検体を抽出するために綿球を抽出試薬のボトル壁と擦り合わせるような物理的な操作を加える．また，綿棒を取り去るときは綿球を搾り取る操作を行い，綿球に残存する検体を回収する．

・抽出検体の添加と反応試薬の操作

　反応試薬は空気中の水分を吸湿して劣化するので，使用直前に防湿袋を開封する．抽出検体は，反応試薬が最適な濃度になりかつ抽出検体がクロマト展開をするのに必要な液量が指定されているので，定められた液量を使用する．指定液量と異なる場合は，判定不能や判定異常を起こすことがある．抽出検体を添加した反応試薬は，平らな机の上などに静置して反応させる．反応は，キットによりわずかな相違はあるが，ほぼ常温で反応させる．抽出検体を添加してから判定するまでの時間は，キットごとに指定された時間を厳守する．キットに指定された以外の時間で判定した場合は，展開不足や乾燥の影響などで判定不能あるいは偽陽性や偽陰性などの問題を起こすおそれがある．

(2) 検査結果の評価

①判定

　インフルエンザ抗原迅速診断キットは1999年の発売より多くの臨床現場で使用されるようになった．しかしながら，操作の簡便性や判定の迅速性により，判定において臨床の現場に混乱を生じさせている場面がある．

・判定像の色の濃淡

　現在のインフルエンザ抗原迅速診断キットは，目視による判定となっている．
　この判定像（色）が各社のキットにより多少異なるため，その濃淡が混乱を招いているが，本来各キットの判定はその判定像（色）の濃淡ではなく，判定像（色）の有無で行うこととなっている．

・適切な判定時間以外の判定像の有無

　所定の判定時間で結果を確認・判定した後に，判定部分の乾燥などによる影響や時間経過に伴う非特異反応によって判定結果が変化する場合がある．したがって，各キットは所定の操作を行った後，所定の時間で判定しなければ診断的価値はない．

・A型，B型鑑別キットにおけるA型およびB型両陽性

　A型とB型同時感染はまれではあるが，出現する場合がある．しかし，検体自体の問題（多量の血液の混入など）や操作上のミスあるいはキットの非特異反応によって両陽性の結果を生じる場合もある．このような場合には，改めて検体の採取を行い，検査を再度行うようにする．

②適切な検査のタイミング

　インフルエンザ様の症状を発症してから，医療機関を受診してインフルエンザウイルス抗原検

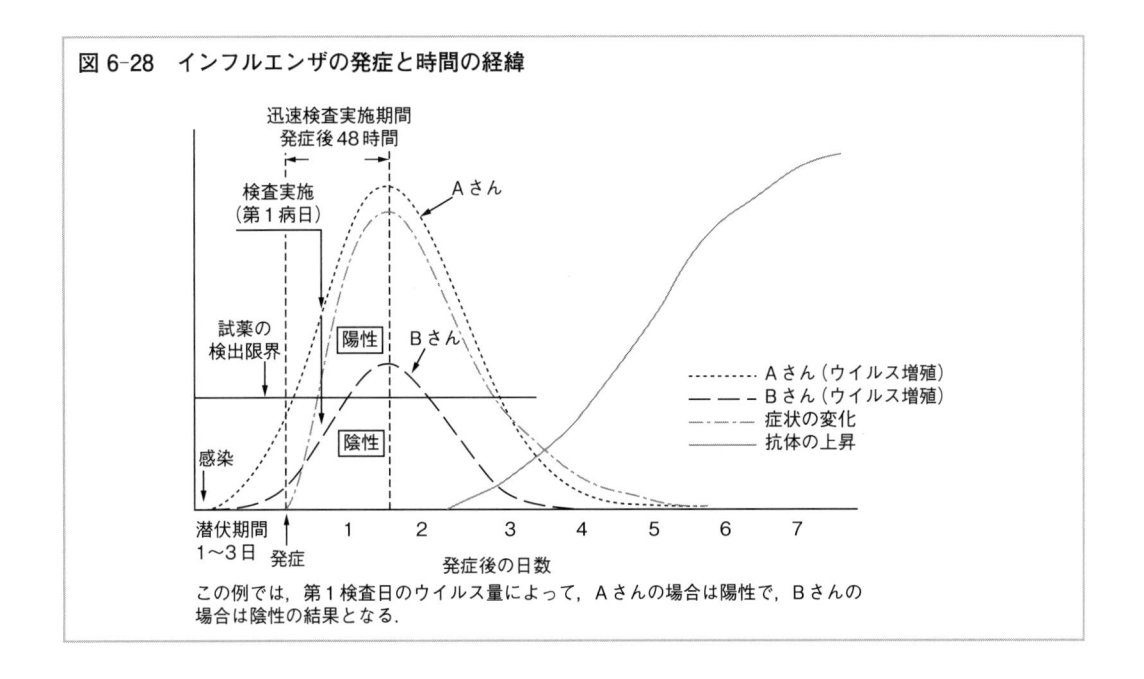

図 6-28　インフルエンザの発症と時間の経緯

この例では，第1検査日のウイルス量によって，Aさんの場合は陽性で，Bさんの場合は陰性の結果となる．

出用キットで検査を受け，そのときは陰性の結果が出てもしばらく時間をおいてから再度検査をすると陽性の結果が出ることがある．その要因には次のことが考えられる．

・インフルエンザの発症と時間の経緯

インフルエンザ様疾患は，厚生労働省の感染症発生動向調査実施要領による症状診断基準で，突然の発症，38℃を超える発熱，上気道炎症状，全身倦怠感などの全身症のすべてを満たす場合とされている．

インフルエンザの起因ウイルスはインフルエンザウイルスであるが，**図 6-28**のように感染してから1～3日間の潜伏期間を経て発症する．

潜伏期間の間にウイルスは増殖を続け，免疫状態などによる個人差はあるが一定レベル以上のウイルス量になると発症し，治療をしなければその後も増殖を続け，症状が長期化する．

・インフルエンザウイルス量とキットの特性

インフルエンザのキットでは，検体中に検出感度レベル以上のウイルス量がないと検出できないという特性がある（検出感度のレベルは，ほかのさまざまな項目の検査手法についても各々の検査の特性によって異なる）．

したがって，検査時点における検体中のインフルエンザウイルス量によって，初回の検査で陰性，時間をおいた2回目の検査で陽性という結果も起こりうる（**図 6-28**）．

・キット検査で陽性率が高い発症からの時間

発症後のキット陽性率は，0～12時間で70～80％，13～24時間で70～90％である．したがって，発症12時間以上であれば，キットの感度以上の十分なインフルエンザウイルス量が得られる確率が高く，抗インフルエンザウイルス薬の投与が発症から48時間以内であることを考慮すると，

表6-13 各試料の試験成績

		感度	特異度	一致率
咽頭ぬぐい液	A型	64.3～90.6%	90.3～100%	85.9～96.6%
	B型	71.0～80.2%	82.3～99.2%	78.8～96.5%
鼻腔ぬぐい液	A型	81.4～100%	74.5～100%	84.2～100%
	B型	82.5～97.9%	74.5～100%	84.2～98.8%
鼻腔吸引液	A型	87.5～100%	94.4～100%	91.5～99.4%
	B型	75.0～100%	92.1～100%	91.5～100%

感度とは陽性一致率，特異度とは陰性一致率，一致率とは全体一致率．

発症から12時間以降48時間以内が検査のタイミングとして最適である．ただし，検体種の選択・検体採取手技・ワクチン接種の有無などによっても結果が左右されることがあるため，注意が必要である．

また，キットでの検査結果が陰性であっても陽性率および検出感度を考慮し，臨床症状と合わせて総合的に診断することが必要である．

③キットの信頼性と限界

インフルエンザ抗原迅速診断キットにおけるウイルス分離培養法との相関性を示す（**表6-13**）．

この結果より，試料としては鼻腔吸引液，鼻腔ぬぐい液，咽頭ぬぐい液の順で感度が優れており，B型はA型に比して感度が悪いことがわかる．迅速診断キットで検出するためには，分離法やPCR法の1,000倍以上のウイルス量が必要である．また，各キットともほかのウイルスや細菌との交差反応は確認しているものの，免疫学的測定法には非特異的反応が否定できないことなどを考慮する必要がある．

各社の試験成績は，総合的には良好な成績といえるが，感度や特異度を実際の検査現場で維持するためには，正しい検体採取法，検査実施のタイミング，各キットの操作性や判定方法および注意事項の理解が不可欠である．

インフルエンザの診断には，迅速診断キットが有用である．各社のキットは性能向上に努めているが，使用者はキットの信頼性や限界を知ったうえで，臨床症状を考慮して総合的に判断する必要がある．

XI．トキソプラズマ抗体

トキソプラズマは，ネコを最終宿主とする細胞内寄生原虫で，あらゆる温血動物に感染し，宿主細胞の細胞質に侵入して細胞内シスト（嚢子型）を形成し，無性的に増殖する．トキソプラズ

マの感染では，ほとんどの症例において母体は免疫能正常で無症状であるが，妊娠中の初感染の約30％が経胎盤感染し，数～20％程度に典型的な先天性トキソプラズマ症を惹起する．

検査法

トキソプラズマの検査法としては，抗原検査と抗体検査があるが，通常は抗体検査が行われる．受身赤血球凝集反応（PHA）にてトキソプラズマ抗体を測定し，ペア血清で4～8倍以上の抗体価上昇あるいは陽性化が認められれば初感染とする．また，IFAやELISAではIgM抗体の測定も可能である．

PHAはトキソプラズマ感染のスクリーニングとして，IFAやELISAはトキソプラズマ症を疑うときに実施される．

検査結果の評価

トキソプラズマ感染の大部分は，不顕性感染である．先天性および後天性トキソプラズマ症が疑われる場合には，抗体検査をすることが重要である．

抗トキソプラズマIgM抗体の検出は初感染を示唆し，IgG抗体はトキソプラズマ感染の既往，高値の場合はトキソプラズマ症を示唆する．ただし，IgM抗体が偽陽性あるいは陽性を示しても，常に偽陽性の可能性を考慮する必要がある．IgG抗体陰性でIgM抗体が偽陽性あるいは陽性を示す場合は2～3週間後に再検査し，同様な結果の場合には，IgM抗体の結果は偽陽性と考えられる．

XII．非特異検査

1）CRP

従来，CRPは毛細管法などで半定量的に測定されたが，近年はラテックス免疫比濁法などで精密な測定が行われるようになった．さらに，現在ではCRPの測定試薬の高感度化が進み，low grade inflammatiomでのCRPの高感度測定が行われるようになった．

CRPは，健常人において毛細管法では常に陰性である．感度の高い方法では，健常人にも0.02～13.5μg/ml検出される．

定量法の値は病態解釈上の目安となるが，定量値の経時的変動と臨床像を対比して病態を判断する．

CRPは，病変の出現後数時間で増加する．また，治癒に向かえば速やかに減少し，毛細管法では陰性化する．

CRP陽性または異常上昇は，一般に赤沈値亢進を示すが，CRP陰性で赤沈値亢進のときには，次のような特定の病態が考えられ診断的意義が大きい．

①貧血

表6-14 寒冷凝集試験の術式

試験管番号	1	2	3	4	5	6 ………	10	11
血清希釈倍数	4	8	16	32	64	128 ………	2,048	(対照)
生理食塩液	0.75	0.5	0.5	0.5	0.5	0.5 ………	0.5	0.5
血清*	0.25	0.5	0.5	0.5	0.5	0.5 ………	0.5	0.5 捨てる
0.25% O型赤血球浮遊液**	0.1	0.1	0.1	0.1	0.1	0.1 ………	0.1	0.1
	冷蔵庫 (0〜5℃) に1晩放置，20℃以下で凝集を観察 凝集が起こっている試験管の最高希釈倍数を凝集素価とする 37℃，30分間加温し，凝集が消失するのを確認する							
判定例	3	3	2	2	1	0 ………	0	0

寒冷凝集素価 1：64

*血清は不活性化しなくてもよい
**使用する赤血球は自己の赤血球でもよい

②多発性骨髄腫や原発性マクログロブリン血症などの高γグロブリン血症
③ネフローゼ症候群や妊娠などによるフィブリノゲンの増加
④急性炎症性疾患の回復期．

2) 寒冷凝集試験

基本的にはマイコプラズマあるいはほかのウイルス性疾患の鑑別，ならびに自己免疫性溶血性貧血（とくに寒冷凝集素症）の鑑別に用いられる．

検査法

寒冷凝集試験は，被検血清中から冷式の赤血球自己抗体である寒冷凝集素を検出し，凝集素価を測定する検査である．

低温域で自己赤血球またはO型ヒト赤血球と寒冷凝集素が結合して凝集を起こす．再び37℃に温めると寒冷凝集素は赤血球から遊離して凝集は崩壊する．

種々の術式があるが，表6-14にそのうちの一つを示す．

検査における留意事項

①血清を分離する前に被検血清を冷蔵庫に入れてはならない．被検血清を冷やすと寒冷凝集素が自己の赤血球に結合する．したがって，そのまま分離した血清中の寒冷凝集素は減少しているので，この血清について測定された寒冷凝集素価は，真の値よりも低くなる．また，寒冷凝集素価が上昇してくると，寒冷凝集素の反応温度範囲も広がってきて，室温でも反応することがあるので，血清分離までに被検血清を37℃に保つように注意しなければならない．

②通常は抗原として成人O型赤血球を用いるが，自己赤血球を用いてもよい．ただし，自己赤血球を用いた場合には，O型赤血球を用いた場合よりも寒冷凝集素価が低いことが多い．その理由は，繰り返し低温にさらされていると，寒冷凝集素と赤血球による結合と解離が繰り返され，そのつど補体が結合して赤血球表面の補体量が増加し，寒冷凝集素の結合を妨げるからである．

O型赤血球が本検査法以外にもしばしば用いられる理由は，被検者がどんな血液型であっても血清中の抗A，抗B抗体による影響を受けないからである．しかし，ABO血液型以外の不規則正常同種抗体（抗H，抗P，抗M，抗N，抗Le^a，抗Le^{b}など）が被検血清に存在するときには，O型赤血球を用いてもこれらの抗体と低温で反応して凝集することがある．このようなときには，自己赤血球を用いて寒冷凝集試験を行う．

③寒冷凝集素による凝集は，37℃に温めると消失するので，本反応実施後37℃の恒温槽に30分間入れて凝集が消失することを確かめなければならない．もしも凝集が消失しないときには，寒冷凝集素以外の不規則抗体によるものと考えられる．

④寒冷凝集素が著明に上昇して1：1,000,000以上となることがあるが，このように高力価の抗体価を得た場合には，寒冷凝集素価が高いのかあるいは血清希釈時の持ち越し（carrying over）によるものであるのかを検査をする必要がある．carrying overを防ぐためには，次のようにすればよい．

a）希釈ごとにピペットを取り替える．
b）希釈を行う前にピペットの内壁を生理食塩液でぬらしておく．
c）あらかじめ1：10，1：100，1：1,000，1：10,000などの正確な希釈液をつくっておき，これらの希釈からさらに種々の希釈液をつくる．

検査結果の評価

マイコプラズマに感染すると寒冷凝集素反応の出現は早く，病初期より陽性となり，発病第3週頃に最高となって，その後急速に陰転化する．したがって，病初期と回復期（発病後第2週～6週目）に採取したペア血清で，通常4倍以上の抗体価上昇を陽性とし，診断の確定や臨床経過の観察に利用する．なお，寒冷凝集試験はマイコプラズマに特異的な反応ではなく，ほかのウイルス性疾患でも上昇することがあり，補助検査には有用であるが，結果の解釈には注意を要する．

自己免疫性溶血性貧血の一つである寒冷凝集素症は，その機序として10～20℃以下の寒冷にさらされると，体内において赤血球と寒冷凝集素が凝集を起こし，補体のC1～C3までが結合する．その際に補体系（C5～C9）が活性化され，溶血を起こすことがある．寒冷凝集素症による溶血は，温式赤血球自己抗体と同様に血管外溶血のことが多いが，顕著な血管内溶血を伴うこともある．このように，溶血を起こす寒冷凝集素は，赤血球と結合する寒冷凝集素のもつ抗原結合部位において通常健常人がもっている寒冷凝集素とは異なっている．

寒冷凝集素である自己抗体はIgMに属するため，免疫電気泳動検査により多クローン性IgMか単クローン性IgMかを判別する必要がある．

3）Paul-Bunnell反応
(1) 意義

伝染性単核症の病原体はEBウイルスである．本症患者血清中にはヒツジ赤血球に対する高力価の凝集素（異好抗体）が出現する．したがって，ヒツジ赤血球に対する凝集素価を測定すれば

図 6-29 伝染性単核症と Paul-Bunnell 反応

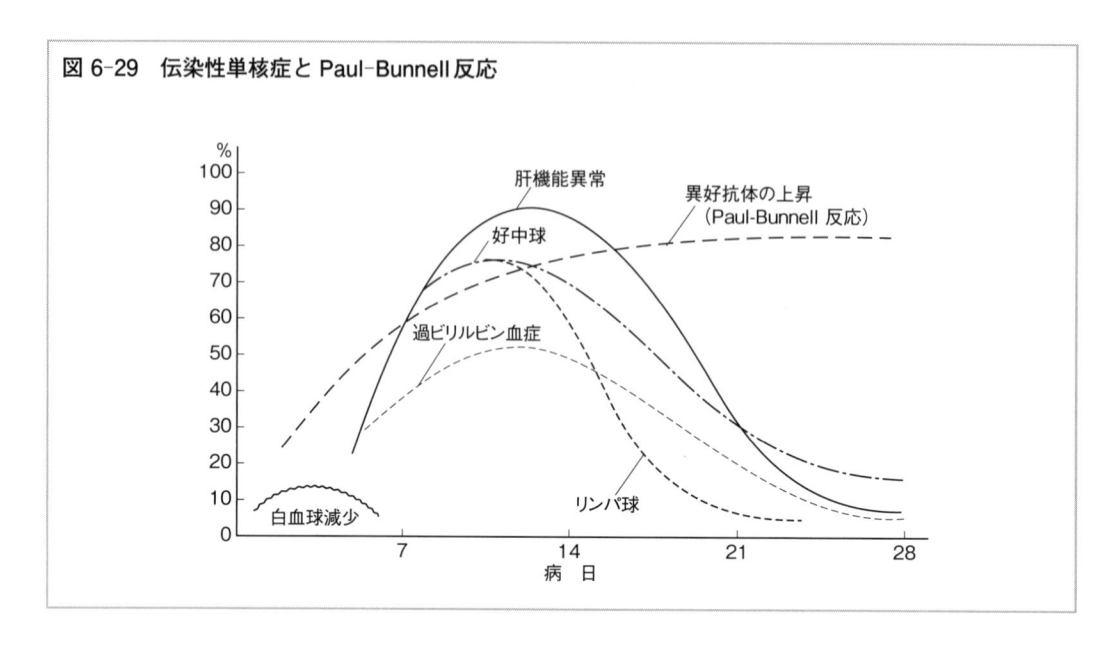

表 6-15 Davidsohn の吸収試験の結果

吸収に用いた物質	伝染性単核症	血清症	健常人
モルモット腎煮沸乳剤	ほとんど吸収されない*	完全吸収	完全吸収
ウシ赤血球煮沸浮遊液	完全吸収	完全吸収	不完全吸収

*外国における伝染性単核症の吸収態度であって，日本においてみられる伝染性単核症では完全吸収のことが多い

伝染性単核症の補助診断として役立つ．この検査法を Paul-Bunnell 反応という（図 6-29）．

(2) 検査結果の意義および評価

①ヒト血清中にはヒツジ赤血球に対する正常異種凝集素が存在しているので，健常ヒト血清はヒツジ赤血球を凝集する．しかし，その凝集素価は低い．

②伝染性単核症の診断に用いるときには，1〜2週間の間隔で2回以上検査を行い，4倍以上の凝集素価の上昇が認められれば本症の疑いが非常に濃い．本術式では，伝染性単核症における凝集素価は多くの場合 1：128 以上となる．

③日本でみられる伝染性単核症は，Paul-Bunnell 反応が陽性となるものが少ない．その原因はいまだ明らかでない．

④本反応は血清病やウマの血清注射後にも高値を示すので，これらと伝染性単核症とを鑑別するために，Davidsohn の吸収試験を行う．

〔Davidsohn の吸収試験〕

Davidsohn の吸収試験の意義：伝染性単核症および血清病患者血清を，ウシ赤血球の煮沸浮遊液とモルモット腎の煮沸乳剤のそれぞれを用いて吸収したのち，Paul-Bunnell 反応を行うと，異なった吸収所見が得られるために両者を区別することができる．これを Davidsohn の吸収試験

という．

吸収血清による Paul-Bunnell 反応の判定と結果の解釈：吸収後，凝集素価が著明に低下すれば，吸収操作により抗体が吸収されたことになる．Davidsohn の吸収試験の結果をまとめれば**表6-15**のようになる．伝染性単核症においてはウシ赤血球煮沸浮遊液で完全に吸収されるが，モルモット腎煮沸乳剤ではほとんど吸収されず，1〜2本程度終価が減少するだけである．

第7章　アレルギー関連検査

I．アレルゲンの同定

　IgEは，血清中に微量にしか存在しないこと（約300 ng/ml），レアギン（reagin；皮膚を感作する抗体，皮膚感作抗体，アトピー抗体ともいう）として即時型アレルギーを起こす抗体であることなどの特徴を有することから，ほかの免疫グロブリンとは別に扱われる．
　IgEのなかで抗体活性の明らかなものをIgE抗体と呼ぶ．IgE抗体の検出法として皮膚反応，RAST（radioallergosorbent test），ヒスタミン遊離試験，誘発試験などが用いられている．

1）皮膚反応
　皮膚反応は *in vivo* の試験で，プリックテストや皮内反応があり，皮膚に存在する肥満細胞の表面に付着するIgE抗体を検出する．アレルゲンがIgE抗体に結合するとヒスタミン遊離が生じ，ヒスタミンにより血管透過性が亢進することで形成される膨疹や紅斑を測定する．IgE抗体のほか，肥満細胞の数や反応性，遊離されたヒスタミンに対する血管の反応性も関与する．
　プリックテストは，前腕の手掌側または背部の皮膚に検査したいアレルゲンのエキスを2 cm以上の間隔で滴下する．使い捨ての注射針の先端をアレルゲンエキスの中を通して皮膚に刺す．皮膚表面に残存するアレルゲンエキスは1～2分後にティッシュペーパーでそっと拭き取る．通常は市販のアレルゲンエキスを用いることが多い．
　皮内反応は，ツベルクリン反応用の注射器を用いて皮内にアレルゲンエキスを0.02 ml注入する（直径3～4 mmの膨疹ができる）．皮内反応の方が感度が高いため，プリックテストで陰性のときに皮内反応を行う．

2）IgE抗体試験管内測定法
　IgE抗体試験管内測定法には多くの種類があるが，いずれも抗IgE血清を用いてIgEを測定する *in vitro* の試験であり，その代表がRASTである．RASTは，皮膚反応および誘発試験の結果ともよく一致することから世界中で汎用されてきたが，現在ではより簡便に測定できる方法にかわりつつあり，測定の自動化も進んでいる．
　表7-1にプリックテスト，皮内反応およびIgE抗体試験管内測定法の比較を示す．

表7-1 プリックテスト，皮内反応，IgE抗体試験管内測定法の比較

項目	プリックテスト	皮内反応	IgE抗体試験管内測定法
簡便性	非常に高い	高い	装置が必要
迅速性	非常に迅速	非常に迅速	改善されたが遅い
痛み	少ない	中等度	少ない
偽陽性	まれ	ときにあり	まれ
偽陰性	ときにあり	まれ	少なくない
再現性	良好	非常に良好	非常に良好
感度	良好	非常に良好	やや落ちる
特異性	良好	やや落ちる	良好
安全性	ほぼ安全	ときに誘発	安全
費用	安価	安価	高価
アレルゲンの種類	中等度	少ない	きわめて多い
影響因子	多い	多い	少ない

3) ヒスタミン遊離試験

ヒスタミン遊離試験は *in vitro* の試験で，末梢血中の好塩基球表面に付着するIgE抗体を検出する．試験管内で添加されたアレルゲンが好塩基球表面のIgE抗体に結合し，好塩基球から遊離されたヒスタミンを測定する．IgE抗体だけでなく，好塩基球の反応性が関与する．

4) 誘発試験

誘発試験は *in vivo* の試験で，臨床症状が誘発されるかをみる検査である．

II．レアギンの定量

1) 総IgE

血清IgE値は，I型アレルギー性疾患であるアトピー性気管支喘息，アレルギー性鼻炎，アトピー性皮膚炎，花粉症などのアトピー性疾患と寄生虫感染症などで増加していることが多い．したがって，これらの疾患が疑われる場合は総IgEを測定する．しかし，総IgEが低値であってもこれらの疾患は除外することはできない．

総IgEの測定は，アレルゲンの代わりに抗IgEを用いる以外は基本的に特異的IgE抗体の測定と同じである．基準値および基準範囲は測定法により異なるが，170IU/mlを正常上限とすることが多く，性差はない．

2) アレルゲン特異的IgE抗体

アレルゲン特異的IgE抗体は，陽性であればそのアレルゲンがI型アレルギー性疾患の発症に関与している可能性が考えられる．

表7-2 MAST法の対象アレルゲンの種類

アレルゲンの種類	
吸入	食事
コヒョウダミ	コムギ
ハウスダストⅡ	ダイズ
ネコ上皮	コメ
イヌ上皮	マグロ
オオアワガエリ	サケ
ハルガヤ	エビ
ブタクサ混合物Ⅰ	カニ
ヨモギ	チェダーチーズ
スギ	ミルク
ペニシリウム	牛肉
クラドスポリウム	鶏肉
カンジダ	卵白
アルテルナリア	
アスペルギルス	

　特異的IgE抗体の測定法として確立しているRASTのほかに，アレルゲンを結合させる容量の大きい担体を用いるCAP (capsulated hydrophilic carrier polymer) 法，一度に多くのアレルゲンに対する特異抗体が測定できるMAST (multiple antigen simultaneous test) 法やQAS (quidel allergy screen) 法，タンパク質のみならず核酸，糖質，脂質アレルゲンに対するIgE抗体も測定できるAlaSTAT法などの新しいIgE測定法がある．これら新しい測定法は，個々のアレルゲン測定以外に多数のアレルゲンを同時に測定できるマルチアレルゲンシステム（同時多項目特異的IgE測定）を備えているものが多い．

(1) CAP法

　CAP法は，従来のRASTのpaper discの代わりに内部表面積の大きなセルローススポンジをプラスチックカプセルの中に内蔵したimmuno CAPを用いている．単一のアレルゲンを結合させた固相を用いるシングルアレルゲンテストのほか，数個のアレルゲンをミックスして結合させた固相を用いて抗原のグループを決定するマルチアレルゲンテストやファディアトープがある．ただし，マルチアレルゲンテストやファディアトープでは個々のアレルゲンを同定することはできない．

(2) MAST法

　MAST法は，200μlの血清量で26項目（吸入系アレルゲン14種と食物系アレルゲン12種）の特異IgEを同時に測定でき，個々のアレルゲンの陽性と陰性がわかる（**表7-2**）．アレルゲンのスクリーニング法としては有用である．

(3) AlaSTAT法

　AlaSTAT法は，固相免疫測定法の欠点を解決するために開発された液相免疫測定法である．シングルアレルゲン174種および混合アレルゲン5種，総IgEの測定ができる．

第8章　自己抗体の検査

Ⅰ．リウマトイド因子

1) RAテスト

　リウマトイド因子はリウマチ因子とも呼ばれ，IgGのFcに対する自己抗体である．未分化IgGとは反応せず，抗原と結合したIgG（抗体）あるいは加熱などにより変性したIgGのFcと反応する．

　測定法には，定性法，半定量法および定量法がある．定性法はラテックスを担体とし，それにヒト変性IgGを付着させた方法がRAテストとして汎用されているが，ラテックス以外の担体も用いられている．代表的な診断試薬キットの使用法を図8-1に示す．

　RAテストは簡便であり，関節リウマチでは約80％に陽性となるため，関節症状（関節痛，腫脹など）がみられた場合にスクリーニングとして行われる．また，自己抗体の中でリウマトイド因子は膠原病でもっとも高頻度に検出されることより，免疫異常をチェックするスクリーニング検査法としても利用されている．

　関節リウマチ以外の疾患では，SLE（全身性エリテマトーデス），Sjögren症候群，強皮症などの膠原病，細菌性心内膜炎，慢性肝疾患などでも陽性となる．また，高齢者においては陽性率が高い．

2) RAPAテスト

　リウマトイド因子は，ヒトのみならずほかの哺乳動物のIgGと反応する自己抗体であり，測定の先駆けとなったワーラー・ローズ（Waaler-Rose）反応は，ヒツジ赤血球に結合したウサギIgG（ウサギ抗ヒツジ赤血球抗体）に対するリウマトイド因子の反応を半定量的に測定する間接（受身）赤血球凝集法である．その後，抗ヒツジ赤血球抗体に代わり，加熱変性ウサギγ-グロブリン（IgG）が抗原として用いられた．これがRAHA（rheumatoid arthritis hemagglutination）と呼ばれるものである．今日では，わが国で開発された方法である赤血球に代わりゼラチン粒子を用いるRAPA（rheumatoid arthritis particle agglutination）が，RAHAに代わって使用されている．RAPAテストは半定量法で，血清は加熱不活化（非働化）して検査される．なお，RAPAテストでは試薬や判定者に原因があり，抗体価に差をみることがある．

図 8-1 関節リウマチのラテックス凝集反応

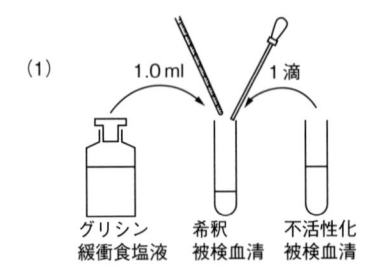

(1) グリシン緩衝食塩液1.0mlに被検血清を毛細管ピペットで1滴加え、よく混和する。被検血清はほぼ20倍に希釈される

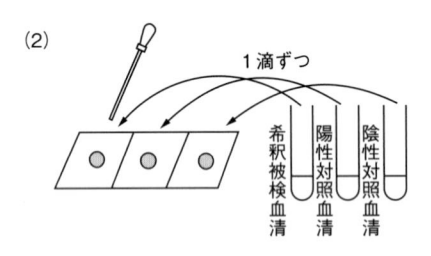

(2) スライド上に希釈被検血清を毛細管ピペットで1滴滴下する。陽性および陰性対照血清についても同様の操作を行う

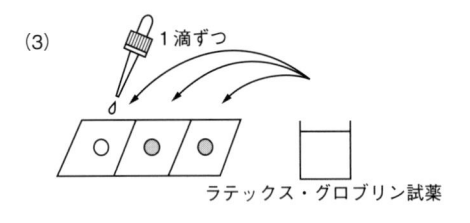

(3) ラテックス・グロブリン試薬を静かに振って、均等な浮遊液としてから、各血清に1滴ずつ加える

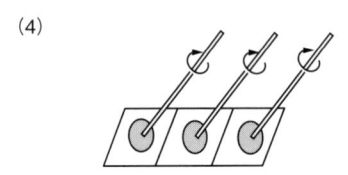

(4) 木の棒でよく混和する。だいたい20×25mmくらいに広げる

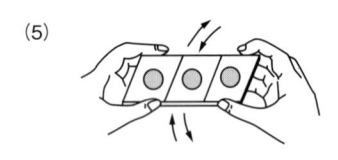

(5) スライドを両手にもち、1分間ゆり動かす

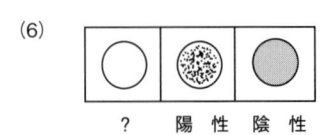

(6) 凝集の判定は肉眼で行い、陽性対照と陰性対照を参考にする

3) 関節リウマチの早期診断

　発症早期の関節リウマチ患者のリウマトイド因子陽性率は56.3%と低く，関節リウマチの早期診断のための新しい検査も導入されている．

　①抗CCP（シトルリン化環状ペプチド）抗体：関節リウマチの血清診断について，リウマトイド因子に変わるものとして，抗CCP抗体が注目されている．関節リウマチに特異性が高い抗体として注目されていた抗ケラチン抗体の認識抗原である上皮組織のフィラグリン配列からシトルリンを含んだ環状ペプチドを合成し，これを抗原とした検査である．抗CCP抗体は，健常者や変形性関節症患者での陽性率が5%以下で，SLE，Sjögren症候群，強皮症などの膠原病患者での陽性率も低く，慢性炎症性疾患でもほとんど陽性にはならない．したがって，抗CCP抗体の特異度はリウマトイド因子と比べて明らかに高く，関節リウマチの早期鑑別診断に有用である．

　②MMP-3（マトリックスメタロプロティナーゼ-3）：MMP-3は滑膜細胞や軟骨細胞などで産生誘導されるタンパク分解酵素で，細胞外マトリックス，とくにプロテオグリカンを分解して軟骨破壊を起こすとともに，コラーゲンを分解するMMP-1を活性化するなど関節破壊に深く関与している．MMP-3は，関節リウマチ患者関節液や血清では増加するため活動性の指標となる，発症2年未満の早期関節リウマチでの陽性率は75%と高いなど，関節リウマチの早期診断における有用性が明らかにされている．

II．抗核抗体関連

　抗核抗体とは，細胞核内にある抗原性物質に対する抗体群の総称である．DNA，DNA-タンパク，DNA-ヒストン，RNAなどの核成分に対する自己抗体であるが，それらは2本鎖dsDNA（native DNA，n-DNA）や1本鎖ssDNA（denatured DNA，d-DNA）など種々の程度に変性したものに対する抗体を含んでいる．しかしながら，抗核抗体のなかには抗原の性状が明確でなく，疾患に関連する名称（Sjögren's syndrome A/Bに対して抗SS-A/B抗体，Scleroderma-70では抗Scl-70抗体），患者名にちなんで名づけられたもの（抗Sm抗体：Sm=Smith，抗Jo-1抗体：Jo=Johnson）などがある．

　膠原病患者の血中における抗核抗体陽性率はきわめて高く，抗体価も明らかな高値を示すため，抗核抗体の検査は膠原病各疾患の診断ならびに予後を判断するのに役立っている．

　抗核抗体の検出法には，蛍光抗体法（IF）をはじめ，二重免疫拡散法（DID），受身赤血球凝集反応（PHA），ラジオイムノアッセイ（RIA），酵素標識免疫吸着測定法（ELISA）および酵素免疫測定法（EIA），免疫ブロット法（IB），免疫沈降法（IP）などがあり，検出しようとする抗体や目的によって適切な方法を選択する必要がある．

　検査法によって検出される抗核抗体の種類が異なるが，IFでは一般にほとんどの抗核抗体が

検出される．その蛍光パターンから5型に分類される（**カラー図譜：図Ⅳ**）．

① homogeneous（均一）型（HO）：diffuse（びまん型）ともいわれる．抗DNA，ヒストン抗体．
② peripheral（辺縁）型（PE）：shaggy（シャギー型）ともいわれる．抗DNA抗体．
③ speckled（斑紋）型（SP）：抗ENA抗体（種々の抗体が含まれている）．
④ nucleolar（核小体）型（NU）：抗RNA抗体，リボゾーム抗体．
⑤ discrete speckled（centromere）（散在斑紋，セントロメア）型（CE）：抗セントロメア抗体．
パターン表示は頭文字2つで行い，混在時はプラス記号で示す（例：HO + SP）．

IFによる抗核抗体検査はスクリーニング法であり，陽性時には疾患特異的抗核抗体を定量測定する．なお，非膠原病や健常人でも陽性となることがある．

1）抗核抗体検出法

原理（図8-2）

核材として，ヒト咽頭癌由来細胞（HEp-2細胞）を用いる．

核材を被検血清と反応させた後，蛍光色素（FITC）を標識した抗ヒト免疫グロブリンを反応させ，蛍光顕微鏡で観察する．抗核抗体陽性の場合は，核材と被検血清が免疫複合体を形成し，これに蛍光色素標識抗ヒトγ-グロブリンが結合して陰性対照よりも強い蛍光が観察される．

①核材としてHEp-2細胞を使用しており，細胞核が大きく，染色型の判定が容易である．
②HEp-2細胞はヒト培養細胞であるため，種々の細胞周期の細胞が混在し，検出感度に優れており，抗セントロメア抗体の検出が可能である．
③安定した染色型が得られ，陰性と陽性の判定が容易である．

試薬

① HEp-2細胞基質スライド（antigen substrate）：核分裂中の細胞を含むHEp-2細胞を無蛍光スライドガラスの4穴または10穴に固定したもので，スライドには陽性および陰性コントロール用のウエルを用意してある．
②陽性コントロール血清（均一型）
③陰性コントロール血清

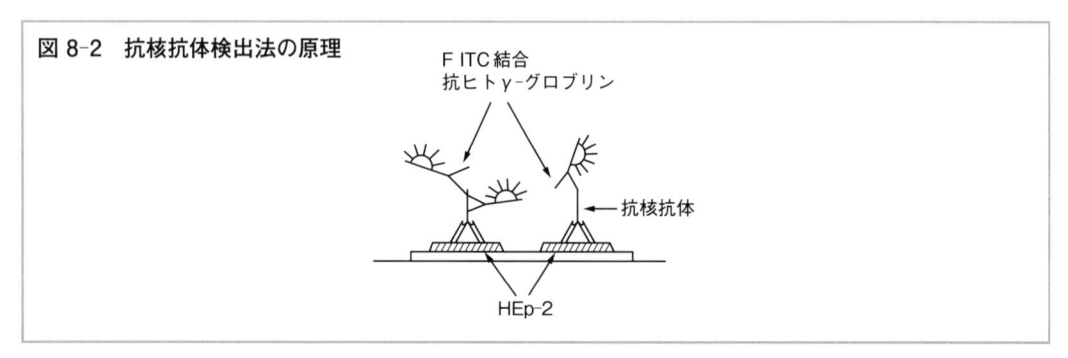

図8-2 抗核抗体検出法の原理

④蛍光色素標識抗体（蛍光色素標識抗体抗ヒトγ-グロブリン抗体）：スライド1枚当り10～15滴の割合で用いる．

⑤PBS末：蒸留水で1lに溶解し，0.01 M PBS（pH 7.3 ± 0.2）を調製する．被検血清の希釈および洗浄に用いる．

⑥封入剤（グリセロール溶液）：標識のマウント時にスライド1枚当り2～3滴の割合で用いる．

⑦エバンスブルー対比染色液（0.5％）：バックグラウンドが不鮮明な場合にのみ用い，0.01 M PBS 75 ml に対して4～5滴の割合で希釈して使用する．

⑧カバーガラス（24 × 60 mm）：10枚入り，coverslips.

検査法

＜装置および使用器具＞

①蛍光顕微鏡（BV励起方式：25倍あるいは400倍）

②湿潤箱

③洗浄槽

④染色カゴ

⑤マイクロピペット

⑥吸い取り紙

⑦洗浄瓶

⑧スターラー

＜試験方法＞

①被検血清を0.01 M PBSで20倍および40倍に希釈する．

②基質スライドを室温に戻した後に開封し，検体と陽性および陰性血清をそれぞれ30～40 ml滴下する．

③湿潤箱の中にて37℃で30分間反応させる（一次反応）．

④PBSで血清を洗い流した後，さらに15分間，PBSの入った染色カゴ中で洗浄する．

⑤洗浄終了後，余分な水分を吸い取り紙で吸い取る．

⑥湿潤室に入れ，標識抗体を1滴ずつ各ウエルに滴下する．

⑦37℃で30分間反応させる（二次反応）．

⑧洗浄する（④と同じ操作）．

⑨基質スライドを1枚ずつ取り出し，吸い取り紙で余分な水分を取り除き，封入剤で封入する．

⑩蛍光顕微鏡（200倍）で鏡検し，判定する．

＜陰性の判定＞

細胞核の蛍光強度が陰性コントロールと同じであり，かつ特別な染色型を示していなければ，その被検血清は陰性と判定する．

＜陽性の判定＞

細胞核の蛍光強度が陰性コントロールよりも明るく，染色型が識別できれば，その被検血清は

陽性と判定する．陽性強度は血清を適当に希釈して試験を行い，その終価で確認する．
　次に示すIFによる半定量蛍光強度の基準は，アメリカ（Centers for Disease Control and Prevention：CDC）で規格されたものである．
　4+：最大蛍光．明るい黄緑色の蛍光で，細胞の外縁および細胞の中央部分は明確である．
　3+：やや弱い黄緑色の蛍光．細胞の外縁は明確で，細胞の中央部分も明確である．
　2+：染色型の識別はできるが蛍光は弱い．細胞の外縁ははっきりしない
　1+：蛍光はきわめて弱い．多くの場合細胞の中央部と外縁の区別はつかない

注意事項

＜操作上＞

①検体相互の汚染による判定誤差を防ぐため，各被検血清ごとにチップを交換する．
② ANAスライドは開封後ただちに使用し，操作上やむをえない場合には少なくとも1時間以内に試験する．
③試験中，ANAスライドは乾燥しないように注意する．
④各抗原抗体反応は，必ず湿潤箱中で行う．
⑤蛍光顕微鏡による観察は，標本のマウント後ただちに行う．操作上やむをえない場合には冷暗所（2～10℃）に保存し，24時間以内に鏡検する．
⑥血清中には2種類以上の抗核抗体が含まれていることがあり，鏡検時に複数の染色型が観察されることがある．
⑦操作法などは試薬キットによって若干異なるので各々の指示書に従うが，基本的に差異はない．

＜使用上＞

①ヒトコントロール血清は，RIAでHBs抗原陰性であることを確認してあるが，ヒトコントロール血清の取り扱いには十分注意する．検体の付着した器具類は0.1％次亜塩素酸ナトリウムなどによる消毒を行う．
②被検血清はできるだけ新鮮なものを使用し，乳びや溶血した血清の使用は避ける．通常被検血清は，不活性化（非働化）しないで使用する．
③本キットは入手後ただちに冷蔵し，保存条件を厳守する．

＜保存法＞

凍結を避けて，2～10℃にて保存する．

検査結果の意義および評価

　抗核抗体は，全身性エリテマトーデス（SLE）をはじめとする膠原病各疾患を診断したり，病態を解析するうえで，きわめて有用である．しかし，特異性がないのでより正確な情報にするためには，①抗体価，②抗体の免疫グロブリンクラス，③染色パターンなどについて検査観察するとよい．抗体価は，陽性反応を示す検体の希釈倍数によって表現される．高力価の抗体の症例の多くはSLEである．免疫グロブリンに対する標識特異抗体を用いると，抗体の存在は腎症を伴

表8-1 各種疾患における抗核抗体の検出頻度

疾患	陽性率（%）
全身性エリテマトーデス（SLE）	90～100
全身性強皮症	30～100
Sjögren症候群	60～70
関節リウマチ	10～36
自己免疫性溶血性貧血	30～36
皮膚筋炎	30～35
重症筋無力症	20～40
Behçet病	10～20
慢性甲状腺炎	10～20
肝硬変	15～20
悪性腫瘍	10～20

うSLE病変の活動性を示す．Sjögren症候群，関節リウマチなどでみられる抗核抗体は，IgMのことが多い．

抗核抗体の基準値は，従来20～40倍としていた施設が多いが，HEp-2細胞を核材とした場合は，80（～160）倍とすべきである．

各疾患における抗核抗体の検出頻度を表8-1に示す．また，各疾患特異抗体の同定を進めていくフローチャートを図8-3に示す．

2）抗DNA抗体

抗DNA抗体はSLEなどの膠原病の補助診断に用いられ，SLEでは疾患標識抗体として重要なものと評価されている．異常高値を示すのは，ほとんどがSLEである．

抗dsDNA抗体

抗dsDNA抗体はSLEの診断に有用であり，SLEの疾患標識抗体と考えられている．SLEの急性活動期に95％以上の高頻度で陽性となる．SLEの非活動期にも40～60％に検出される．また，活動期では抗体価が高く，治療によって抗体価の低下がみられる．したがって，抗dsDNA抗体はSLEの診断と活動性の指標として役立つ．

3）抗ENA抗体

抗ENA抗体は，抗Sm抗体，抗snRNP（U1-RNP）抗体，抗SS-A抗体，抗SS-B抗体，抗PCNA抗体などの総称である．臨床的に重要なものは抗Sm抗体と抗snRNP（U1-RNP）抗体および抗SS-B抗体である．検査法は二重免疫拡散法とELISAおよびEIAで実施される．

抗Sm抗体

抗Sm抗体は，SLEに特異性が高い．抗Sm抗体陽性SLEは，遅発性腎症が指摘されており，予後不良のことが多い．

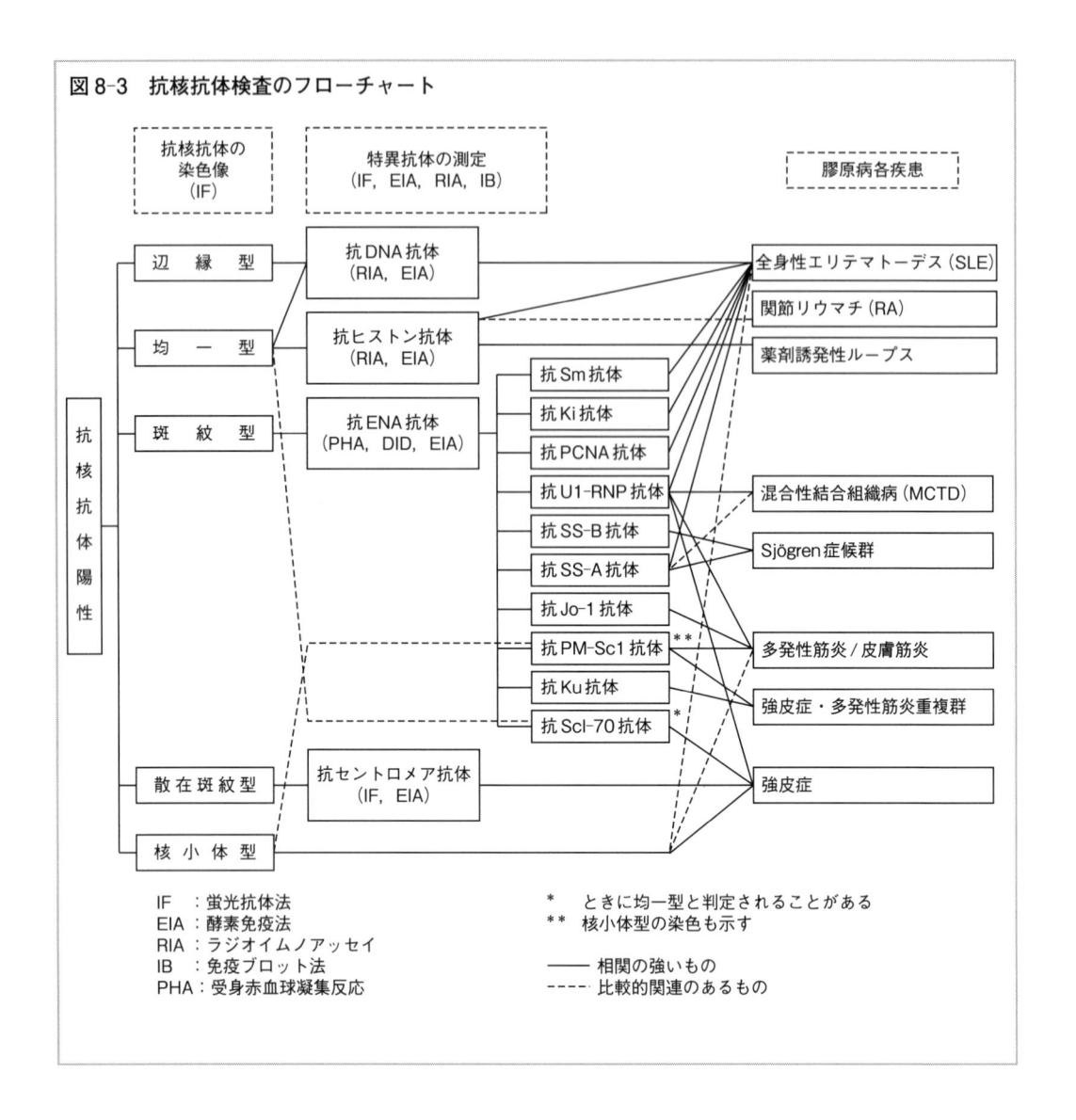

図8-3 抗核抗体検査のフローチャート

抗snRNP（U1-RNP）抗体

SLE，強皮症，多発性筋炎／皮膚筋炎の臨床所見が重複して認められるMCTD（mixed connective tissue disease；混合性結合組織病）では，抗snRNP（U1-RNP）抗体が単独で高値陽性を示す特徴がある．

抗SS-A抗体

Sjögren症候群では，約60％に抗SS-A抗体が認められる．しかしながら，抗SS-A抗体はSLEの方が陽性率が高く，その他の膠原病にも見出される．

抗SS-B抗体

抗SS-B抗体は，抗SS-A抗体に比べてSjögren症候群との関連が強いとされる．Sjögren症候群の中で抗SS-B抗体をもつ症例は，抗SS-B抗体陰性例に比べて高γグロブリン血症，リウ

マトイド因子，皮膚病変（紫斑，血管炎）などの頻度が高いという特徴がある．

抗 Scl-70 抗体

抗 Scl-70 抗体は，強皮症の 20～40% に見出されるが，他疾患では検出されない．このため抗 Scl-70 抗体は，強皮症の疾患標識抗体と考えられている．

抗 Jo-1 抗体

抗 Jo-1 抗体は，多発性筋炎／皮膚筋炎の 20～30% に見出されるが，他疾患では検出されない．このため抗 Jo-1 抗体は，多発性筋炎／皮膚筋炎，とくに多発性筋炎の疾患標識抗体と考えられている．

Ⅲ．抗ミトコンドリア抗体

抗ミトコンドリア抗体は，原形質内の構成成分ミトコンドリアに対する自己抗体である．ミトコンドリア抗原は，ミトコンドリアの内膜および外膜に存在する．種々の抗原があり，それらと反応する抗体は9種類の亜型に分類されている．

抗ミトコンドリア抗体の測定には，間接蛍光抗体法（IFA）や酵素標識免疫吸着測定法（ELISA）が用いられている．IFA で抗原に用いる組織は，一般にラットの腎組織が使用される．その抗体価の高さと病態の活動性には相関関係が認められていない．近年，非特異性が少なく，細胞が大きく見やすい培養細胞（HEp-2）が用いられ，その細胞質内顆粒の染色像からも判定される．

抗ミトコンドリア抗体は，おもに肝疾患のときに認められ，肝疾患に伴って二次的に出現する．とくに肝内胆汁うっ滞が長期間続き，血中胆道系酵素やビリルビン値が上昇する自己免疫疾患の一つである原発性胆汁性肝硬変症に特異的であり，本症の 90% 以上に出現し，高い抗体価を示す場合が多いので，本症の診断に重視されている．IFA で 40 倍以上を示すのは本症と考えられている．原発性胆汁性肝硬変症以外では，自己免疫性肝炎，慢性肝炎，肝硬変症，アルコール性肝障害などでも陽性となることがあるが，一般に抗体価が低く，一過性のことが多い．また，膠原病や自己免疫疾患などにおいても低率であるが陽性を示すことがある．

Ⅳ．甲状腺関連抗体

甲状腺の抗原に対応する自己抗体としては，抗サイログロブリン抗体，甲状腺ペルオキシダーゼ抗体（抗マイクロゾーム抗体），甲状腺刺激ホルモン（thyroid stimulating hormone：TSH）レ

セプター抗体，TSH作用阻害抗体などがある．

抗サイログロブリン抗体

サイログロブリンは，甲状腺濾胞コロイドの主要成分であり，甲状腺ホルモンはサイログロブリン分子上で甲状腺ペルオキシダーゼの作用により生成される．

抗サイログロブリン抗体は，橋本病やBasedow病などの自己免疫性甲状腺疾患の診断に有用であり，陽性率は橋本病で75〜90％，Basedow病で60〜80％である．なお，陽性率では甲状腺ペルオキシダーゼ抗体に劣るが，甲状腺ペルオキシダーゼ抗体陰性例での陽性例も認められるので，自己免疫性甲状腺疾患の除外には，両抗体の測定が望ましい．

抗サイログロブリン抗体の測定は，試薬としてサイログロブリンの抗原が血球に吸着されたものを用いる間接赤血球凝集反応試験（PHA）によって容易に行われるが，現在ではサイロイドテストよりも特異度，感度，再現性が高い高感度測定法〔RIA，EIA，化学発光免疫測定法（CLIA）〕が行われている．

甲状腺ペルオキシダーゼ抗体（抗マイクロゾーム抗体）

甲状腺ペルオキシダーゼは，甲状腺ホルモン合成に中心的な役割を果たしている酵素であり，従来より測定されていた抗甲状腺マイクロゾーム抗体（マイクロゾームテスト）の主要対応抗原である．

甲状腺ペルオキシダーゼ抗体は，橋本病やBasedow病などの自己免疫性甲状腺疾患の診断および病態把握に有用である．陽性率は，橋本病では90〜100％，Basedow病では75〜90％であり，ほかの甲状腺自己抗体より高い．

マイクロゾームテストは，試薬としてマイクロゾームの抗原が血球に吸着されたものを用いる間接赤血球凝集反応試験（PHA）によって容易に行われるが，現在ではマイクロゾームテストよりもより特異度，感度，再現性が高い測定法として，標識甲状腺ペルオキシダーゼを用いる測定法（抗甲状腺ペルオキシダーゼ抗体；RIA，EIA，CLIA）が行われている．

TSHレセプター抗体

TSHレセプター抗体は，甲状腺機能障害の成因に関与している自己抗体であり，Basedow病患者血清の約90％に認められ，その発症に直接関与している（図8-4）．すなわち，この抗体は甲状腺腺細胞に存在するTSHレセプター（受容体）に結合してTSHと同様に細胞内を活性化し，その結果甲状腺機能は亢進する．一方，TSHレセプター抗体の一部には，TSHと競合してTSHレセプターに結合し，TSHの結合を遮断するTSH作用阻害抗体がある．

甲状腺機能亢進の原因の90％はBasedow病であるが，それ以外に無痛性甲状腺炎，亜急性甲状腺炎がある．未治療のBasedow病のほとんど全例でTSHレセプター抗体が陽性である．したがって，TSHレセプター抗体が陽性であればBasedow病であり，陰性であれば無痛性甲状腺炎か亜急性甲状腺炎の可能性が高い．

TSHレセプター抗体の測定はラジオレセプターアッセイ（RRA），TSH作用阻害抗体の測定はバイオアッセイである．TSHレセプター抗体については，最近ではアイソトープを使用しない

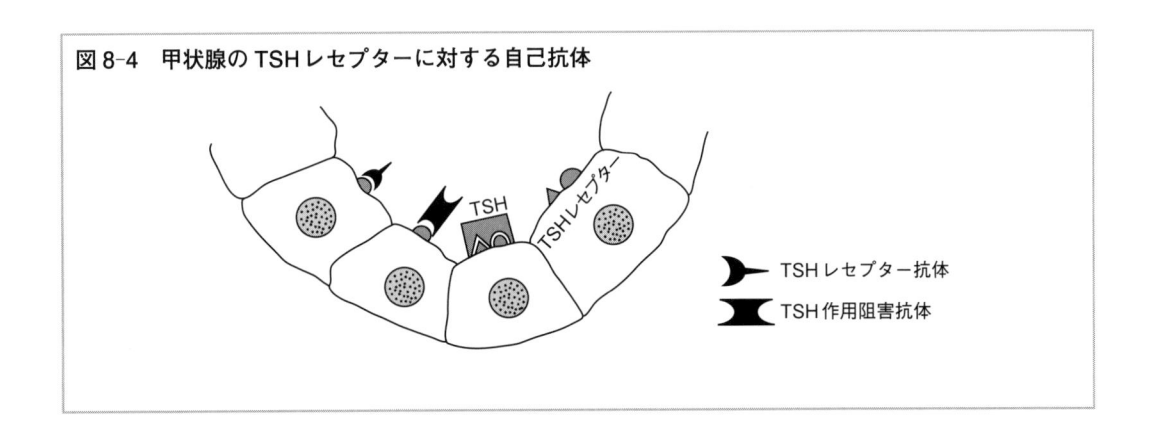

図8-4 甲状腺のTSHレセプターに対する自己抗体

▶ TSHレセプター抗体
▶ TSH作用阻害抗体

non-RRAも普及している.

V. 基底膜抗体

　基底膜抗体は,肺胞および糸球体基底膜に共通の抗原に反応する自己抗体である.基底膜の構成成分のIV型コラーゲンが原因抗原の主なものと考えられ,Goodpasture抗原と呼ばれている.
　動物モデルにおいては,循環血中の基底膜抗体が腎炎を惹起することが証明されている.しかしながら,ヒト腎炎においては基底膜抗体が関与するものは約5%で,その多くは形態学的に半月体形成腎炎の像を呈し,臨床的には急速進行性腎炎症候群の経過をとる.また,約半数の症例がGoodpasture症候群である.Goodpasture症候群は,ウイルス感染などによって肺組織が抗原化して基底膜抗体が産生され,それが腎と交差反応を起こし,その結果肺胞内出血と糸球体腎炎が起こる.本症では,喀血などの肺症状が糸球体腎炎に先行することが多い.基底膜抗体の測定は,Goodpasture症候群の早期診断と治療経過の指標として重要である.
　検査法としては,間接蛍光抗体法(IFA)と酵素免疫測定法(EIA)がある.IFAは,患者血清と正常腎組織の凍結切片を反応させ,標識した抗ヒトIgG抗体を二次抗体として反応させた後に,蛍光顕微鏡で基底膜に対する抗体の結合を検出する.近年,ウシIV型コラーゲンを抗原としたEIAによる測定法が開発された.
　腎生検によって糸球体基底膜に免疫グロブリン・補体成分の線状沈着が証明され,患者血清中に基底膜抗体が証明されれば糸球体基底膜抗体腎炎と診断される.

VI. Donath-Landsteiner反応

1) 検査結果の意義および評価
(1) 意義
　発作性寒冷ヘモグロビン尿症（paroxysmal cold hemoglobinuria：PCH）の患者は，寒冷にさらされたのちに強い溶血が起こり，ヘモグロビン尿を排泄する．梅毒，ウイルス感染（麻疹，水痘，流行性耳下腺炎，風疹，インフルエンザなど）などに続発して起こる．これは患者の赤血球と患者の血清中に存在するDonath-Landsteiner抗体（または二相性冷式溶血素）と呼ばれる冷式（寒冷型）自己抗体と補体の残りの成分の作用を受けて溶血するからである．

　この反応は試験管内でも同様に起こる．患者血清と患者赤血球（またはABO血液型が同型の健常ヒト赤血球）および補体を混ぜ，まず氷水中に漬けて冷やし，次いで37℃に温めれば溶血が起こる．最適反応温度は0〜5℃であるが，まれに20℃以上で反応するものもある．この反応をDonath-Landsteiner反応といい，発作性寒冷ヘモグロビン尿症の診断に用いる．

　Donath-Landsteiner抗体は，P血液型に特異性を示し，IgGに属する．

(2) 臨床的意義
　①本抗体は抗P特異性を示す．
　②未治療の発作性寒冷ヘモグロビン尿症患者では，ほとんど全例が陽性になるが，治療すると二相性寒冷溶血素価が低下することが多い．
　③本症は，梅毒感染後に続発する梅毒性と，ウイルス感染後に続発する非梅毒性のものとがあるが，むしろ後者によるもののほうが多い．後者は風疹，水痘，麻疹，インフルエンザ，伝染性単核症などのあとに起こった症例が報告されている．

2) Mackenzie反応
　Donath-Landsteiner反応の簡便法であり，モルモット血清（補体）の代わりに患者自身の血清（補体）を利用した反応である．発作性寒冷ヘモグロビン尿症のスクリーニングテストとして役立つ．

VII. 血小板抗体

　血小板に対する自己抗体をもつ場合，血小板に抗体が結合し，血小板関連IgG（PAIgG：platelet associated IgG）として検出される．特発性血小板減少性紫斑病（ITP：idiopathic thrombocytopenic purpura）では自己の血小板上の膜タンパク（特にGP-IIb/IIIaなど）に対する抗体を保有し，IgGが感作された自己血小板は網内系で破壊されるため，血小板数が減少する．血小板自己抗体はSLEなどの膠原病でも見られることがあり，薬剤性の場合もある．

血小板自己抗体の検査は，血小板上に感作しているIgGを測定するPAIgG検査と，血清中の血小板結合抗体を測定するPBIgG (platelet bindable IgG) 検査がある．PAIgGはELISA法やPIFT-FCM法で，PBIgGはMPHA法，PIFT-FCM法，MAIPA法などで検査される．MAIPA法では自己抗体の認識する血小板膜タンパクの同定も可能である．ただし，血小板には血小板とは無関係な免疫複合体なども結合しやすいため，自己抗体との鑑別は容易ではない．

Ⅷ．抗リン脂質抗体

抗リン脂質抗体症候群は，動・静脈血栓，習慣流産，血小板減少などの臨床症状を呈する疾患である．抗リン脂質抗体は，抗リン脂質抗体症候群患者にみられる自己抗体で，自己免疫性血栓症および妊娠合併症に関連している．抗リン脂質抗体は，リン脂質あるいはリン脂質とタンパクの複合体に結合する抗体の総称である．抗リン脂質抗体症候群と関連する抗リン脂質抗体の主な対応抗原は，β_2-グリコプロテインⅠとプロトロンビンである．

抗リン脂質抗体測定の臨床的意義は，抗リン脂質抗体症候群を診断することである．抗リン脂質抗体症候群と診断するためには，抗リン脂質抗体の証明が必須であり，主に抗カルジオリピン抗体とループスアンチコアグラントが測定されている．

一連の抗リン脂質抗体の測定法のなかでも，抗カルジオリピン抗体は最も早く確立された免疫学的な抗リン脂質抗体の検出法である．当初はリン脂質であるカルジオリピンが抗カルジオリピン抗体の直接の対応抗原と考えられていたが，現在では抗リン脂質抗体症候群患者に検出される抗カルジオリピン抗体は，カルジオリピンとβ_2-グリコプロテインⅠとの複合体に結合していることが明らかとなり，その結合エピトープはβ_2-グリコプロテインⅠに存在する．したがって，抗リン脂質抗体症候群に特異性の高い抗カルジオリピン抗体は，β_2-グリコプロテインⅠ依存性抗カルジオリピン抗体と呼ばれる．酵素標識免疫吸着測定法（ELISA）にてβ_2-グリコプロテインⅠの存在下および非存在下で同時に抗カルジオリピン抗体の測定を行い，抗カルジオリピン抗体の力価が基準値を超え，かつβ_2-グリコプロテインⅠの存在下で抗カルジオリピン抗体の力価が非存在下での力価より高いものを陽性とする．

ループスアンチコアグラントの存在はスクリーニングテストとしての活性化部分トロンボプラスチン時間（APTT），カオリン凝固時間，希釈ラッセル蛇毒時間などのリン脂質依存性凝固時間の延長で疑われ，次に健常人血清添加でも凝固時間延長の改善をみず，リン脂質の添加により改善をみることで示唆される．リン脂質依存性凝固反応は簡易な検査であるが，ループスアンチコアグラントの同定はその多様性から必ずしも容易でない．したがって，単一の方法でループスアンチコアグラントの存在を決定することは困難であり，通常はいくつかの方法を組み合わせて行う．

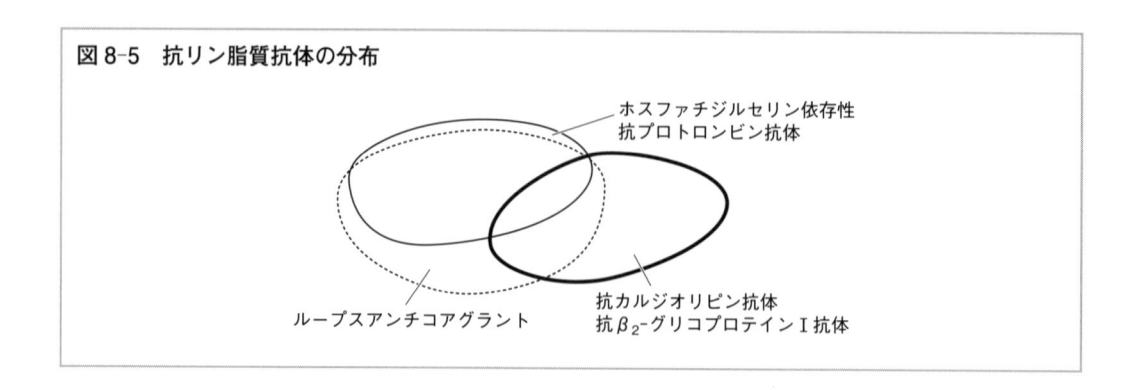

図8-5 抗リン脂質抗体の分布

（図：ベン図）
- ホスファチジルセリン依存性抗プロトロンビン抗体
- ループスアンチコアグラント
- 抗カルジオリピン抗体　抗β_2-グリコプロテインI抗体

　ループスアンチコアグラントには，少なくともβ_2-グリコプロテインI依存性ループスアンチコアグラントとプロトロンビン依存性ループスアンチコアグラントと呼ばれる2つのサブタイプがある．前者は抗カルジオリピン抗体に該当するが，後者はプロトロンビン抗体である．ホスファチジルセリンを固相化し，プロトロンビンを吸着して抗原としたものを用いてELISAを行うと，抗リン脂質抗体症候群の臨床症状やループスアンチコアグラントの存在と非常に強い相関がみられる．したがって，抗β_2-グリコプロテインI抗体とホスファチジルセリン依存性抗プロトロンビン抗体も有用な検査法である．

　抗リン脂質抗体のおおよその分布を**図8-5**に示す．

第9章　免疫機能検査

I．液性免疫

　リンパ球は，BおよびT細胞の2つのsubpopulationに大別される．B細胞の特徴はその膜表面に免疫グロブリンが存在することであり，T細胞はヒツジ赤血球に対するレセプターを有しヒツジ赤血球と結合してロゼットを形成することである．

　末梢血中にはB細胞は約10％，T細胞は80～90％を占める．病原体や異物などの抗原刺激を受けると，B細胞は形質細胞に分化して抗体（液性因子）をつくり，抗体はそれに対応する抗原に特異的に反応し，抗原を排除しようとする．このようなB細胞の免疫機能は，体液性免疫と呼ばれる．一方，T細胞は抗原の刺激を受けると抗原に感作されて感作T細胞となり，対応する抗原組織（移植組織，癌細胞など）を特異的に傷害したり，リンホカインと呼ばれる活性物質を分泌してマクロファージを活性化することにより病原体の防御に関与している．すなわち，T細胞はリンパ球そのもの（細胞性因子）が免疫機能を発揮するので，細胞性免疫と呼ばれる．

　体液性免疫による感染防御において，直接働いているのは抗体（免疫グロブリン）である．体液性免疫に関する検査は，血清を用いて免疫グロブリンのタンパク量と抗体価の測定が中心となる．加えて，末梢血とリンパ球のB細胞の存在の有無が検索される．B細胞は膜表面に免疫グロブリンをもっており，これは蛍光抗体直接法により検出されるが，最近ではフローサイトメーターによって容易に検査されるようになった．

　原発性免疫不全症のうち，B細胞の減少を主因とし抗体の産生障害を示す代表的疾患は，Bruton型無γグロブリン血症，IgA欠損症，乳児一過性低γグロブリン血症などであり，続発性免疫不全症では，多発性骨髄腫やマラリアなどがある．

1）免疫電気泳動

　免疫電気泳動から得られる臨床的に役立つ情報は，①Mタンパクを同定すること，②タンパク成分の欠乏の有無を見出すこと，③各タンパク成分の変動を半定量的に調べることであるが，この中で最も重要な対象はMタンパクの同定である．免疫電気泳動では，血清タンパクに対する抗血清とタンパク成分により抗原抗体反応の結果彎曲した沈降線が形成される．免疫電気泳動により明瞭な沈降線として観察しうる血清タンパク成分は，20本前後である．Mタンパクは，免疫電気泳動では正常の免疫グロブリンにはみられない沈降線の形態異常（M-bow）あるいは新しい沈降線として認められる（図9-1）．

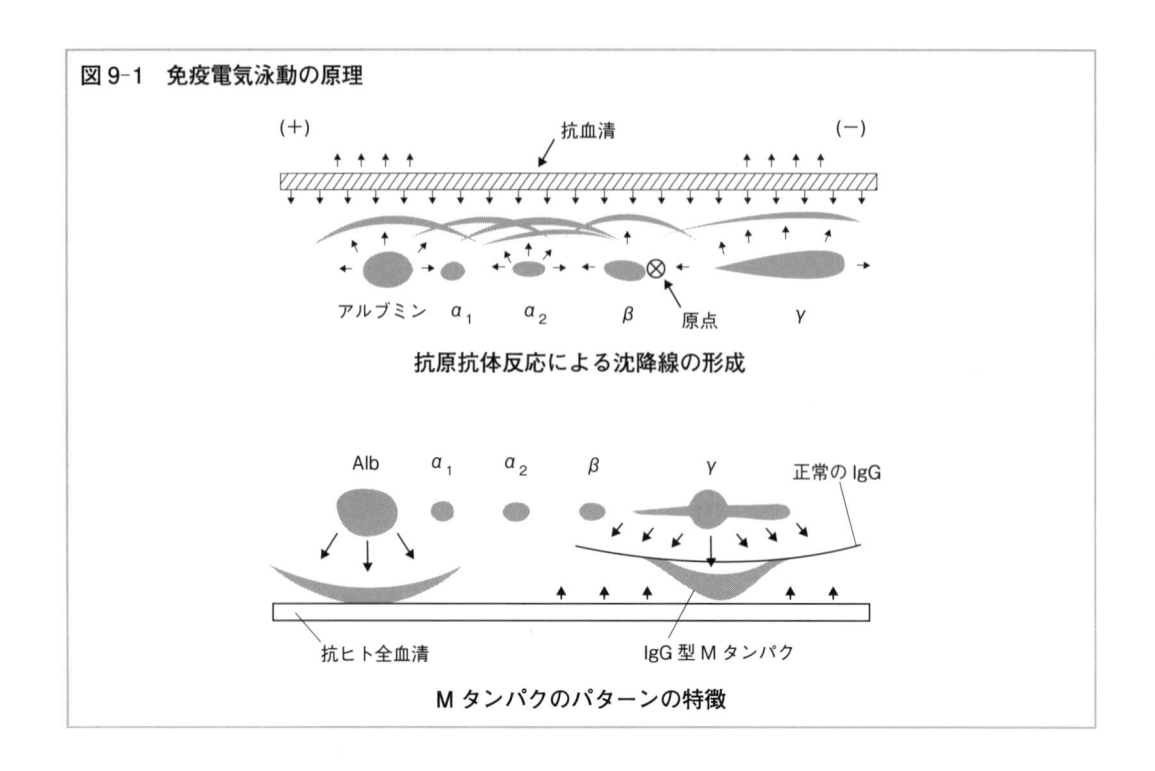

図 9-1 免疫電気泳動の原理

抗原抗体反応による沈降線の形成

M タンパクのパターンの特徴

　免疫電気泳動法を用いて M タンパクを同定するには，H 鎖に対する抗血清と L 鎖に対する抗血清を使用する．M タンパクは，抗血清による反応の仕方によって次の 3 群に分けられる．

①抗 H 鎖血清の一つに反応して M-bow を形成し，抗 L 鎖血清の一つに反応する場合は，免疫グロブリン完全分子の M タンパクと考えてよい．完全分子の M タンパクは 10 種類存在し，その L 鎖は κ 鎖か λ 鎖かの一方のみをもっている．

②抗 H 鎖血清に反応せず，抗 L 鎖血清のいずれかに反応する場合は，L 鎖のみからなる Bence Jones タンパクである．

③抗 H 鎖血清の一つに反応し，抗 L 鎖血清に反応しない場合は，H 鎖のみからなる H 鎖病タンパクがもっとも考えられる．

検査法

図 9-2 に従って実施する．

検査結果の評価

　ヒト血清中には，約 70 種類の抗原成分が存在する．ヒト血清を用いた免疫電気泳動では，通常，図 9-3 のような沈降線が認められる．正常の免疫電気泳動像を知っていれば，表 9-1 に示したように，異常タンパク成分の出現あるいは血清タンパク成分の増減に気づくことができる．なお，M タンパクの確定診断には本検査を欠かすことはできない（図 9-4）．

図9-2 ゲル内拡散法—免疫電気泳動法(Grabar法)

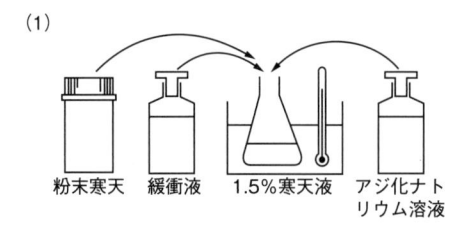

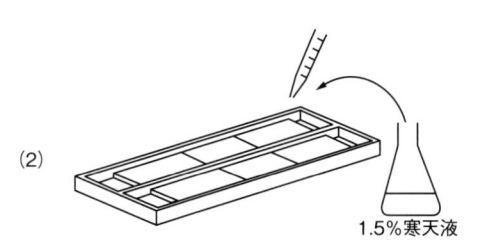

(1) 粉末寒天に緩衝液を加えて1.5%の濃度とし,加熱溶解する.防腐の目的にアジ化ナトリウムを0.1%の割合に加える
緩衝液としては一般に次のような組成のベロナール緩衝液が用いられている

- 5-5-ジエチルバルビタール酸 …………………1.84g
- 5-5-ジエチルバルビタール酸ナトリウム …………………………………10.3g
- 蒸留水1,000mlに溶解
- pH8.6, μ(イオン強度)=0.05

(2) のせガラスをワクにはめ込み水平に置き,のせガラスの上に寒天液を流す.のせガラス1枚当り寒天液2.5〜3.0mlくらいが適当である

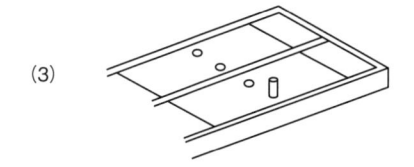

(3) 図のようにのせガラスの中央部に2個の小さな孔をあける.これには薄い金属製の円筒を用いて寒天を吸い上げるとよい

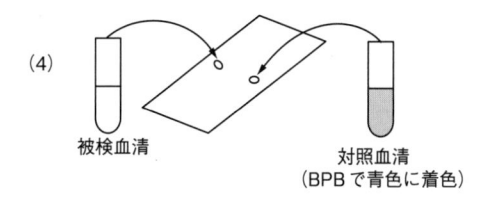

(4) 一方の孔に被検血清を入れ,他方の孔にはBPB(ブロムフェノールブルー)で青色に着色した健常ヒト血清を対照として入れる(孔の位置は目的により変える)

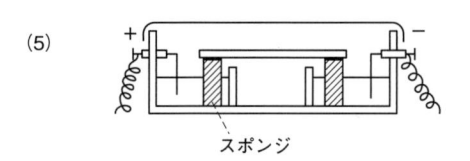

(5) のせガラスを裏返しにし,寒天面を下にして両端を泳動装置のスポンジ支持台上にのせる
電圧3〜6V/cm,電流2〜3mA/cmの条件で電気泳動する.対照血清のアルブミンがBPBにより染まっているので,アルブミンの泳動状況がわかる.アルブミンが陽極端に近づいたら電流を切る

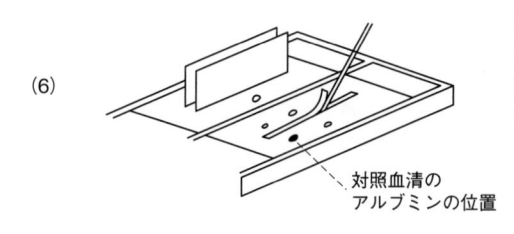

(6) 泳動箱から寒天平板を出し,電流軸に平行に,のせガラスの中央にカミソリの刃を用いて幅1mmの切り込みを入れる.注射針を用いて切り込みの中の寒天を取り除き,溝をつくる

(つづく)

図 9-2　ゲル内拡散法—免疫電気泳動法（Grabar法）（つづき）

(7) 溝に抗血清（抗ヒト血清ウマ血清など）を満たす

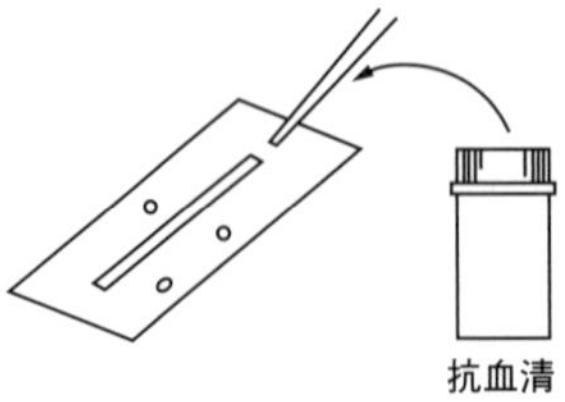

抗血清

(8) 寒天平板を湿潤室に入れ，室温に1〜2日間おき，白い沈降線を観察する．ここで写真を撮影しておくとよい

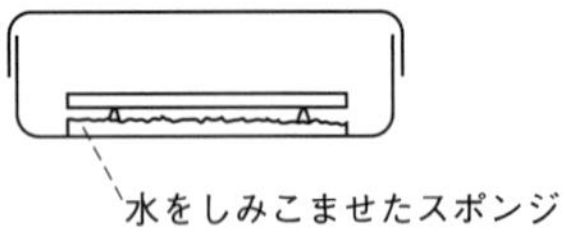

水をしみこませたスポンジ

(9) 沈降線が十分に形成されたら，寒天平板を生理食塩液の中に入れ余分のタンパクを除く．1日2〜3回食塩液をとりかえ，3〜4日間室温におく

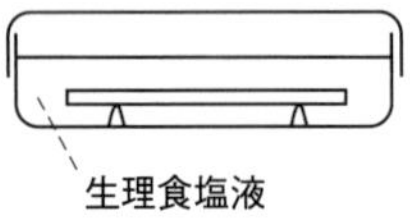

生理食塩液

(10) 40℃

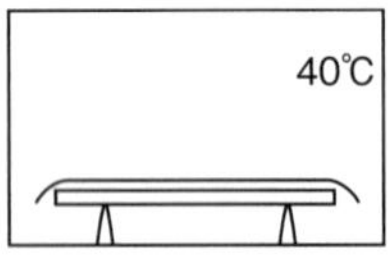

寒天平板を取り出し，その上に濾紙をのせ，室温または40℃で乾燥させる

(11) 乾燥した寒天平板を染色液中に入れ，染色する．染色液は目的により使い分ける

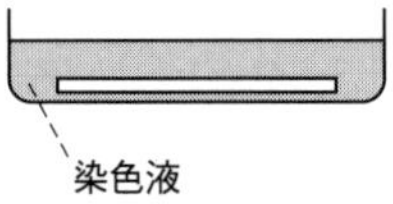

染色液

(12) 2%酢酸にて脱色し，沈降線以外の色素を取り除く

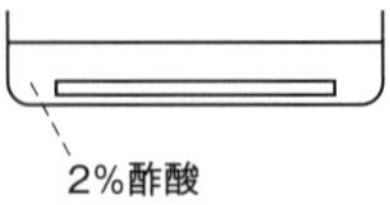

2%酢酸

(13) 多数の沈降線が染色されて，明瞭に認められる．これを乾燥して保存する

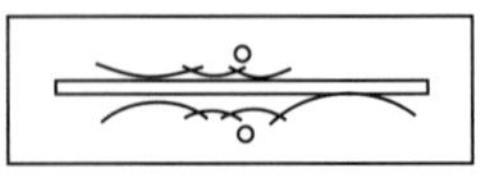

図9-3 健常人の免疫電気泳動法

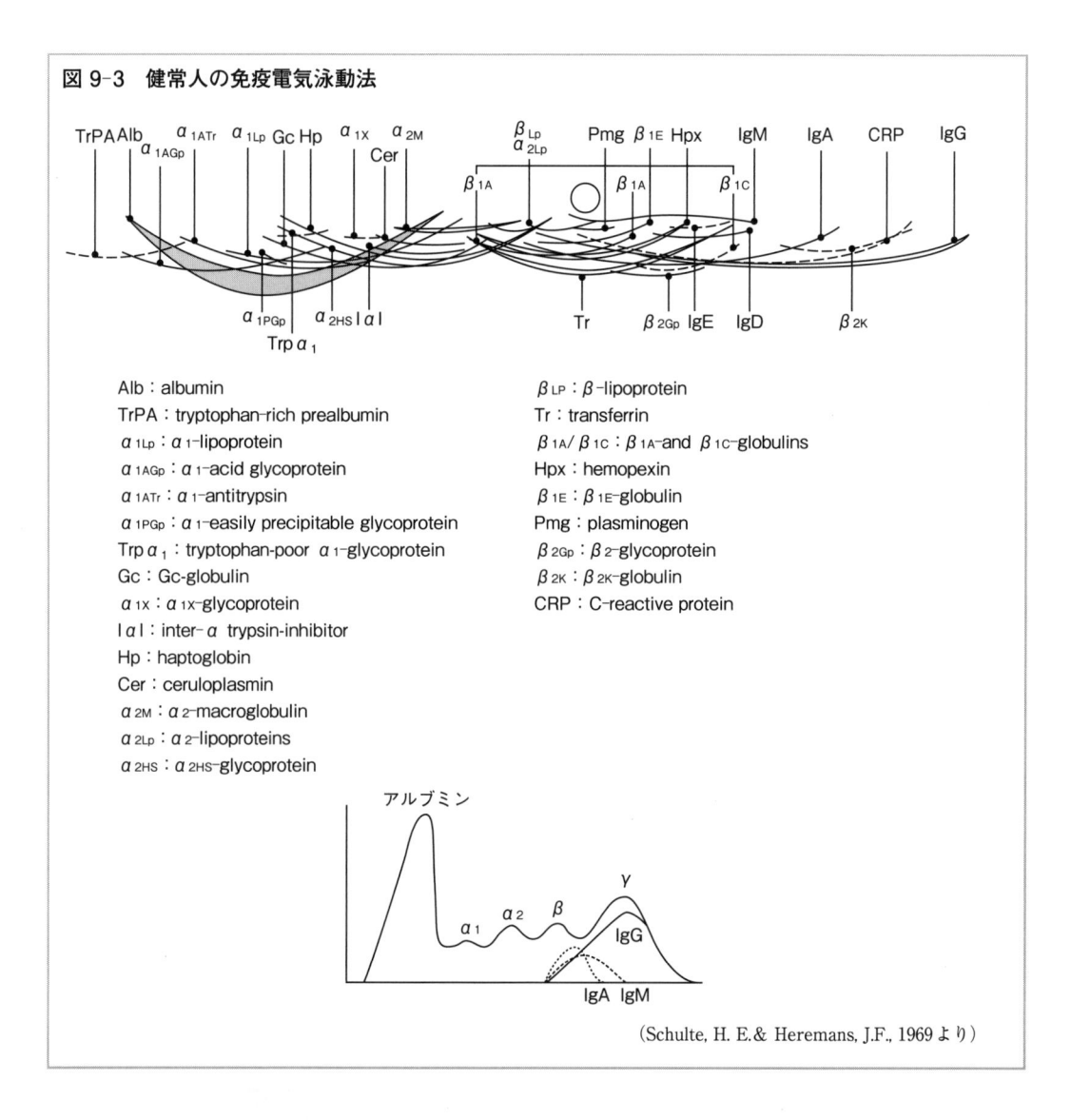

Alb：albumin
TrPA：tryptophan-rich prealbumin
α_{1Lp}：α_1-lipoprotein
α_{1AGp}：α_1-acid glycoprotein
α_{1ATr}：α_1-antitrypsin
α_{1PGp}：α_1-easily precipitable glycoprotein
Trpα_1：tryptophan-poor α_1-glycoprotein
Gc：Gc-globulin
α_{1X}：α_{1X}-glycoprotein
IαI：inter-α trypsin-inhibitor
Hp：haptoglobin
Cer：ceruloplasmin
α_{2M}：α_2-macroglobulin
α_{2Lp}：α_2-lipoproteins
α_{2HS}：α_{2HS}-glycoprotein

β_{LP}：β-lipoprotein
Tr：transferrin
β_{1A}/β_{1C}：β_{1A}-and β_{1C}-globulins
Hpx：hemopexin
β_{1E}：β_{1E}-globulin
Pmg：plasminogen
β_{2Gp}：β_2-glycoprotein
β_{2K}：β_{2K}-globulin
CRP：C-reactive protein

(Schulte, H. E. & Heremans, J.F., 1969より)

2) 免疫グロブリン定量

　免疫グロブリンおよび血清タンパク成分は，低濃度にしか存在しない特殊なものを除いて免疫比濁法（turbidimetric immunoassay：TIA）で測定される．TIAは，試料中の抗原（または抗体）に対応する抗体（または抗原）を加えることで抗原抗体反応により形成される抗原抗体複合物が反応後の濁りとして現れるため，光を照射した時の透過光の減少率から抗原（抗体）の量を求める測定法である．反応液の濁りは，抗原（抗体）の量に比例するため，標準曲線を用いて測定する．

　各成分の基準値を表9-2に示す．これらのうち，免疫グロブリン量の増減が免疫機能と関連して臨床的な意義を有する．

表9-1 血清タンパク諸分画の名称およびその病態変動の摘要(松本ほか)

血清タンパク分画	同義語	略語	IEP像の上でみられる病態時変動 減少	IEP像の上でみられる病態時変動 増加
prealbumin	protein ρ_1 ρfractions thyroxine binding prealbumin	pre Alb	新生児, マクログロブリン血症, 形質細胞腫, Hodgkin病, 悪性腫瘍, 膠原病, ウイルス性肝炎, 肝硬変, 粘液水腫, 栄養障害	ネフローゼ症候群, 糖尿病, 妊娠末期, 慢性腎炎
α_1-lipoprotein	protein ρ_2 HDL$_2$ (σ=1.093) および HDL$_3$ (σ=1.149)	α_1Lp	無 α_1-リポプロテイン血症 (Tangier disease), 急性炎症, 慢性肝炎	ルポイド肝炎, 糖尿病
albumin		Alb	肝疾患, 慢性栄養障害, 出血, ショック, 火傷, ネフローゼ症候群, 慢性感染症, 多くの慢性疾患, 潰瘍性大腸炎, タンパク漏出性胃腸症, 無アルブミン血症	脱水症, 無 γ-グロブリン血症
α_1-acid glycoprotein	orosomucoid α_1-seromucoid α_1-mucoprotein	α_1AG or OM	肝硬変, ネフローゼ症候群, 糖尿病	炎症性疾患, 悪性腫瘍, 膠原病(関節リウマチなど)の活動期, 潰瘍性大腸炎
α_1-antitrypsin	α_1-3, 5-glycoprotein	α_1AT	慢性肝障害, ネフローゼ症候群, 結核症, 甲状腺疾患, 無 α_1AT血症	妊婦, 急・慢性炎症性疾患, 悪性腫瘍, 膠原病, エストロゲン投与
α_{1B}-glycoprotein	easily-precipitable-α_1 glycoprotein	α_1PGp orα_{1B}		急性炎症
α_{1X}-glycoprotein	α_1-chymotrypsin inhibitor	α_{1X}		Ewing腫瘍, 胃癌, 肝癌
Gc-glycoprotein	group specific component	Gc	肝硬変	急性・慢性炎症性疾患, 膠原病, 悪性腫瘍
α_1-TBG	thyroxine binding globulin	TBG	TBG欠乏症, 肝硬変, ネフローゼ症候群	妊娠, エストロゲン投与
haptoglobin	α_2-seromucoid, genetic type Hp 1-1 Hp 2-1 Hp 2-2	Hp	赤血球寿命の短縮時, 溶血性貧血, Hp尿症, 悪性貧血, 肝実質障害, 慢性骨髄性白血病, 単核球症, トキソプラズマ症, 新生児, 乳児前半, 無Hp血症(Hp 0-0型)	心筋梗塞, リウマチ熱, 関節リウマチ, Lupus腎炎, 悪性リンパ腫, 急性白血病, 癌, 腎炎, 急性・亜急性炎症性疾患, 急性肝炎回復期
ceruloplasmin		Cp	新生児, Wilson病, ネフローゼ症候群, 慢性肝障害, 再生不良性貧血の一部	妊娠, 壊死性組織障害, 慢性感染症, 関節リウマチ, Hodgkin病, 白血病, 甲状腺機能亢進症
α_2-macroglobulin	α_2-protease inhibitor(抗トリプシン, 抗トロンビン作用), 成長ホルモン, インスリンなどと結合 α_2-antiplasmin	α_2M	多発性骨髄腫, 癌腫の一部	20歳以下, とりわけ10歳以下では著しく高い(成人の2〜3倍) ネフローゼ症候群, 妊娠, 慢性肝炎, 肝硬変, 糖尿病(やせ型, とくに腎・肝障害を合併するもの)

表 9-1（つづき）

血清タンパク分画	同義語	略語	IEP像の上でみられる病態時変動 減少	増加
β-lipoprotein	LDL σ＝0.96〜1.019 σ＝1.019〜1.063 Ep上のα₂およびβ₁-Lpの総和に相当	α₂-Lp	無β-リポプロテイン血症（acanthocytosis），肝硬変，甲状腺機能亢進症	食事摂取直後，糖尿病，ネフローゼ症候群，粘液水腫，本態性高血圧，高脂血症，冠動脈梗塞
Zn-α₂-glycoprotein	Zn-binding α₂ GP	α₂Zn		
Cl esterase inhibitor	α₂-neuraminoglycoprotein	Cls-1	遺伝性血管神経性浮腫，SLE	
α₂-HS glycoprotein	α₂ HS mucoid α₂ Z globulin	α₂-HS	肝硬変，悪性腫瘍，腎不全	炎症性疾患，膠原病
transferrin		Tr	ネフローゼ症候群，進行した肝硬変，慢性感染症，悪性疾患，甲状腺機能低下症，SLE，RA，無トランスフェリン血症	妊娠，肝炎初期，鉄欠乏性貧血
hemopexin	β₁B-globulin β₁-seromucoid	Hx	新生児，溶血性貧血，thalassemia major，遺伝性球状赤血球症，慢性肝炎，肝硬変	急性炎症，膠原病，悪性腫瘍
β₁C・β₁A-globulin	C3 component	β₁C β₁A	急性腎炎，慢性腎炎の一部，SLE（とくに溶血性貧血を伴うもの）	妊娠，アナフィラクトイド紫斑病，紫斑病性腎炎，急性炎症，関節リウマチ
β₁E-globulin	C4 component	β₁E	遺伝性血管神経性浮腫で活性低下，SLE，肝硬変，腎炎	ネフローゼ症候群，慢性腎炎進行期
β₁F-globulin	C5 component	β₁F	ライナー症候群で機能低下	
fibrinogen	coagulation factor I	Fg or Fl	無フィブリノゲン血症，DIC，前骨髄球性白血病，線維素溶解性紫斑病	妊娠，心筋梗塞，急性炎症，悪性疾患
γA-globulin	IgA	IgA	新生児，乳幼児，ネフローゼ症候群，急性白血病の一部，SLEの一部，Hodgkin病，骨髄腫（γG型，BJ型，heavy chain病），マクログロブリン血症，無〜低γ-グロブリン血症（先天性および後天性），Ⅰ型・Ⅱ型Dys-γ-グロブリン血症，IgA欠乏症，重症複合免疫不全症，ataxia telangiectasiaの一部	γA型骨髄腫，自己免疫疾患，膠原病，アナフィラクトイド紫斑病，肝硬変，慢性感染症，Wiskott-Aldrich症候群

表 9-1（つづき）

血清タンパク分画	同義語	略語	IEP像の上でみられる病態時変動 減少	IEP像の上でみられる病態時変動 増加
γM-globulin	IgM 19S-γ-globulin	IgM	新生児，無〜低γ-グロブリン血症（先天性および後天性），Ⅱ型 Dys-γ-グロブリン血症，骨髄腫，肝癌の一部，重症複合免疫不全症，Wiskott-Aldrich 症候群，神経芽細胞腫	マクログロブリン血症，肝硬変，自己免疫疾患ないし膠原病，急・慢性感染症（とくに小児期），トリパノソーマ症，伝染性単核症初期，子宮内感染症児（風疹症候群，先天性梅毒，先天性トキソプラズマ症），Letterer-Siwe 病，悪性リンパ腫の一部，ネフローゼ症候群の一部
γG-globulin	IgG 7S-γ-globulin	IgG	2〜6カ月の乳児，無〜低γ-グロブリン血症，Ⅰ型 Dvs-γ-グロブリン血症，重症複合免疫不全症，ネフローゼ症候群，妊娠，タンパク漏出性胃腸症，骨髄腫（γA型，BJ型，heavy chain病），急・慢性リンパ性白血病の一部，悪性リンパ腫，神経芽細胞腫，マクログロブリン血症	自己免疫疾患ないし膠原病，γG型骨髄腫，Hodgkin 病の一部，本態性高γ-グロブリン血症，肝硬変，慢性肝炎，慢性栄養障害，慢性感染症，膿瘍，膿胸など
CRP	γ型：IgGの内側にこれと平行 β型：IgMとTfの間に沈降	(γX)	健常人ではきわめて微量存在するが，Grabar法では検出できない	急・慢性細菌感染症，PAP，ウイルス肝炎，ムンプスの一部，悪性腫瘍，白血病，心筋梗塞，自己免疫疾患活動期，リウマチ熱
C1q component		C1q	無γ-グロブリン血症，重症複合免疫不全症，新生児	
β₂-glycoprotein Ⅰ		β₂Ⅰ	肺疾患，肝硬変	SLE，腎炎，腎盂腎炎，糖尿病（やせ型）
β₂-glycoprotein Ⅱ C3 proactivator		β₂Ⅱ	急性糸球体腎炎	SLE，関節リウマチ
β₂-glycoprotein Ⅲ β₂x, β₂E		β₂Ⅲ		
γD-globulin	IgD	IgD	新生児，乳児早期，無〜低グロブリン血症，サルコイドーシス，多発性骨髄腫	γD型骨髄腫，急性白血病の一部，慢性感染症，ataxia telangiectasia
γE-globulin	IgE (reagin)	IgE	無γ-グロブリン血症の大部分，サルコイドーシス，ataxia telangiectasia，重症複合免疫不全症の一部	γE型骨髄腫，アレルギー性疾患（アレルギー性鼻炎，花粉症，アトピー型喘息），寄生虫症，Wiskott-Aldrich 症候群，重症複合免疫不全症の一部

図9-4 免疫グロブリン異常症における沈降線パターンの特徴

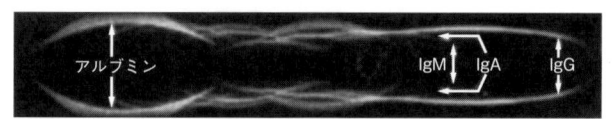

健常成人血清の沈降線パターン

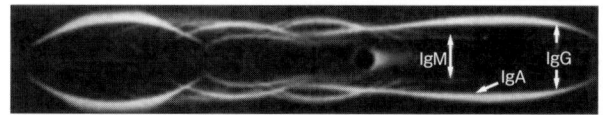

多クローン性高免疫グロブリン血症

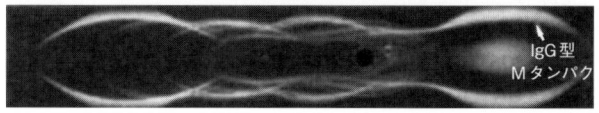

単クローン性免疫グロブリン血症

表9-2 健常ヒト血清中の各種タンパクの量

分画	タンパク名	基準範囲（mg/dl）
アルブミン	プレアルブミン	10〜40
	アルブミン	3,500〜5,500
α_1	α_1-アシッドグリコプロテイン	55〜140
	α_1-アンチトリプシン	160〜350
	レチノールバインディングプロテイン	3〜6
	α_1-フェトプロテイン	
α_2	Gc-グロブリン	20〜55
	アンチトロンビン	17〜30
	α_2-HS-グリコプロテイン	40〜85
	セルロプラスミン	15〜60
	ハプトグロビン	♂154±86, ♀148±78
	α_2-マクログロブリン	♂120〜250, ♀150〜300
β	プラスミノゲン	10〜30
	ヘモペキシン	50〜115
	C3c（β_1A-グロブリン）	55〜120
	C4（β_1E-グロブリン）	20〜50
	トランスフェリン	230〜360
	フィブリノゲン	200〜450
	C3アクチベーター	10〜45
	β-リポプロテイン	♂220〜740, ♀190〜600
	β_2-グリコプロテインI	15〜30
γ	IgG	800〜1,600
	IgA	150〜400
	IgM	50〜200
	IgD	1.5〜40
	IgE	0.002〜0.05

II. 細胞性免疫

　細胞性免疫による感染防御は，感作T細胞が主役を演じている．体内に侵入し，マクロファージに貪食された病原体は，大部分は破壊されて処理されるが，その抗原性はマクロファージの膜表面にとどまる．マクロファージとT細胞が結合すると，T細胞は活性化する（感作T細胞）．

　末梢血中のリンパ球は約90％がT細胞であり，リンパ球数とよく並行する．リンパ球数が1,500/μl以下は，感染の発症する限界とされている．1,000/μl以下の場合には，感染症は細胞性免疫能の低下に関連すると考えてよい．

　T細胞の減少を主因とする代表的な病態は原発性免疫不全症にみられ，重症免疫不全症，Di George症候群，毛細血管拡張型運動失調症（ataxia telangiectasia），Wiskott-Aldrich症候群，Nezelof症候群などであり，続発性免疫不全症では，HIVやヘルペスなどのウイルス感染症，ハンセン病，Hodgkin病，サルコイドーシスなどがある．

1) リンパ球サブセット解析

　T細胞は，機能の面より主に4つのサブセットに分けられる．すなわち，①T細胞やB細胞の反応を助け，とくにB細胞の抗体産生を促進するヘルパーT細胞，逆に②T細胞やB細胞の反応を抑制し，抗体産生を抑制する制御性T細胞，③異種細胞や癌細胞などの標的細胞に傷害性に働くキラーT細胞，および④ツベルクリン反応のような遅延型アレルギーに関与するT細胞である．

　また，T細胞は細胞表面抗原の違いから多数のサブセットに分けられ，細胞表面抗原はCD

表9-3　末梢血リンパ球サブセットの基準範囲

抗体	基準範囲（％）	主な細胞構成
$CD2^+$	79.5±5.57	T細胞
$CD3^+$	68.7±9.16	T細胞
$CD4^+$	43.4±8.42	ヘルパーT細胞
$CD8^+$	26.7±5.67	サイトトキシックT細胞
CD4/8比	1.75±0.71	
$CD11^+$	26.6±10.56	B細胞，NK細胞
$CD16^+$	14.1±8.44	NK細胞
$CD20^+$	10.8±4.60	成熟B細胞
$CD4^+ \cdot 2H4^{-*}$	14.8±6.01	ヘルパーT細胞
$CD8^+CD11^-$	20.5±7.35	サイトトキシックT細胞
$CD57^+CD16^+$	4.5±1.96	NK細胞のサブセット
$CD57^+CD16^-$	17.0±8.02	NK細胞

＊CD45R

(cluster of differentiation)の番号で表される．フローサイトメーター(flow cytometer：FCM)を用いると，容易にリンパ球のサブセットが区別される．

検査法

リンパ球の膜抗原に対するモノクローナル抗体が多数作製され，それらを用いることによってTおよびB細胞のみならず，機能を異にするあるいは分化段階を異にする多数のリンパ球サブセットを分別できるようになった．検査に用いられているモノクローナル抗体およびそれと反応する細胞膜抗原はCD分類され，統一的に呼称されている．表9-3に主なものを示す．蛍光標識したモノクローナル抗体とリンパ球を反応させると陽性細胞のみが蛍光染色されるので，蛍光顕微鏡で観察したり，FCMを使用して自動分析を行う．

次に，全血直接法による分析の操作手順の概要を記す．

①抗凝固剤(EDTA-2Na)を加えた全血1mlをPBSで1回洗浄したものを用いる．全血50μl，PBS100μl，標準抗体溶液適当量(抗体の力価によって異なる)を混和後，0℃で30分間反応させる．

②溶液用試薬液(塩化アンモニウム826mg，炭酸水素カリウム100mg，エチレンジアミン酢酸ナトリウム3.7mg/100ml)1mlを加え，室温に10分間放置する．この間2〜3回振盪混和するが，この操作によって赤血球はほとんど完全に溶血する．

③3,000rpm，1分遠沈後，上清を除去し，溶血液を0.25ml加えて室温で5分間放置する．

④3,000rpm，5分遠沈後，上清を除去し，PBS 0.4mlに沈渣を浮遊させる．

⑤前述のようにして調整した細胞浮遊液をFCMで分析する(氷水中に保存)．

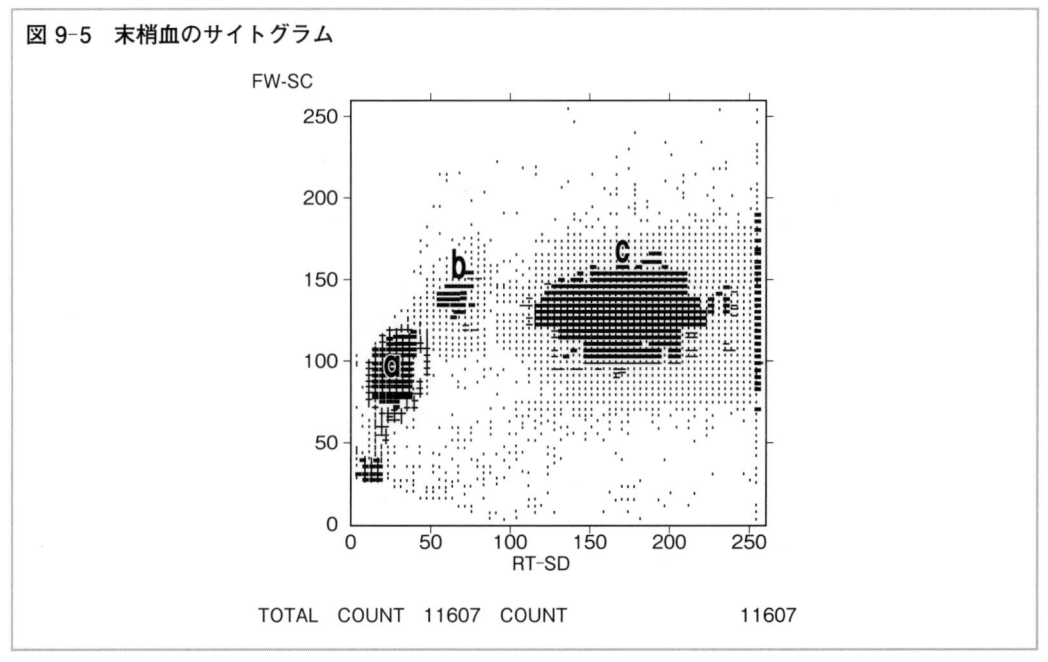

図9-5 末梢血のサイトグラム

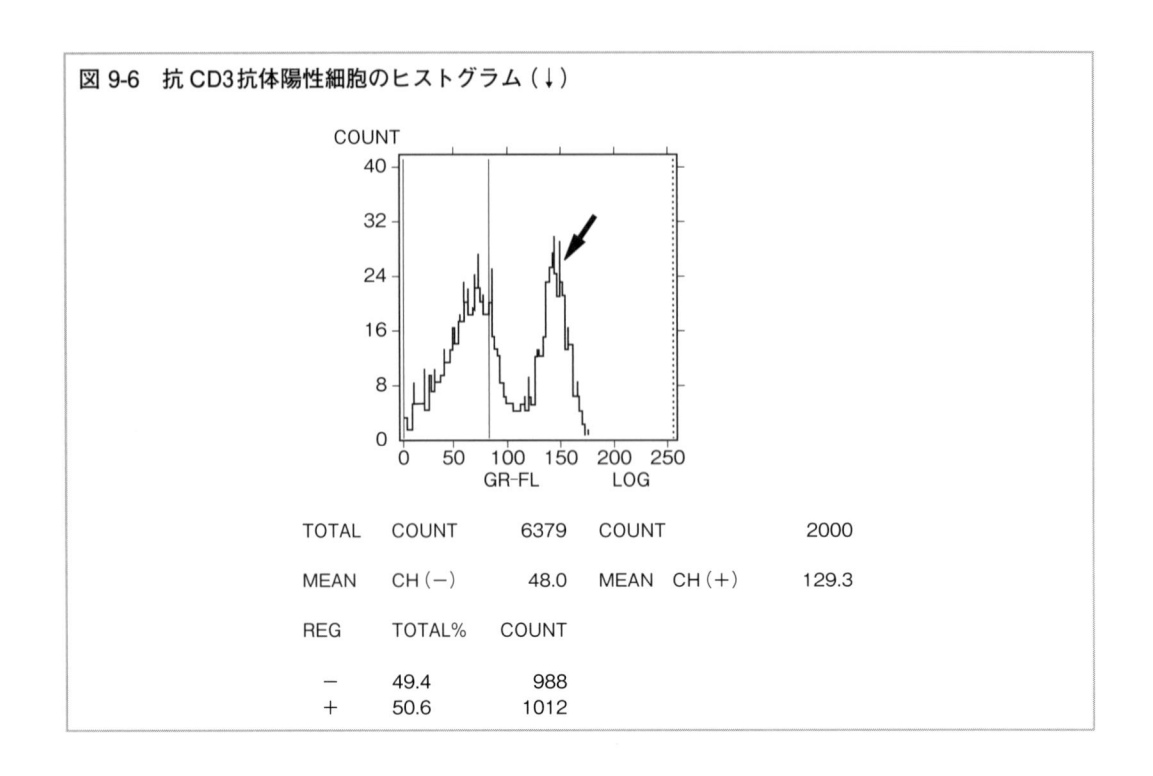

図9-6　抗CD3抗体陽性細胞のヒストグラム（↓）

TOTAL	COUNT	6379	COUNT	2000
MEAN	CH（-）	48.0	MEAN　CH（+）	129.3

REG	TOTAL%	COUNT
-	49.4	988
+	50.6	1012

検査結果の評価

　図9-5は末梢血液の細胞分布で，aはリンパ球，bは単球，cは顆粒球の各々のクラスタである．これらのうち，分析領域をリンパ球に限定して抗CD3抗体で染色したときに得られるヒストグラムが図9-6である．横軸は蛍光強度で，縦軸は細胞数である．左側のピークは抗CD3抗体と反応しない陰性細胞群（全体の49.4％）であり，右側のピークは陽性細胞群（50.6％），すなわち成熟したT細胞である．

　末梢血における主なモノクローナル抗体陽性細胞の比率，二重染色を実施したときのリンパ球サブセットの比率は，表9-3に示すとおりである．これらのうち，日常検査に用いられている代表的なものはCD4とCD8である．CD4は，ヘルパーT細胞および遅延型反応T細胞にみられ，末梢血リンパ球の約40％を占めている．CD8は，キラーT細胞にみられ，末梢血リンパ球の25～30％に検出される．健常者では，CD4細胞とCD8細胞の比は約4：3であるが，CD8は加齢とともに次第に減少するため，CD4/CD8比は加齢とともに漸次増加する．また，女性は平均して男性よりもCD4細胞の数が多いので，CD4/CD8比は一般に女性の方が高い．

　CD4細胞の低下とCD4/CD8比の低下は，AIDS（acquired immunodeficiency syndrome；後天性免疫不全症候群），伝染性単核球症やサイトメガロウイルス感染などのウイルス感染症およびサルコイドーシスなどでみられる．一方，CD8細胞の低下とCD4/CD8比の増加は，自己免疫性溶血性貧血，重症筋無力症などの自己免疫疾患や多発性硬化症などでみられる．

表9-4 主なサイトカインの血清レベル

サイトカイン	測定法	血清レベル
IL-1β	EIA	44.7 ± 4.4 pg/ml
IL-2	RIA	0 ～ 14 U/ml
IL-6	EIA	4.6 ± 5.9 pg/ml
IL-8	EIA	0.8 ± 1.3 pg/ml
IFNγ	EIA	3.5 ± 1.2 U/ml
TNFα	EIA	0 ～ 37 pg/ml
sIL-2R	EIA	370 ± 128 U/ml
sICAM-I*	EIA	< 75 U/ml
hHGF**	EIA	0.24 ± 0.02 U/ml

* soluble ICAM-I
** human hepatocyte growth factor

2) サイトカイン定量

　抗原刺激によって活性化されたT細胞が産生分泌するサイトカインは，免疫応答におけるエフェクター分子であり，血清中の種々のサイトカインを測定することは，免疫機能検査として有用である．

　測定法は，簡便さや特異性の観点から，特異的抗体を用いた免疫学的定量法（ELISA, EIA, RIA）が主流になっている．サイトカイン測定法として主に使用されているELISAは，EIAサンドイッチ法に基づいており，まず96穴平底マイクロプレートに測定するサイトカインに対するモノクローナル抗体を一次抗体として固相化し，標準サイトカイン，試料あるいはコントロールを入れて反応させる．反応終了後に洗浄して，二次抗体として酵素標識した抗サイトカインポリクローナル抗体，またはモノクローナル抗体を加えて反応させる．以上より，固相化した一次抗体と試料中のサイトカインと標識二次抗体が結合して複合体を形成する．洗浄後，基質液を加えて発色させ，反応停止後にその吸光度を測定する．濃度既知の標準サイトカインと吸光度から検量線を作成し，それに試料の吸光度を照合してサイトカイン濃度を算出する．

　最近では，サスペンションアレイ法あるいは蛍光マイクロビーズアレイ法と呼ばれる蛍光ビーズとフローサイトメーターとを組み合わせた手法が開発され，一度に多種類のサイトカインを定量することが可能となっている．また，複数のサイトカインに対する特異的抗体を各スポットにコートしたものに試料を加えてELISAを行うプロテインアレイ法という方法が開発され，多種類のサイトカインのハイスループットスクリーニングが可能になっている．

　表9-4に，現在測定されている主なサイトカインの健常人の血清レベルを示す．

3) リンパ球刺激（幼若化）試験

　生体が抗原刺激を受けると，免疫応答としてB細胞を介して抗体が産生され（体液性免疫の成立），T細胞は感作T細胞となる（細胞性免疫の成立）．このような免疫応答のステップで重要な

ことは，リンパ球が抗原刺激を受けて幼若化反応を起こすことである．この幼若化は，リンパ球をある特定の物質（マイトゲン；mitogen）で刺激することによっても観察される（リンパ球のDNA合成が高まり，大リンパ球化（幼若化）が起こる）．

リンパ球幼若化反応試験は，細胞性免疫能の指標として用いられている試験管内テストの一つである．これには，①T細胞のマイトゲンを用いた非特異的リンパ球幼若化反応，②感作T細胞に対応抗原を加えて培養する特異的幼若化反応，③組織適合抗原の不適合者のリンパ球を混合培養する混合リンパ球反応がある．T細胞の非特異的マイトゲンとしては，植物から抽出したPHA (phytohaemagglutinin) が最もよく用いられ，そのほかにCon A (concanavalin A)，PWM (pokeweed mitogen) などがある．

被検者のリンパ球の幼若化反応が，対照の健常者のリンパ球の幼若化反応と比べて低下していると細胞性免疫能の低下を示す．しかし，幼若化反応の発現機構は複雑であって，この検査によって患者は細胞性免疫不全状態にあるか否かを知ることができるが，検査結果をただちにT細胞の機能低下と断定することはできない．

PHAによるリンパ球幼若化反応の低下は，T細胞機能の低下を反映していることが多い．低値をきたしやすい疾患は，毛細血管拡張型運動失調症（ataxia telangiectasia）やWiskott-Aldrich症候群などの原発性免疫不全症と，続発性免疫不全症では，伝染性単核球症などの感染症，免疫抑制剤や抗腫瘍剤などの薬剤，癌腫や悪性リンパ腫などの悪性腫瘍，サルコイドーシスなどである．

4）遅延型皮膚反応

細胞性免疫による感染防御は，感作T細胞が主役を演じている．感作T細胞が対応する抗原に反応すると，液性因子である活性物質を産生放出する．これにより，マクロファージは局所に集められ，活性化される．その結果，マクロファージ内に寄生する，いわゆる結核菌や真菌などの細胞内寄生病原体は，活性化マクロファージによって破壊される．このような細胞性免疫が成立するには約2週間を要するが，二次感染の場合には反応は速やかに起こる．すなわち，二次応答はツベルクリン皮内反応のごとく約2日間で起こる．

遅延型皮膚反応は，抗原を皮内に注射してから24～48時間で細胞性免疫反応がピーク（発赤，硬結）に達する．たとえば，結核菌の感染を受けたりBCGワクチンを接種された生体にツベルクリンを皮内注射すると，その局所に48時間をピークとして発赤・硬結を主体として出現する皮膚反応である．これは，結核菌感染の結果として抗結核免疫成立を反映したものであり，ヒトの遅延型過敏反応の典型として知られている．その機序は，結核菌に感作された生体が，結核菌由来のタンパク抗原（ツベルクリン）に特異的に反応し，T細胞が刺激されて種々のサイトカインを放出することにより，多彩な細胞性反応が起こり，最終的に皮内局所にマクロファージを主とする細胞集積と充血がもたらされるのである．

III．補体系

1）血清補体価（CH 50）の測定
(1) Mayerの50％溶血法
　ヒツジ赤血球（E）とそれに対する抗血清（ヘモリジン；A）で感作赤血球（EA）をつくり，測定する検体血清を段階希釈して加え，37℃で60分反応させる．分光光度計で溶血の程度を測定し，補体価を求める．溶血反応の項でも述べたように，補体量と溶血度の関係は20～80％溶血でほぼ直線になっている．したがって，50％溶血法が現在広く用いられており，Mayer法といわれる．5×10^8個の至適感作したヒツジ赤血球（EA）の50％を，7.5mlの反応液（Ca^{2+}，Mg^{2+}を含むpH7.4，イオン強度0.147のベロナール緩衝液）中で37℃，60分で溶血させるのに必要な補体の量が1単位とされている．

〈緩衝液〉

ベロナール緩衝液保存原液（5VB）
　　　NaCl ･････････････････････････ 83.0g
　　　バルビタールナトリウム ･･････････ 10.19g
　　　1N HCl ････････････････････････ 35.0ml

　蒸留水約1,500mlにNaCl，バルビタールナトリウムを溶かし，HClを加える．全量を正確に2,000mlにし，一部をとり，5倍に希釈してpHが7.3～7.4であることを確かめる．

0.1M EDTA保存原液
　　　EDTA-2Na ･･････････････････････ 37.22g
　　　1N NaOH ･･････････････････････ 適量

　蒸留水約800mlにEDTA-2Naを溶かし，スターラーで撹拌しながら1N NaOHを加えpH7.3にする．さらに蒸留水を加え全量を正確に1,000mlにする．

Ca^{2+}・Mg^{2+}保存原液（0.15M Ca^{2+}，1M Mg^{2+}）
　　　$CaCl_2$ ･････････････････････････ 1.67g
　　　$MgCl_2 \cdot 6H_2O$ ･････････････････ 0.33g

　塩化カルシウム，塩化マグネシウム蒸留水に加えて溶解後全量を正確に100mlにする．

ゼラチン・ベロナール緩衝液（GVB^{2+}）
　　　ゼラチン ････････････････････････ 1.0g
　　　5VB ････････････････････････････ 200ml
　　　CaMg保存原液 ･･･････････････････ 1.0ml

　ゼラチンをビーカーにとり，約100mlの蒸留水を加えて水槽中で加温溶解し，5VB，CaMg保存原液を加え，蒸留水を加えて全量を正確に1,000mlにする．

0.01M EDTAゼラチン・ベロナール緩衝液（EDTA-GVB）

表9-5 溶血素至適濃度の決定

試験管番号	1	2	3	4	5	6	7	8
E (1×10^9/ml)	0.2	0.2	0.2	0.2	0.2	0.2	0.2	0.2
希釈溶血素液	0.2	0.2	0.2	0.2	0.2	0.2	0	0
	(×100)	(×200)	(×400)	(×800)	(×1,600)	(×3,200)		
GVB^{2+}	0	0	0	0	0	0	0.2	0
	↓ 37℃, 30分
GVB^{2+}	1.6	1.6	1.6	1.6	1.6	1.6	2.6	0
蒸留水	0	0	0	0	0	0	0	2.8
希釈モルモット血清	1.0	1.0	1.0	1.0	1.0	1.0	0	0

↓ 37℃, 60分
↓ 遠心 (2,000rpm, 10分)
↓ 吸光度測定 (541nm)

```
ゼラチン ······························· 1.0 g
5 VB ··································· 200 ml
0.1 M EDTA 保存原液 ··············· 100 ml
```

ゼラチンを GVB のときと同様に加温溶解し，5 VB，EDTA 保存原液を加え，蒸留水を加えて全量を正確に 1,000 ml にする．

〈感作赤血球〉

ヒツジ赤血球（E）浮遊液の調整

ヒツジ血液を Alsever 液と 1:1 に混合し，冷蔵庫に 1 週間以上保存したものを用いる．

ヒツジ血液の適当量を試験管にとり，生理食塩液を加え 2,000 rpm，5 分遠心して上清を流水ポンプで吸引して除く．この際，赤血球の上に層をつくる白血球，血小板（buffy coat）を吸引して除く．

沈渣に生理食塩液を加えてよく混ぜ，再び遠心する．この操作を 3〜4 回繰り返す．

EDTA-GVB で 1 回洗ったあと，約 5%濃度になるように EDTA-GVB に浮遊させる．

浮遊液 0.5 ml に蒸留水 7 ml を加えて溶血させ，水を対照に分光光度計（541 nm）で吸光度を測定する．1×10^9/ml 浮遊液の吸光度は 0.68 となるので，測定値から換算し全量を求める．

溶血素の至適濃度の決定

溶血素濃度を変量して感作血球をつくり補体価を測定すると，溶血素濃度が増えると補体価も上がるが，ある濃度以上になると補体価の増加がみられなくなる．そのときの濃度が至適濃度である（表9-5）．

溶血素を適当な濃度（たとえば 100 倍）から GVB^{2+} で 2 倍連続希釈する．

ヒツジ赤血球（1×10^9/ml になるように GVB^{2+} に浮遊させたもの）を 0.2 ml ずつ試験管にとり，希釈しておいた溶血素液を 0.2 ml ずつ加え，37℃，30 分感作する．

各試験管に GVB^{2+} を 1.6 ml 加え，モルモット血清を GVB^{2+} で 500 倍希釈したものを 1.0 ml 加え，37℃，60 分加温する．

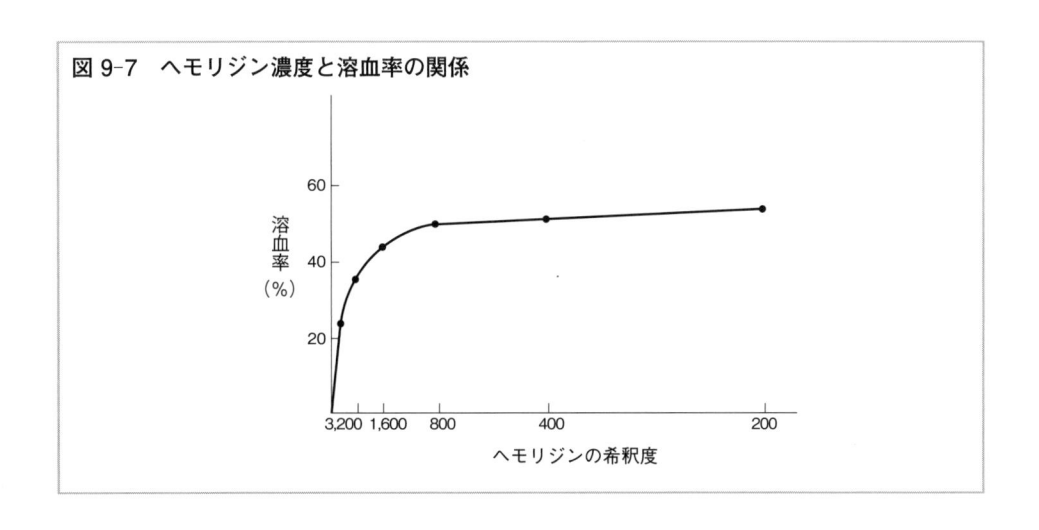

図 9-7 ヘモリジン濃度と溶血率の関係

表 9-6 $\frac{1}{2.5}$ 法による CH 50 測定のプロトコール

試験管番号	1	2	3	4	5	6	7	8
GVB^{2+}	1.1	1.6	1.8	1.9	2.0	2.1	2.6	0
希釈血清	1.5	1.0	0.8	0.7	0.6	0.5	0	0
蒸留水	0	0	0	0	0	0	0	2.6
EA(5×10^8/ml)	0.4	0.4	0.4	0.4	0.4	0.4	0.4	0.4

↓ 37℃, 60分
遠心 (2,000rpm, 10分)
↓
吸光度測定 (541nm)

　反応後,溶血率を計算し,溶血素の希釈倍数に対する溶血率をプロットして飽和曲線を描き,至適濃度を求める.たとえば図9-7では,飽和に達した濃度の2倍量,すなわち400倍希釈が至適濃度である.

　血球の感作
　溶血素を至適濃度に EDTA-GVB で希釈,等量のヒツジ赤血球（1×10^9/ml）に振りながら加える.37℃,30分加温して感作するが,血球が沈まないようにときどき振る.反応後,遠心して GVB^{2+} で2回洗い,5×10^8/ml の浮遊液を GVB^{2+} でつくる.

〈補体価の測定〉
　Mayer の原法では反応液が 7.5ml と多いため,わが国では稲井らが用いている Mayer の原法の 1/2.5 である 3ml で定量する簡便法が広く使われている（表9-6）.この場合,CH 50 の値は 2.5 倍となるから,この値を 1/2.5 倍して CH 50 とする.以下 1/2.5 での値で示す.

　操作法
　①検体血清を GVB^{2+} を用いて 81 倍に希釈し,よく混ぜる.
　②試験管を用意し,No.1〜7には GVB^{2+},No.8には蒸留水を指定量入れる.
　③希釈血清を No.1〜6 に指定量入れて混和する.このとき,全量 2.6ml になっている.

表9-7 y/1－y表

*1 \ *2	0	1	2	3	4	5	6	7	8	9
.10	.111	.112	.114	.115	.116	.117	.119	.120	.121	.122
.11	.124	.125	.126	.127	.129	.130	.131	.133	.134	.135
.12	.136	.138	.139	.140	.142	.143	.144	.145	.147	.148
.13	.149	.151	.152	.153	.155	.156	.157	.159	.160	.161
.14	.163	.164	.166	.167	.168	.170	.171	.172	.174	.175
.15	.176	.178	.179	.181	.182	.183	.185	.186	.188	.189
.16	.190	.192	.193	.195	.196	.198	.199	.200	.202	.203
.17	.205	.206	.208	.209	.211	.212	.214	.215	.217	.218
.18	.220	.221	.222	.224	.225	.227	.229	.230	.232	.233
.19	.235	.236	.238	.239	.241	.242	.244	.245	.247	.248
.20	.250	.252	.253	.255	.256	.258	.259	.261	.263	.264
.21	.266	.267	.269	.271	.272	.274	.276	.277	.279	.280
.22	.282	.284	.285	.287	.289	.290	.292	.294	.295	.297
.23	.299	.300	.302	.304	.305	.307	.309	.311	.312	.314
.24	.316	.318	.319	.321	.323	.325	.326	.328	.330	.332
.25	.333	.335	.337	.339	.340	.342	.344	.346	.348	.350
.26	.351	.353	.355	.357	.359	.361	.362	.364	.366	.368
.27	.370	.372	.374	.376	.377	.379	.381	.383	.385	.387
.28	.389	.391	.393	.395	.397	.399	.401	.403	.404	.406
.29	.408	.410	.412	.414	.416	.418	.420	.422	.425	.427
.30	.429	.431	.433	.435	.437	.439	.441	.443	.445	.447
.31	.449	.451	.453	.456	.458	.460	.462	.464	.466	.468
.32	.471	.473	.475	.477	.479	.481	.484	.486	.488	.490
.33	.493	.495	.497	.499	.502	.504	.506	.508	.511	.513
.34	.515	.517	.520	.522	.524	.527	.529	.531	.534	.536
.35	.538	.541	.543	.546	.548	.550	.553	.555	.558	.560
.36	.563	.565	.567	.570	.572	.575	.577	.580	.582	.585
.37	.587	.590	.592	.595	.597	.600	.603	.605	.608	.610
.38	.613	.616	.618	.621	.623	.626	.629	.631	.634	.637
.39	.639	.642	.645	.647	.650	.653	.656	.658	.661	.664
.40	.667	.669	.672	.675	.678	.681	.684	.686	.689	.692
.41	.695	.698	.701	.704	.706	.709	.712	.715	.718	.721
.42	.724	.727	.730	.733	.736	.739	.742	.745	.748	.751
.43	.754	.757	.761	.764	.767	.770	.773	.776	.779	.783
.44	.786	.789	.792	.795	.799	.802	.805	.808	.812	.815
.45	.818	.822	.825	.828	.832	.835	.838	.842	.845	.848
.46	.852	.855	.859	.862	.866	.869	.873	.876	.880	.883
.47	.887	.890	.894	.898	.901	.905	.908	.912	.916	.919
.48	.923	.927	.931	.934	.938	.942	.946	.949	.953	.957
.49	.961	.965	.969	.972	.976	.980	.984	.988	.992	.996

[*1] yの小数点以下2ケタを示す [*2] yの小数点以下3ケタ目の数字を示す

④ EA (5×10^8/ml) を0.4mlずつ全部の試験管に加える．
⑤ 血球が沈まないように振りながら37℃, 60分加温する．
⑥ 反応後, 遠心 (2,000rpm, 10分) して上清を他の試験管に移して吸光度を541nmで測定する．

表9-7 （つづき）

*1 *2	0	1	2	3	4	5	6	7	8	9
.50	1.000	1.004	1.008	1.012	1.016	1.020	1.024	1.028	1.033	1.037
.51	1.041	1.045	1.049	1.053	1.058	1.062	1.066	1.070	1.075	1.079
.52	1.083	1.088	1.092	1.096	1.101	1.105	1.110	1.114	1.119	1.123
.53	1.128	1.132	1.137	1.141	1.146	1.151	1.155	1.160	1.165	1.169
.54	1.174	1.179	1.183	1.188	1.193	1.198	1.203	1.208	1.212	1.217
.55	1.222	1.227	1.232	1.237	1.242	1.247	1.252	1.257	1.262	1.268
.56	1.273	1.278	1.283	1.288	1.294	1.299	1.304	1.309	1.315	1.320
.57	1.326	1.331	1.336	1.342	1.348	1.353	1.358	1.364	1.370	1.375
.58	1.381	1.387	1.392	1.398	1.404	1.410	1.415	1.421	1.427	1.433
.59	1.439	1.445	1.451	1.457	1.463	1.469	1.475	1.481	1.488	1.494
.60	1.500	1.506	1.513	1.519	1.525	1.532	1.538	1.545	1.551	1.558
.61	1.564	1.571	1.577	1.584	1.591	1.597	1.604	1.611	1.618	1.625
.62	1.632	1.639	1.646	1.653	1.660	1.667	1.674	1.681	1.688	1.695
.63	1.703	1.710	1.717	1.725	1.732	1.740	1.747	1.755	1.762	1.770
.64	1.778	1.786	1.793	1.801	1.809	1.817	1.825	1.833	1.841	1.849
.65	1.857	1.865	1.874	1.882	1.890	1.899	1.907	1.915	1.924	1.933
.66	1.941	1.950	1.959	1.967	1.976	1.985	1.994	2.003	2.012	2.021
.67	2.030	2.040	2.049	2.058	2.067	2.077	2.086	2.096	2.106	2.115
.68	2.125	2.135	2.145	2.155	2.165	2.175	2.185	2.195	2.205	2.215
.69	2.226	2.236	2.247	2.257	2.268	2.279	2.289	2.300	2.311	2.322
.70	2.333	2.344	2.356	2.367	2.378	2.390	2.401	2.413	2.425	2.436
.71	2.448	2.460	2.472	2.484	2.497	2.509	2.521	2.534	2.546	2.559
.72	2.571	2.584	2.597	2.610	2.623	2.636	2.650	2.663	2.676	2.690
.73	2.704	2.717	2.731	2.745	2.759	2.774	2.788	2.802	2.817	2.831
.74	2.846	2.861	2.876	2.891	2.906	2.922	2.937	2.953	2.968	2.984
.75	3.000	3.016	3.032	3.049	3.065	3.082	3.098	3.115	3.132	3.149
.76	3.167	3.184	3.202	3.219	3.237	3.255	3.274	3.292	3.310	3.329
.77	3.348	3.367	3.386	3.405	3.425	3.444	3.464	3.484	3.505	3.525
.78	3.545	3.566	3.587	3.608	3.630	3.651	3.673	3.695	3.717	3.739
.79	3.762	3.785	3.808	3.831	3.854	3.878	3.902	3.926	3.950	3.975
.80	4.000	4.025	4.050	4.076	4.102	4.128	4.155	4.181	4.208	4.236
.81	4.263	4.291	4.319	4.348	4.376	4.405	4.435	4.464	4.495	4.525
.82	4.556	4.587	4.618	4.650	4.682	4.714	4.747	4.780	4.814	4.848
.83	4.882	4.917	4.952	4.988	5.024	5.061	5.098	5.135	5.173	5.211
.84	5.250	5.289	5.329	5.369	5.410	5.452	5.494	5.536	5.579	5.623
.85	5.667	5.711	5.757	5.803	5.849	5.897	5.944	5.993	6.042	6.092
.86	6.143	6.194	6.246	6.299	6.353	6.407	6.463	6.519	6.576	6.634
.87	6.692	6.852	6.863	6.874	6.937	7.000	7.065	7.130	7.197	7.264
.88	7.333	7.403	7.475	7.547	7.621	7.696	7.772	7.850	7.929	8.009
.89	8.091	8.174	8.259	8.346	8.434	8.524	8.615	8.709	8.804	8.901
.90	9.000	9.101	9.204	9.310	9.417	9.526	9.638	9.753	9.870	9.989

計算

① No.8は完全溶血，No.7は機械的溶血である．No.1〜6の吸光度よりNo.7の吸光度を引き，No.8の完全溶血の吸光度で割って，溶血率 (y) を出す．

② 表9-7より $y/(1-y)$ の値を求める．

表9-8 補体価の計算例

試験管番号	1	2	3	4	5	6	7	8
吸光度	0.589	0.298	0.154	0.109	0.030	0.020	0.001	0.662
y	0.890	0.450	0.240	0.163	0.044	0.029	—	—
$y/(1-y)$	8.091	0.818	0.316	0.195	0.046	0.030	—	—

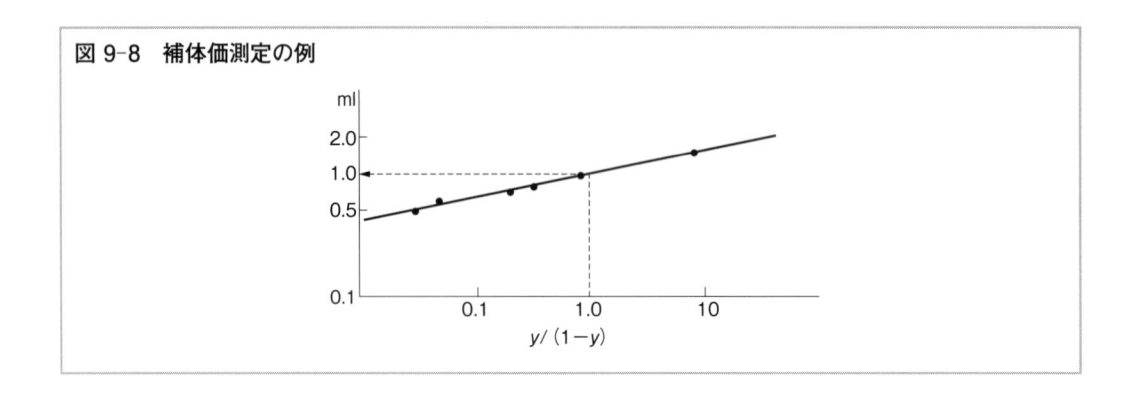

図9-8 補体価測定の例

③両対数方眼に$y/(1-y)$を希釈血清の量に対してプロットして各点を結ぶと直線が得られる．反応条件が適切であれば直線の勾配は0.2±0.02となる．$y/(1-y)=1$，すなわち50％溶血を起こすのに必要な希釈血清の量をグラフから求める．これが1単位に必要な血清量である．

④希釈倍数と希釈血清量から血清1ml中に含まれる補体値（CH 50）を求める．たとえば図9-8の例だと，$y/(1-y)=1$となる補体量は81倍希釈した補体血清の1.0mlであるから，血清1mlに含まれる補体の単位は$\frac{81}{1.0} \times \frac{1}{2.5} = 32.4$となる．

2) HAM試験

健常者新鮮血清に塩酸を0.15Nになるように加え，pHを6.4～6.5の弱酸性にし，患者赤血球を入れ，37℃，60分反応させる．遠心分離して上清のヘモグロビン濃度を測定して溶血の割合をみる試験である．5％以上を陽性とする．発作性夜間ヘモグロビン尿症（PNH）では10～50％の溶血率になる．PNH患者では膜結合性GPIアンカータンパクがPIG-A遺伝子の異常のため作られないので，GPIアンカータンパクである補体制御因子のDAF（CD55）とCD59が欠損している．そのため患者赤血球上で補体が活性化されやすくなっている．PNH赤血球の確認には他にDAF（CD55）やCD59に対する抗体を用いたフローサイトメトリーで定量できる．

Ⅳ. 食細胞系

　外来性の異物を排除し，自己由来の不要成分を処理するしくみとして生体防御が発達してきた．生体防御は多くの防御因子を含むが，免疫系は，①B細胞による液性（抗体）免疫系，②T細胞やNK細胞による細胞性免疫系，③食細胞系，④補体系により大切な部分は担われている．

　生体防御に関与する細胞は，初期防御系でも免疫系でも骨髄中の親の細胞，すなわち多能性幹細胞を起源にしている．生体防御が円滑に働くには，骨髄から防御因子としての食細胞，リンパ球，NK細胞などが絶えず供給され続けなければならない．

　食細胞は，血液中の好中球と単球および組織中のマクロファージを含む．マクロファージは広範囲に分布し，肺胞マクロファージ（肺），クッパー細胞（肝の洞様毛細血管），滑液細胞（関節腔），脈管周囲のミクログリア細胞（中枢神経系の内層），糸球体間質の食細胞（腎臓）など，血液あるいは洞性空間と組織との境界部に位置している．

　好中球やマクロファージなどの免疫活性食細胞は，ウイルスなどの異物を貪食する．そして，免疫活性食細胞の働きで，インターロイキン，腫瘍壊死因子（TNF），インターフェロン，マクロファージ炎症タンパク（MIP-1）などのサイトカインを産生する．

第10章　輸血と免疫検査

Ⅰ．血液型と同種抗原

1）血液型とは
（1）発見と歴史
　1665年のイヌからイヌへの輸血（Richard Lower），および1667年のヒツジからヒトへの輸血（Jean-Baptiste Denis）は，いずれも輸血に関し特筆すべき記録である．しかしとくに後者では激しい副作用と死を伴ったことから，「輸血は危険な行為」とみなされてしまった．その後，輸血にとっては暗く長いトンネルの時代となり，1818年，英国の産科医Blundellが産後の出血患者に輸血を試みたことはよく知られているが，効果が不確実な輸血という行為を，一気に生命を救う方法へと加速させたのは，ヴィーンの病理学者であったKarl Landsteiner（1868〜1943）である．それまでの失敗は，赤血球膜表面にこれほど強く免疫系を刺激する物質があろうなどとは思いもよらず，血球はヒトも動物もみな同じであるとして輸血が試みられたことによる．1900年，Landsteinerは正常のヒト血清と別のヒト血球を混和すると凝集が生ずることを発見しメモに残し，1901年には自分を含む研究室の6人の血液の各血清と血球の反応結果を公表した（**表10-1**)[1]．

　結果の要点の第一は自分自身の血清と血球は反応しないこと，第二はDr. St.とLandst.は同じパターンで両者の血清は他の4人の血球を凝集させたが，逆にその4人の血清は2人の血球を凝集させなかったこと，第三はDr.Plecn.とZar.，およびDr.Sturl.とDr.Erdh.がそれぞれ同じ反応パターンを呈したことである．以上より，3つの異なった型（A, B, C）が想定された．Cは現在

表10-1　6名の健常人の反応結果

血清	血球					
	Dr. St.	Dr. Plecn.	Dr. Sturl.	Dr. Erdh.	Zar.	Landst.
Dr. St.	−	＋	＋	＋	＋	−
Dr. Plecn.	−	−	＋	＋	−	−
Dr. Sturl.	−	＋	−	−	＋	−
Dr. Erdh.	−	＋	−	−	＋	−
Zar.	−	−	＋	＋	−	−
Landst.	−	＋	＋	＋	＋	−

（Owen, R.：Karl Landsteiner and the first human marker locus. Genetics, 155（3）：995〜998, 2000より）

のO型である．1902年，共同研究者であるvon DecastelloとSturliはAB型を発見した．1907年にはReuben Ottenbergにより，血液型の適合性を理論的背景に輸血が成功裏に行われた．1913年のクエン酸の抗凝固作用の発見（Richard Lewisohn）で，輸血は安定的に危険な行為から安全で命を救う手段へと確立した．この偉大な業績で，1930年，Landsteinerはノーベル生理学・医学賞を受賞した．

(2) 血液型の分類・命名

血液型とは赤血球膜上の糖鎖やタンパクで，たとえばABO血液型抗原は糖で，Rhのそれはタンパクである．ただし赤血球膜への糖の結合は酵素の触媒作用によるものである．糖鎖は文字通り糖が数個から十数個，脱水縮合で連なったもので，その酵素をコードしているのがDNAである．他方，タンパクであるRh抗原はDNAがそれをコードしており，両者の発現機序は異なっている．また，抗原は赤血球膜にのみ発現しているものもあれば，他の体細胞や型物質として体液中に存在しているものもある．逆に，赤血球膜構成成分でありながら血液型としての特異性がないものもある．

1900年の血液型の発見後，命名法としてアルファベット（例：ABO, MNSなど）の他に，発見の端緒となった抗体保有者名（例：Duffy, Kiddなど）が用いられてきた．

1980年，国際輸血学会（ISBT）は赤血球表面抗原の命名に関する委員会を設け，コンピュータでの管理を念頭に番号での標記を導入した．すなわち，抗原を6桁の数値で表現することとし，最初の3桁を血液型に，最後の3桁を発見順に割り当てた．たとえばABO型のA抗原のISBT番号は001.001，B型は001.002である．また血液型を，System, Collection, Seriesの3群に分けた．血液型システム（blood group system）とは，抗原を決定する対立遺伝子の染色体における位置が判明し，それが同一の遺伝子座か，あるいは密接に連鎖した遺伝子座に存在し，塩基配列も明らかにされているものである．また，抗原の遺伝が同種抗体を用いた検査で証明されていなければならない．2008年，マカオで開催されたISBTでRHAGが30番目のシステムとして承認された．現在，36システムで抗原数はPシステムなどの1つからRhシステムの55まで，合計305となっている．表10-2は主要な血液型システムの一覧である．また，Collectionとは2つ以上の抗原が血清生化学的にその関連性が示唆されるがSystemの定義には該当しないもので，現在Costなど6つのCollection（15抗原）が知られている．そしてこれらに属さない抗原がSeriesで，700 Series（発現頻度が1％未満の低頻度17抗原）と，901 Series（90％以上の高頻度6抗原）がある．これらの計44の抗原を加えると，赤血球抗原は総数349にのぼる．詳細はISBTの血液型命名委員会のウェブサイト（http：//ibgrl.blood.co.uk/）を参照されたい．

赤血球膜上において血液型として認識される糖，タンパク分子をその構造上の特徴から分類したのが図10-1である[2]．ABO, H, P_1などは膜の糖タンパクや糖脂質上の糖（glycan, carbohydrate）である．タンパクは多型に富んでいるが，大きく分けて膜を1回のみ貫通しているものと，複数回貫通しているもの，GPI結合タンパク（glycosylphosphatidylinositole-linked protein）として存在しているものの3型が知られている．

表10-2 血液型システム

ISBT番号	システム	シンボル	抗原数	遺伝子名 ISBT	遺伝子名 HUGO	染色体	CD分類	発見年
001	ABO	ABO	4	ABO	ABO	9q		1901
002	MNS	MNS	48	MNS	GYPA, GYPB, GYPE	4q	CD235a/b	1927
003	P1PK	P1PK	3	P1PK	A4GALT	22q		1927
004	Rh	RH	55	RH	RHD,RHCE	1p	CD240D/CE	1939
005	Lutheran	LU	21	LU	LU	19q	CD239	1945
006	Kell	KEL	35	KEL	KEL	7q	CD238	1946
007	Lewis	LE	6	LE	FUT3	19p		1946
008	Duffy	FY	5	FY	DARC	1q	CD234	1950
009	Kidd	JK	3	JK	SLC14A1	18q		1951
010	Diego	DI	22	DI	SLC4A1	17q	CD233	1955
011	Yt	YT	2	YT	ACHE	7q		1956
012	Xg	XG	2	XG	XG,CD99	X/Yp	CD99	1962
013	Scianna	SC	7	SC	ERMAP	1p		1962
014	Dombrock	DO	8	DO	ART4	12p	CD297	1965
015	Colton	CO	4	CO	AQP1	7p		1967
016	Landsteiner-Wiener	LW	3	LW	ICAM4	19p	CD242	1940
017	Chido-Rodgers	CH/RG	9	CH/RG	C4A,C4B	6p		1967
018	Hh	H	1	H	FUT1	19q		1948
019	Kx	XK	1	XK	XK	Xp		1975
020	Gerbich	GE	11	GE	GYPC	2q	CD236	1960
021	Cromer	CROM	18	CROM	CD55	1q	CD55	1965
022	Knops	KN	9	KN	CR1	1q	CD35	1970
023	Indian	IN	4	IN	CD44	11p	CD44	1973
024	Ok	OK	3	OK	BSG	19p	CD147	1979
025	Raph	RAPH	1	RAPH	CD151	11p	CD151	1987
026	John Milton Hagen	JMH	6	JMH	SEMA2A	15q	CD108	1978
027	I	I	1	I	GCNT2	6p		1956
028	Globoside	GLOB	2	GLOB	B3GALT3	3q		1951
029	Gill	GIL	1	GIL	AQP3	9p		1981
030	Rh-associated glycoprotein	RHAG	4	RHAG	RHAG	6p	CD241	1992
031	FORS	FORS	1	FORS	GBGT1	9q		1930
032	JR	JR	1	JR	ABCG2	4q	CD338	1970
033	LAN	LAN	1	LAN	ABCB6	2q		1961
034	Vel	VEL	1	VEL	SMIM1	1p		1952
035	CD59	CD59	1	CD59	CD59	11p	CD59	1989
036	Augustine	AUG	1	AUG	SLC29A1	6p		1967

HUGO：Human Genome Organization
ISBT：International Society of Blood Transfusion

(3) 血液型の機能・意義

多くの血液型が存在し，現代では輸血や母児血液型不適合妊娠で重要であることはいうまでもないが，なぜ「型」が存在するのか，その意義はかならずしも明らかではない．

図 10-1　血液型を担う赤血球膜構成要素

MNS
Gerbich
Indian
Knops
Lutheran
Landsteiner-Wiener
Xg
Ok
Scianna

Kell

● — N-glycan
— — O-glycan
⬡ GPI-linkage

ABO
Hh
Lewis
I
Ii*
Globoside
P
p^k*

Duffy

Rh　Colton
Kx　Kidd
Diego　Gill

Cromer
Yt
Dombrock
JMH
EMM*

赤血球膜外
赤血球膜内

糖鎖　単回膜貫通型タンパク　複数回膜貫通型タンパク　GPI 結合タンパク

＊：血液型コレクションあるいは高頻度抗原
（Chido-Rodgers, Raph 血液型システムは示していない．）

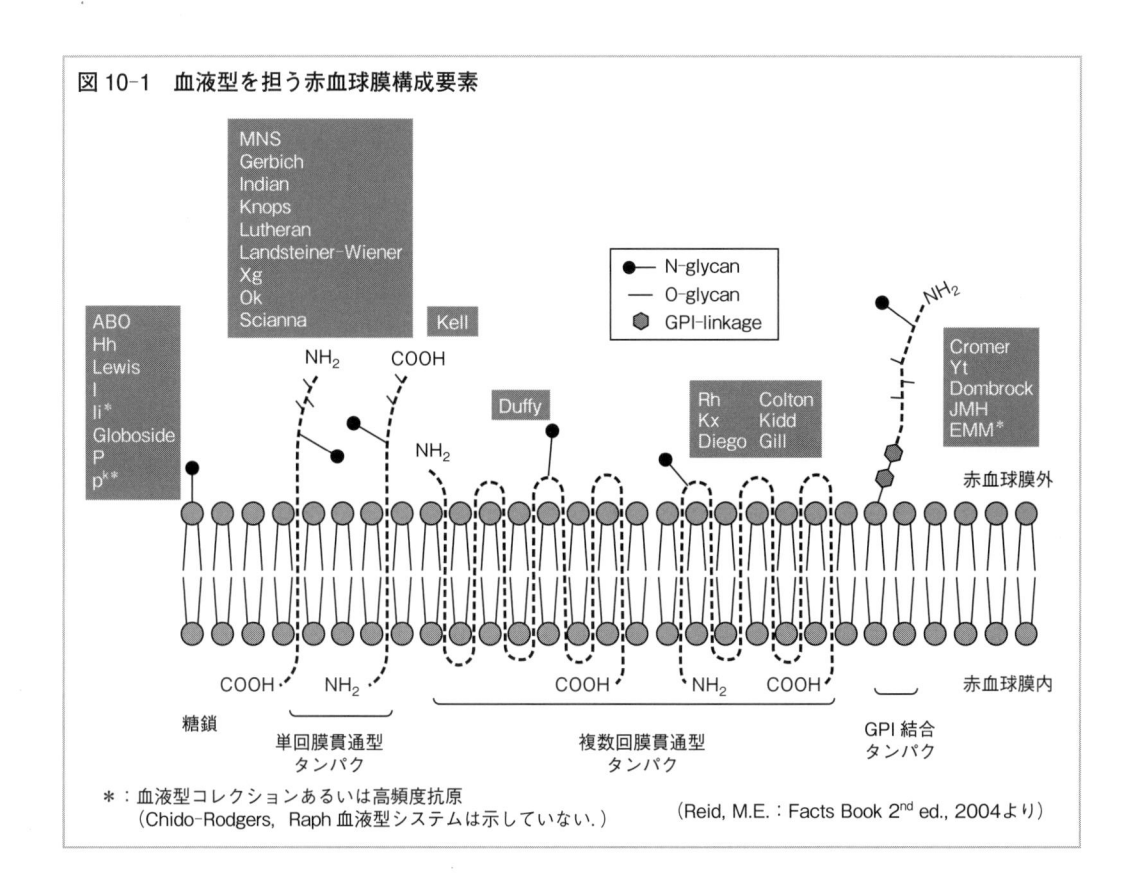

(Reid, M.E.：Facts Book 2nd ed., 2004 より)

表 10-3　赤血球膜の機能

1.	ABO	不明
2.	Hh	不明（ABO 抗原形成の前駆体，細胞接着？）
3.	Rh	不明（膜の安定化，アンモニア輸送）
4.	Kell	endothelin を血管収縮性物質に変換
5.	Duffy	サイトカイン，マラリア原虫のレセプター
6.	Kidd	尿素輸送，尿濃縮
7.	Diego	陰イオン交換作用（HCO_3^- と Cl^-）
8.	MNS	サイトカイン，マラリア原虫などのレセプター
9.	Lewis	Helicobacter pylori レセプター
10.	Cromer	崩壊促進因子（DAF）

　赤血球膜の機能を表 10-3 にまとめた．型特有の働きが知られているものもあるが，多くは詳細不明である．たとえば O 型や RhD 陰性のヒトが，それぞれ A, B, AB 型や RhD 陽性のヒトに比し，健康上何らかの障害が生じやすいことはない．また，多くの血液型システムには血液型を担っている分子が欠損している null タイプの表現型が知られ，膜の脆弱性を示すものもあるが，欠損しても生命に大きな問題を生ずることはない．しかし，輸血や妊娠で「混ざり合う」と，臨床的には大きな問題を引き起こす．

表10-4　ABO血液型の国別頻度

表現型（%）	A型	O型	B型	AB型
日本	39	29	22	10
アメリカ	40	45	11	4
インド	24	33	35	8
韓国	32	27	30	11
メキシコ	11	84	4	1
ノルウェイ	49	39	8	4

表10-5　日本人の遺伝子型と頻度

表現型	赤血球の抗原	血清中の抗体	オモテ検査 抗A	オモテ検査 抗B	ウラ検査 A血球	ウラ検査 B血球	遺伝子型	頻度（%）
A型	A, H	抗B	+	−	−	+	A/A	8.41
							A/O	31.32
O型	H	抗A, 抗B, 抗A, B	−	−	+	+	O/O	29.00
B型	B, H	抗A	−	+	+	−	B/B	2.89
							B/O	18.36
AB型	A, B, H	−	+	+	−	−	A/B	9.86

(4) 世界における分布

たとえばABO型は，わが国ではA, O, B, ABで4：3：2：1の頻度であるが，世界的にはO, A, B, ABとO型が多く，AB型は10%未満である．また，RhD陰性が陽性者に比し少ないのは共通であるが，白人では17%程度と，わが国の0.5%に比し決してまれではない．他の血液型においても，人種や国，地域で発現頻度は異なっている（**表10-4**）．

(5) 記載法（ISBTの表記）

赤血球の抗原，遺伝子型，表現型の記載はルールに基づいて行う．抗原は標準文字とし数字は下付き文字で記載し，上付き文字は小文字とする（例：P_1, Le^a）．遺伝子型はイタリック体とし，抗原に下付き文字がある場合は上付き文字で表す（例：A^1）．表現型は1文字の場合は＋または−で，上付き文字で命名されたものはカッコ内に入れて記載する（例：P_1+，Le（a＋））．しばしばA＋をARh＋と同義として記載されているが，前者はA抗原が陽性であると解釈される．そもそもABO血液型に関しては＋や−を付けず，AやBと記載する．抗体の表記としては抗原の前に，Anti-（抗）をつける（例：抗k, Anti-k）．詳細は文献を参照されたい[3]．

2) ABO血液型

(1) 歴史

1900年，Landsteinerはあるヒトの血清が他のヒトの血球を凝集させることを発見し，反応パターンの詳細な検討から，抗原をA, Bとし，それがないものをCとした．Cは後にドイツ語のOhne（＝without）よりO型と称された．1902年，両抗原を有するAB型が発見され，その後これらは遺伝し，A, B抗原は共優性であることも判明した．謎であった遺伝の仕組みも，1924年

にはBernsteinの「1遺伝子座3アリルモデル」で解決した．すなわち，ABO抗原は3種のアリル（allele, 対立遺伝子）のうちの2つの組み合わせで生ずるというものである．ABO遺伝子座にはA, B, Oアリルのいずれかが存在し，子供はそのうちの1つを両親から受け継ぐので，可能性として計6つ（*AA, AO, BB, BO, AB, OO*）の遺伝子型の組み合わせが生じ，表現型としてはA, B, O, ABの4種が見出されるとした（**表10-5**）．

(2) ABO血液型抗原，抗体，臨床的意義の要約

- 抗原数：4（A, B, AB, A₁）
- 遺伝子座/遺伝子：9q34.1-q34.2/*ABO*
- 遺伝子産物

  A-transferase（α1,3-N-acetylgalactosaminyltransferase）

  B-transferase（α1,3-galactosyltransferase）
- 抗原：赤血球膜上のオリゴ糖鎖の末端糖
- 構造：赤血球膜のタンパク，脂質に結合した糖鎖
- 生合成：ABO遺伝子は糖転移酵素をコードし，間接的に血液型を決定
- 抗体のタイプ：IgG, IgM
- 抗体の特性：赤血球と結合し補体を活性化し血管内溶血を起こす
- 新生児溶血性疾患：O型の母親がA, B, AB型の児を妊娠した場合に多く，症状は軽度

(3) 抗原の構造と生合成，発現，機能

　ABO遺伝子座は第9番染色体の長腕（9q34.1-q34.2）に存在する．ただしこの遺伝子で直接ABO抗原が形成されるわけではない．ABO遺伝子座には3つの主要なアリル（A, B, O）があり，Aアリルは赤血球膜に形成されたII型H鎖末端のガラクトース（Gal）の#3C（3位の炭素）にN-アセチルガラクトサミン（GalNAc）をα1,3で付加させる酵素をコードしている．Bアリルのそれはガラクトースである．AB型では両酵素が競合的に末端のGalにGalNAcあるいはGalを付加させる．このため，同一赤血球にA抗原，B抗原が発現している．Oアリルは不活性転移酵素をコードしており，II型H鎖はそのままである（**図10-2**）．すなわち，各表現型の相違はオリゴ糖の末端糖の差であり，この最後の結合過程を触媒する転移酵素をコードしているのが各遺伝子である．また，ABO血液型抗原の発現にはその前段階として，後述のH遺伝子によるII型H鎖の形成が必要であり，生化学的にも両者は関連が深い．ただし，両遺伝子座は互いに異なった染色体にあり，別の血液型システムとして扱われている．

　各赤血球には約200万の抗原決定基が存在し，リンパ球や血小板には血漿由来の抗原が吸着している．また，上皮など人体の様々な組織や，分泌型のヒトでは可溶性ABH型物質が脳脊髄液以外の体液，たとえば唾液などにも見出される．またこの型は後述のように，変化することも（後天性B）減弱することもある（造血器疾患）．しかしながら，血液型抗原の生理機能，意義については不明で，たとえばO型では血中の第VII因子やvon Willebrand因子が低値で過度の出血の一因となる，あるいは*Helicobacter pylori*に易感染性で胃潰瘍や胃癌に罹患しやすいなど様々な報

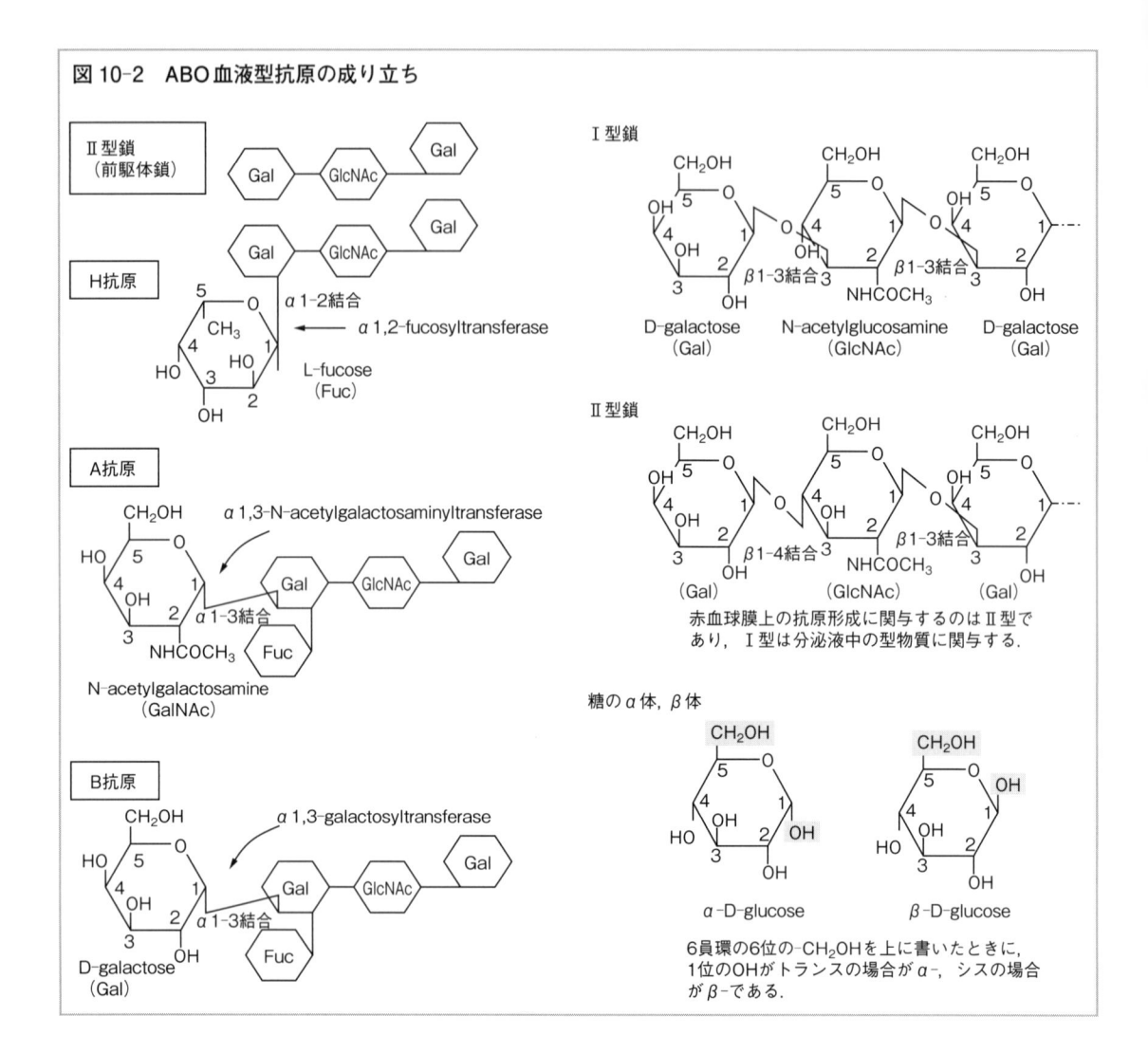

図10-2 ABO血液型抗原の成り立ち

II型鎖（前駆体鎖）: Gal—GlcNAc—Gal

H抗原: Gal—GlcNAc—Gal に α1-2結合 で L-fucose（Fuc）が付加（← α1,2-fucosyltransferase）

A抗原: N-acetylgalactosamine（GalNAc）が α1-3結合、Fuc 付き Gal—GlcNAc—Gal（← α1,3-N-acetylgalactosaminyltransferase）

B抗原: D-galactose（Gal）が α1-3結合、Fuc 付き Gal—GlcNAc—Gal（← α1,3-galactosyltransferase）

I型鎖: D-galactose（Gal）— β1-3結合 — N-acetylglucosamine（GlcNAc）— β1-3結合 — D-galactose（Gal）

II型鎖: (Gal) — β1-4結合 — (GlcNAc) — β1-3結合 — (Gal)

赤血球膜上の抗原形成に関与するのはII型であり，I型は分泌液中の型物質に関与する．

糖のα体，β体

α-D-glucose / β-D-glucose

6員環の6位の-CH₂OHを上に書いたときに，1位のOHがトランスの場合がα-，シスの場合がβ-である．

告はあるが，いずれも医学的知見として認知されてはいない．

(4) 分子レベルのABO抗原

ABO遺伝子産物はH抗原にGalNAcやGalの付加を触媒する酵素である．H抗原はII型鎖にL-フコースが付加したもので，その転移酵素をコードしているのがH遺伝子座のFUT1遺伝子である．また，唾液などへのABH型物質の分泌にはSe遺伝子座のFUT2遺伝子が関与している．詳細は後述のHh血液型（p.276），Lewis血液型（p.288）を参照されたい．

① ABO遺伝子

ABO遺伝子座の主要な3アリルA, B, Oのうち，Aアリルは7つのエクソンからなり，1,064塩基の読み取り枠（open reading frame：ORF）があり，354のアミノ酸をコードしている（図10-3）．通常のA, Bアリルでは7カ所に塩基置換がみられ，そのうち6カ所は第7エクソンにある．Aアリルがプロトタイプ（原型）と考えられ，Bアリルは，297A→G, 526C→G, 657C→T,

図 10-3 ABO血液型遺伝子の染色体座位

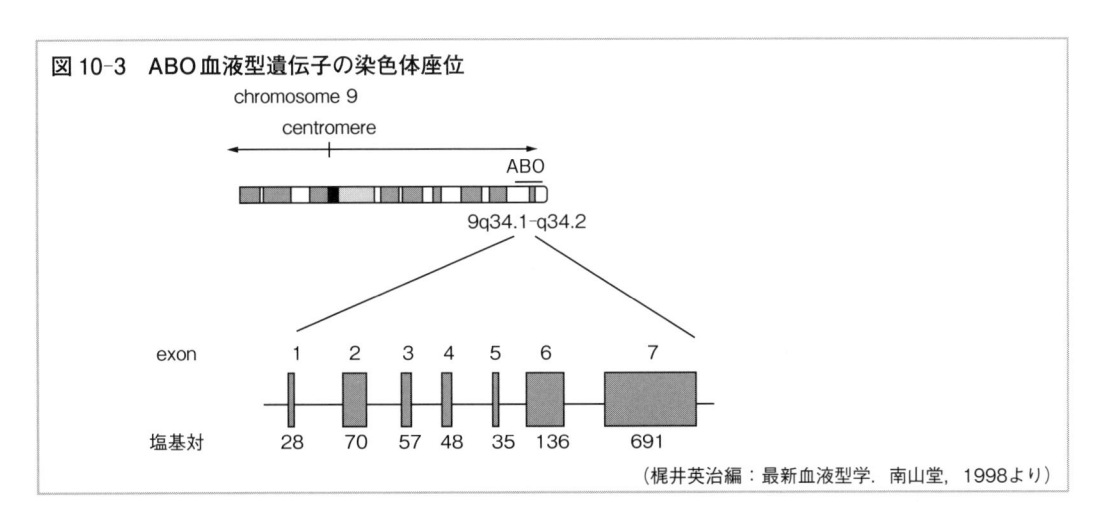

（梶井英治編：最新血液型学．南山堂，1998より）

図 10-4 A^1, B, O 遺伝子の cDNA 塩基配列とアミノ酸配列

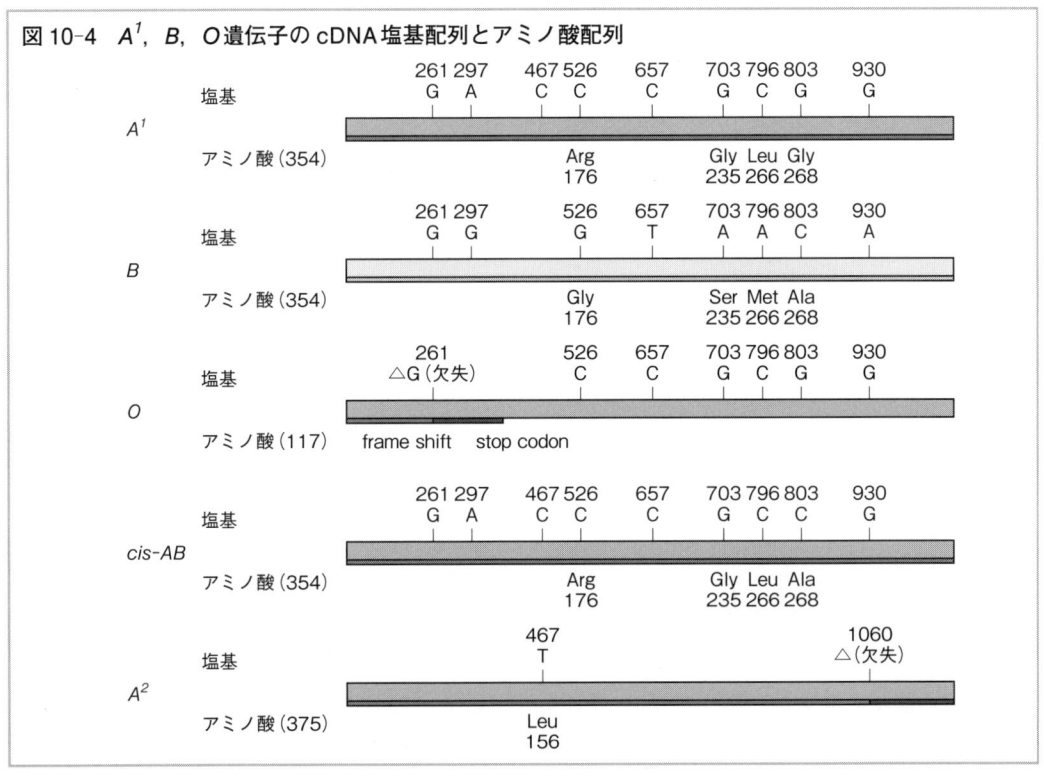

703G→A, 796C→A, 803G→C, 930G→A にそれぞれ変わっている．すなわち，両者の相違は7カ所の一塩基多型（single nucleotide polymorphism：SNP）であるが，そのうち4カ所は非同義置換で別のアミノ酸に翻訳され，A, B 各糖転移酵素活性の差を生んでいる（Arg176Gly, Gly235Ser, Leu266Met, Gly268Ala）[4]．O アリルの基本は A_1 型 cDNA と同じである．ただ，第6エクソン 261 番の塩基欠失（261 delG）でフレームシフトを生じ codon 117 stop となり，転位酵素活性のない短いタンパクとなる（**図 10-4**）[5]．その他，様々な ABO アリルが知られているが，

それによる多型はABO遺伝子のいくつかのSNPsによる[2]．

②H遺伝子

H遺伝子座は第19番染色体の長腕（19q13.3）に存在し，H遺伝子（FUT1）は4つのエクソンからなる．II型鎖にフコースを付加しH抗原を形成する酵素（フコース転移酵素）をコードしている．null アリルのホモでは（h/h），H抗原が形成されず，したがってA抗原，B抗原も産生されないため，ABO血液型の表現型は一見，O型となる．このH抗原を欠くまれな血液型は，最初に発見された地名よりBombay（O_h）型と称する．O_h型は抗A，抗B以外に37℃でも反応する強い抗Hを有していることから，輸血が必要な場合，ドナーはO_h型でなければならない．余談ながら，きわめてまれに両親ともにH/hで子供がh/hの場合，たとえば両親がAB型とA型でもO型（O_h）の子が生まれる可能性はある．詳細は後述のHh血液型（p.276）を参照されたい．

③Se遺伝子

Se遺伝子座も第19番染色体の長腕（19q13.3）に存在し，Se遺伝子（FUT2）は2つのエクソンからなる．A，B，H抗原は赤血球だけでなく血漿や唾液腺，胃腸管，気道などの分泌組織でも検出される．Se遺伝子特異フコース転換酵素によりI型鎖にフコースの結合が触媒されるため，Se/Se，Se/seのヒトでは分泌液中にH抗原が分泌され，さらにA，B遺伝子の保有者ではGalNAc，Galが付加し，A，B型物質となる．非分泌型（se/se）ではフコースが付加されず，H抗原は産生されない．したがってA，B遺伝子を有しても可溶性A，B抗原の産生はない．集団の約80％は体液中にABH型物質を分泌し，残りは非分泌型である．

(5) ABO血液型抗体

抗体は通常，非自己の抗原に曝露されて産生される．しかし，健常なヒトでは自分の赤血球にないABO血液型抗原に対し，自然に抗体（抗A，抗B）を有している．自然界には血液型に似た物質，糖などが無数に存在しており，きわめて早期にそれらを発現した微生物や食物などに遭遇すればこのような現象が起こりうる．さらに抗原に曝露されると，免疫系は強く刺激され，多量の抗体を産生する．たとえば，母児血液型不適合妊娠での胎児血球の流入，型違い輸血，免疫グロブリン製剤中のA，B型物質，などである．逆に無（低）γグロブリン血症，高齢者，免疫抑制剤使用者などでは抗体が検出されにくくなる．抗A，抗BはIgMまたはIgGに属し，室温およびそれ以下の温度で感度よく検出される．特にIgM-抗A，-抗Bは唾液中の型物質で中和されるのでIgG-抗A，-抗Bとの区別に利用される．抗体は補体結合性で，溶血性輸血副作用の原因となる．

①抗A_1

A_2，A_2Bなどの亜型では血清中にそれぞれ約1〜8％，22〜35％の頻度で抗A_1を有する．IgMが主で，A_1血球とは低温で反応するものがほとんどである．補体結合性はなく，通常，輸血副作用や新生児溶血性疾患（hemolytic disease of newborn：HDN）の原因とはならない．

②抗H

Bombay型以外に，たとえばA_1，A_1B，B型などのヒトでは血清中に抗Hを自然抗体として保有する場合がある．赤血球のH抗原量が少ないためで，通常これらの血球とは反応せず，H抗原

が比較的多いO型血球やA₂血球と弱く反応する．低温反応性で臨床的な問題は生じない．

③ O型血清

O型血清はIgMよりIgGが主で，反応温度域は室温〜37℃と幅広い．溶血性輸血副作用，HDNなどの原因になる．抗A，抗B，および両抗原に共通する部位を認識する交差反応性（cross reacting）抗A, Bを含む．したがって，抗A, BはO型とそれ以外の型を一度で区別するのに便利である．ちなみに抗Aと抗Bを混合した場合は「抗A＋抗B」と記載する．

④新生児抗A, 抗B

新生児は生後，自然界の抗原に曝露されて，3カ月頃から抗体を産生し，5〜10歳でピークとなる．したがって，新生児の有する抗A，抗B，抗A, Bは母親由来のIgG抗体と考えられるが，抗A, Bは前2者に比しときに激しいHDNを起こす．

(6) ABO血液型の検査

Landsteinerの法則は，ヒトは血清中に自分の血球に発現していない抗原と反応する抗体を常に有している，というものであり，この抗体をしばしば「自然抗体」と称する．ABO血液型検査は，赤血球のAおよびB抗原の有無を抗血清で調べる「オモテ検査」と，血清中の自然抗体である抗A，抗Bの有無を抗原既知の血球で調べる「ウラ検査」とからなり，通常，結果はLandsteinerの法則に従う（表10-5）．しかしA, B, H抗原は5〜6週の胎児赤血球に検出されるとはいうものの，出生時は未発達で2〜4歳頃にピークとなり，その後はほぼ一定となる．A₂などの亜型も出生時，抗原は未発達であり区別はむずかしい．他方，児由来の抗A, 抗Bが明瞭になるのも生後3カ月頃からであり，それまでは新生児のABO血液型は「オモテ検査」のみで判定される．

(7) ABO血液型の遺伝

ABO血液型の遺伝は，基本的にメンデルの法則に従い，主要な3つのアリルA, B, Oの組み合わせによる．A, Bアリルは共優性で，Oアリルは両者に対し劣性である．その他，A_2, A_3, A_x, A_mなどまれなものもあるが，日常の医療においては表現型（A, B, O, AB）の決定が重要であり，遺伝子型は不要である．したがって，たとえば表現型がA_1の場合，遺伝子型の可能性としてA^1A^1, A^1O以外にA^1A^2, A^1A^x, A^1A^mなど様々なパターンが考えられるが，それらを決定する意味はないし，実際，表現型がA型やB型のヒトがヘテロか否か，すなわちOのアリルの有無を血清学的に見出すことはできない．表10-5はABO血液型の表現型，遺伝子型およびそれらの頻度である．

> **＜参考＞　日本人のABO遺伝子頻度の推計　―Hardy-Weinbergの計算式―**
>
> 任意交配が行われている，十分に大きな集団においては，遺伝子頻度は対立遺伝子頻度の積であり，それらは次の世代でも変わらない．
>
> 今，ある遺伝子座（G）に対立遺伝子がn個存在し，それらを$g_1, g_2, \ldots g_n$とし，遺伝子頻度を$p_1, p_2, \ldots p_n$とする．$p_1 + p_2 + \cdots p_n = 1$で，$g_n$のホモ接合体では遺伝子頻度は$p_n \times p_n$であり，ヘテロ接合体では$2 \times p_n \times p_n'$である．
>
> ABOシステムは3アリル血液型システムであり，対立遺伝子A, B, Oそれぞれの遺伝子頻度をp, q, rとすると，

遺伝子頻度の和：p+q+r = 1
ホモ接合：AA (p^2), BB (q^2), OO (r^2)
ヘテロ接合：AO (2pr), BO (2qr), AB (2pq)
表現型の頻度（日本）：A型（39%）p^2+2pr
　　　　　　　　　　　B型（22%）q^2+2qr
　　　　　　　　　　　O型（29%）r^2
　　　　　　　　　　　AB型（10%）2pq

以上から，$r^2 = 0.29$ より r = 0.54．$(p+r)^2 = p^2+2pr+r^2 = 0.39+0.29 = 0.68$ より，p+r = 0.83．p = 0.29，q = 0.17 となり，各遺伝子頻度，表現型は**表10-5**のようになる．

3) Rh血液型

(1) 概説

　臨床上，ABO型に次いで重要な血液型である．ポリペプチド抗原で免疫原性が強く，抗体が産生されると，輸血や妊娠において重大な副作用，合併症をもたらすことがある．抗原は2つの遺伝子 *RHD* と *RHCE* の産物であるが，きわめて多型に富み，複雑である．遺伝子座が近接し，遺伝子再構成でハイブリッド *Rh* 遺伝子が形成されるためであり，現在52の抗原が知られている．機能的には**表10-3**のように赤血球膜の安定化と NH_3 の運搬に関与することが知られているが，詳細は不明である．

(2) 歴史

　1939年，子が死産となった母親に夫由来の血液が輸血された．ABOは同型であったが，女性は強い溶血反応を呈した．Levine と Stentson は女性の血中に夫の血球と反応する抗体の存在を想定し，死産との関連を解き明かした．すなわち母親はある抗原を欠き，その抗原を有する胎児血球で免疫され，抗体を産生した．その抗原は父親由来であり，したがって輸血された父親の血球は破壊されたと考えた．また死産の理由として，胎児赤血球は父親由来の抗原を発現しており，妊娠中，母親の免疫の攻撃を受けたために溶血し死に至った，とした．1940年，Landsteiner と Wiener はアカゲザル（Rhesus monkey, Macaques mulatta）の血液で免疫したラビットの血清が，サルの血球だけでなく白人の約85%の血球をも凝集させることを見出し，対応抗原を Rhesus 因子と名づけた．しかし後になって，ラビットの産生した抗体はヒトのLW抗原（後で命名）を認識したものであり，冒頭の母親の抗体とは特異性が異なることが判明した．遺伝子座はRhが第1番染色体，LWが第19番染色体にあり，血清学的にも生化学的にもこの2つのシステムは異なるものである．しかしすでに Rhesus 血液型は広く認知されており，母親の抗体が認識した抗原に新しい名称を付けるよりはそれをRh血液型システムとし，その抗原をDと命名すべきとの意見にまとまった．その後，Rh抗体に複数の特異性が見出され，主要5抗原（D, C, E, c, e）も発見された．現在では50以上におよび，もっとも複雑な血液型システムであり，臨床上もとくに輸血やHDNにおいて重要な意味をもつ．

(3) 命名

　分子遺伝学によれば，Rh抗原は *RHD* と *RHCE* の2つの遺伝子で制御され，前者はD抗原を，後者は ce, Ce, cE, CE のいずれかの抗原を発現させる．両遺伝子は近接しており，Rh遺伝子複合

図 10-5 Rh血液型 (Fisher-Race 説, Wiener 説)

Fisher-Race説		遺伝子				Wiener説		
遺伝子複合体	抗原	RHD	RHCE	遺伝子複合体	短縮表記	遺伝子	凝集原	因子
Dce	D, c, e	*RHD*	*RHce*	*Dce*	R_0	R^0	Rh_0	Rh_0, hr', hr"
DCe	D, C, e	*RHD*	*RHCe*	*DCe*	R_1	R^1	Rh_1	Rh_0, rh', hr"
DcE	D, c, E	*RHD*	*RHcE*	*DcE*	R_2	R^2	Rh_2	Rh_0, hr', rh"
DCE	D, C, E	*RHD*	*RHCE*	*DCE*	R_z	R^z	Rh_z	Rh_0, rh', rh"
dce	c, e		*RHce*	*ce*	r	r	rh	hr', hr"
dCe	C, e		*RHCe*	*Ce*	r'	r'	rh'	rh', hr"
dcE	c, E		*RHcE*	*cE*	r"	r"	rh"	hr', rh"
dCE	C, E		*RHCE*	*CE*	r_y	r^y	rh_y	rh', rh"

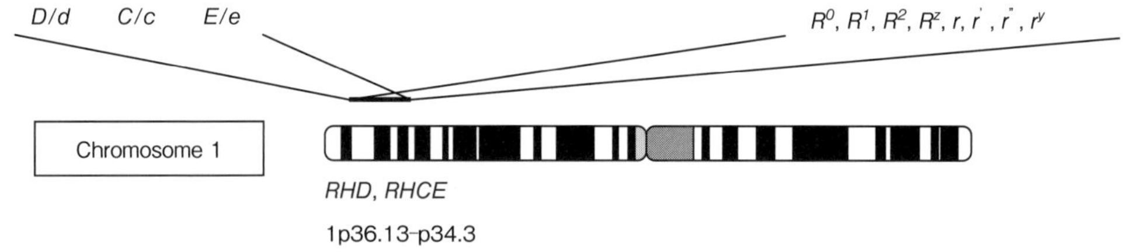

D/d   C/c   E/e $R^0, R^1, R^2, R^z, r, r', r", r^y$

Chromosome 1

RHD, RHCE
1p36.13-p34.3

体 (ハプロタイプ) としてセットで遺伝するため，両親からは8種の組み合わせのうち1つずつ (たとえば，*Dce*と*DCe*など) を受け継ぎ，Rh血液型として表現される．したがって親子や兄弟間では相同性が高い．遺伝に関してはFisher-Race説とWiener説がよく知られ，現在の知見とはかならずしも一致しないが，Rh抗原の発現および遺伝を理解するうえで有用である．

① Fisher-Race説

1943年，統計学者のFisherはRh抗原の発現のパターンから3つのアリルがセットになっていると考えた．すなわち，分離がきわめてむずかしい3つの遺伝子座がD-C-Eの順に連鎖し，それぞれに*D/d, C/c, E/e*が存在し，交差反応性もなく受け継がれるとした．この理論では，抗原を有しない場合，抗体が産生されるとしたが，Dのホモでも抗dは見出されず，*d*は沈黙遺伝子と考えられた．実際は*d*遺伝子もなければその産物もないことが明らかになったわけであるが，Rh抗原の遺伝を説明，理解するうえで容易であるため，dという表記は現在も利用されている (図 10-5)．なお，読み方として，Dはbig D, dはlittle dなどという．

② Wiener説

3つの遺伝子座が密にリンクするとしたFisher-Race説に対し，1つの遺伝子座には複数の抗原決定基を有する凝集原を発現させる遺伝子が1つ存在するとしたのがWiener説である．おもな遺伝子は，$R^0, R^1, R^2, R^z, r, r', r", r^y$の8つで，各遺伝子によって発現する凝集原の構造上の多様性から，対応する抗体も複数産生されうるとした．たとえば遺伝子R^1は赤血球上に凝集原Rh_1を現し，これは3つの因子 (Rh_0, rh', hr") からなっていると考えた (図 10-5)．なお，読

み方として，Rh_0 は RH zero, rh' は RH prime, rh" は RH double prime などという．

③ *RH* 遺伝子の命名法の要点[6)]

1. D抗原がある場合は *R*，ない場合は *r* とする．そして，以下のように番号などを付記する．
2. C抗原がある場合は $_1$，または' (prime) とする．（例：*DCe* では *R^1*，*dCe* では *r'*）
3. E抗原がある場合は $_2$，または" (double prime) とする．（例：*DcE* では *R^2*，*dcE* では *r"*）
4. C抗原，E抗原がなく，D抗原のみの場合，*R^0* とする．
5. 表現型の dCE, DCE はきわめてまれであり，それぞれ，r_y, R_z などのように y や z を用いる．
6. 遺伝子型はイタリック体で上付きとする．（例：表現型 R_2 の遺伝子型は *R^2*）
7. 表記上，両説を併記することがある．（例：Rh_0 (D) + は RhD陽性）

(4) Rh血液型抗原，抗体，臨床的意義の要約

- 抗原数：55 (D, C, E, c, e など)
- 遺伝子座/遺伝子：1p36.13- p34.3/*RHD*, *RHCE*
- 遺伝子産物：RhDポリペプチド，RhCEポリペプチド
- 抗体のタイプ：IgG（一部 IgM）
- 抗体の特性：赤血球と結合し血管外溶血を起こす．補体の活性化はまれ
- 新生児溶血性疾患：抗D，抗cは強い．抗C，抗E，抗eは軽度から中等度のHDNを起こす

(5) 分子レベルの Rh 抗原

Rh遺伝子座は第1番染色体短腕（1p36-p34）にあり，*RHD*, *RHCE* の2つの遺伝子が隣接している．それぞれ10のエクソンからなり，前者はD抗原を，後者は4種の抗原複合体，すなわちce, Ce, cE, CEを別々にコードしている．いずれも417アミノ酸残基長の膜貫通タンパクで，膜を12回横断し，膜の安定化に関与している（図10-6, 7）．両タンパクの相違はアミノ酸で約35と，相同性は高い．抗原性は細胞外の6つのドメインが担い，抗体との結合部位でもある．RhD陰性の多くは *RHD* 遺伝子の欠失であるが，アフリカ人では *RHD* 偽遺伝子が少なからず見出されている．RhceとRhCe，すなわちc/Cの抗原特異性の相違は4つのSNPsによって生ずる4つのアミノ酸変異のうち，細胞外に露出した2番目のループ上の1つ（Pro103Ser）によってもたらされる．また，RhceとRhcE，すなわちe/Eの相違は1つのSNPによる1つのアミノ酸変異（Ala226Pro）によるもので，4番目の細胞外に露出したループ上に生ずる（図10-6, 7）．

(6) 遺伝子頻度と表現型

おもな人種でもっとも多いRhD陽性のハプロタイプは，黒人（Dce）を除き，DCeである．日本人のRhD陽性の頻度は高い順に，R_1R_1 (CCDee, 43％)，R_1R_2 (CcDEe, 35％)，R_2R_2 (ccDEE, 10％)，R_1r (CcDee, 7％)，R_2r (ccDEe, 3％) などとされる．

RhD陰性は白人で約17％で，ほとんどが *RHD* 遺伝子の欠失による．日本人での頻度は0.5％と少ないが，これらの人のなかに *RHD* 遺伝子が見出される場合があり（約10％），とくにC陽性例に多い．ナンセンス変異でストップコドンとなるタイプなどが知られている．なお，黒人ではRhD陰性の頻度は約8％であるが，その66％に偽遺伝子が見出されたとの報告もある．RhD

図 10-6　RH遺伝子とRhタンパク

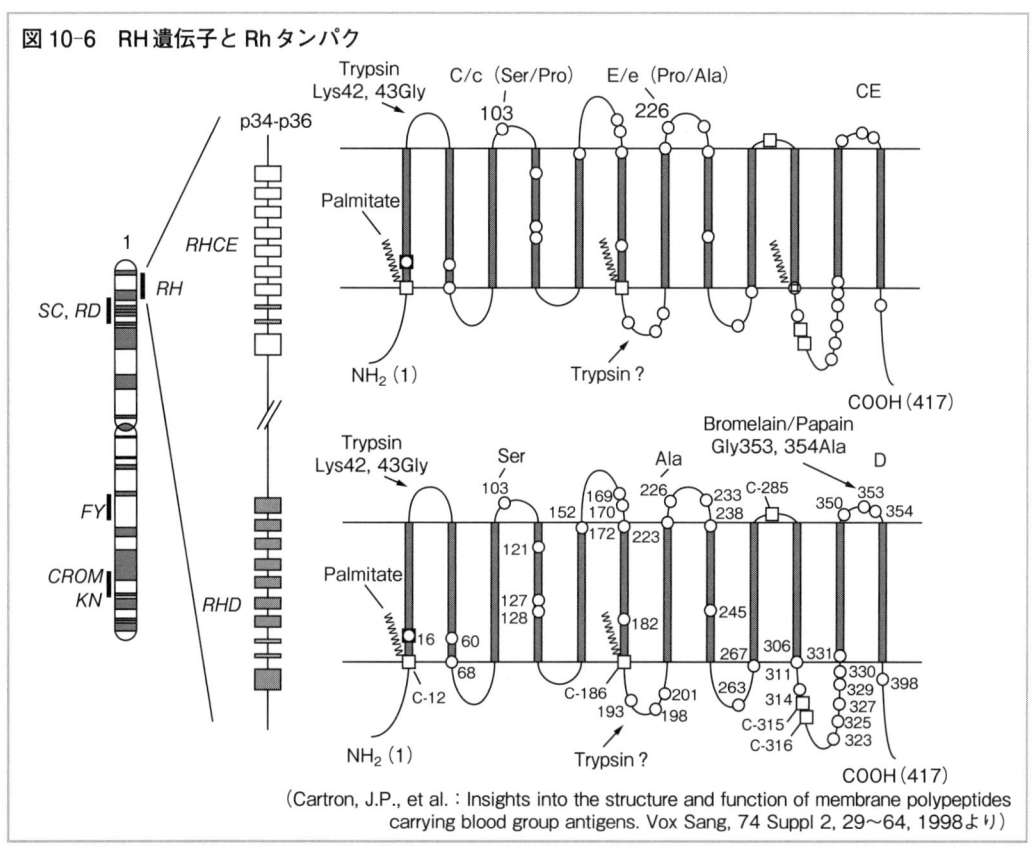

(Cartron, J.P., et al.: Insights into the structure and function of membrane polypeptides carrying blood group antigens. Vox Sang, 74 Suppl 2, 29～64, 1998より)

図 10-7　RHCE遺伝子

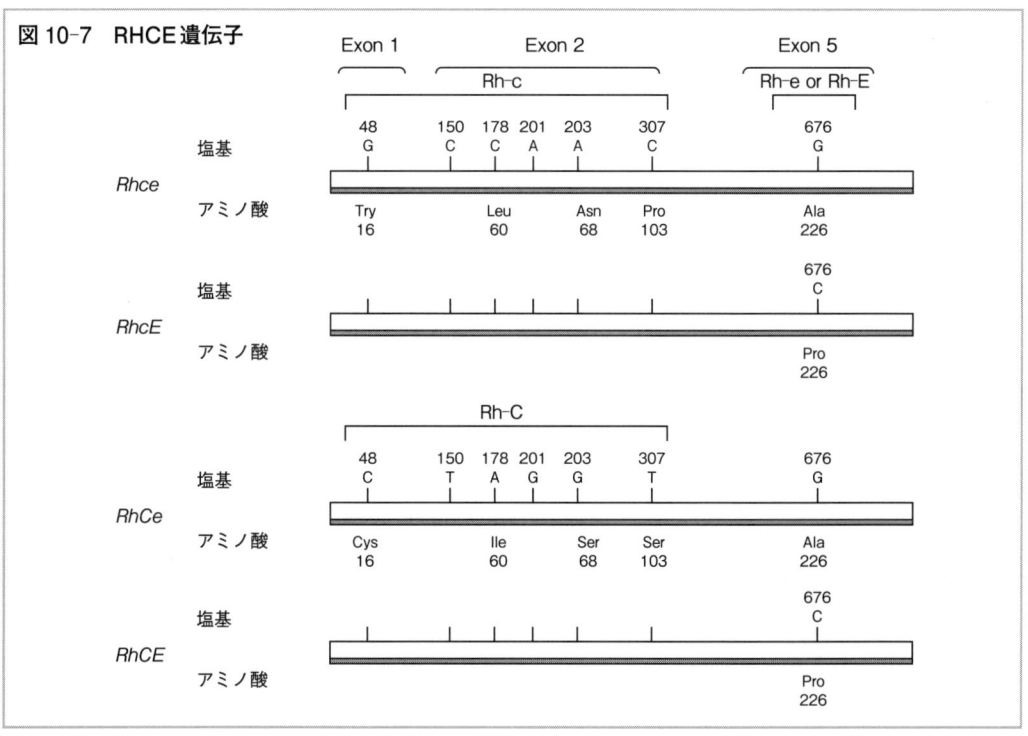

陰性は遺伝子の欠失や*RHD*偽遺伝子以外に，*RHD*ハイブリッド遺伝子で生ずることが報告されている．その他，Rh抗原には突然変異や乗換え（交叉）などによる多くの亜型が知られており，Rh血液型システムの複雑性は際立っている．日本人のRhD陰性の頻度は高い順にr"r（ccdEe，36％），rr（ccdee，26％），r"r"（ccdEE，18％），r'r（Ccdee，9％）などとされる．

（7）機能

　Rh抗原は赤血球のみに発現し，可溶型はない．赤血球膜タンパク複合体の一部を担い，膜の安定化に関与している．いずれのRhタンパクも発現していないRh$_{null}$では形状の変化，浸透圧抵抗性の低下で溶血を起こしやすく，赤血球の寿命は短い．その他，膜におけるNH_3の運搬にも関与しているとされる．

（8）臨床的意義

　Rh抗原は赤血球のみに発現し多型に富むタンパク抗原であり，もっとも免疫原性が強く，母児間出血（feto-maternal hemorrhage：FMH）においては0.1ml以下の量でも母体を感作する．RhD陰性患者にRhD陽性血が輸血されると，2～5カ月で約85％に抗Dが産生される．このリスクを仮に50％とすると，K（5.0％），c（2.05％），E（1.69％），k（1.5％），e（0.5％），Fy^a（0.23％），C（0.11％），Jk^a（0.07％）とされる．抗体はまれに自然抗体（IgM）として見出されることもあるが，おもにIgGで臨床的には輸血副作用とHDNが重要である．

　輸血においては現在，供血者，受血者のABO，RhDの検査は必須であり，抗Dによる副作用はほぼ回避できる．しかし受血者の不規則抗体スクリーニング検査が不十分な場合，あるいは実施しても検出感度以下の場合は，陽性血で遅発型輸血副作用（delayed hemolytic transfusion reaction：DHTR）を生ずる可能性がある．D以外の抗原については検査の対象外であり，輸血や妊娠で抗体の産生がありうる．DにおいてもRhD陰性者は通常，抗Dを有しないため，緊急時にABO血液型のみ合わせた交差適合試験ではRhD不適合は見出されず，RhD陽性血が輸血され，抗Dが産生されうる．通常，Rh抗体は補体を結合することはまれであり，抗体と結合した血球は脾臓などで破壊される（血管外溶血）．

　抗Dによる新生児溶血性疾患は，抗D免疫グロブリン（RhIG）での予防や周産期管理の向上でまれとなった．むしろそれ以外のRh抗体，とくに抗cが重要である．その他，抗E，抗C，抗e，および抗C^wや抗C^xでも起こりうる．

4）その他のおもな血液型

（1）Hh血液型

　①概説

　Bombay（現在のMumbai）で，A，B，AB型だけでなく，O型にも反応する血清が見つかり，発端者の赤血球はまだ発見されてない抗原を欠いていることが予想された（1952年）．これがH抗原で，ABO抗原形成の基礎になるものであることが後の研究で分かった．Bombay型ではA，B，Hのいずれの抗原も欠如し，自然抗体として強い抗H，抗A，抗Bを有しているため，輸血の際

にはBombay型が必要となる．ただし，H抗原は99.9％のヒトで発現しており，インドでは10,000人に1人，ヨーロッパでは100万人に1人ときわめてまれであるため，欠損者を見出すにはまずは親戚を検索することが多い．

② Hh血液型抗原，抗体，臨床的意義の要約

- 抗原数：1（H）
- 遺伝子座/遺伝子：19q13.3/H（FUT1）
- 遺伝子産物：α1,2-fucosyltransferase（FUT1）
- 抗原：赤血球膜上のオリゴ糖末端
- 生合成：FUT1遺伝子産物はⅡ型鎖の末端糖（Gal）にフコースを結合させ，H抗原の形成に関与

  ちなみにFUT2（Se）遺伝子産物はⅠ型鎖の末端糖（Gal）にフコースを結合させ，可溶性H抗原の形成に関与
- 抗体のタイプ：IgG, IgM（IgMが一般的）
- 抗体の特性：Bombay型の抗Hは37℃でも赤血球と結合し補体を活性化し血管内溶血を起こす
- 新生児溶血性疾患：母親がBombay型（h/h）では可能性あり

③ 抗原の生合成と発現

H遺伝子座は第19番染色体の長腕（19q13.3）に位置し，そのFUT1遺伝子はすでに赤血球膜のタンパク，脂質に結合しているcarbohydrate鎖（含水炭素）であるⅡ型鎖末端にフコースを$α$-1,2で付加する酵素をコードしている．いったんH物質ができると，A, B転移酵素によりGalNAc, Galが付加され，それぞれA, B型が形成される（図10-2）．H抗原はA, B, AB抗原によりマスクされるため，その影響の少ないO型がH抗原の露出度はもっとも高くなる．以下，血液型別にH抗原量は$O > A_2 > A_2B > B > A_1 > A_1B$の順である．

ところで，H遺伝子座と密にリンクし，35kbしか離れてない位置にSe遺伝子座がある．FUT2遺伝子が存在しⅠ型鎖にフコースを$α$-1,2で結合させる酵素をコードしている．これは下記のように分泌/非分泌を制御し，またLewis血液型の発現にも関与している．詳細は後述のLewis血液型（p.288）の項を参照されたい．

＜H抗原を正常に表出＞

FUT1遺伝子は4つのエクソンからなり，ほとんどがホモ接合体（H/H）で，ヘテロ接合体（H/h）の場合も含めH抗原が形成され，通常，抗Hは産生されない．分泌型（Se/Se, Se/se）では，FUT2遺伝子によりⅠ型鎖にフコースが付加し，可溶性H抗原が唾液などに分泌されるが，非分泌型（se/se）では分泌されない．

＜H抗原が欠損，減弱＞

H抗原を欠くか，きわめて弱く発現している場合がある．劣性遺伝子ホモ接合体（h/h）では，ABO遺伝子が正常でもⅡ型H鎖が形成されず，赤血球上にA抗原，B抗原は発現しない．血球

表 10-6 Bombay型, para-Bombay型

	タイプ		表記	血球上の抗原			唾液中の型物質			血清中の抗体
	H	Se		A	B	H	A	B	H	
Bombay型	不活性 (h/h)	非分泌型 (se/se)	O_h	−	−	−	−	−	−	抗H
para-Bombay型	活性低下 (H)	非分泌型 (se/se)	A_h	+/w	−	w/−	−	−	−	抗H
			B_h	−	+/w	w/−	−	−	−	抗H
			A_hB_h	+/w	+/w	w/−	−	−	−	抗H
	(不活性/活性低下)	分泌型 (Se/Se, Se/se)	O_m^h	−	−	w/−	−	−	+	抗HI
			A_m^h	+/w	−	w/−	+	−	+	抗HI
			B_m^h	−	+/w	w/−	−	+	+	抗HI
			$A_m^hB_m^h$	+/w	+/w	w/−	+	+	+	抗HI

は抗A,抗B,抗A,Bに反応しないため,表現型は一見O型となる.Bombay型は非分泌(se/se)で,唾液中にH抗原は見出せない.抗Hレクチンである *Ulex europeaus* にも反応せず O_h と表される.すなわちO型の非分泌型と異なる点は血清中に強い抗Hを有しO型血球を凝集することである.

これに対し,赤血球上にABHをきわめてわずかに発現し,抗Aまたは抗B血清に弱く反応するがBombay型でもなく,通常のO型でもない型が知られpara-Bombayと称される.*FUT1* 遺伝子の変異によりフコース転換酵素活性が弱いことが原因と考えられている.非分泌型ではA,B,Hのいずれの型物質も分泌されず,血清中に抗Hを有する(Ah, Bh, AhBh).分泌型(*Se/Se, Se/se*)では *FUT2* 遺伝子によりI型鎖にフコースが付加され,体液中にH物質が分泌される.そしてABO遺伝子でそれぞれA,B型物質となる.血清中にはHとI物質をともに有する血球と反応する抗HIがあるが,低温反応性で臨床的意義はない.para-Bombayの分泌型の表記は A_m^h, B_m^h, O_m^h, $A_m^hB_m^h$ である.表10-6にO型とBombay型,para-Bombay型の相違を示した.

④機能と臨床的意義

H抗原はA,B抗原同様,広く体組織に分布し,分泌型では脳脊髄液を除く体液にも見出される.しかし,機能的にはABO血液型形成に必要であるという以外に,細胞の接着に関与するとの報告があるくらいで,詳細は不明である.Bombay型では血清中に抗A,抗B,抗Hを自然抗体として強く有しており,O型でも急性溶血反応を起こしうるので,輸血の際はBombay型の血液が必要となる.Bombay型の母親がBombay型でない子供を妊娠した場合,HDNを起こす可能性はあるが,報告はない.

(2) Kell 血液型

①概説

1946年,HDNを呈した子の母親(Mrs. Kelleher)の血中に抗Kが見出されたのが発見の端緒である.現在までに32の抗原が知られているが,臨床的にはK抗原,抗体がもっとも重要である.

Kell血液型システムは複雑で,免疫原性はABO,Rh抗原に次いで強い.出現頻度は民族で異なるが,よく遭遇する抗原はKとkで,kは高頻度抗原である.わが国ではほぼ100%がK−k+で臨床的にはあまり問題とならないが,白人のK−k+の頻度は約90%であり,K陽性血への

図 10-8 Kell血液型

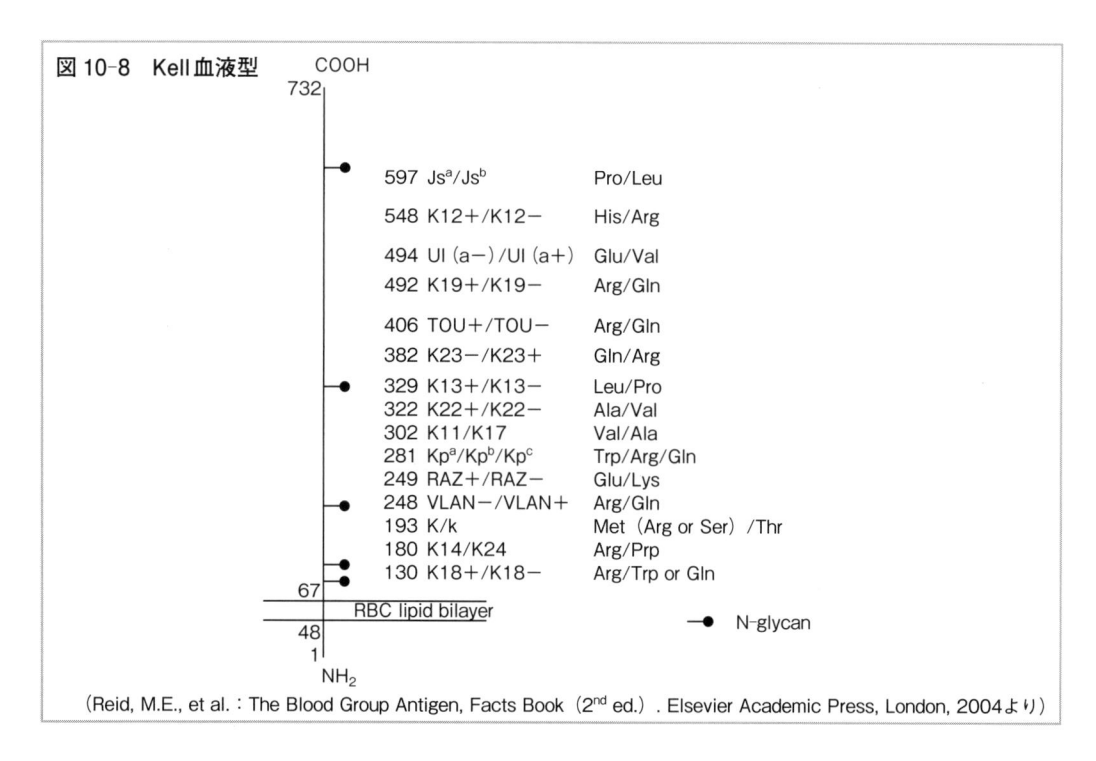

```
COOH
732
        ● 597 Jsᵃ/Jsᵇ        Pro/Leu
          548 K12+/K12−      His/Arg
          494 Ul(a−)/Ul(a+)  Glu/Val
          492 K19+/K19−      Arg/Gln
          406 TOU+/TOU−      Arg/Gln
          382 K23−/K23+      Gln/Arg
        ● 329 K13+/K13−      Leu/Pro
          322 K22+/K22−      Ala/Val
          302 K11/K17        Val/Ala
          281 Kpᵃ/Kpᵇ/Kpᶜ    Trp/Arg/Gln
          249 RAZ+/RAZ−      Glu/Lys
        ● 248 VLAN−/VLAN+    Arg/Gln
          193 K/k            Met(Arg or Ser)/Thr
          180 K14/K24        Arg/Prp
          130 K18+/K18−      Arg/Trp or Gln
67
   RBC lipid bilayer              ●— N-glycan
48
1
NH₂
```

(Reid, M.E., et al.：The Blood Group Antigen, Facts Book（2ⁿᵈ ed.）. Elsevier Academic Press, London, 2004より)

曝露で抗Kを産生した場合，輸血にはK陰性血が必要となる．また，母親がIgG抗Kを有する場合，胎児の赤血球系前駆細胞がターゲットとなるため，新生児は著しい貧血に陥る．

② Kell血液型抗原，抗体，臨床的意義の要約

・抗原数：35（K抗原がもっとも臨床的に意義がある）
・遺伝子座/遺伝子：7q33/KEL
・遺伝子産物：Kellタンパク
・機能：エンドセリン-3を血管作動活性のある物質に変換する酵素的作用
・抗体のタイプ：IgG,（IgMはまれ）
・抗体の特性：補体結合性なく，血管外溶血を起こす．とくに抗K，抗Kuが重要
・新生児溶血性疾患：著しい貧血の原因となる

③ 分子レベルのKell抗原

KEL遺伝子は第7番染色体長腕（7q33）にあり，19のエクソンからなる．32抗原をコードし，著しい多型を示す．K/kの相違はSNP（698T→C）による1つのアミノ酸の相違（Met193Thr）による．Kpᵃ/KpᵇはSNP（961T→C）による（Trp281Arg）が，またJsᵃ/JsᵇはSNP（1910C→T）による（Leu597Pro）がそれぞれ原因とされる．Kellタンパクは732のアミノ酸からなるポリペプチドで赤血球膜を1回貫通している（図10-1, 8）[2]．膜内部でKxタンパクと結合しているが，Kxタンパクの欠損ではMcLeod型となる．

④ Kell血液型抗原，抗体

Kell遺伝子座には様々な抗原をコードするアリルが存在するが，とくに共優性のK, k抗原が

表10-7 Kell血液型

表現型	遺伝子型	抗体との反応 抗K	抗体との反応 抗k	表現型頻度（％）日本人	表現型頻度（％）白人	表現型頻度（％）黒人
K＋k－	K/K	＋	－	0	0.2	＜0.1
K＋k＋	K/k	＋	＋	0	8.8	2
K－k＋	k/k	－	＋	100	91	98

重要である．それぞれ，過去にKell, Cellanoと称されていたもので，抗原の違いは1つのアミノ酸の相違による．表現型は多くの人種でK-k＋であり，白人で91％，黒人で98％とされ，残りがK＋k＋で，K＋k－はきわめてまれである（表10-7）．わが国ではほぼ100％，K－k＋である．

Kell抗原は臍帯血にも発現している．また赤血球やその前駆細胞だけでなく，リンパ系組織および筋や神経組織にも見出されている．可溶型はない．酵素，クロロキンに抵抗性であるが，DTT, ZZAP, AETでは抗原が破壊される．抗K，抗kはほとんどがIgGで，輸血や妊娠で産生される．酵素法で反応するものもあるが，通常は間接抗グロブリン試験で検出される．自然抗体での報告もある．細菌などが免疫原と考えられるが，一過性である．

・Null型

K_0型はKell血液型抗原すべてを欠いたnullタイプで，Kx抗原を強く発現している．とくに健康上，問題はない．しかし，輸血などで免疫されると抗Ku (u：universal) を産生し，K_0型以外のすべての赤血球と反応する．死亡例もあり輸血にはK_0型が必要であるが，入手はむずかしい．

・McLeod症候群

過去にK15に分類されたKx抗原は1990年にKx血液型システムとして認められ，その唯一の抗原をXK1抗原（ISBT 019.001）と称するようになった．ISBTシンボル/遺伝子座/遺伝子は，XK/Xp21.1/XKである．この抗原を担うKxタンパク（XK遺伝子産物）は膜を10回貫通し，Kellタンパクと共同で膜の輸送に関与しているとされ，Kell抗原が正常な赤血球ではXK1抗原の発現は弱い．McLeod血球はXK遺伝子異常によりKxタンパクの欠損したもので，Kell血液型抗原が著しく減少している．健常者にもみられるが有棘赤血球と舞踏運動を特徴とするMcLeod症候群に認められることが多い．伴性劣性遺伝で男性にみられ，赤血球は有棘化し寿命も短く（溶血性貧血），不随意運動，心筋障害および慢性肉芽腫症（chronic granulomatous disease：CGD）を呈することもある．

⑤輸血副作用とHDN

抗K，抗Kuはときに激しい溶血性輸血副作用を起こすので，抗体保有者には抗原陰性血が必要である．また，輸血や妊娠で抗Kが産生されれば，次の妊娠ではHDNが問題となる．胎盤を通過したIgG抗Kは胎児のK陽性赤血球と反応し，血管外で細胞を破壊するためで，胎児死亡を起こすことがある．ただし，病態生理がABO不適合妊娠や，Rh不適合妊娠とは若干異なる．すなわちKell血液型抗原は成熟赤血球だけでなくその前駆細胞にも発現しており，ヘモグロビンを有しない血球が破壊されてもビリルビンの上昇にはつながらないことである．したがって，

図10-9 Duffy血液型

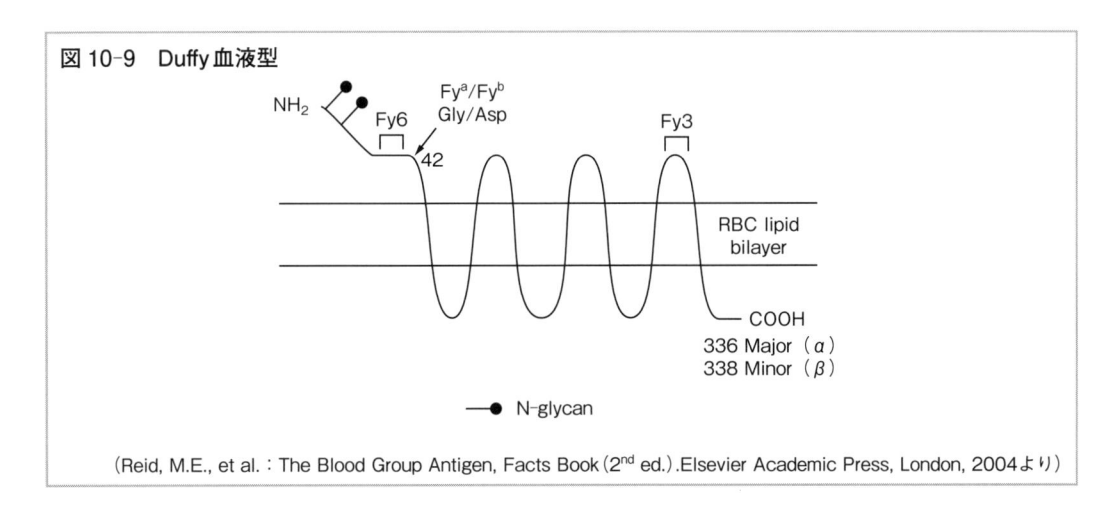

(Reid, M.E., et al.：The Blood Group Antigen, Facts Book (2nd ed.).Elsevier Academic Press, London, 2004より)

貧血が著明なわりには黄疸は軽度で，羊水穿刺などによるビリルビンのレベルは，かならずしも疾患の重篤性を反映しないので要注意である．ともあれ，Kell血液型抗原に対する抗体は白人ではABO, Rhに次いで，臨床的に重要な血液型抗体とされている．

(3) Duffy血液型

①概説

1950年，頻回輸血の血友病患者に見出された抗体（抗Fy^a）が端緒となり，Fy^{a}抗原が発見され，患者の名前にちなんでDuffyと命名された．翌年には多産の女性から検出された抗体により，Fy^{b}抗原も発見され，その後しばらくしてFy3, Fy4, Fy5, Fy6抗原が発見されたが，臨床的に意義のあるのはFy^a, Fy^b, Fy3抗原である．

Duffy型は比較的その機能が知られており，サイトカインやマラリア原虫のレセプターと考えられている．そのため表現型の頻度は人種，地域で大きく異なっている．抗体は輸血副作用，HDNに関与する．

② Duffy血液型抗原，抗体，臨床的意義の要約

・抗原数：5 (Fy^a, Fy^b, Fy3, Fy5, Fy6)
・遺伝子座/遺伝子：1q22-q23/*FY*
・遺伝子産物：Duffy糖タンパク
・抗体のタイプ：IgG, (IgMはまれ)
・抗体の特性：補体結合性はなく，血管外溶血を起こす．DHTRに要注意
・新生児溶血性疾患：抗Fy^{a}が軽度のHDNの原因となる

③分子レベルのDuffy抗原

Duffy遺伝子は第1番染色体長腕 (1q22-q23) にあり，2つのエクソンからなる．Duffyタンパクは細胞膜を7回貫通するタンパクで，細胞外にN末端ドメインを，細胞質にC末端ドメインを形成している．主要なアリルである*FYA*と*FYB*は共優性で，SNP (125G→A) による1つのアミノ酸の相違で (Gly42Asp), Fy^{a}とFy^{b}抗原の差を生じている (**図10-9**)[2]．表現型はFy (a

表10-8 Duffy血液型

表現型	遺伝子型		抗体との反応		表現型の頻度（%）		
			抗Fy^a	抗Fy^b	日本人	白人	黒人
Fy(a+b−)	Fy^a/Fy^a	(Fy^a/Fy)	+	−	80.4	19.6	9.8
Fy(a+b+)	Fy^a/Fy^b		+	+	18.5	47.8	2.7
Fy(a−b+)	Fy^b/Fy^b	(Fy^b/Fy)	−	+	1.1	32.6	19.9
Fy(a−b−)	Fy/Fy		−	−	0	0	67.6

+b−)，Fy(a+b+)，Fy(a−b+)，Fy(a−b−)の4型で，Fy(a−b−)は白人やアジア人ではきわめてまれであるが，黒人では68%にみられる．FYBアリルのプロモータ領域において，SNP(−33T→C)がホモ接合体のヒトでDuffyタンパクが発現せず，Fy(a−b−)型となる．日本人では99%がFy^{a}抗原を有しており，Fy(a−)はまれな血液型とされている（**表10-8**）．

④機能

Duffyタンパクの意義として，炎症性サイトカインやマラリア原虫との結合作用が知られている．前者では過剰なサイトカインの除去が示唆されているが，詳細は不明である．後者ではFy(a−b−)赤血球がマラリア原虫の侵入に抵抗性であることが明らかとなっている．*Plasmodium vivax*（三日熱マラリア原虫）は，感染した雌ハマダラカの吸血の際に人体に侵入し，スポロゾイト（蚊唾液腺→ヒト肝），メロゾイト（ヒト肝→赤血球）の過程で赤血球に入りトロフォゾイト（栄養体）となり，赤血球内で発育する．赤血球に侵入の際，Duffy糖タンパクの細胞外N末端ドメインに結合する必要があるが，Fy(a−b−)の多い西アフリカでは*P.vivax*の汚染が低く，流行は阻止されている．

⑤輸血副作用とHDN

抗Fy^a，抗Fy^{b}が臨床上重要である．通常，IgGで輸血や妊娠で産生され，間接抗グロブリン試験で見出される．抗原はフィシンやパパインなどの酵素で失活するため，これらの抗体は酵素法では検出されない．Fy(a−b−)型はわが国ではまれであるが，アフリカ系黒人では2/3にみられ，抗Fy^{a}の保有者も多い．他の赤血球抗体，とくにRh血液型関連の抗体と一緒にみつかることもある．対応抗原陽性血で，中等度からまれに高度のDHTRを起こすので，輸血では適合血が必要であるが，わが国では抗Fy^{b}の適合率80%に対し抗Fy^{a}では1%ときわめて低い．HDNはまれで，発症したとしても症状は軽度である．

(4) Kidd血液型

①概説

1951年，妊婦（Mrs. Kidd）に対応抗原不明な赤血球抗体が検出され，新生児がHDNを発症したことから，抗体は胎児血球の抗原に対するものであることが推測された．抗原はJk^{a}と命名され，Kidd血液型システムの最初の抗原となった．その後，Jk^{b}が見出された．1959年，nullタイプ，すなわちJk(a−b−)が報告された．この人が輸血で溶血を起こし，その抗体がJk^a，Jk^{b}の両抗原を認識するものであることが判明し，抗Jk3と名付けられた．

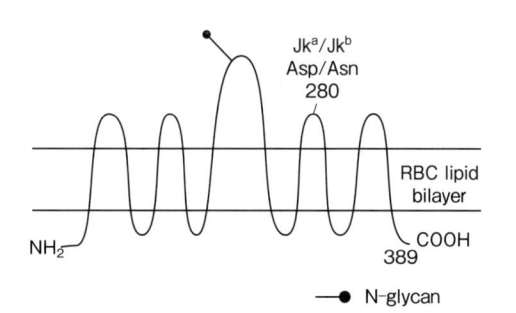

図 10-10 Kidd 血液型

表 10-9 Kidd 血液型

表現型	遺伝子型		抗体との反応		表現型頻度（%）		
			抗 Jk^a	抗 Jk^b	日本人	白人	黒人
Jk（a+b−）	Jk^a/Jk^a	(Jk^a/Jk)	+	−	22.4	28	57
Jk（a+b+）	Jk^a/Jk^b		+	+	50.4	49	34
Jk（a−b+）	Jk^b/Jk^b	(Jk^b/Jk)	−	+	27.2	23	9
Jk（a−b−）	Jk/Jk		−	−	きわめてまれ		

Kidd糖タンパクは赤血球の尿素運搬体として知られる．臨床ではDHTRが重要である．

② Kidd 血液型抗原，抗体，臨床的意義の要約

・抗原数：3（Jk^a, Jk^b, Jk3）

・遺伝子座/遺伝子：18q11-q12/*JK*（*SLC14A1, HUTⅡ*）

（solute carrier family 14, member 1：SLC14A1）

・遺伝子産物：Kidd糖タンパク

・抗体のタイプ：IgG，(IgMはまれ)

・抗体の特性：補体結合性を有する．DHTRの主因

・新生児溶血性疾患：抗Jk^{a}での報告はあるが，軽度

③ 分子レベルの Kidd 抗原

Kiddタンパクは膜を10回貫通する389のアミノ酸からなるタンパクで，N, C末端とも細胞内にある（**図10-10**）[2]．このタンパクをコードする*SLC14A1*遺伝子は第18番染色体長腕（18q11-q12）にあり，11のエクソンからなる．2つのアリル（Jk^a, Jk^b）は共優性にJk^a, Jk^{b}を発現させるが，抗原性の差はSNP（838G→A）による1つのアミノ酸変異（Asp280Asn）による．細胞外の第4ループに存在し，その有無で表現型はJk（a+b−），Jk（a−b+），Jk（a+b+），Jk（a−b−）に分けられる（**表10-9**）．Jk（a−b−）型はポリネシア人などで報告があるが，ほとんどの人種できわめてまれである．

④機能

赤血球膜内外に尿素を運搬し，浸透圧を保っている．血球は尿素溶液中でも溶血に抵抗性である．Jk（a−b−）型では尿素の移送スピードが低下するようであるが，明らかな形態や寿命異常，および健康そのものへの影響はないとされる．また腎臓の直細動脈にも発現し，尿の濃縮に関与しているとの報告がある．

⑤輸血副作用とHDN

抗Kiddは間接抗グロブリン試験で検出されるが，DHTRの主因であり注意を要する．すなわち，輸血や妊娠で産生された抗体がその後，検出感度以下となり，不規則抗体スクリーニング検査が陰性となるためである．対応抗原陽性血でも交差適合試験が陰性と判定され，輸血が行われる．受血者は免疫刺激によるメモリー細胞の活性化で抗体が著しく上昇し（二次免疫応答），10日前後に輸血された抗原陽性血が血管外溶血をおこす．DHTRの1/3以上は抗Jk^{a}によるとされ，通常は軽度であるが，まれに致死的となる．したがって，もし抗体がすでに同定されていれば，不規則抗体スクリーニング陰性でも輸血の際は対応抗原陰性血を使用すべきである．抗Jk^b，抗Jk3も輸血副作用の報告があるがまれである．HDNに関しては原因となりうるが，一般には軽度である．ただし，Kiddシステム発見の発端者では，抗Jk3による重篤なHDNが生じたことから注意すべきである．

輸血検査では量的効果（dosage effect）を示す抗体であることを認識しておく．すなわち抗Kiddは対応抗原が十分に発現した血球でないと凝集を示さないことがある．たとえば抗Jk^{a}はJk（a+b−）で反応しても，Jk（a+b+）では凝集が確認できないことがある．したがって，不規則抗体スクリーニング血球がJk（a+b+）である場合は，陰性であっても抗体の存在は否定できない．

(5) Diego血液型

①概説

1955年，ベネズエラでHDNの子供を出産した母親の血中に低頻度抗原に対する抗体が確認された．HDNはこの抗体が妊娠中に胎盤を通過し，胎児の赤血球を攻撃したためと考えられ，発端者名にちなんでDiegoと命名された．抗原はDi^{a}とされ，1967年にDi^{b}が発見された．現在，22のDiego抗原が知られている．

Diego抗原は赤血球膜構造の維持，および膜における陰イオン（Cl$^-$とHCO$_3^-$）の交換作用を担っているバンド3タンパクに存在している．白人や黒人ではほとんどは表現型がDi（a−b+）で，Di^{a}抗原はまれである．しかし日本人ではDi（a+b+）が約10％でみられ，Di^{a}抗原はモンゴロイドに特有の抗原でありmongoloid factorとも称される．したがって，わが国では不規則抗体スクリーニング用血球にDi^{a}陽性血球を含める必要がある．

②Diego血液型抗原，抗体，臨床的意義の要約

・抗原数：22（Di^a, Di^b, Wr^{a}など）

・遺伝子型/遺伝子：17q21-q22/*DI*（*SLC4A1, AE1, EPB 3*）

図 10-11 Diego血液型

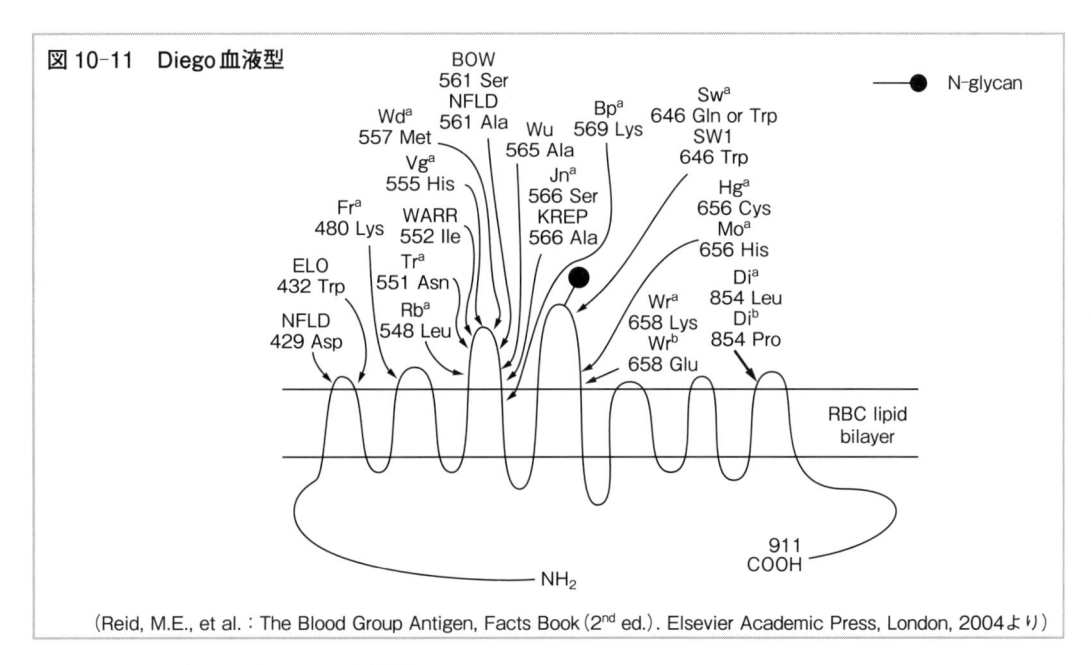

(Reid, M.E., et al.：The Blood Group Antigen, Facts Book (2nd ed.). Elsevier Academic Press, London, 2004より)

表 10-10 Diego血液型

表現型	遺伝子型	抗体との反応 抗Di^a	抗Di^b	表現型頻度（％）日本人	白人	黒人
Di(a+b−)	Di^a/Di^a	+	−	0.2	まれ	まれ
Di(a+b+)	Di^a/Di^b	+	+	9.0	まれ	まれ
Di(a−b+)	Di^b/Di^b	−	+	90.8	100	100

（新輸血検査の実際．日本臨床衛生検査技師会，2008より）

(Solute carrier family 4, anion exchanger 1, erythrocyte membrane protein band 3)
・遺伝子産物：バンド3タンパク（陰イオン輸送タンパク，陰イオン交換体）
・抗体のタイプ：IgG, IgM
・抗体の特性：中等度以上の遅発性溶血反応を呈する．抗 Wr^a は即時型反応を呈する
・新生児溶血性疾患：抗 Di^a，抗 Wr^a で重篤な，抗 Di^b では軽度な溶血を呈する

③分子レベルの Diego 抗原

SLC4A1 遺伝子でコードされるバンド3タンパクは911のアミノ酸からなり，赤血球膜を14回貫通し，膜内在タンパクとして重要である．この遺伝子は第17番染色体長腕（17q21-q22）に存在し，20のエクソンからなる．SNP（2561T→C）による1つのアミノ酸変異（Leu854Pro）で，Di^a, Di^b の抗原性の差が生ずる（図10-11）[2]．各人種でもっとも多い表現型がDi(a−b+)であり，白人や黒人では99％以上がこのタイプで，Di(a+)はごくまれである．しかし，日本人では Di(a+b+)が約9％，Di(a+b−)が約0.2％である．Di(a−b−)は1例の報告があるのみである（表10-10）[7]．

④機能

末梢組織の代謝で生じた CO_2 は一部血漿に溶解し，あるいは赤血球のHbと結合するが，多くは赤血球内の炭酸脱水素酵素で H_2CO_3 となり，HCO_3^- に解離し赤血球内にとどまる．これらは肺に運ばれ，再び CO_2 として排出される．バンド3タンパクは HCO_3^- が膜を通り血漿中に放出され，代わりに Cl^- が入り込むのに関与しており，この機能が働かないと赤血球内pHは著しく低下する．また，このタンパクは腎臓の遠位尿細管や集合管にも発現し，酸の分泌に関与しており，機能障害では尿細管性アシドーシスとなる．赤血球膜の構造の維持にもバンド3タンパクは重要である．膜タンパク全体の20～30％を占め，赤血球が両凹形状を柔軟にかつ安定的に保つ働きをする．遺伝子の変異は膜異常をもたらし，球状赤血球など，膜の脆弱性による溶血性貧血の原因となる．

⑤臨床的意義

抗 Di^a，抗 Di^b は急性，遅発性輸血副作用の原因となる．HDNは抗 Di^b では軽度であるが，抗 Di^a では重篤な場合がある．

(6) MNS血液型

①概説

MNS血液型抗原は赤血球膜の主要な糖タンパクであるグリコフォリンに存在する．MNとSsはそれぞれ1つの血液型システムにおける2つのアリルのセットである．グリコフォリンAはMN抗原を，グリコフォリンBはSs抗原を擁している．生理学的な機能は不明であるが，サイトカインや熱帯熱マラリアのレセプターとして注目されている．また，MNとSsをコードする遺伝子座はきわめて近接し，連鎖して受け継がれることから，4つの抗原を検索することで家族関係が明瞭になることがある．

②歴史

LandsteinerはABO血液型の発見後も精力的に他の血液型の研究を続け，1927年，ヒトの赤血球をウサギに免疫してできた抗体の特異性から，第2の抗原としてMNを発見した．Ssはその後20年以上経って発見された．遺伝子変異，ハイブリッドGPA/GPBなどによる多様な抗原が同定されている．

③MNS血液型抗原，抗体，臨床的意義の要約

・抗原数：48 (M, N, S, s, Uなど)
・遺伝子座／遺伝子：4q28.2-q31.1／*GYPA*, *GYPB*
・遺伝子産物：グリコフォリンA (GPA)，グリコフォリンB (GPB)
・抗体のタイプ：IgG, IgM
・抗体の特性：抗S，抗sは臨床的意義があるとされるが，まれである
・新生児溶血性疾患：抗S，抗sはHDNを起こしうるが，まれである

④分子レベルのMNS抗原

グリコフォリンA, Bの構造は互いに似ており，ともに赤血球膜を1回のみ貫通する糖タンパ

図10-12 MNS血液型

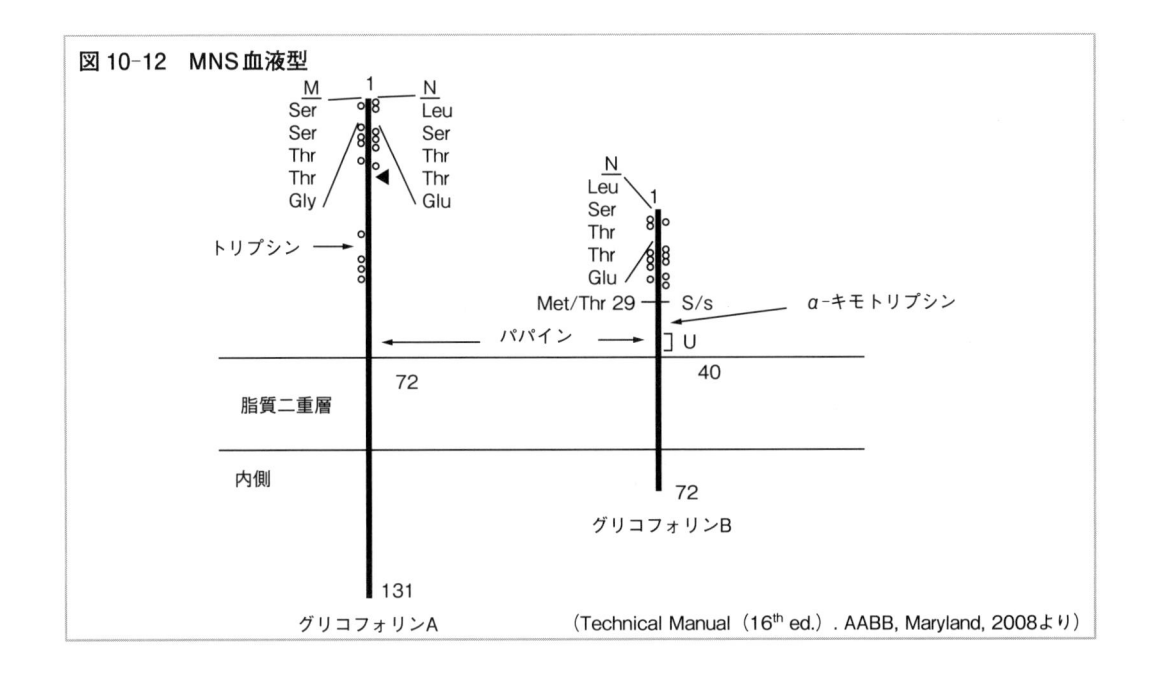

(Technical Manual（16th ed.）．AABB, Maryland, 2008より)

クで，細胞外，膜貫通，細胞内の3つの主要なドメインからなる．赤血球1個当りの発現はグリコフォリンAが約100万，グリコフォリンBが約20万とされ，赤血球の陰性荷電はグリコフォリンAの細胞外ドメインの豊富なシアル酸による．

MNS抗原をコードする遺伝子 *GYPA*, *GYPB* は第4番染色体長腕（4q28.2-q31.1）にあり，それぞれ7つ，5つのエクソンからなる．*GYPA* は2つの共優性アリル M（MNS1），N（MNS2）を有し，3つのSNPs（59C→T，71G→A，72G→T）により，アミノ酸としては末端から1番目と5番目の2カ所（Ser1Leu, Gly5Glu）で異なっている．*GYPB* のアリル S（MNS3），s（MNS4）は，1つのSNP（143C→T）で，アミノ酸としては Met29Thr で異なっている（**図10-12**)[3]．また，第三の遺伝子として *GYPE* が *GYPB* に隣接して存在し，遺伝子再構成に関与しているとされる．そして通常はこの3遺伝子（5'-*GYPA*-*GYPB*-*GYPE*-3'）がセットで受け継がれる．

表現型として M, MN, N および S, Ss, s の組み合わせから9通りが考えられるが，わが国ではMNs, Ns, Ms が多く，NS, MNS などSの頻度は12％程度と低い．また，M, Nのみに着目するとMM：MN：NN はほぼ 3：5：2 の比率である（**表10-11**)[8]．

その他，多くのMNS抗原が報告されているが，*GYPA* のSNPによるものとして，Mt[a], Vr が，遺伝子交換によるハイブリッド糖タンパクとして St[a], Dantu, Henshaw（He），M[g], Miltenberger（Mi[a]）などが知られている．まれな En（a-）は遺伝子変異によるグリコフォリンAの欠損であり，S-s-U- は *GYPB* 遺伝子の欠失，M[k]M[k] は両遺伝子の欠失で生ずる．

⑤**機能**

グリコフォリンはサイトカインや細菌，ウイルスなどのレセプターと考えられているが，それらの欠如と疾患の関連は不明である．ただ，グリコフォリンA, Bを欠如しているまれな血液型

表10-11 MNS血液型

表現型	遺伝子型	抗体との反応				表現型頻度（％）		
		抗M	抗N	抗S	抗s	日本人	白人	黒人
M＋N－S＋s－	MS/MS	＋	－	＋	－	0.3	5.7	2.1
M＋N－S＋s＋	MS/Ms	＋	－	＋	＋	3.9	14.0	7.0
M＋N－S－s＋	Ms/Ms	＋	－	－	＋	24.0	10.1	15.5
M＋N＋S＋s－	MS/NS	＋	＋	＋	－	0.2	3.9	2.2
M＋N＋S＋s＋	MS/Ns (Ms/NS)	＋	＋	＋	＋	5.3	22.4	13.0
M＋N＋S－s＋	Ms/Ns	＋	＋	－	＋	43.9	22.6	33.4
M－N＋S＋s－	NS/NS	－	＋	＋	－	＜0.1	0.3	1.6
M－N＋S＋s＋	NS/Ns	－	＋	＋	＋	1.5	5.4	4.5
M－N＋S－s＋	Ns/Ns	－	＋	－	＋	20.8	15.6	19.2

（内川　誠, 他：輸血学. 中外医学社, 2004より）

（En(a-), S-s-U-）では熱帯熱マラリアの侵入に抵抗性とされる．

⑥臨床的意義

　抗M, 抗Nはその多くが低温反応性のIgM自然抗体であり，生食法で見出され，補体結合性もなく輸血副作用には関与しない．抗Mは輸血歴のない小児にもしばしば見出され，20℃以上で反応することはほとんどないが，もし37℃間接抗グロブリン試験（IAT）で反応する場合は臨床的な副作用を生ずる可能性がある．しかし，臨床的に意義のある抗Nが検出されるのは，極めてまれである．抗Sも自然抗体で，低頻度抗原やプライベート抗原に対する抗体とともに見出されることがある．抗s, 抗Uはまれで，IATで検出されることがある．これら抗S, 抗s, 抗UがIgGである場合は臨床的に意義のある抗体として，輸血では抗原陰性血を用いる．なお，Uは高頻度抗原でありU－のドナーを探すことは困難である．HDNに関してはやはりIgG抗S, 抗s, 抗Uが重要でIgG抗MによるHDNの報告はあるが，一般には抗M, 抗NなどではHDNは生じがたいとされる．

　検査で重要なことは，MNS抗原はパパインやフィシンなどの酵素で破壊されるため，酵素法では血清中に抗体があっても検出されないことである．sも一般にはこれらの酵素で破壊されるが，Uは酵素による影響は受けない．また，抗Mは量的効果を示す抗体としても知られ，ホモ接合体（MM）の赤血球とはよく反応するが，ヘテロ接合体（MN）との反応は弱いか，陰性となる場合がある．

(7) Lewis血液型

①概説

　Lewis血液型抗原は糖鎖構造で，A, B, H抗原に似ているが，もっとも大きな相違は，Lewis抗原が赤血球で生合成されたものではなく，血漿中のスフィンゴ糖脂質がリポタンパクなどに結合し，赤血球膜に受動的に吸収されたものであるという点である．すなわち唾液腺や消化管上皮細胞などで合成された糖脂質が体液中に分泌され，循環に入り，赤血球膜に結合し抗原性を示す．

その最終の段階では2つの異なったフコース転換酵素がフコースのⅠ型鎖への結合を触媒している．したがって抗原の強さは様々で，表現型も新生児ではLe（a−b−）であるが，6歳頃までには成人レベルになる．また，疾患などで特異性が変わることがある．Lewis抗体による輸血副作用はまれで，HDNにも関与しない．

②歴史

1946年，2人の供血者の血清中に見出された抗体（抗Le^a）がきっかけで発見され，そのうちの一人の名前にちなんでLewis抗体と名づけられた．1948年には抗Le^{b}も見出された．1959年，O型やA$_2$型のLe（b+）において，通常の抗Le^{b}に対し，より強く反応するものが見出され，Le^{bH}と命名された．また，1967年には抗ALe^{b}が交差適合試験で見出され，1998年，ISBTの番号がALe^{b}に与えられた．

③Lewis血液型抗原，抗体，臨床的意義の要約

・抗原数：6
・遺伝子座／遺伝子：19p13.3／*LE*（*FUT3*）
・遺伝子産物：α-1,3／1,4 fucosyltransferase
・抗体のタイプ：IgM（まれにIgG）
・抗体の特性：臨床的意義はほとんどない
・新生児溶血性疾患：ない

④分子レベルのLewis抗原

血清学的には抗Le^a，抗Le^{b}により，Le（a+b−），Le（a−b+），Le（a−b−）の表現型に分けられるが（**表10-12**），抗原の発現においては，以下の3つの遺伝子が関与しており，それぞれの機能，糖を付加する際の前駆物質の種類，結合型を把握しておくことが重要である．いずれも直接的な作用ではなく，それぞれの遺伝子で産生された特有な酵素の触媒作用によるフコースの結合で形成される．

・*FUT1*（*H*遺伝子）：Ⅱ型鎖の末端糖（Gal）にフコースをα-1,2で結合させる．
・*FUT2*（*Se*遺伝子）：Ⅰ型鎖の末端糖（Gal）にフコースをα-1,2で結合させる．
・*FUT3*（*Le*遺伝子）：Ⅰ型，Ⅱ型鎖の末端から2番目の糖（GlcNAc）にフコースをα-1,3/1,4で結合させる．これはchain stopperの役割を果たし，それ以上の糖の結合はなくなる．

Lewis抗原の形成はⅠ型鎖が基本で，FUT3によるGlcNAcへのフコースの結合はα-1,4による．GlcNAcの3番目の炭素が末端のGalとの結合で使用されているため，Le^{a}が形成される．FUT3はⅡ型鎖へも末端から2番目の糖（GlcNAc）にフコースを付加させうる．ただし，4番目の炭素は末端糖（Gal）とすでにβ-1,4結合で使用されており，フコースは3番目の炭素にα-1,3で結合し，Le^{x}が形成される．下記のごとく*Le*遺伝子を有する場合，その発現様式を決定するのは*Se*遺伝子であり，*Se*があればLe（a−b+）で分泌型となり，ない場合（sese）はLe（a+b−）で非分泌型となる（**表10-12**，**図10-13（A）**）．

表 10-12 Lewis血液型

表現型	抗体との反応		遺伝子	分泌/非分泌	唾液中の型物質		表現型頻度 (%)		
	抗Le^a	抗Le^b	(Le or le)	(Se or se)	ABH	Lewis	日本人	白人	黒人
Le(a+b−)	+	−★	Le/Le or Le/le	se/se	なし	Le^a	17.0	22	23
Le(a−b+)	−	+	Le/Le or Le/le	Se/Se or Se/se	A, B, H	Le^a(少) Le^b(多)	73.0	72	55
Le(a−b−)	−	−	le/le	se/se	なし	なし	1.5	6	22
	−	−	le/le	Se/Se or Se/se	A, B, H	なし	8.5		

★まれに弱く反応する

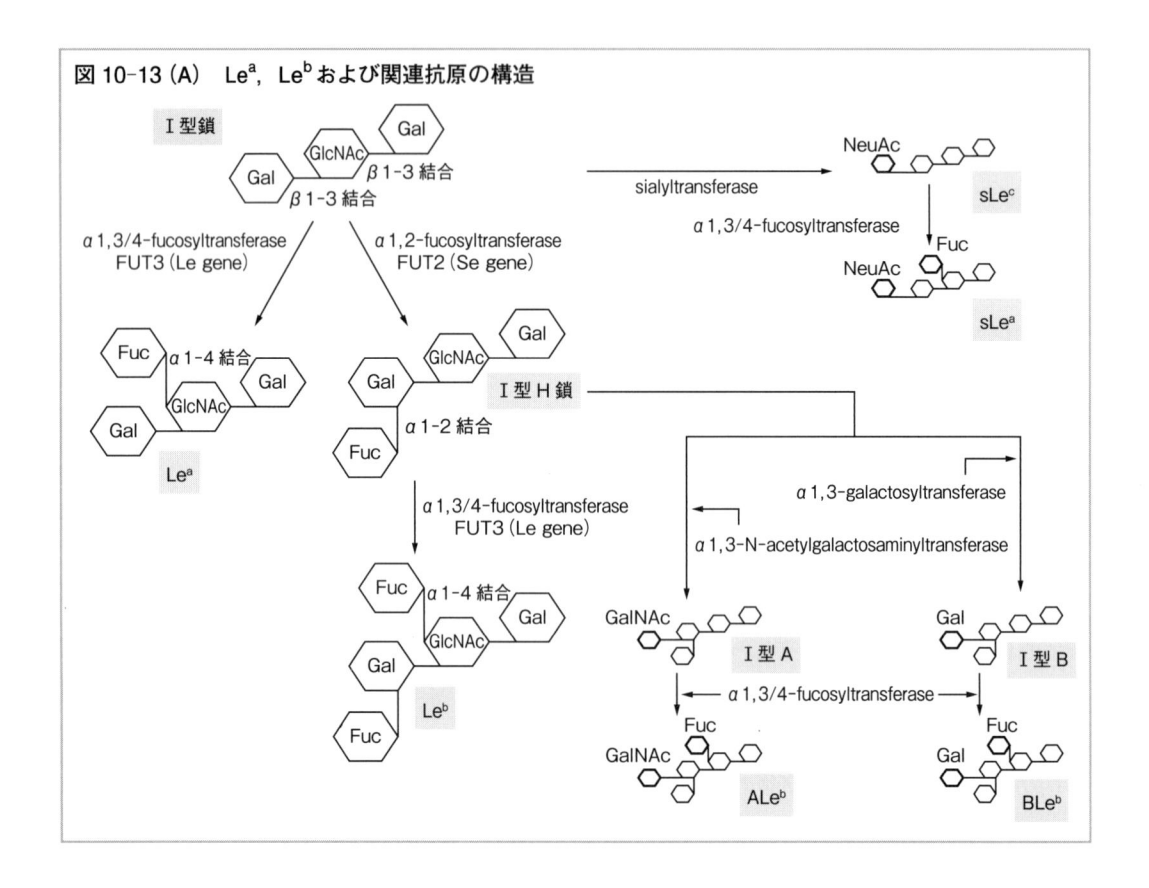

図 10-13 (A)　Le^a, Le^{b}および関連抗原の構造

- *FUT3およびFUT2を有する場合 (Le/Le or Le/le, and Se/Se or Se/se)*

　日本人にもっとも多いタイプである．FUT2でI型H鎖に，さらにFUT3の作用でLe(a−b+)となる．唾液中にはLe^a, Le^{b}およびA, B, Hの各型物質が見出される（ABH分泌型）．この場合，2番目の糖（GlcNAc）に付加したフコースはマスクされ，Le^{a}の抗原性は示さない．Le^{a}型物質の分泌もわずかである．

- *FUT3を有するが，FUT2はない場合 (Le/Le or Le/le, and se/se)*

　FUT3の作用でフコースが結合しLe(a+b−)となり，これ以上の糖の付加はない．唾液など

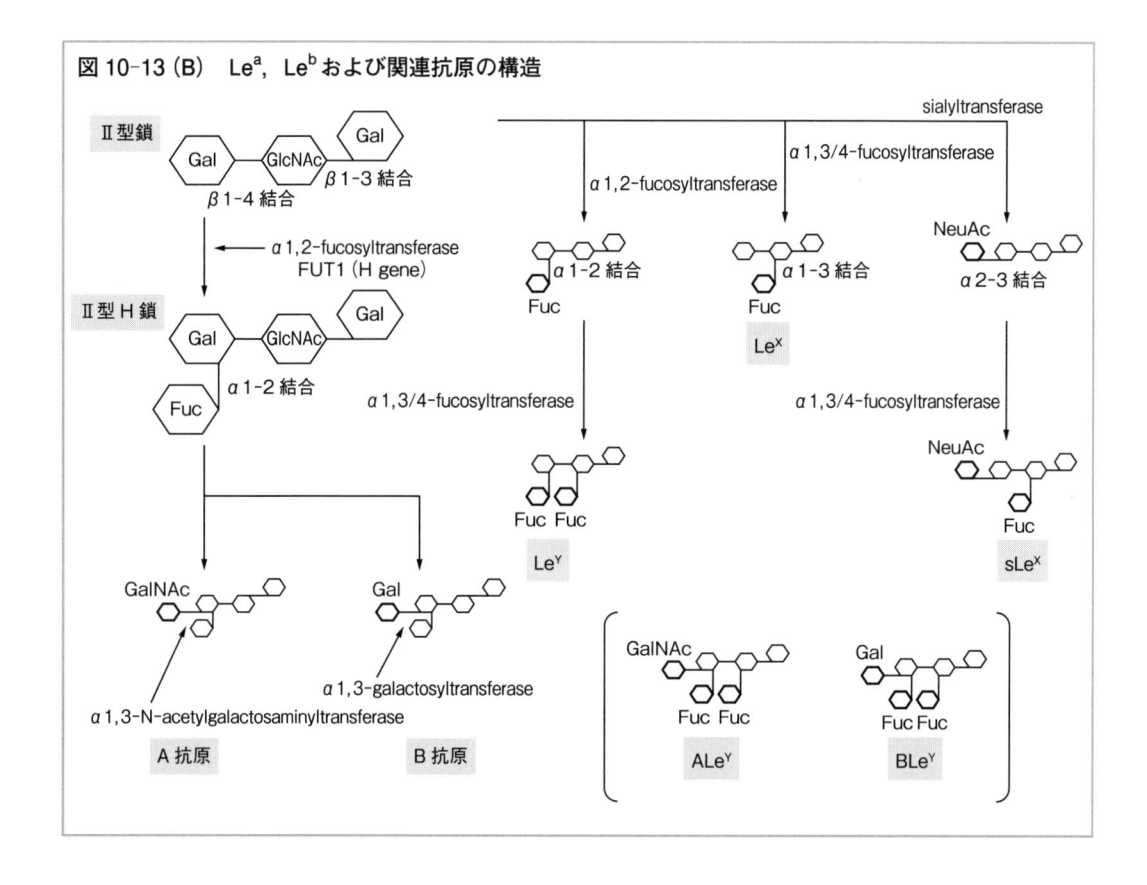

図10-13（B） Le^a, Le^b および関連抗原の構造

の分泌液中や血漿中には Le^a 型物質が見出される．ただし，se/se にて FUT1 の有無にかかわらず分泌型Ⅰ型H鎖は形成されず，A, B型物質もできない（ABH非分泌型）．

・FUT3 がない場合（le/le）

Le 遺伝子を有しない場合，Se 遺伝子の有無にかかわらず，Lewis 型物質は形成されず，Le（a−b−）となる．ただし，Se 遺伝子がある場合（Se/Se or Se/se），Ⅰ型鎖末端の Gal にフコースを付加することができる．これはⅠ型H鎖であり，A, B遺伝子があれば A, B型物質が形成されうる（ABH分泌型）．

ちなみに過去には，H遺伝子をもたず赤血球上にⅡ型H鎖を発現しないのに分泌液中にH物質をもつ para-Bombay（Bombay分泌型）の説明として，この Se 遺伝子の作用が考えられた．すなわち Se 遺伝子でⅠ型鎖由来のH鎖が形成・分泌され，さらに ABO 遺伝子で GalNAc, Gal が付加され，A, B型物質が生合成されるとした．そして弱い A, B抗原はこれらが赤血球膜に吸着したためとした．

Se 遺伝子もない場合（se/se），表現型は Le（a−b−）で，ABH非分泌型である．

⑤ Lewis 抗原の発現と機能

Lewis 抗原は唾液など，脳脊髄液を除く分泌液中に見出される．循環に入り赤血球に吸着する

が，他にリンパ球，単球，血小板，骨格筋，腎皮質，膵，副腎などにも発現している．

赤血球におけるLewis抗原の生理的意義は不明である．Le（a-b-）の人でも臨床的な問題は生じない．他方，とくに消化管粘膜細胞は糖鎖に富み，悪性腫瘍の発生に伴いシアル酸（sialic acid, 主にN-acetylneuraminic acid：NeuAc）を付けたsialyl＝Le^x（sLe^x）が増す（図10-13（B））．血管内皮細胞のEセレクチンはこのsLe^{x}をリガンドとしており，癌の血行転移の際の接着に関与するとされる．またCA19-9は膵臓癌の腫瘍マーカーであるが，モノクローナル抗体が認識する抗原決定基はsLe^{a}である．ただし，Le（a-b-）ではsLe^{a}を合成できないため，担癌患者でもCA19-9は上昇しない．Le^{b}が*Helicobacter pylori*のレセプターとの報告もある．

⑥検査上の留意点

・ALe^b，BLe^b：Le^{b}抗原は基本構造上H鎖であり，A，B転移酵素の基質となりうる．したがってA，B，AB型ではそれぞれGalNAc, Galを付加し，Le^{b}の抗原性はマスクされる．これを，ALe^b，BLe^{b}と称し，ヒト由来の抗Le^{b}血清とA，B，AB型のヒトのLe^{b}の反応性は，O型に比し弱くなる．

・Le^x，Le^y：Ⅱ型鎖をベースにその末端糖（Gal）に*FUT2*の作用でフコースがα-1,2で結合し，*FUT3*で2番目の糖（GlcNac）にフコースがα-1,3で結合したタイプをLe^y，*FUT3*のみの作用でフコースが付加したタイプをLe^{x}としている．

・Le（a+b+）の特性：*FUT2, FUT3*をともに有するが，*FUT2*遺伝子のmutation（385 A→T）によるIle129PheでⅠ型鎖末端へのフコースの結合が不十分となり，H鎖の発現が低下するためとされる．ポリネシア人などでまれに見られる．

・Lewis抗体：おもにLe（a-b-）の人に自然抗体として見出される．Le（a+b-）でまれに抗Le^{b}が検出されるが，抗Le^{a}がLe（a-b+）の人で見出されることはない．Le（a-b+）は構造上，Le^{a}抗原を含み，またLe^{a}が血漿中に分泌されるためである．なお，抗Le^{b}の多くはA$_1$型やB型のLe（b+）血球に比し，H抗原を多量に発現しているO型やA$_2$型のLe（b+）血球と強く反応する．これを抗Le^{bH}と称する．ABO型で反応性に差がないものを抗Le^{bL}という．

・生後の変化：通常，臍帯血ではLe（a-b-）であるが，生後約12カ月でLewis抗原が形成され，6歳頃までに成人型に発達する．したがって，幼児期に表現型を決定することはできない．

⑦Lewis抗体の臨床的意義

抗Le^a，抗Le^{b}ともに，多くは自然抗体でIgMである．通常，37℃以下で生食法や酵素法でよく反応する．これらの抗体を有する受血者に抗原陽性血が輸血されても，抗体は供血者のLewis型物質で中和される．また，供血者のLewis抗原は容易に赤血球膜より解離され，数日以内に受血者のLewis表現型となる．したがって，Lewis抗体の臨床的意義はほとんどない．特に抗Le^{b}のほとんどは上記の抗Le^{bH}であり，輸血ではLe（b-）を準備することなくIAT陰性の血液でよい．しかし，抗Le^{a}は補体結合性があり，37℃反応性，あるいは試験管内溶血を呈するものは適合血が必要である．HDNに関しては，胎児がLe（a-b-）であり，母親のLewis抗体はIgMで胎盤を通過しないため，発症しないと考えられる．臨床的に意義のないLewis抗体を拾わぬよ

う，妊婦の不規則抗体のスクリーニング検査ではLe(a−b−)血球を用いるとよい．

(8) P血液型

①概説

1927年，LandsteinerとLevineはヒト赤血球で免疫したウサギ血清との反応性からABO, MNとは異なる抗原を見出し，Pと命名した(後でP₁に変更)．すでにM, N, Oが使用されていたため，次のアルファベットであるPを選んだ．PシステムはPレント当初P, Pᵏ, LKE (Luke抗原)を含んだが，これらをコードする遺伝子も産生過程もP₁と異なることから，1994年に3者はGloboside collectionに移された．その後，P抗原はGloboside血液型としてシステム028に入ったが，Pᵏ, LKEはCollection (209番)のままであった．2010年，PシステムはP1PKに改称され，これにP1の他にPᵏが属することになった．なお，P₂は抗P₁に反応せず，抗Pに反応する血球の表現型であり，P₂抗原があるわけではない．

②P血液型抗原，抗体，臨床的意義の要約

・抗原数：3
・遺伝子座/遺伝子：22q11.2-qter/*P1*
・遺伝子産物：Galactosyltransferase
・生合成：Ⅱ型鎖の末端糖 (D-Gal) に α-1,4 結合でGalが結合して形成されるが，galactosyltransferaseをコードしている遺伝子はまだクローニングされていない
・抗体のタイプ：IgM (まれにIgG)
・抗体の特性：臨床的意義はない
・新生児溶血性疾患：ない

③抗原の構造と生合成

P₁, P, Pᵏ, LKEは従来よりP血液型抗原と総称され，赤血球の他，リンパ球，顆粒球，単球に発現し，血小板にはP₁が発現している．

P血液型の主要な表現型はP₁, P₂で，前者は抗P₁，抗Pに反応するが，後者はほとんどが抗P₁を有し抗P₁には反応しない(**表10-13**)．日本人ではP₁：P₂＝3：7であるが，白人では8：2と逆である．他にまれな3つの表現型，p, P₁ᵏ, P₂ᵏが知られている．これらのヒトではほぼすべての

表10-13 P血液型と関連抗原

抗体との反応				表現型頻度 (%)			
抗P₁	抗P	抗Pᵏ	抗P₁+P+Pᵏ	表現型	白人	黒人	日本人
+	+	0	+	P₁	79	94	31
0	+	0	+	P₂	21	6	69
0	0*	0	0	p		きわめてまれ	
+	0	+	+	P₁ᵏ			
0	0	+	+	P₂ᵏ			

＊：通常陰性(まれに弱く反応) (Technical Manual (16th ed.). AABB, 2008より)

図10-14 P₁抗原の構造

Gal—Gal—GlcNAc—Gal—Glc—Ceramide
α1-4結合　β1-4結合　β1-3結合　β1-4結合

galactosyltransferase

Lactosylceramide（CDH）
Lactotriaosylceramide
Paragloboside

図10-15 P血液型抗原の生合成

```
        Lactosylceramide（CDH）
           ↙           ↘
Lactotriaosylceramide   Pᵏ抗原
        ↓            Globotriosylceramide（CTH）
     パラグロボシド         ↓
      （Ⅱ型鎖）          P抗原
        ↓            （グロボシド）
      P₁抗原             ↓
                       LKE
```

（Technical Manual（16th ed.）．AABB, 2008より）

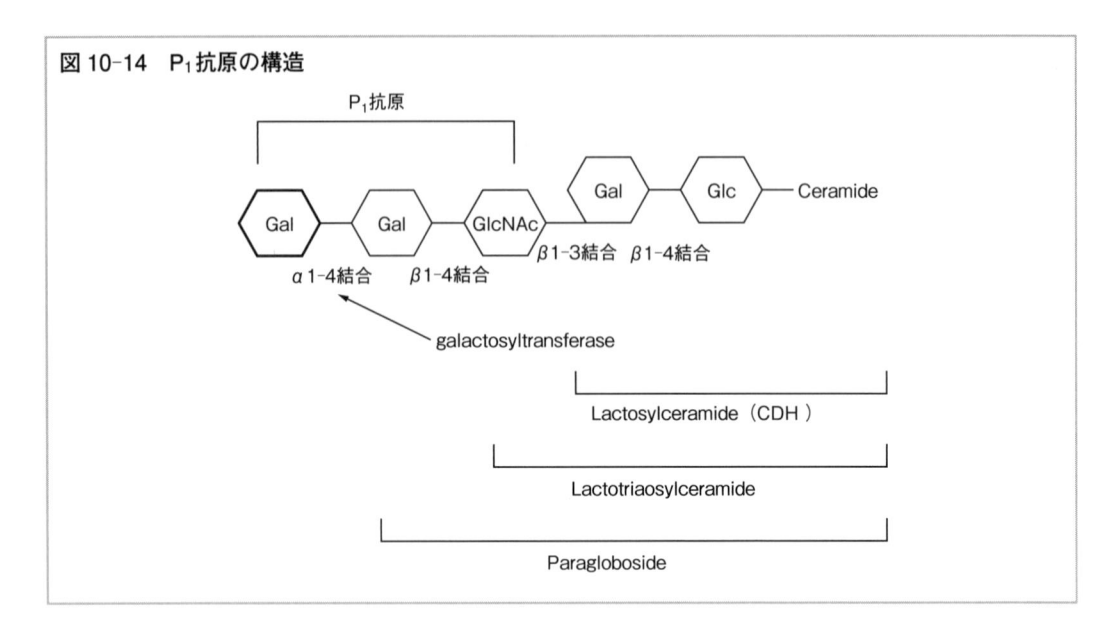

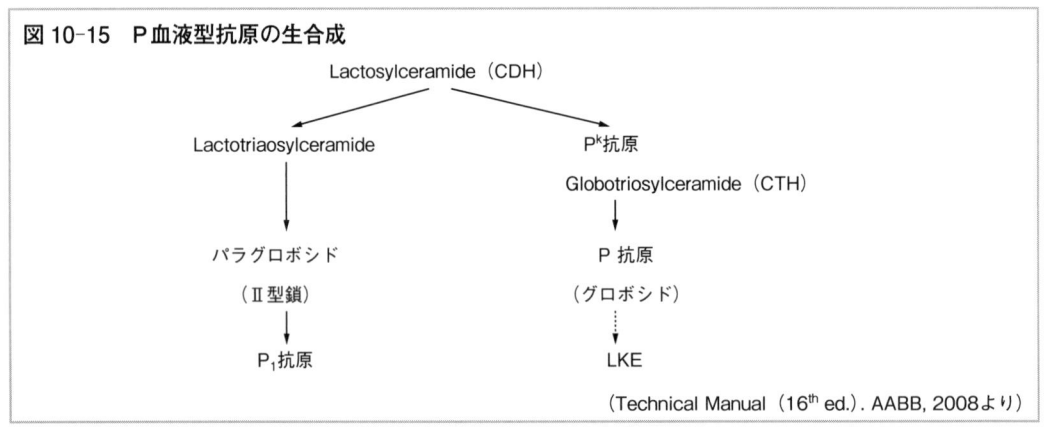

赤血球に発現しているP抗原を持たない．p型のヒトはP₁, Pᵏもなく（null type），きわめてまれである．LKEはpやPᵏなどを除き，ほとんどの細胞に発現している．

P血液型はABHと同様，前駆鎖に糖が次々に結合したものであるが，選択的に糖脂質をベースにしているのが特徴である（**図10-14**）．P₁, P, Pᵏ, LKEの生合成過程はいまだ十分には解明されていないが，前駆体のCDHから少なくとも2つの経路が考えられている（**図10-15**）[3]．1つはABH抗原前駆鎖と同じ構造（Gal-GlcNAc-Gal）のparaglobosideからP₁に至る経路である．*P1*遺伝子は第22番染色体長腕にある．他方，Pᵏ, P（globoside）を経てLKEへ至る経路がある．CDH→Pᵏ→Pへの各糖転移酵素は2000年にクローニングされた．Globoside血液型遺伝子は第3番染色体長腕に存在することも判明した．ISBTシンボル/遺伝子座/遺伝子はGLOB/3q25/*B3GALT3*で，抗原はPのみである．

④臨床的意義

P_1は出生時にもわずかに発現するが，十分に発達するのは7歳頃で，強さは千差万別である．酵素に抵抗性でブロメリンでは反応が増強される．抗P_1は通常IgMで低温反応性抗体であり臨床的意義はないとされるが，P_1+血球を溶血させるIgG抗P_1によるDHTRの報告例がある．抗P_1によるHDNの報告はない．P_1型物質は扁形動物や胞虫（サナダムシ）などに存在し，感染しているヒトでは抗P_1が強く出る．

⑤P血液型関連抗原抗体の臨床的意義

抗PはまれなP^kの人すべての血清中に自然抗体として見出され，P_1やP_2細胞を補体の存在下で溶血する．小児でウイルス感染後に発症する発作性寒冷血色素尿症（paroxysmal cold hemoglobinuria：PCH）では，抗P特異性のIgG自己抗体が検出される．低温反応性で，補体を活性化し血管内溶血を起こす．特徴としてDonath-Landsteiner試験が陽性となる．また，P抗原はParvovirus B19のレセプターとして知られる．

抗PP_1P^k（抗P_1 + P + P^k）は1951年に癌（tumor）の患者（Mrs. Jay）より見出された抗体で，以前，抗Tj^aと称された．きわめてまれなp型の人に見出され，反応温度幅が広く，補体結合性で溶血や習慣性流産の原因になるとされるが，HDNはまれである．これら抗P，抗PP_1P^kはいずれも高頻度抗原に対する抗体で，輸血で適合血を探すのは容易ではない．

(9) Lutheran血液型

①概説

1945年に発見され，発端者ドナーの名前にちなんでLutheranと命名された．実際の名前はLutteranであったが，ラベルに誤ってLutheranと記載され，このまま採用されてしまった．遺伝子は第19番染色体長腕（19q13.2-13.3）にあり，15のエクソンからなる．ここにはSe，Le，Hなどの遺伝子が存在している．主要抗原は低頻度のLu^aと高頻度のLu^bで，その他代表的なものに，Lu6，Lu9抗原，Lu8，Lu14抗原，Au^a，Au^bの各対立抗原があり，いずれも共優性である．表現型はほとんどの人種でLu(a-b+)が主で，Lu(a-b-)はきわめてまれである．

②臨床的意義

抗体は輸血や妊娠で産生され，量的効果を示す．まれに軽度なDHTRを呈することがある．抗Lu^aはIgMタイプで生食法で反応する．日本人のほとんどはLu(a-b+)であるため交差適合試験陽性となることはない．抗Lu^bはIgGで間接抗グロブリン試験でよく反応する．もし受血者が抗Lu^bを保有した場合は適合血の入手は困難であるが，抗体が見出されること自体がまれである．HDNの報告はない．出生時は抗原の発現が弱いためと考えられている．

(10) I血液型

①概説

1956年，Wienerらは高力価の寒冷凝集素との反応が，24℃ではまったくみられず，4℃でもわずかにしか凝集しない個人的特性が強い（individuality）血球を見出し，i型（I-）とし，抗体を抗Iとした．その後，抗iも見出された．iをIに変換する酵素をコードする遺伝子がI遺伝子座に見

出され，2002年，I抗原はシステムの仲間入りをした．寒冷凝集素病（cold agglutination disease：CAD）における自己抗体は抗I特異性を示す．また輸血検査でも抗I自体は低温反応性で臨床的意義は少ないが，同種抗体の存在は常に念頭に置く必要がある．

②I血液型抗原，抗体，臨床的意義の要約
・抗原数：1
・遺伝子座/遺伝子：6p24/I（*IGnT, GCNT2*）
・遺伝子産物：N-acetylglucosaminyltransferase
・抗体のタイプ：IgM
・抗体の特性：高力価で反応温度域が37℃に及ぶ場合，溶血性副作用あり
・新生児溶血性疾患：ない

③抗原の構造と生合成

遺伝子は第6番染色体短腕（6p24）にあり，3つのエクソンからなる．抗原の表出は臍帯血，生後でi+であるが，年齢とともに変化し，I抗原とi抗原を両方発現する時期（2歳あたり）を経て，成人血球ではすべてI+となる．したがって，臍帯血はI-の血球として検査に使用される．構造は図10-16のように赤血球膜タンパクやスフィンゴ脂質に糖が直鎖上に連なったものが基本で，iはGalとGlcNAcがβ-1,4結合し，この2糖が平均6回ほど繰り返したものである．成人（I）では8～25回繰り返され，i構造のGalにGlcNAcがβ-1,6結合し，分岐鎖を形成している．この分岐鎖結合を触媒する酵素（N-acetylglucosaminyltransferase）をコードする遺伝子が上記のIGnTである．まれに成人ながら抗Iとまったく反応しないケースがあり，成人i（I-i+）型と称され，同種抗体の抗Iをもつアジア人において，先天性白内障との関連が示唆されている．

図10-16 I血液型

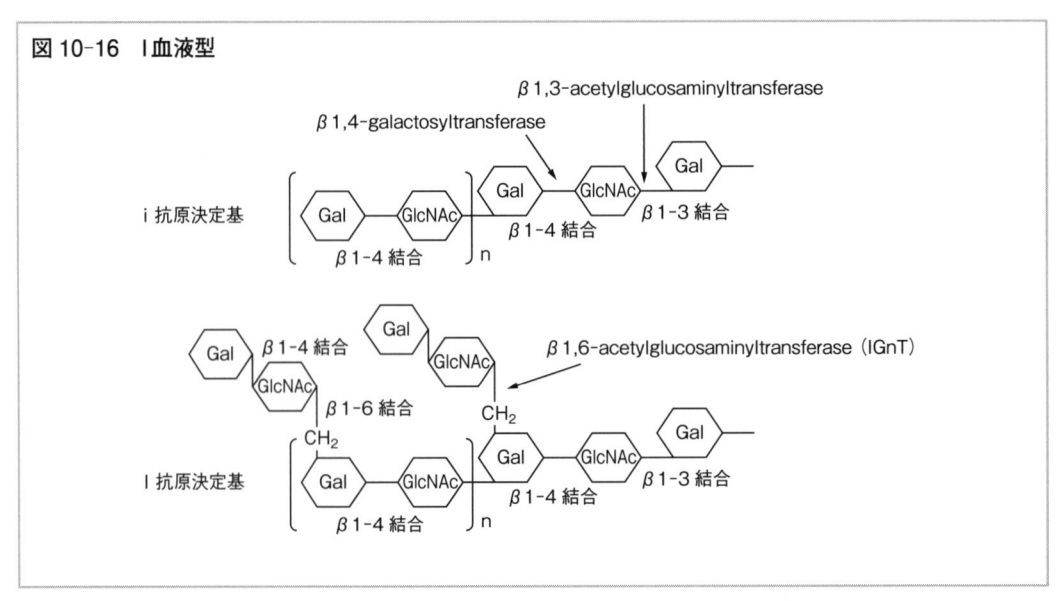

④臨床的意義

抗Iは通常IgMで低温反応性自己抗体，寒冷凝集素として見出される．低力価の抗I(1～8倍)はすべての健康成人が保有するが，数千倍と高力価の抗Iは自己免疫性溶血性貧血のCADで見出される．マイコプラズマ肺炎でも抗Iを高力価に検出することがあるが，一過性である．抗iは伝染性単核球症などの感染症の回復期にまれに見出される．いずれも通常は臨床的に意義のない抗体であるが，高力価で反応温度域が37℃に及ぶ抗Iでは輸血された血球が数時間で溶血することがあるので，輸血では反応の弱い血液を加温して用いる必要がある．HDNに関しI血液型システムは関与しない．

血液型検査では被検血球が自己抗Iで凝集している場合，判定が難しくなる．37℃に加温した生理食塩液で洗浄後，判定する．また，不規則抗体検査や交差適合試験では，臨床上重要なIgG同種抗体がマスクされてないかを念頭におく．A_1の人の有する抗IがHを多量に発現する血球と強く反応する場合，抗IH特異性と考える．たとえば，血清が臍帯血や試薬A_1血球とは反応せず，成人O型血球と生食法で凝集する場合などである．

(11) Xg血液型

①概説

1962年，Mannらにより頻回輸血患者から見出された抗Xg^{a}が端緒である．この抗原はX染色体上の遺伝子で制御されていることが特徴で，gは患者が治療を受けていた都市Grand Rapids由来である．接着分子としての機能が示唆されている．

②Xg血液型抗原，抗体，臨床的意義の要約

- 抗原数：2
- 遺伝子座/遺伝子：Xp22.3/*XG*(*PBDX*)
- 遺伝子産物：N-acetylglucosaminyltransferase
- 抗原：Xg糖タンパク（赤血球ではCD99に発現）
- 抗体のタイプ：IgG（まれにIgM）
- 抗体の特性：IATで検出されるが，輸血副作用にはほとんど関与しない
- 新生児溶血性疾患：関与しない

遺伝子はX染色体短腕(Xp22.3)にあり，小さい10のエクソンからなる．対立遺伝子は*Xg*で

表10-14 Xg血液型

表現型	性	遺伝子型	抗体との反応 抗Xg^a	表現型頻度(%) 日本人	表現型頻度(%) 白人
Xg(a+)	男	*Xg^{a}Y*	+	69.4	65.6
	女	*Xg^{a}Xg^a*, *Xg^{a}Xg*	+	88.8	88.7
Xg(a−)	男	*XgY*	−	30.6	34.4
	女	*XgXg*	−	11.2	11.3

(新輸血検査の実際．日本臨床衛生検査技師会，2008より)

Xg^a が優性である．男性（XY）に比し女性（XX）に Xg（a+）は多い（**表 10-14**）．

③臨床的意義

Xg^a 抗原はフィシンやパパインなどのタンパク分解酵素で破壊される．抗体は輸血で産生され，IATでよく反応するが，まれに自然抗体として見出される．いずれにしろ溶血性輸血副作用，HDNには関与しない．CD99は接着分子で，Ewing肉腫，リンパ腫などで強く発現している．

（12）Cromer血液型

①概説

1965年，アフリカ系アメリカ人の妊婦（Mrs. Cromer）に高頻度抗原に対する抗体が見出された．本人がGo（a+）であったことから抗体は抗 Go^b と考えられた．1975年にも4例が見出されたがRh血液型関連抗体でないことが判明し，発端者の名前にちなんで抗 Cr^a と命名された．1981年には高頻度抗原に対する抗体を有する日本人男性が Cromer$_{null}$ と考えられ，表現型を Inab とした．

Cromer血液型の研究とは別に1969年，赤血球膜上において補体を制御する因子が同定された．1981年，この70,000Daのタンパクは精製され，decay-accelerating factor（DAF；崩壊促進因子）と命名された．その後，構造や機能が明らかになり，cDNAもクローニングされた．1988年，Cromer抗原がDAFタンパクの上にあることが証明され，この2つの独立した研究が1本の線になった．

Cromerシステム抗原は glycosylphosphatidylinositol（GPI）-anchored 膜タンパクである DAF に存在する補体調節タンパクの一つで，補体カスケードを抑制し，自己の細胞や組織を補体を介した傷害から保護している．欠損は発作性夜間血色素尿症（paroxysmal nocturnal hematuria：PNH）として知られている．またDAFは微生物の結合レセプターでもある．

② Cromer血液型抗原，抗体，臨床的意義の要約

- 抗原数：16
- 遺伝子座／遺伝子：1q32／CROM（CD55）
- 遺伝子産物：decay-accelerating factor（DAF）
- 機能：補体調節
- 抗体タイプ：IgG
- 抗体の特性：輸血副作用にほとんど関与しない
- HDN：ない

③分子レベルでの Cromer血液型

・GPIアンカー

GPIアンカーはホスファチジルイノシトール（PI）にGlcNAc，3分子のマンノースがグリコシド結合し，それにホスフォエタノールアミンがリン酸エステル結合したものが細胞膜に係留（anchor）された構造を呈している（**図 10-17**）[2]．GPIアンカー型タンパクとは，これとは別に小胞体で合成されたタンパク質がGPIアンカーと結合したもので，細胞膜表面に表出される．

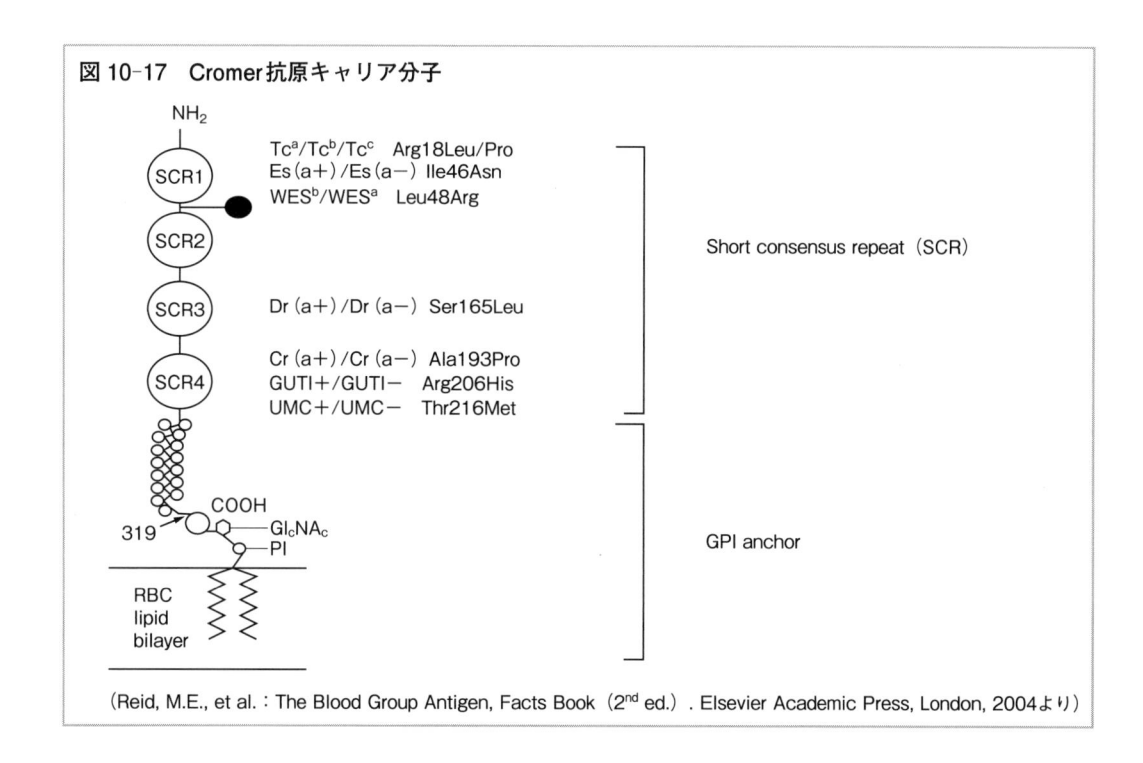

図10-17 Cromer抗原キャリア分子

```
NH2
SCR1    Tcᵃ/Tcᵇ/Tcᶜ     Arg18Leu/Pro
        Es(a+)/Es(a−)   Ile46Asn
        WESᵇ/WESᵃ       Leu48Arg
SCR2
SCR3    Dr(a+)/Dr(a−)   Ser165Leu
SCR4    Cr(a+)/Cr(a−)   Ala193Pro
        GUTI+/GUTI−     Arg206His
        UMC+/UMC−       Thr216Met
```

Short consensus repeat (SCR)

319 — COOH — GlcNAc — PI

GPI anchor

RBC lipid bilayer

(Reid, M.E., et al.: The Blood Group Antigen, Facts Book (2ⁿᵈ ed.). Elsevier Academic Press, London, 2004より)

・GPIアンカー型タンパク (DAF, CD55) と Cromer 抗原

DAF は 70,000Da の糖タンパクで，それぞれ約 60 のアミノ酸の SCR (short consensus repeat) ドメインが 4 つ連なった形をしている．Cromer 抗原決定基は DAF の SCR ドメインにあることが知られている（図10-17）[2]．多くは高頻度抗原で（Crᵃ, Tcᵃ, Drᵃ, Esᵃ, IFC, UMC, GUT1），民族に差がなく，ほぼ 100% 発現している．null 型の Inab では膜表面に DAF は存在しない．

④機能

・補体調節タンパク

補体の活性化は病原体に対する自己防衛機能として重要であるが，それが自己の細胞，組織を傷害しないようにする仕組みも必要である．この補体カスケードを阻止する役割を担うのが DAF であり，その機序は C3-convertase を崩壊 (decay) し，C3 の分解を阻止することにある．DAF の 4 つの SCR のなかでも，SCR2, SCR3 がおもにその役を担っているようである．

・発作性夜間ヘモグロビン尿症 (PNH)

夜間睡眠後に著明な黒褐色尿を呈する病態は，1928 年に PNH と命名された．血液の酸性化や感染症による補体の活性化が誘因とされ，溶血やヘモグロビン尿が特徴的で，他に血栓症，造血不全，まれに白血病を発症する．造血幹細胞レベルでの後天性遺伝子異常で，DAF (CD55) や CD59 を欠き，補体感受性の亢進した赤血球がクローン性に増えるためであることが明らかとなった．

GPI アンカーの生合成には少なくとも 20 以上の遺伝子が関与しているとされるが，PNH では

その最初の段階，すなわち UDP-GlcNAc から GlcNAc を PI に結合させる転移酵素異常により GPI が生合成されず，DAF が欠損するために，補体の攻撃に曝される．

⑤臨床的意義

DAF はエンテロウイルスや病原性大腸菌などのレセプターで，尿路や消化管の疾患に関与しているようである．胎盤のトロホブラストにも強く発現し，補体の攻撃をブロックするとされる．また，母親が Cromer 抗体を有しても DAF に吸収されるため，HDN は生じないとされる．輸血副作用については重症例の報告もあるが，きわめてまれである．

(13) その他の血液型と適合血の確保

上記の他にも様々な血液型がある．抗原には出現頻度が集団や人種で大きく異なるものがあり，抗体保有者への輸血では臨床的意義と入手の難易が問題となる．たとえば高頻度抗原(high-incidence antigen)，あるいは大衆抗原(public antigen)に対する抗体は通常，自己の血球を除くすべての検査血球で反応する．血液型システムとして認められていない高頻度抗原もある．これらに対する抗体の多くは臨床的意義は不明であり，輸血副作用や HDN の原因となる可能性もある．抗原陰性血の入手が困難であり，家族の血液型の検査，自己血の準備，登録ドナーからの解凍赤血球の入手など，早めの対応が必要となる．その際，他の同種抗体を鑑別の対象にすべきであることはいうまでもない．まれな血液型とは，出現頻度が 1% 以下で適合血が入手しがたいタイプである(表 10-15)[7]．

これに対し低頻度抗原(low-incidence antigen)，個人抗原(private antigen)，家族抗原(family antigen)などと称されるものに対する抗体が，不規則抗体スクリーニング陰性でありながら，まれに交差適合試験で偶然に見出されることがある．適合血の準備に支障はないが，判断の過程は重要である．いずれにしても，安全な輸血が行われるには血液型や不規則抗体が正しく検査，登録され，必要時に遅滞なく入手できるようなシステムの運用が不可欠である．

5) 白血球抗原

(1) HLA

病原体や腫瘍細胞の排除，臓器移植における拒絶など，免疫応答に重要な遺伝子群を含む領域を主要組織適合複合体(major histocompatibility complex：MHC)と称し，ヒトではその役を担う白血球型抗原(human leukocyte antigen：HLA)がコードされている．また，この領域には抗原提示の過程で重要なプロテアーゼやトランスポータをコードしている遺伝子もある．HLA はほとんどの組織体細胞に発現しており，きわめて多型(polymorphism)に富んでいる．多型とは，通常と異なる遺伝子頻度が 1% 以上でみられる場合をさすが，機能的には多様な抗原に対しそれを非自己と認識しうる仕組みと考えられる．この型を同定することを HLA (tissue) typing といい，従来，血清学的な方法が主に用いられてきたが，良質の抗血清が得られないことおよびその反応が複雑なことから判定には限界があり，最近は DNA typing が主流となっている．

表 10-15　高頻度抗原を欠くまれな血液型

カテゴリー	血液型	まれな表現型
Ⅰ群	ABO, Hh	Bombay (O_h), para-Bombay
	PP1Pk, Globoside	p, P^k
	MNS	En (a−), S−s−U−, M^kM^k
	Rh	D−−, Dc−, Rh_{null}, Rh_{mod}, R_zR_z
	Lutheran	Lu (a−b−), In (Lu)
	Kell	k−, Kp (a+b−), Kp (a−b−), K_o, K14−, K18−, KYOR−, K_{mod}
	Duffy	Fy (a−b−)
	Kidd	Jk (a−b−)
	Dombrock	Gy (a−)
	Landsteiner-Wiener	LW (a−b−)
	Kx	Kx− (McLeod)
	Gerbich	Ge：−2, −3
	Cromer	IFC−, UMC−, Dr (a−)
	Ok	Ok (a−)
	John Milton Hagen	JMH−
	I	I−
	Lan	Lan−
	Er	Er (a−)
	Emm	Emm−
Ⅱ群	MNS	S+s−
	Duffy	Fy (a−b+)
	Diego	Di (a+b−)
	Dombrock	Do (a+b−)
	JR	Jr (a−)

Ⅰ群：数万から数十万人に1人程度の検出頻度
Ⅱ群：数百から数千人に1人程度の検出頻度
（輸血・移植検査技術教本，日本臨床衛生検査技師会，2016より）

① HLA遺伝子

　1950年初頭，赤血球の専門家たちはすでに確立していた凝集法で白血球の抗原を研究していた．1958年，フランスのJean Daussetは最初のアロ抗原MAC（現在のHLA-A2）を報告した．またアメリカのRose Payneは妊婦血清中に白血球を凝集させる抗体を観察した．しかし著しい多型から再現性に難点があり，その後研究はやや停滞した．1963年，オランダのJon van Roodによる対立遺伝子産物4a/4b（現在のBw4, Bw6）の報告，1964年のR.PayneとWalter BodmerによるHLAの3つのアリルLA1, LA2, LA3（HLA-A1, -A2, -A3）の報告でHLAシステムが認識された．1964年，Paul I. Terasakiは検査プレートを用いたリンパ球細胞傷害試験（lymphocyte cytotoxicity test：LCT）を開発し，その結果の優れた安定性から，研究は急速に進んだ．世界的な標準化の必要性から1965年には第1回の国際組織適合性ワークショップが開催された．なお，J. DaussetはHLA研究の先駆者として1980年，ノーベル生理学・医学賞を受賞した．

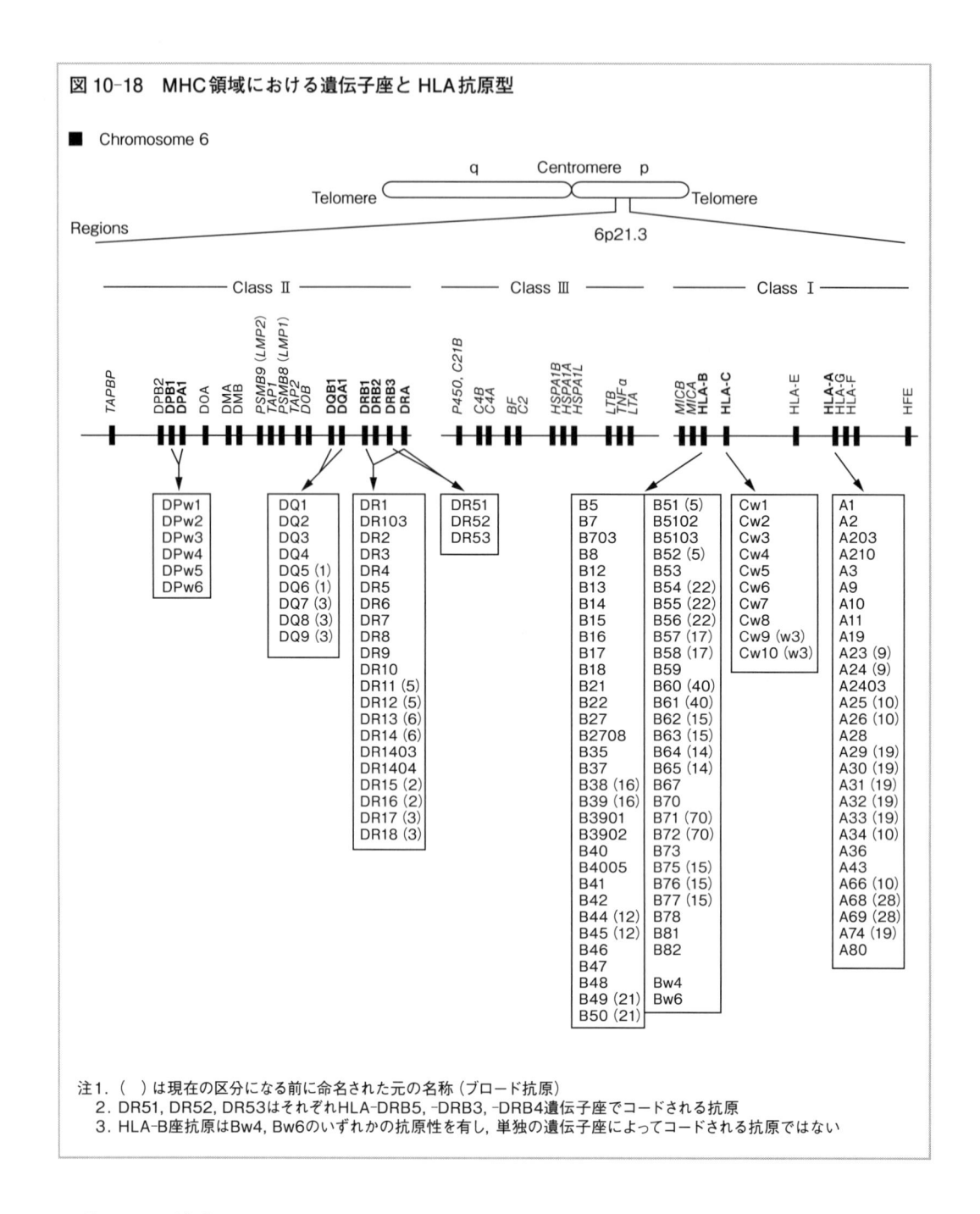

図 10-18 MHC領域における遺伝子座とHLA抗原型

■ Chromosome 6

[図：第6染色体 6p21.3 領域の MHC 遺伝子地図。Class II, Class III, Class I の3領域に分かれ、各遺伝子座と対応するHLA抗原型が示されている。]

Class II 領域の遺伝子座：TAPBP, DPB2, DPB1, DPA1, DOA, DMA, DMB, PSMB9 (LMP2), TAP1, PSMB8 (LMP1), TAP2, DOB, DQB1, DQA1, DRB1, DRB2, DRB3, DRA

Class III 領域の遺伝子座：P450, C21B, C4B, C4A, BF, C2, HSPA1B, HSPA1A, HSPA1L, LTB, TNFα, LTA

Class I 領域の遺伝子座：MICB, MICA, HLA-B, HLA-C, HLA-E, HLA-A, HLA-G, HLA-F, HFE

DP抗原型：DPw1, DPw2, DPw3, DPw4, DPw5, DPw6

DQ抗原型：DQ1, DQ2, DQ3, DQ4, DQ5 (1), DQ6 (1), DQ7 (3), DQ8 (3), DQ9 (3)

DR抗原型：DR1, DR103, DR2, DR3, DR4, DR5, DR6, DR7, DR8, DR9, DR10, DR11 (5), DR12 (5), DR13 (6), DR14 (6), DR1403, DR1404, DR15 (2), DR16 (2), DR17 (3), DR18 (3)

DR51, DR52, DR53

B抗原型：B5, B7, B703, B8, B12, B13, B14, B15, B16, B17, B18, B21, B22, B27, B2708, B35, B37, B38 (16), B39 (16), B3901, B3902, B40, B4005, B41, B42, B44 (12), B45 (12), B46, B47, B48, B49 (21), B50 (21), B51 (5), B5102, B5103, B52 (5), B53, B54 (22), B55 (22), B56 (22), B57 (17), B58 (17), B59, B60 (40), B61 (40), B62 (15), B63 (15), B64 (14), B65 (14), B67, B70, B71 (70), B72 (70), B73, B75 (15), B76 (15), B77 (15), B78, B81, B82, Bw4, Bw6

Cw抗原型：Cw1, Cw2, Cw3, Cw4, Cw5, Cw6, Cw7, Cw8, Cw9 (w3), Cw10 (w3)

A抗原型：A1, A2, A203, A210, A3, A9, A10, A11, A19, A23 (9), A24 (9), A2403, A25 (10), A26 (10), A28, A29 (19), A30 (19), A31 (19), A32 (19), A33 (19), A34 (10), A36, A43, A66 (10), A68 (28), A69 (28), A74 (19), A80

注1. （ ）は現在の区分になる前に命名された元の名称（ブロード抗原）
2. DR51, DR52, DR53はそれぞれHLA-DRB5, -DRB3, -DRB4遺伝子座でコードされる抗原
3. HLA-B座抗原はBw4, Bw6のいずれかの抗原性を有し，単独の遺伝子座によってコードされる抗原ではない

② HLAの構造

　MHC領域は第6染色体短腕（6p21.31-6p21.32）において，全長約4,000kbの塩基からなる遺伝子群である．セントロメア側から順に，HLA class II（約1,100kb），HLA class III（約700kb），そしてHLA class I（約1,800kb）が主要3領域である（図10-18）．すなわち全体の約2/3が，免疫応答に関与しているHLA class IとHLA class IIで占められている．HLA-DP遺伝

子はもっともセントロメア側にあり，その隣には抗原提示の過程においてHLA class IIとペプチドの会合を調節するDM/DO遺伝子，タンパクの断片化に関与するプロテアーゼをコードするLMP遺伝子，そして断片化したペプチドを小胞体内腔に運ぶトランスポータ遺伝子TAPがある．続いてHLA-DQおよびHLA-DRの各遺伝子があるが，その隣にはHLA class IIIがあり，いくつかの補体成分や，グルココルチコイドの生合成に重要な酵素である21 hydroxylaseをコードする遺伝子がある．酵素の欠損は先天的副腎過形成の原因となる．その他，heat shock protein (HSP) やTNF-αをコードする遺伝子も含まれる．この領域の遺伝子はHLA分子をコードしているわけではないが，部分的にHLAと似た機能を有していると考えられている．そしてもっとも遠位部にHLA class I領域があり，HLA-B, -C, -E, -A, およびHLA-H, -G, -Fなどが含まれる．HLA-A, -B, -Cはヒトの主要なHLA class I分子である．免疫応答に関与するのはHLA class IとHLA class II分子で，基本的には病原由来のペプチド断片をT細胞に提示することにある．詳細は別章に譲るが，HLA class Iは通常，ウイルス抗原や癌抗原など内在性のペプチドをCD8陽性T細胞 (killer T cell) に提示し，HLA class IIは取り込まれた細胞外タンパクの断片を，CD 4陽性T細胞 (helper T cell) に提示する．

HLA class I

HLA class I分子は表出の程度は異なるが，角膜上皮などを除くほとんどすべての有核細胞および血小板表面に存在する糖タンパク分子で，免疫応答の主役である．構造的にはheavy chain (α鎖) と light chain (β_2-microglobulin) の非共有結合であり，HLA遺伝子の産物は前者である．後者は第15番染色体のb2m遺伝子でコードされた多型のないタンパクで，α鎖を維持する役を担っている．α鎖は5つのドメインを有し，2つは膜外のペプチド結合ドメイン (α_1, α_2) で，その他に膜上の免疫グロブリン様ドメイン (α_3)，膜貫通ドメイン，そして細胞内側末端がある (図10-19)[9]．免疫学的にはHLA-Bがもっとも多型に富み，次に，HLA-A，そしてHLA-Cであるが，これらを古典的なHLA class Iとすると，他にもHLA-E, -F, -G, -H, -J, -K, -Lなど，いくつかのHLA class Iの分子が知られている．これら非古典的HLA class Iはいずれも特定の細胞に発現し，「タンパクの提示」としての重要な機能は担っていないようである．たとえば胎盤絨毛であるが，多型を有する古典的なHLA分子は発現していないとされる．以前，胎児が拒絶されない理由として，母親の産生した夫のHLAに対する抗体が遮断抗体として胎児抗原をマスクし，母親の免疫的攻撃から守るためとの考えがあった．また，胎盤のHLA分子が抗体を吸収し，胎児への移行を阻止するためともされた．しかし，トロフォブラストには多型に乏しく免疫的に中立なHLA-Gしか発現せず，これにより母親の細胞傷害性Tリンパ球 (CTL) の認識から免れ，拒絶から守られているようである．また，HLA-G分子は母親のNK細胞の抑制性受容体に作用し，そのkiller活性を低下させるとの機序も考えられている．

図10-20はHLA class I分子を上からみたものである[9]．ペプチドとの結合groove (溝) はα鎖により2つの部分，すなわちfloor (床) と2つのwalls (壁) からなっている．floorは比較的平坦な構造 (βシート) を呈しているが，wallはαヘリックス構造で形成されている．このgroove

図10-19 HLA分子の構造

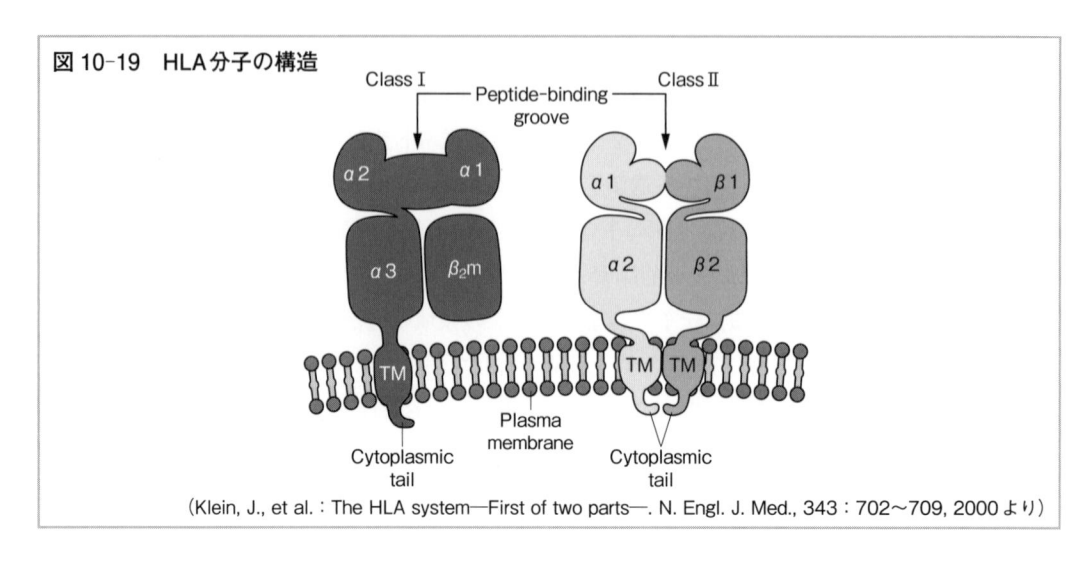

(Klein, J., et al.：The HLA system—First of two parts—. N. Engl. J. Med., 343：702〜709, 2000 より)

図10-20 HLA Class I分子のリボンモデル

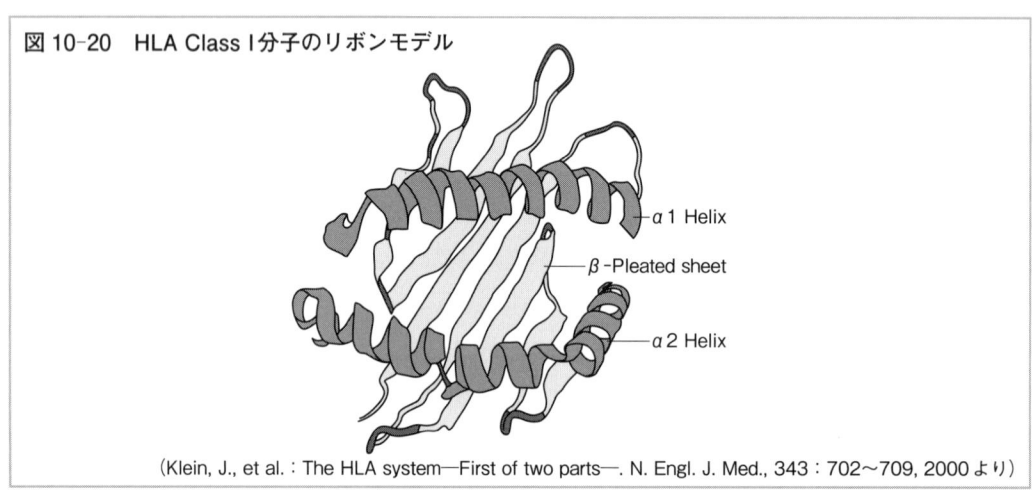

(Klein, J., et al.：The HLA system—First of two parts—. N. Engl. J. Med., 343：702〜709, 2000 より)

にはペプチド断片がN末端とC末端の方向性正しく収まる．その際，両ドメインのαヘリックス末端は収束し，ペプチドを挟み込むようになる．後述の末端が開いたままのclass IIのgrooveに比し，class Iでは小さいペプチド（7〜15アミノ酸残基）が入る．まれに長い場合は壁に掛かり，飛び出すこともある．図10-21はHLA class I分子のgrooveで，A〜Fの6つのポケットにしっかりとペプチドが収まる様子を示している[9]．ペプチドの長さよりアミノ酸配列（ペプチド結合モチーフ）が重要で，とくに2〜3個のポケットにどのようなペプチドのアミノ酸が入るかで結合性が決まる．図10-22は中央にペプチドを包んだgrooveを上からみたもので，比較的平坦である．ここにT細胞レセプターが結合する．

HLAは血漿中には可溶性分子として，血小板膜上には吸着抗原として見出される．成熟赤血球膜上に通常HLA分子は見出されないが，HLA class I分子が吸着し抗体で認識される場合がある．Bg抗原と称され，Bg[a]はHLA-B7，Bg[b]はHLA-B17，Bg[c]はHLA-A28にそれぞれ対応

図 10-21　HLA分子とペプチドの相互関係

		P1	P2	P3	P4	P5	P6	P7	P8	P9
HLA-A*0201		W	L	S	L	L	V	P	F	V
		L	L	F	G	V	P	V	Y	V
		I	L	K	E	P	V	H	G	Y
HLA-A3		R	L	R	P	G	G	K	K	K
		I	L	R	G	S	V	A	H	K
		R	L	R	A	E	A	G	V	K
HLA-A*6801		K	T	G	G	P	I	Y	K	R
		E	V	A	P	P	E	Y	H	R
		A	V	A	A	V	A	A	R	R
HLA-B7		G	P	G	P	Q	P	G	P	L
		I	P	Q	C	R	L	T	P	L
		P	P	P	I	F	I	R	R	L
HLA-B27		R	R	V	K	E	V	V	K	K
		G	R	I	D	K	P	I	L	K
		R	R	I	K	E	I	V	K	K

B
Peptide
Pockets of an HLA molecule

A　B　D　　　C　E　F

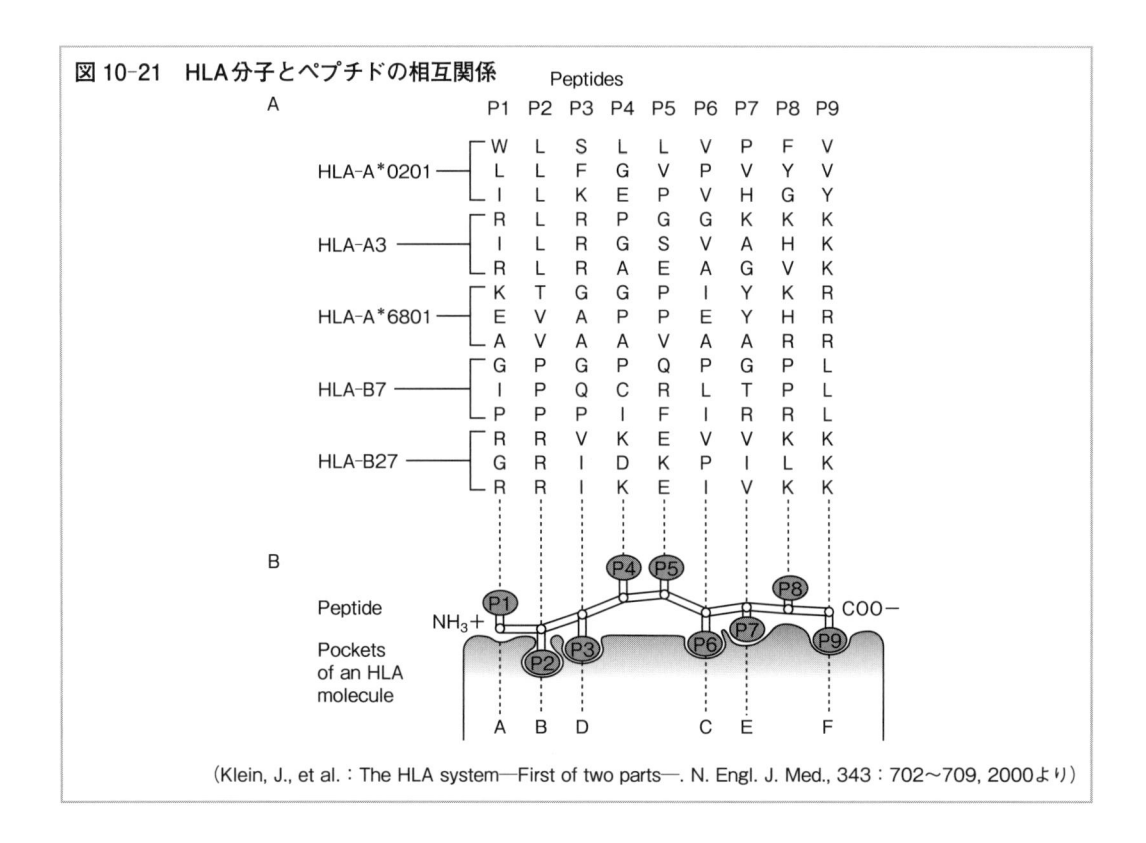

(Klein, J., et al.: The HLA system—First of two parts—. N. Engl. J. Med., 343: 702〜709, 2000より)

図 10-22　HLAペプチド複合体とT細胞レセプター

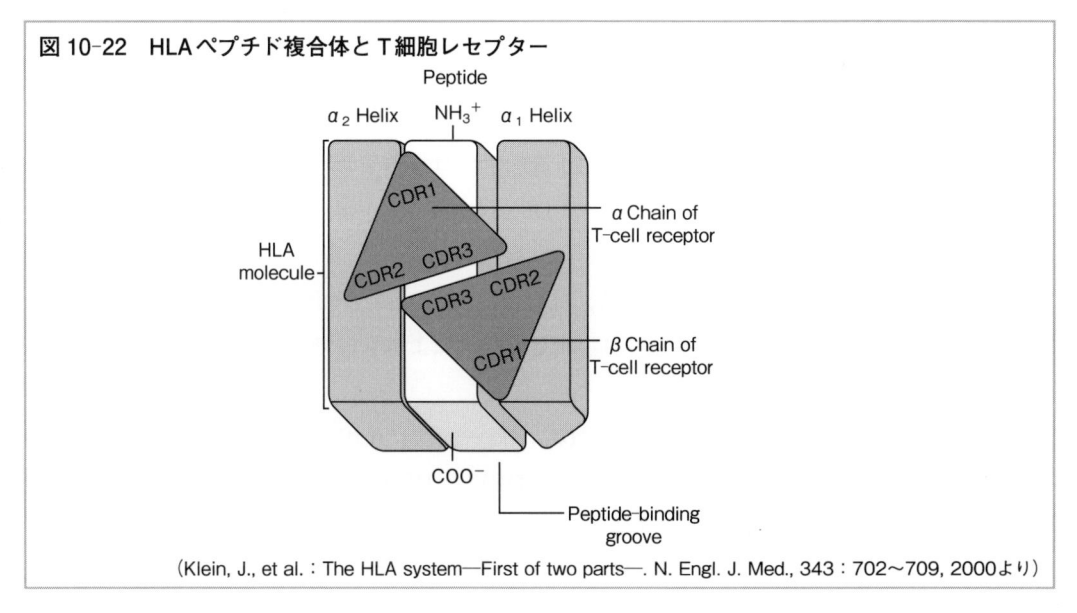

(Klein, J., et al.: The HLA system—First of two parts—. N. Engl. J. Med., 343: 702〜709, 2000より)

している．

HLA class II

細胞表面の HLA-DR, HLA-DQ, HLA-DP糖タンパクは古典的な HLA class II と称される．

これはBリンパ球，活性化T細胞，マクロファージ，樹状細胞など，おもに免疫担当細胞に限定して発現し，免疫応答の秩序が維持されている．通常は発現してないが，インターフェロンγなどのサイトカインで表出する場合もある．HLA-DM, -DOは非古典的HLA class IIとされる．HLA class II分子は第6染色体上のHLA class II領域の遺伝子で発現し，αおよびβポリペプチド鎖のヘテロダイマー（非共有結合）である．HLA class I同様，細胞外，膜内，そして短い細胞内側末端の3つの要素からなっている（図10-19）．細胞外タンパクはジスルフィド結合でドメインを形成し，α, β鎖とも2つのドメインを有している．外側にある$α_1$, $β_1$ドメインが比較的平坦なgrooveを形成するが，末端は開いたままで，両側にはみ出しつつも，HLA class Iのgrooveに比し大きめのペプチド（9〜30アミノ酸残基）を収納する．

③命名

HLA対立遺伝子（アリル）が遺伝子レベルで特定され，HLA分子が明瞭になった場合，その血清学的な分類もわかる形でアリル名を命名する必要がある．HLA-class I遺伝子はαポリペプチド鎖をコードし，$α_1$, $α_2$, $α_3$の各ドメインで多型がみられるが，通常，検査の対象となるのは$α_1$, $α_2$ドメインをコードしているエクソン2〜3である．また，HLA class II遺伝子にはα鎖とβ鎖をコードしているA遺伝子とB遺伝子があるが，とくにβ鎖をコードしているB遺伝子のエクソン2の多型を中心に検査が行われている．HLA-DR遺伝子を例にとれば，多型に乏しいα鎖をコードしているDRAよりもβ鎖の$β_1$ドメインをコードしているDRB遺伝子のエクソン2領域の多型を検査の対象としている．なお，DRA遺伝子は1つであるがDRB遺伝子にはDRB1〜DRB9まであり，DRB1, 3, 4, 5遺伝子に多型がみられ，DRB2, 6, 7, 8, 9は偽遺伝子とされる．HLA-DR分子は，これら2つの遺伝子DRAとDRBにより形成されるが，血清学的なHLA抗原の分類（DR1〜DR18, DR51, DR52, DR53）は，DRB遺伝子の多型と相関している．DQ, DP抗原もそれぞれDQA, DQB1，およびDPA, DPB1遺伝子でコードされるα, β鎖のヘテロダイマーにより，血清学的特性DQ1〜DQ9，およびDPw1〜DPw6が形成される．なおHLA-A座，HLA-B座の抗原には，それぞれ異なった番号が付けられている．また，HLA-C遺伝子座，-DP遺伝子座の抗原名にはwが付記されている．前者はHLA Class III領域の補体（C）システムの因子との混同を避けるため，後者はリンパ球混合培養試験によるものであることを示すためである（図10-18）．

表記法についてHLA-DR3, HLA-DRB1*03, HLA-DRB1*0301を例にとると，HLA-DR3は最初に血清学的に定義された抗原で，後にHLA-DR17とHLA-DR18に区分された（スプリット抗原，表10-16）．HLA-DR3をコードする遺伝子座がHLA-DRB1にあることがわかり，スプリット抗原であるHLA-DR17のアリルを，HLA-DRB1*0301とした．すなわちHLA-DRB1はHLA class IIのHLA-DR抗原のβ鎖（β1ドメイン）をコードする遺伝子であり，数字の最初の2ケタである03は従来の血清学的HLA型（HLA-DR3）を意味している．後の2ケタの01はさらにアミノ酸置換を伴うvariantをコードする遺伝子であることを示している．通常はこの4ケタのHLAアリル表記でHLA分子を表すことができるが，実際には塩基置換があるがアミノ酸が同じ

表10-16 スプリットおよび関連抗原

オリジナルHLA抗原 (特異性が広い)	スプリット, 関連抗原#	オリジナルHLA抗原 (特異性が広い)	スプリット, 関連抗原#
A2	A203#, A210#	B27	B2708#
A9	A23, A24, A2403#	B39	B3901#, B3902#
A10	A25, A26, A34, A66	B40	B60, B61
A19	A29, A30, A31, A32, A33, A74	B51	B5101#, B5103#
A24	A2403#	B70	B71, B72
A28	A68, A69	Cw3	Cw9, Cw10
B5	B51, B52, B5102#, B5103#	DR1	DR103#
B7	B703#	DR2	DR15, DR16
B12	B44, B45	DR3	DR17, DR18
B14	B64, B65	DR5	DR11, DR12
B15	B62, B63, B75, B76, B77	DR6	DR13, DR14, DR1403#, DR1404#
B16	B38, B39, B3901#, B3902#	DR14	DR1403#, DR1404#
B17	B57, B58	DQ1	DQ5, DQ6
B21	B49, B50, B4005#	DQ3	DQ7, DQ8, DQ9
B22	B54, B55, B56	Dw6	Dw18, Dw19
		Dw7	Dw11, Dw17

表10-17 HLAアリル数 (IMGT/HLA Database)

HLA class I

Gene	A	B	C	E	F	G	Psedogenes	H	J	K	L	P	T	U	V	W	X	Y
Alleles	3,913	4,765	3,510	25	22	54		12	9	6	5	5	8	0	3	11	0	3

HLA class II

Gene	DRA	DRB		DQA1	DQB1	DPA1	DPA2	DPB1	DPB2	DMA	DMB	DOA	DOB
		DRB1	DRB2～DRB9										
Alleles	7	2,058	253	78	1,079	45	5	828	6	7	13	12	13

である場合(同義置換)などがあり,最大9桁の数字を用いてアリルが表記される.また,HLA分子の発現が確認できない場合や発現が弱い場合は,それぞれN,Lが付記される.それでもアリル数は増加の一途であり,2008年,WHOの命名委員会によりコロン(：)が挿入されることになり,2010年4月より上記はHLA-DRB1*03：01などと記載されている.またHLA-Cアリルの表記については,たとえばCw*0103はwが除かれ,さらにコロンを入れ,C*01：03などと記載されることになった.**図10-18**はWHOで公認された血清学的なHLAのまとめである.また,**表10-17**は2017年3月現在のIMGT(immunogenetics)-HLAデータベースに登録されたHLAアリル数である.HLA ClassⅠ 12,351：HLA ClassⅡ 4,404で合計16,755が登録されているが,最新のデータはhttp：//hla.alleles.org/から得られる.

④ HLAの頻度と遺伝

HLAはきわめて多型に富んでいる.侵入物の断片をHLAとともにT細胞に提示することで非

表 10-18　日本人のハプロタイプの頻度 (n＝126,235)

No	Haplotype			HF (%)
1	A*2402	B*5201	DRB1*1502	8.735
2	A*3303	B*4403	DRB1*1302	4.958
3	A*2402	B*0702	DRB1*0101	3.763
4	A*2402	B*5401	DRB1*0405	2.609
5	A*0207	B*4601	DRB1*0803	1.813
6	A*1101	B*1501	DRB1*0406	1.458
7	A*2402	B*5901	DRB1*0405	1.078
8	A*2402	B*4006	DRB1*0901	0.994
9	A*1101	B*5401	DRB1*0405	0.925
10	A*2601	B*4002	DRB1*0901	0.876
11	A*2402	B*5101	DRB1*0901	0.659
12	A*2402	B*4601	DRB1*0803	0.564
13	A*1101	B*5101	DRB1*0802	0.561
14	A*2402	B*4002	DRB1*0901	0.511
15	A*2602	B*4006	DRB1*0901	0.510
16	A*0206	B*4006	DRB1*0901	0.506
17	A*0206	B*3501	DRB1*1501	0.489
18	A*0201	B*1301	DRB1*1202	0.475
19	A*0206	B*3901	DRB1*1501	0.466
20	A*3303	B*4403	DRB1*0803	0.452

HF：haplotype frequency.　　　　　　　　　　　　（中央骨髄データセンター）

自己を認識するが，多様な抗原にも対応できるような仕組みとして，この多型の存在が大きい．メンデルの法則ではそれを構成している各遺伝子は別の遺伝子に影響を与えることなく独立して受け継がれるとする．しかし，これはHLAの遺伝では正しくない．たとえば，ある染色体上に遺伝子座A, Bが隣接し，それぞれに対立抗原a/a', b/b'が，遺伝子頻度p/(1-p), q/(1-q)で存在しているとする．子孫への遺伝の組み合わせは，a-b, a-b', a'-b, a'-b'の4通りであり，それぞれの確率は独立して遺伝するとすれば，p×q, p×(1-q), (1-p)×q, (1-p)×(1-q)である．しかしHLAでは2つの遺伝子が近接し，セットで遺伝されるため，実際に観察される頻度はそれぞれの遺伝子頻度の積より高くなる．これを連鎖不平衡（linkage disequilibrium）という．そして，遺伝子のセットをハプロタイプ（haplotype）という．遺伝子間の組換え（crossing over）がなければ両親から1つずつのハプロタイプを共優性で受け継ぐので，兄弟においてはHLAがまったく同じというパターンが1/4の確率で生ずる．表10-18は日本人における頻度の高いハプロタイプの例で[10]，それを基にHLAの遺伝例を図10-23に示した．欧米人に比し均一なHLA型を呈し，特徴的な組み合わせ，頻度は民族のルーツの検索にも役立っている．

⑤ HLAと疾患との関連

HLAと疾患，とくに自己免疫性疾患との関連が示唆されている．疾患に関連する遺伝子がHLAの近傍にある場合は，HLAハプロタイプとともに遺伝される．この場合，すなわちHLA

図 10-23 HLA 型の遺伝

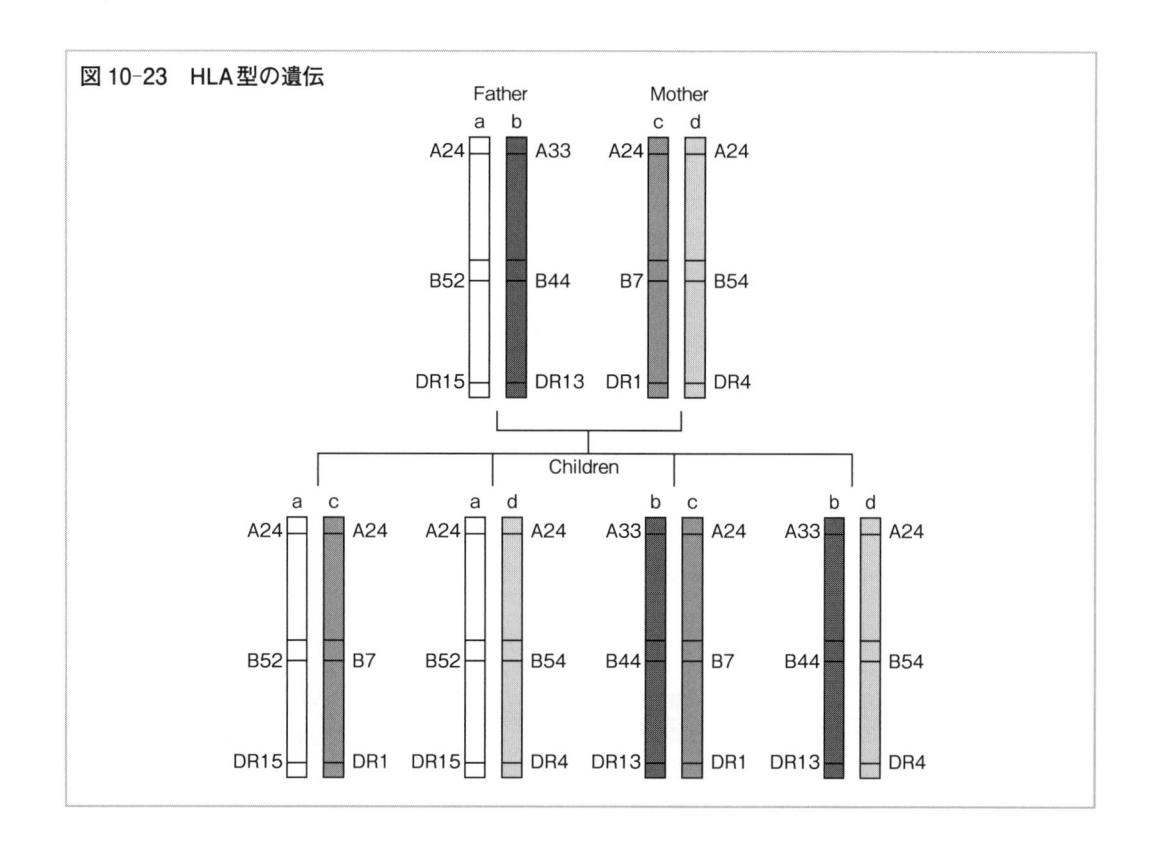

は疾患のマーカーといえる．また，HLA 遺伝子そのものが疾患の発現に関与している場合も想定される．後者では民族や地域が変わっても同じ HLA が疾患と関連を示すが，前者では別の HLA 型になる場合がある．**表 10-19** は代表的な疾患と相関する HLA 型である[11]．明確な機序は不明であるが，診断に HLA の typing は有用で，ナルコレプシーと HLA-DR2，強直性脊椎炎と HLA-B27 などがよく知られている．

⑥ HLA typing

HLA typing は移植医療だけでなく日常の医療，とくに輸血医療においても重要な検査である．頻回輸血患者では HLA 抗体を産生すると血小板輸血が効きにくくなる現象が知られており（血小板輸血不応），抗原陰性血小板（適合血小板）の輸血が必要となる．しかし，HLA は著しく多型に富んでいるため，適合するドナーの検索は容易ではない．これまで血清学的に行われてきた typing であるが，最近は DNA typing が導入され，より詳細な判定が可能となっている．typing の詳細に関しては別章を参照されたい．

⑦ HLA と輸血

輸血に限定して HLA の意義をまとめると，**表 10-20** のようになる．各詳細は輸血副作用の項を参照されたい．

表10-19 HLA型と疾患

疾患	HLA型	患者集団中の頻度（%）	一般集団中の頻度（%）	オッズ比
ナルコレプシー	DR2 (*DRB1*1501*)	100	12.4	1372.7
強直性脊椎炎	B27	83.3	0.5	1056.3
亜急性甲状腺炎	B35 (*B*3501*)	71.4	12.2	18
バージャー病	DR2 (*DRB1*1602*)	6	0.6	10.7
ベーチェット病	B51 (*B*5101*)	59.4	13.6	9.3
多発性硬化症（眼神経, 脊髄型）	DPw5 (*DRB1*0501*)	93.6	61.8	9
高安動脈炎	B39 (*B*3902*)	4.1	0.5	8.5
SLE	B39	16.7	3.1	6.3
原発性胆汁性肝硬変	DR2 (*DRB1*1602*)	3.4	0.6	5.9
混合結合織病（MCTD）	DR4 (*DRB1*0401*)	18.8	4.4	5
1型糖尿病	B54 (*B*5401*)	44.1	14	4.8
潰瘍性大腸炎	DPw9 (*DRB1*0901*)	55.6	20.6	4.8
橋本病	DR53 (*DRB4*0101*)	88.7	63.7	4.5
関節リウマチ	DR4 (*DRB1*0405*)	58.8	24.7	4.4

表10-20 輸血とHLA

発熱性非溶血副作用（FNHTR）
血小板輸血不応
輸血関連急性肺傷害（TRALI）
輸血後GVHD
赤血球膜上のBg抗原

表10-21 顆粒球抗体による病態

同種免疫
  1. 新生児同種免疫性好中球減少症（NAN）
  2. 輸血関連急性肺傷害（TRALI）
  3. 顆粒球輸血反応
  4. 骨髄移植後の同種免疫性好中球減少
  5. 発熱性輸血副作用
自己免疫
  1. 特発性自己免疫性好中球減少（AIN）
  2. 二次性自己免疫性好中球減少（SAIN）
  3. 薬剤性免疫性好中球減少
  4. 骨髄移植後の自己免疫性好中球減少

（2）顆粒球

　1960年，Lalezariらは著明な顆粒球減少と重症感染症を呈した新生児と，その母親血清中に顆粒球凝集素を見出した．この凝集素は子供および父親の顆粒球を凝集させたが，母親自身の細胞とは反応せず，新生児血中からの消失とともに回復したことから，この凝集素が顆粒球減少の原因であると考えた．顆粒球抗体は妊婦や，輸血後に発熱，呼吸障害，顆粒球減少を呈した患者などからも検出され，現在，輸血副作用の原因として重視されている（**表10-21**）．検査法として

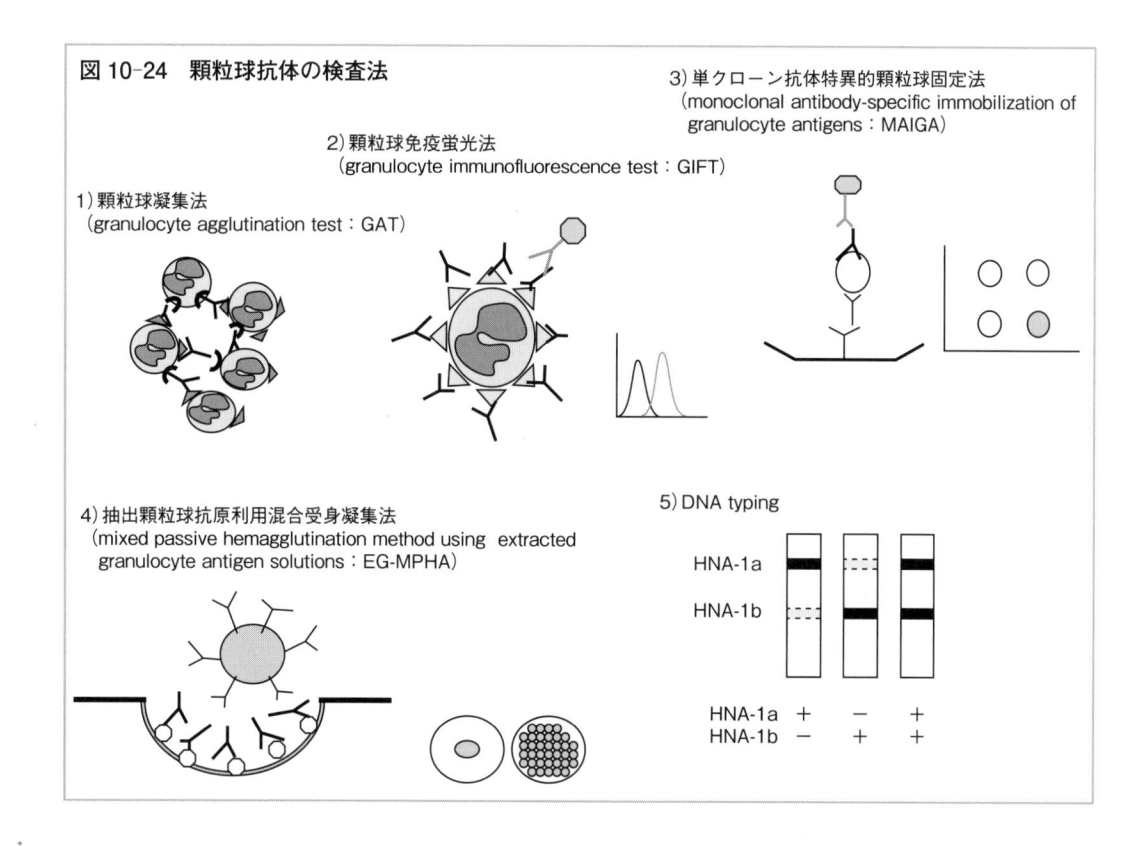

図10-24 顆粒球抗体の検査法

1) 顆粒球凝集法 (granulocyte agglutination test：GAT)
2) 顆粒球免疫蛍光法 (granulocyte immunofluorescence test：GIFT)
3) 単クローン抗体特異的顆粒球固定法 (monoclonal antibody-specific immobilization of granulocyte antigens：MAIGA)
4) 抽出顆粒球抗原利用混合受身凝集法 (mixed passive hemagglutination method using extracted granulocyte antigen solutions：EG-MPHA)
5) DNA typing

は初期の顆粒球凝集法（granulocyte agglutination test：GAT）に比し，顆粒球免疫蛍光法（granulocyte immunofluorescence test：GIFT）が感度は高い．現在は一部にDNAタイピングが導入されている（図10-24）．1999年にhuman neutrophil alloantigens（HNA）システムとして名称が統一された．

①分類

顆粒球抗原はとくに好中球抗原をさしHNAと称され，現在5つのシステムに7つの抗原が含まれている．好中球の糖タンパク同種抗原であり，全身の組織には表出してない．好中球上においては別々の分子にあり，コードする遺伝子座も異なっている．システムにおける多型は同定順にアルファベットで示され，アリルの標記は国際ガイドラインにしたがっている．たとえばHNA-1システムはFcγレセプターⅢb（FcγRⅢb）がキャリア糖タンパクで，3つの抗原（HNA-1a, -1b, -1c）があり，アリルはFCGR3B*1, -*2, -*3などと表す（表10-22）．なお，好中球にはABOやHLAは発現していない．

② HNA-1

分子生物学

このシステムには3つの抗原（HNA-1a, -1b, -1c）がある．最初の抗原は1966年，Lalezariらによって同定され，NA1と称された．1972年にはNA2が同定された．それぞれ現在のHNA-

表10-22 HNAの分類（ISBT）

システム	抗原	部位（CD）	旧名称	アリル	抗原頻度（%）日本人	白人	黒人
HNA-1	HNA-1a	FcγRⅢb（CD16b）	NA1	FCGR3B*01	88	52〜54	46〜68
	HNA-1b	FcγRⅢb	NA2	FCGR3B*02	51〜64	87〜89	78〜84
	HNA-1c	FcγRⅢb	SH	FCGR3B*03	nd	5〜7	23〜38
HNA-2	HNA-2a	NB1gp（CD177）	NB1	CD177*1	89	87〜97	nd
HNA-3	HNA-3a	70-95kDagp	5b	nd	nd	99	nd
HNA-4	HNA-4a	CR3（CD11b）	Mart[a]	CD11B*1	nd	96	nd
HNA-5	HNA-5a	LFA-1（CD11a）	Ond[a]	CD11A*1	nd	96	nd

nd：not defined

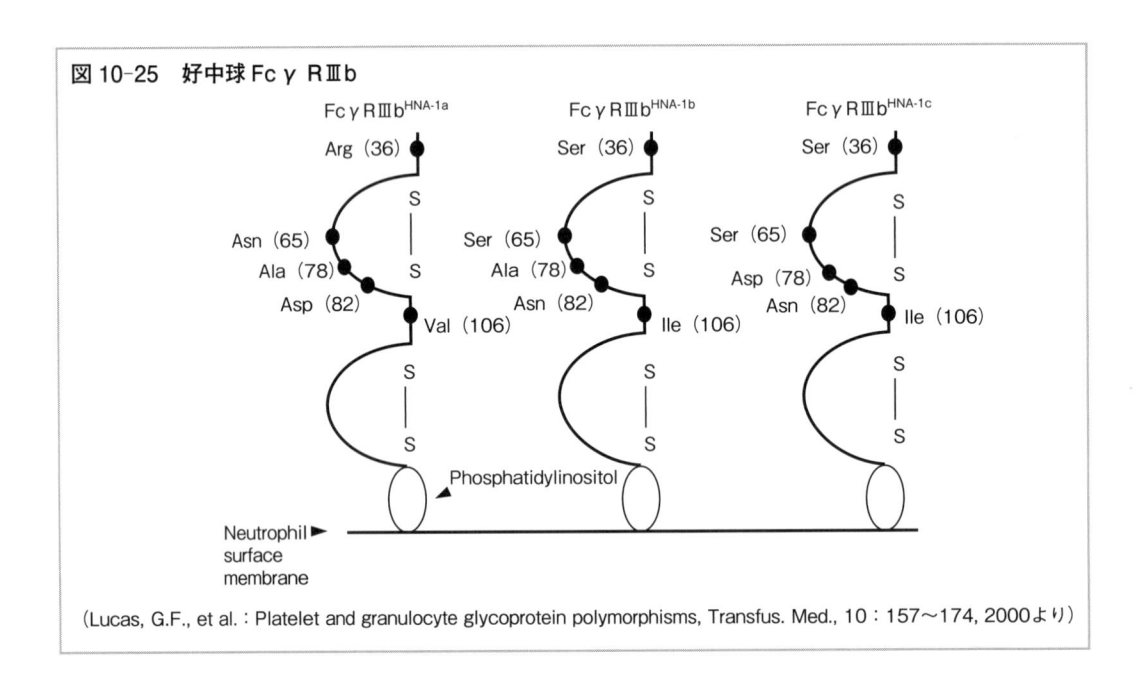

図10-25 好中球FcγRⅢb

(Lucas, G.F., et al.：Platelet and granulocyte glycoprotein polymorphisms, Transfus. Med., 10：157〜174, 2000より)

1a，HNA-1bである．第3のHNA-1cはまれで，当初SHと称された．HNA-1抗原はヒト好中球に特異的で細胞1個当り10万〜40万発現している．FcγRⅢbにあり，細胞外には2つのドメインをSS結合で有している．モノクローナル抗体CD16が認識する分子で，細胞膜とはglycosylphosphatidylinositol（GPI）アンカーを介し結合している（GPIアンカー型タンパク）．血中には好中球と同じ多型を示す可溶性FcγRⅢbがみられる．

　cDNAの解析により，HNA-1a，-1b，-1cの相違が明らかとなっている．FcγRⅢbは233のアミノ酸からなる糖タンパクで，第1番染色体（1q23-24）のFCGR3B遺伝子がコードしている．5つのエクソンからなり，HNA-1a，-1bの相違は遠位部のドメインをコードしているエクソン3における5つの塩基置換，4つのアミノ酸の相違による（図10-25）[12]．HNA-1cはHNA-1bときわめて相同性が高く，Ala78Asp（226A→C）のみの相違である．3つのHNA-1の抗原頻度は

人種間で大きく異なっている．白人ではHNA-1bが多いが，日本人はHNA-1aが多い．HNA-1cはアフリカ人で多く，白人，アジア人で少ない．HNA-null（NA_null）はさらにまれで，アフリカ人で1％程度で，日本人ではほぼゼロである．

臨床的意義

FcγRⅢbは膜の遠位側ドメインでIgGと結合するが，結合性はHNA-1aのホモに比しHNA-1bのホモでは弱いとされる．したがって，後者では赤血球と結合したIgGを介しての白血球による貪食能は前者に比し弱くなる．また発作性夜間血色素尿症（PNH：paroxysmal nocturnal hemoglobinuria）の患者ではGPI結合タンパクが欠損しており，好中球におけるFcγRⅢbの表出は低下する．その他感染性や自己免疫疾患との関連を示唆した報告もある．しかし，FcγRⅢb欠損例の多くは健康である．

他方，まれにHNA-1抗体が臨床的な問題をひきおこすことがある．たとえばFcγRⅢbを欠いた妊婦（NA_null）では，産生した抗体が新生児好中球減少症の原因となる．また，慢性に好中球の減少が続いている新生児に自己抗体が検出されることがある．その他，薬剤による免疫性好中球減少症や，TRALIもHNA-1抗体の関与する副作用として知られている．

③ HNA-2

分子生物学

HNA-2システムは1つのアリルのみである．HNA-2aはLalezariらによって1971年にNB1として見出された．第19番染色体19q13.2の遺伝子 *CD177*1* でコードされた427のアミノ酸からなる分子に存在する．CD177分子はFcγRⅢbと同様，GPIアンカー型タンパクで，2つのシステイン豊富なドメインを有し，アンカーを介し細胞膜に結合している．人種による差はほとんどなく，90％以上で好中球およびその前駆体に発現している．女性に多く発現し加齢とともに低下することから，エストロゲンの関与が示唆されている．

臨床的意義

CD177分子は好中球の内皮細胞への粘着，移動に関与している．HNA-2aは細菌感染症や，真性多血症，特発性血小板増加症，G-CSFで刺激された幹細胞ドナーなどで多く発現する．しかし，好中球にCD177糖タンパクを欠いているヒトが感染症に罹患しやすいとの証はない．好中球減少が長引いている新生児に，母親由来のHNA-2抗体が見出されることがある．また，G-CSFの治療に抵抗性の患者やTRALIにも見出される．

④ HNA-3

HNA-3aのみ知られている．以前，5b抗原と称されたもので，対立する5a抗原は認められていない．第4番染色体の遺伝子がコードする70〜95kDaの糖タンパクで，GPIアンカー型タンパクではないが，構造の詳細は不明である．好中球だけでなくリンパ球にも発現し，発現頻度は白人で90％以上と高い．HNA-3aの機能は不明であるが，発熱性輸血副作用患者，好中球減少症の新生児にHNA-3抗体が見出されている．とくにTRALIでは人工呼吸を要する重篤な症例でHNA-3抗体が検出されている．

⑤ HNA-4

HNA-4a抗原のみで，当初はMart抗原と称された．好中球，顆粒球，リンパ球にみられ，発現率は白人で90％以上である．β_2インテグリンファミリーで，C3biレセプター（CR3）のαM鎖（CD11b）にあり，白血球の貪食機能，内皮細胞への粘着に関与する．HNA-4a抗体は新生児の好中球減少をもたらすことがある．

⑥ HNA-5

HNA-5a抗原のみで，当初はOnd抗原と称された．β_2インテグリンファミリーに属し，白血球の粘着に関与する．抗体の臨床的意義は不明である．

⑦好中球の表現型とDNA typing

好中球抗原のtypingは歴史的に凝集法（GAT）や免疫蛍光法（GIFT）で行われてきた（図10-24）．最近，全血検体を対象にモノクローナル抗体を用いたフローサイトメーターでのtypingも可能となっている．信頼度の高い結果を得るには，好中球抗原に特異的な抗血清や，新鮮な好中球を検査のたびに確保する必要がある．抗血清はHNA-1a, -b, HNA-2a, HNA-3aなどは入手可能であるが，HNA-1c, HNA-4a, HNA-5aは困難である．そこで遺伝子typingも試みられHNA-1a, -1b, -1c, およびHNA-4a, -5aに対しては可能となっている．しかし，HNA-2aは遺伝子にmutationなどはなく，またHNA-3aはそれをコードする塩基配列が不明であり，いずれも遺伝子検査は行われていない．

⑧顆粒球抗体の臨床的意義

新生児同種免疫性好中球減少症（neonatal alloimmune neutropenia：NAN）はNAITと同じ機序で新生児に好中球減少を生ずる病態である．妊娠中，母親は児の父親由来の好中球抗原の移入で，IgG抗体を産生する．胎盤を通過した抗体は胎児，新生児の白血球を破壊する．この病態は初回妊娠でも起こりうる．好中球のみの減少が特徴で，通常は一過性であり，抗体の消失とともに回復する．HNA-1a, -1b, HNA-2aに対する抗体が主因で，HNA-1c, HNA-3aに対する抗体はほとんど関与しない．また，まれであるが，FcγRⅢb欠損症の母親が産生した抗体による新生児の白血球減少症の報告もある．

自己免疫性好中球減少症は典型的には生後8カ月頃にみられ，5歳頃までには自然に回復する．好中球に対する抗体が98％の小児で観察され，特異性はFcγRⅢbに対するものが多い．

輸血副作用における顆粒球抗体の意義も大きい（表10-21）．受血者が白血球に対する抗体を有し，それと反応する白血球が輸血されると発熱性非溶血副作用が生ずる．現在，すべての製剤に対し保存前白血球除去が行われており，副作用の低減化が期待されている．重症感染症で顆粒球輸血を行う場合があるが，抗体保有者では無効となる（顆粒球輸血不応）．逆に輸血用血液に顆粒球抗体を含む場合，受血者の顆粒球減少がみられ，輸血関連急性肺傷害（TRALI）では受血者が生命の危機に曝されることがある．とくにHNA-1a, -1b, HNA-2a, HNA-3aに対する抗体が原因として重要である．詳細は輸血副作用の項（p.384）を参照されたい．

6）血小板

1959年，van Loghemらにより最初の血小板特異抗原Zwが輸血後紫斑病患者に見出された．その後，現在までに24の同種抗原が抗血清により同定されている．しかし特異抗体の入手が困難で，その血清はしばしばHLA抗体を含むことから，判定がむずかしい場合もある．最近では遺伝子タイピングが可能となっている．

血小板抗体は輸血や妊娠などで産生され，臨床上問題となる例として，新生児同種免疫性血小板減少症，輸血後紫斑病，血小板輸血不応が挙げられる．血小板抗原の多型性，人種での発現頻度の差などから，これら副作用の報告も国や地域により異なっている．

血小板にはHLA class I抗原，ABO血液型抗原，そして血小板特異抗原が存在する．血小板上のABO血液型抗原は血漿中の型物質が吸着したものが主であるが，膜由来のものもあり，発現に個人差が大きい．赤血球抗原としては他にLe^a，Le^b，Ii，P$_1$，Cromerなどもみられる．

①ヒト血小板抗原（HPA）

呼称についてはこれまで発端者にちなんでZw，Yukなどと呼ばれ，また血小板特異抗原（platelet-specific alloantigens）と表記されるなど，混乱していたことから，1990年，国際輸血学会（ISBT）はHPA（human platelet antigen）として統一の名称を導入した．2003年には国際血栓止血学会（ISTH）とともに血小板命名委員会（PNC）を立ち上げ，命名の条件が整った（**表10-23**）．なおHPAの表記はHuman Genomic Organization（HUGO）の遺伝子命名法委員会（gene nomenclature committee：GNC）に従い，遺伝子シンボルをイタリック体とし，アリルは「遺伝子名，asterisk（*），番号」で記載するとした．**表10-24**はHPAのまとめで[13]，**表10-25**はGPⅢa上の抗原をコードしているアリルである．アミノ酸置換でアロ抗原が決まるが，HLAと異なり1つのアリルが複数の抗原型をコードしている．たとえば，HPA-1aに対しHPA-1bはSNP176T→CによるLeu33Proが特徴で，ITGB3*002およびITGB3*008のアリルで示されるが，これらはHPA-4a，HPA-14bwにも関与している．

現在，24の血小板特異抗原が血清学的に定義され，そのうち12は6つのシステムにグループ分けされている（HPA-1，-2，-3，-4，-5，-15）．すなわち，これらはすべて上記の条件を満たし，発表順に番号が付けられている．高頻度抗原をa，低頻度抗原をbとし，対立抗原およびそれらの抗体が判明している．残りの12は低頻度抗原に対する抗体のみが見出され，w（workshop）で示されている．24の抗原のうち22においては，分子レベルでも明確に定義されている．Va^a，

表10-23 HPAの命名

血小板特異抗原システムをHPA（human platelet antigen）と称する
異なった抗原システムは発表の順に番号をつける
抗原名はアルファベットで頻度順（高→低）に表す
新しいHPAシステムは専門委員会の承認が必要
HPAと称するには抗原が分子レベルで定義されていることが必要
対立抗原の抗体が見出されてない場合，抗原の後に"w"を記す
新しい抗原をHPAに入れるには血小板命名委員会（PNC）の承認が必要

表 10-24 HPAのまとめ

抗原名	オリジナル抗原名	抗原頻度 日本人	抗原頻度 白人	局在糖タンパク	CD	塩基置換	アミノ酸置換
HPA-1a -1b	Zw[a], PL[A1] Zw[b], PL[A2]	>99.9 0.4	97 26.5	GPⅢa	CD61	176T 176C	Leu33 Pro33
HPA-2a -2b	Ko[b] Ko[a], Sib[a]	98.2 25.4	99.3 14.6	GPⅠbα	CD42b	524C 524T	Thr145 Met145
HPA-3a -3b	Bak[a], Lek[a] Bak[b]	78.9 70.7	86.7 63.8	GPⅡb	CD41	2622T 2622G	Ile843 Ser843
HPA-4a -4b	Yuk[b], Pen[a] Yuk[a], Pen[b]	99.9 1.7	>99.9 <1	GPⅢa	CD61	526G 526A	Arg143 Gln143
HPA-5a -5b	Br[b], Zav[b] Br[a], Zav[a], Hc[a]	99.9 8	99.2 20.6	GPⅠa	CD49b	1648G 1648A	Glu505 Lys505
HPA-6bw	Ca[a], Tu[a]	3	<1	GPⅢa	CD61	1564A 1564G	Gln489 Arg489
HPA-7bw	Mo[a]	<1	<1	GPⅢa	CD61	1317G 1317C	Ala407 Pro407
HPA-8bw	Sr[a]	<1	<1	GPⅢa	CD61	2004T 2004C	Cys636 Arg636
HPA-9bw	Max[a]		1	GPⅡb	CD41	2603A 2603G	Met837 Val837
HPA-10bw	La[a]		1	GPⅢa	CD61	281A 281G	Gln62 Arg62
HPA-11bw	Gro[a]		<1	GPⅢa	CD61	1996A 1996G	His633 Arg633
HPA-12bw	Iy[a]		<1	GPⅠbβ	CD42c	141A 141G	Glu15 Gly15
HPA-13bw	Sit[a]		<1	GPⅠa	CD49b	2531T 2531C	Met799 Thr799
HPA-14bw	Oe[a]		<1	GPⅢa	CD61	1929-31delAAG 1929-31AAG	Lys611del Lys611
HPA-15a -15b	Gov[b] Gov[a]		81 60	CD109	CD109	2108C 2108A	Ser703 Tyr703
HPA-16bw	Duv[a]		<1	GPⅢa	CD61	517T 517C	Thr140 Ile140
★							
	Nak[a]	95	>99.9	GPⅣ	CD36		

(認定輸血検査技師制度協議会カリキュラム委員会編集:スタンダード輸血検査テキスト第2版. 医歯薬出版, 2007より)
★その他, 2017年4月現在, HPA-17bw (Va[a]) 〜 HPA-29bw (Kha[b]) までの計13抗原が知られている. 詳細はIPD-IMGT/HLA (http://www.ebi.ac.uk/ipd/imgt/hla) のHPAを参照されたい.

Mou[a]は血清学的には血小板特異抗原であることが示されたが, いまだ遺伝子レベルで証明されておらず, HPAとして認められていない.

②血小板膜の糖タンパク

血小板膜の糖タンパクはGPⅠ, GPⅡなどと命名されているが, 通常は単独でなく, 異なったGPがペアをなして血小板上に存在している. たとえばGPⅡb/Ⅲa, GPⅠa/Ⅱaはインテグリンに属し, 2本の膜貫通型タンパク (α鎖, β鎖) によるヘテロダイマー構造を呈している. GPⅠb/Ⅴ/Ⅸ複合体はロイシン豊富な糖タンパクで, インテグリンとはかなり異なった構造である. これら

表10-25 HPAアリル

GP Allele	Protein isoforms									HPA antigens (＝ epitopes)		
Position	33	62	140	143	407	489	611	633	636			
Consensus	L	R	T	R	P	R	K	R	R			
ITGB3*001										HPA—1a	HPA—4a	
ITGB3*002	P									HPA—1b	HPA—4a	
ITGB3*003		Q								HPA—1a	HPA—4a	HPA—10bw
ITGB3*004			I							HPA—1a	HPA—4a	HPA—16bw
ITGB3*005				Q						HPA—1a	HPA—4b	
ITGB3*006					A					HPA—1a	HPA—4a	HPA—7bw
ITGB3*007						Q				HPA—1a	HPA—4a	HPA—6bw
ITGB3*008	P						Del			HPA—1b	HPA—4a	HPA—14bw
ITGB3*009								H		HPA—1a	HPA—4a	HPA—11bw
ITGB3*010									C	HPA—1a	HPA—4a	HPA—8bw

はいずれもセレクチンや免疫グロブリンスーパーファミリーなどとともに，いわゆる細胞接着分子の仲間で，血小板以外の細胞にも発現している．その際，いつも同じGPがペアをなしているとは限らない．

GPⅡb/Ⅲaをコードしている遺伝子は第17番染色体（17q21-23）にあり，各血小板に5万〜8万発現している．活性化すると形態を変え，フィブリノゲン，フィブロネクチンなどと，それらの基本構造である3つのペプチド（RGD配列；Arg-Gly-Asp）を介し結合する．GPIa/Ⅱaはコラーゲンレセプターで各血小板に800〜2,800発現しているが，活性化T細胞にもみられる．

血管の損傷で露出した内皮下コラーゲンにvon Willebrand因子（VWF）が結合すると，血小板はGPIb/V/Ⅸを介し，VWFに結合する．すなわちGPIb/V/ⅨはVWFの受容体で4つの鎖（GPIbα，GPIbβ，GPV，GPⅨ）からなり，血小板の粘着の最初の段階で機能するGPである．主要な結合部位はGPIbαにあり，第17番染色体（17p12ter）にその遺伝子がある．

③**各抗原系の特徴**

HPAは多型に富むが，通常はSNPによるもので，GPIa，GPIb，GPⅡb，GPⅢaの4つのGPによる（表10-24）．

HPA-1には対立抗原HPA-1a，-1bがあり，GPⅢaに存在している（図10-26）．両者の相違は1塩基置換（176T→C）で33番目のアミノ酸がLeu33Proによって生じている．抗HPA-1aは白人においてもっとも臨床的に意義のある抗体であり，後述のNAITやPTR，PTPの主因で検出頻度も高い．わが国ではほとんどがHPA-1aのホモで，臨床的意義は少ない．

HPA-2はGPIbにあり，抗HPA-2bはPTRの原因として重要である（図10-27）[12]．

HPA-3はGPⅡbにあり，抗HPA-3aは重篤なNAITPの原因となる．抗HPA-3bでの脳内出血の報告もある．

HPA-4はGPⅢaにあり，とくに抗HPA-4bはわが国のNAITPの主因である．

HPA-5はGPIaにあり，わが国では抗HPA-5bは妊婦に多く検出される抗体であるが，

図10-26 GPⅡb/Ⅲaの構造

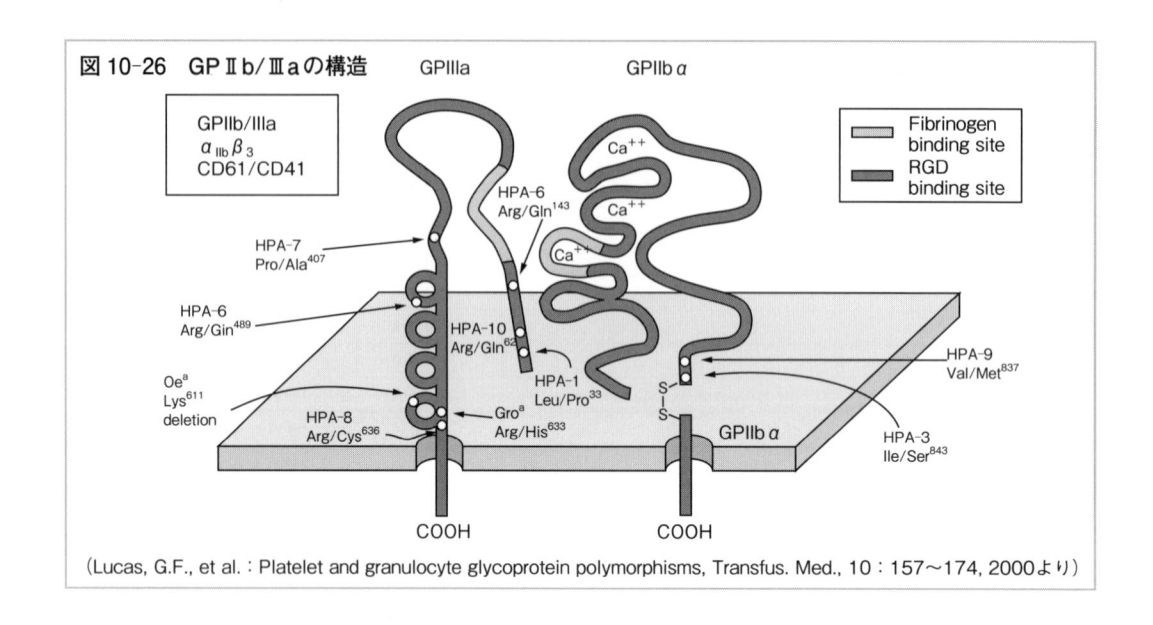

(Lucas, G.F., et al.: Platelet and granulocyte glycoprotein polymorphisms, Transfus. Med., 10 : 157～174, 2000より)

図10-27 GPⅠb/Ⅸ/Ⅴの構造

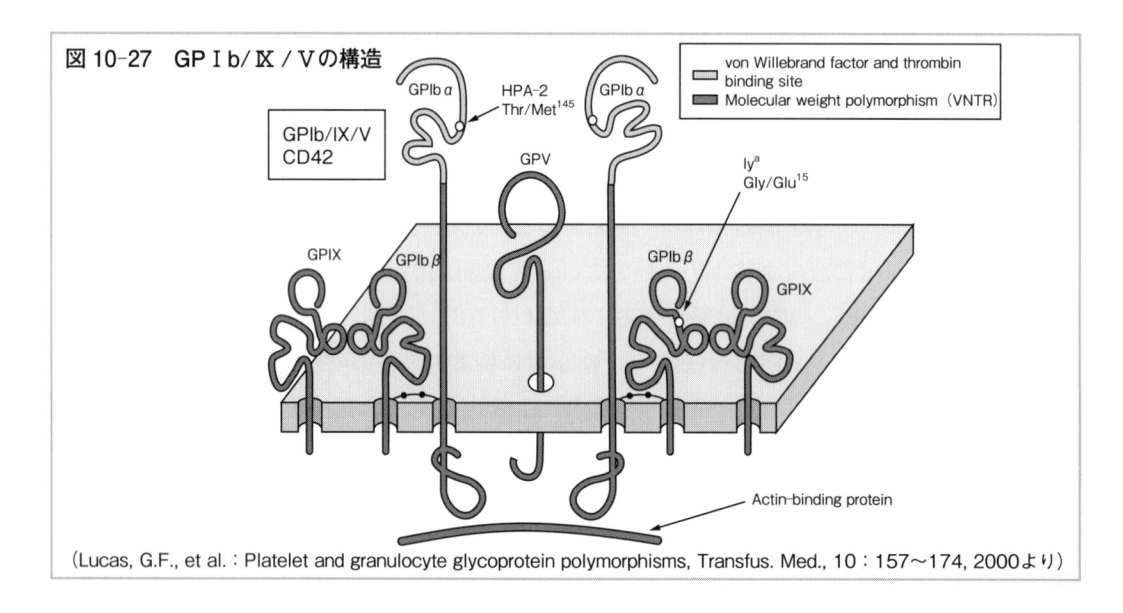

(Lucas, G.F., et al.: Platelet and granulocyte glycoprotein polymorphisms, Transfus. Med., 10 : 157～174, 2000より)

NAITPの原因としての報告は少ない．欧米では抗HPA-1aの次にNAITの原因として重要である（図10-28）[12]．

その他，イソ免疫（isoimmunization）として産生される血小板抗体での血小板減少症が知られている．Nak[a]はGPⅣ上の抗原であり，この糖タンパクの欠損者では輸血や妊娠で抗体を産生しうる．GPⅣ欠損者は白人ではきわめてまれであるが，日本人では約5％，黒人では2.4％と報告されている．

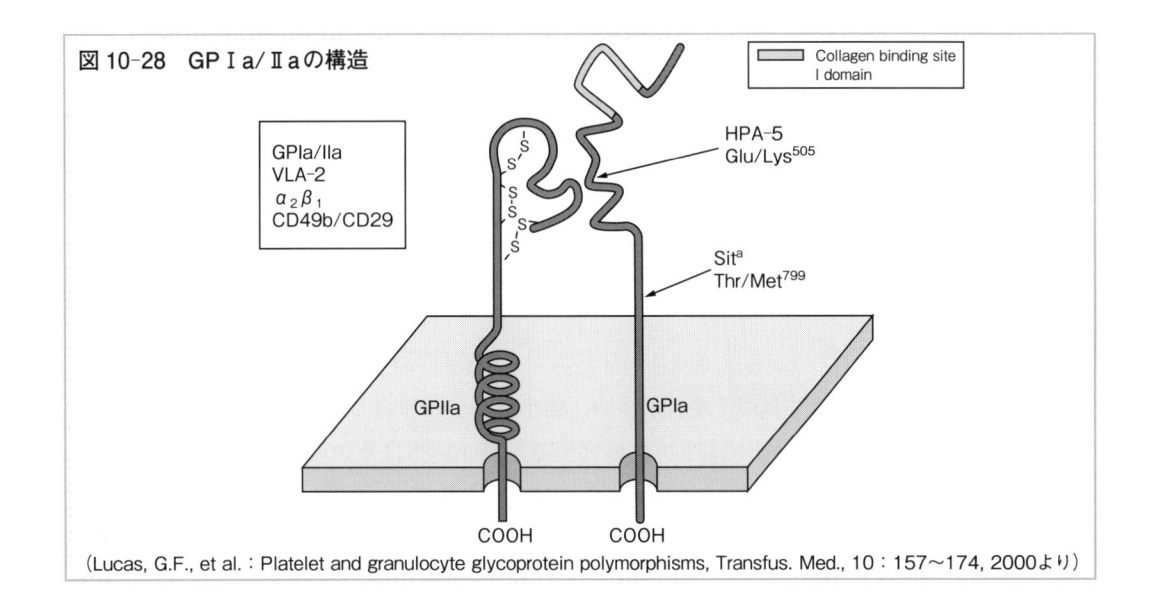

図10-28 GPⅠa/Ⅱaの構造

GPⅠa/Ⅱa
VLA-2
$\alpha_2\beta_1$
CD49b/CD29

Collagen binding site
I domain

HPA-5
Glu/Lys505

Sit^a
Thr/Met799

GPⅡa   GPⅠa

COOH   COOH

(Lucas, G.F., et al.: Platelet and granulocyte glycoprotein polymorphisms, Transfus. Med., 10：157～174, 2000より)

④臨床的意義

　血小板の破綻した血管への粘着はGPⅠb/Ⅴ/ⅨがVWFとの結合を介し行われるが，その欠如や発現異常があると出血傾向を呈する（Bernard-Soulier）．また，GPⅡb/Ⅲaはフィブリノゲンのレセプターであり，GPⅢaの欠損により血小板の凝集能の欠如がみられる（先天性Glanzmann型血小板無力症）．これらの血小板抗原欠損にみられる抗体は上記のGPⅣ欠損者での抗Nak^{a}と同様である．他方，特発性血小板減少性紫斑病（ITP）ではGPⅡb/ⅢaやGPⅠb/Ⅸに対する自己抗体が原因であり，血小板に付着したIgG（platelet-associated IgG：PAIgG）が検出される．以上は特殊な病態であり，むしろ以下のような同種免疫による血小板減少が日常的には問題となる．

新生児同種免疫性血小板減少症（neonatal alloimmune thrombocytopenia：NAIT）

　胎児血小板抗原は16～18週で十分に発達するが，何らかの機序で母親の循環に移行すると，その父親由来の抗原に対し抗体が産生される．母親のIgGは14週頃から胎盤を通過しうるので，血小板抗体も胎児循環に入り血小板と結合する．これらは脾臓で破壊され妊娠20週には胎児の血小板減少をもたらす．重篤な新生児血小板減少症のもっとも多い原因で，機序はRh不適合妊娠による新生児溶血性疾患と似ている．ただし，NAITでは第一子から発症することがある（20～50％）．

　1,400の妊娠に1回の頻度で生ずるとの前方視的研究がある．臨床的に診断がつかない場合，血小板減少があっても無症状の場合（10～25％），頭蓋内出血など重篤な症状を呈する場合（7～15％）など様々である．原因となる抗体は，白人ではHPA-1a抗体で，次にHPA-5b抗体が，わが国ではHPA-4b抗体が多く，次がHPA-3aである．HLA抗体の関与に関し，KingらはHLA抗体陽性の母親から生まれた子の13％にNAITがみられたとした．おそらくは胎盤機能不

表 10-26　NAIT 診断の要点

母親に ITP などの血小板減少症がない
新生児に感染などの血小板減少となる背景がない
第一子から発症する
両親に血小板不適合がある

全など，限られた状況において HLA 抗体が胎児循環に入る場合に生ずるのではないかと考えられている．

多くの国では妊婦に対し HPA 抗体のスクリーニング検査は行われていないので，本症は紫斑の新生児が生まれてはじめて気づく場合が多い．血小板減少の原因となる感染，DIC，母親の薬物使用などを除外し，最終的な NAIT の診断に至る．**表 10-26** はその要点である．とくに第 4 の項目が重要で，母親血清中に血小板抗体（IgG）が確認され，自己の血小板とは反応しないが児（父親）の血小板と反応することを確認する必要がある．たとえば母親が HPA-4（a＋b－），父親と児が HPA-4（a＋b＋）で，母親の血清と児の血小板を用いた混合受身凝集法で陽性になれば HPA-4b 抗体での NAIT が疑われる．次の妊娠では，その頻度，重篤度とも高まるので注意が必要であるが，その危険性を予測することはむずかしい．母親の抗体価が 64 倍以上で NAIT の危険性が高まるとの報告もあるが，かならずしも胎児の血小板数を反映しない．直接，胎児の血小板数がわかればよいが，サンプリングは危険性を伴うし，仮に低値で子宮内血小板輸血を行っても効果は数日である．

出生後，新生児の血小板減少は 48 時間ほど続く．著明な減少で頭蓋内出血などの合併症が危惧される場合は，一般のドナー由来の抗原陰性放射線照射済み血小板か，母親の血小板を洗浄・放射線照射して用いる．血小板が入手できない場合は IVIG（静脈内免疫グロブリン）の大量投与が考慮されるが，効果発現までに 12〜18 時間を要する．緊急時には胎児循環中の抗体を除去する目的で，交換輸血が考慮されることもある．

血小板輸血不応（platelet transfusion refractoriness：PTR）

血小板輸血は現在進行中の止血を目的とした治療的投与と，骨髄機能の低下などで著しく減少した血小板を補う予防的投与がある．多くは予防的投与であるが，輸血しても上昇しないか，上昇しても予想より短期間で低下してしまうことがある．PTR とは，連続して 2 回以上，予想の増加が得られない病態をいい，抗体の関与する免疫学的機序と出血などの非免疫学的機序がある．評価は一般に体表面積（BSA）を考慮した補正血小板増加数（corrected count increment：CCI）で行う（**図 10-29**，**表 10-27**）．

PTR の約 80％は非免疫学的機序であり，まず出血や感染などの有無を調べる．CCI は 1 時間値がほぼ正常で，20 時間値が低下するのが特徴である．非免疫学的機序が否定され，CCI の 1 時間値が低値の場合（CCI＜7,500/μl），免疫学的機序を考える．とくに HLA class I 抗体が重要である．頻回輸血患者の 30〜70％に HLA 抗体が産生され，そのうち 8〜40％が PTR になるとされる．HPA 抗体による PTR の報告もあるが，HLA 抗体に比し関与は低い．HPA は 2 つの対立

図 10-29 血小板輸血不応の評価法

<問> 体重60kg，体表面積 1.5m²の患者に血小板製剤20単位が輸血された．予測血小板増加数を求め，また輸血前値が 10,000/μl で輸血後1時間値が 18,000/μl であった場合の補正血小板増加数（CCI）から，血小板輸血の有効性を評価する．

A> 血小板製剤1単位＝$0.2×10^{11}$（個）より，20単位では $4×10^{11}$（個）
循環血液量 ≒ 70ml/kg より60kgでは 4,200ml
輸血血小板の1/3は脾臓に捕捉される

$$予測血小板増加数（/μl）= \frac{投与血小板数（個）}{循環血液量（ml）×10^3} × \frac{2}{3}$$

$$= \frac{4×10^{11}}{4,200×10^3} × \frac{2}{3}$$

$$= 63,500$$

$$CCI（/μl）= \frac{(輸血後血小板数－輸血前血小板数)（個/μl）×BSA（m^2）}{輸血血小板総数（×10^{11}）}$$

$$= \frac{(18,000－10,000)×1.5}{4}$$

$$= 3,000$$

以上より血小板輸血は無効と考えられる（表10-27）．

表 10-27 血小板輸血不応の評価

	1時間 CCI	20～24時間 CCI	原因
免疫学的機序	＜ 7,500	著明に低下	HLA抗体，HPA抗体，自己抗体 ABO抗体
非免疫学的機序	ほぼ正常	＜ 4500	出血，発熱，感染症，脾腫，DIC 薬剤，骨髄移植，TTP，寿命

抗原のうちの一方に著しく偏って発現しているため，HPAの不適合が生じにくいことが一因である．血小板輸血が必要な場合はHLA一致のドナー由来血小板が理想であるが，入手は困難であり，通常はクロスマッチ陰性血小板が用いられる．それでもPTRが改善しない場合，HPA抗体を検索し，陽性であればHPA陰性血小板が必要となる．頻度としてはHPA-2b，HPA-3a，Nak[a]が多い．これらの場合，HLA適合を優先するためABO型不適合となることがある．ただし血小板膜上にもABO抗原が発現しており，とくに受血者がO型でIgG性抗A，抗Bを強く有する場合，ドナーのABOミスマッチの血小板は破壊されPTRの原因になることがある．なお，他の赤血球抗原がPTRの原因になる証はない．

　実際の臨床では複合的な原因でPTRに陥っているケースも多く，治療に苦慮する場合も少なくない．したがって予防が重要であり，製剤の白血球除去や紫外線照射（ultraviolet B）が有効とされる．血小板のみでは一次免疫反応（primary immune response）を惹起することができず，

ドナー白血球（抗原提示細胞）の補助が必要であるが，それを除くか機能を失わせることで免疫応答を阻止することが可能とされるためである．すなわちホストのT細胞が同種抗原を認識するには，ドナーの抗原提示細胞がそのHLA class II分子と抗原をホストのTh細胞に一緒に提示する必要があり，白血球除去や紫外線照射でそれらは阻止される．血小板にはHLA class IIは発現しておらず，白血球が除去されると一次免疫反応が誘導されにくくなる．輸血ではおもにこの直接認識（direct recognition）が働いているとされる．ちなみに同種抗原がホストの抗原提示細胞に取り込まれ，断片化され，HLA class II分子とともにホストT細胞に提示される間接認識（indirect recognition）の経路も知られる．通常は細菌やウイルスなどの外来抗原に対する免疫応答の機序である．

輸血後紫斑病（post-transfusion purpura：PTP）

血小板輸血後，1週間前後で急激な血小板減少（＜1万/μl），出血傾向を呈する病態で，5万～10万回に1回の頻度で起こるとされるが，わが国での報告はない．発症すると血小板の減少は激しく，数週間続く．HPA-1a抗体を有する妊娠や輸血歴のある女性に多く，対応抗原陽性の血小板が輸血されると，輸血された血小板だけでなく抗原陰性の自己血小板も破壊される．機序は不明であるが，輸血された血小板が破壊され，その断片が患者自身の血小板に吸着し，これが抗体のターゲットになるとの考え方や，一過性に自己抗体が産生されるためとの考え方がある．PTPによる血小板減少で出血が続く場合，対応抗原陰性の血小板も無効であり，推奨されない．通常は1～4週で自然に回復するが，頭蓋内出血で死亡することがある．免疫グロブリンの大量投与が有効なことがあるが，ステロイドの有効性については議論がある．

7）血清型

血漿には様々な物質が含まれている．なかでもタンパク質は多種多様である．もっとも多いのが浸透圧を維持し，脂質，ホルモン，ビタミンなどのキャリアタンパクであるアルブミンで，約60％を占める．次いでグロブリンが約35％で，これにはイオンやホルモンのキャリアタンパク，および液性免疫を担当する免疫グロブリンなどが含まれる．次がフィブリノゲンなどの凝固線溶タンパクで約4％，その他として，酵素，ホルモン，補体成分などがある．

これらの血漿タンパクは免疫グロブリンを除き肝臓で産生されるが，赤血球抗原と同様にメンデルの法則にしたがい親から子に遺伝する形質が存在する．同一集団内において，ある遺伝子座に2つ以上の対立遺伝子があり，遺伝子変異が1％以上でみられる場合，遺伝的多型（genetic polymorphism）が存在するといい，タンパクの形質の相違がこのような背景で生じている場合，これを血清型と称している．多くは一塩基置換で，アミノ酸変異がある場合はタンパクの荷電や分子量に差が生じ，電気泳動などで見出すことができる．これらは機能的には個体間でほとんど差はなく，免疫グロブリンのアロタイプや補体系のタンパクなどを除き，同種抗原として免疫原性を発揮し，抗体産生を促し輸血副作用を誘発することはほとんどない．表10-28は血清型のまとめである．以下，代表的な血漿タンパクにつき簡単に記す．

表10-28 血清型の種類

HP：haptoglobin	C4
TF：transferrin	C5
GC：group specific component	C6
GM：gamma marker	C7
KM：kappa marker	C8
AM：alpha marker	F13A (FⅩⅢ A)：factor 13
ITI：inter-α-trypsin inhibitor	F13B (FⅩⅢ B)：factor 13
BF：properdin factor B	AHSG：α 2-HS-glycoprotein
C2：complement	PLG：plasminogen
C3	ORM：orosomucoid (acid α_1-glycoprotein)

(1) ハプトグロビン (haptoglobin：HP)

　HPは溶血で放出された遊離Hbと結合し，Hbの腎臓からの排泄を阻止している．このHb-HP複合体は肝臓で代謝され，鉄は再利用される．HPは4本のポリペプチド鎖がS-S結合で$(\alpha\beta)_2$構造を呈する糖タンパクで，1955年，Smithiesらにより発見され，これが血清タンパク研究の端緒となった．α鎖の多型で3つの表現型がデンプンゲル電気泳動でみられる．HP 1, HP 2-1, HP 2で，第16染色体 (16q22.1) の相互優性のアリル (*HP*1, HP*2*) によりコードされている．抗HP抗体がアナフィラキシーなどの非溶血性輸血副作用の原因となることがある．

(2) トランスフェリン (transferrin：TF)

　TFは1本鎖鉄結合タンパクで，血漿中において1分子が鉄2原子と結合し，鉄の輸送に関与している．1955年，Smithiesらによりデンプンゲル電気泳動で見出された．遺伝子は第3染色体 (3q21) にあり，*TF*C1, TF*C2, TF*C3*が代表的なアリルで，その他少なくとも13の遺伝的多型 (*TF*C4*～*TF*C16*) が知られているが，鉄結合能に関し相違はないとされる．TF抗体の臨床的意義は不明である．

(3) γグロブリンの遺伝的多型

　1956年，Grubbらにより，赤血球凝集抑制法で見出された．IgGはそのH鎖であるγ鎖の相違で4つのサブクラス (IgG1, IgG2, IgG3, IgG4) に分けられ，C$_H$領域にアロタイプとしての抗原性が存在する (gammer marker：GM)．20以上の異なるアロタイプが知られ，通常遭遇する18のうち4つがIgG1のγ1鎖にあり (G1M (1,2,3,17))，1つがγ2鎖で (G2M (23))，残りの13はγ3鎖である (G3M (5,6,10,11,13,14,15,16,21,24,26,27,28))．第14染色体 (14q32.33) の少なくとも3つの近接した遺伝子によってコードされており，これらはセットで遺伝されるので，人種で特異なタイプを示す．抗GM保有者がGM陽性血で発熱などの副作用を生じたとの報告はあるがまれである．IgAはα鎖によりIgA1, IgA2のサブクラスに分けられ，IgA2のC$_H$にはアロタイプとしての抗原性がある．A2M (1)，A2M (2)，A2M (1,2) で，対立遺伝子*A2M*1, A2M*2*でコードされている．これらのアロタイプに対する抗体保有者 (IgA非欠損者) が輸血でじん麻疹などのアレルギー反応を呈することがあるが，軽症である．κ型L鎖のアロタイプとして，KM (1)，KM (2)，KM (3) が知られている．第2番染色体 (2p12) の3つのアリル，*KM*1, KM*1,2*およ

び*KM*3によりコードされ，KM（2）はKM（1）がない場合には存在しない．KMアロタイプによる輸血副作用報告はない．

(4) セルロプラスミン（ceruloplasmin：CP）

1967年，Shrefflerらにより見出された．α_2分画に含まれる肝臓由来のタンパクで，銅の運搬代謝に重要な役割を担っている．第3染色体（3q23）の3つの相互優性アリル*CP*A*, *CP*B*, *CP*C*でコードされ，電気泳動では6つの表現型がみられる．わが国においては非溶血性輸血副作用の約1.4%に抗CPが見出されている．

II．変異型と後天的変化

1）ABO亜型

ABO血液型の表現型の基本は，A, B, O, ABの4つである．しかし，発現抗原量や分泌型物質が通常の赤血球とは異なるものがあり，亜型（subgroup），変異型（variant）などと称される．遺伝子変異による赤血球の糖転移酵素活性の低下などが原因である．A型のなかで抗Aにもっとも強い凝集を示すものをA_1型とし，以下，反応の強い順にA_2, A_3, A_{bantu}, A_x, A_{end}, A_{finn}, A_m, A_{el}などといわれる．実際は白人のA型の99.9%，黒人のA型の96%はA_1かA_2であり，その他の亜型はまれである．B型やAB型でも同様に，B_2, B_3, B_x, B_m，あるいはA_1B_1, A_1B_2, A_2B_1, A_2B_2, A_1B_mなどと表している．亜型は正常のA，B遺伝子を受け継ぐと検出できなくなる．血清学的検査ではオモテ検査の反応が弱かったり，ウラ検査の反応に不規則な反応が生ずることで見出される．吸着解離試験でA抗原またはB抗原が検出される必要があるが，その他，レクチンとの反応，唾液中型物質，A, B型転移酵素の検査を行い，場合によっては家系調査や遺伝子検査が必要となる．最近ではモノクローナル抗体の導入で弱い抗原も判定できるようになり，亜型の報告は少なくなっている．輸血はA亜型には通常のA型，B亜型には通常のB型を原則とし，A亜型やB亜型にそれぞれ37℃反応性の抗A_1，抗Bがある場合はO型を用いる．血漿は同型でよい．AB亜型の場合も通常はAB型でよいが，37℃反応性の抗A_1，抗Bの両方を有する場合はO型を，前者のみではB型を，後者のみではA型を用いる．血漿はAB型とする．

(1) A_1とA_2

ABO血液型発見の約10年後，すべてのA型が抗A（B型血清）で同様の反応を呈するわけではないことがわかり，弱く反応する血球をweak Aとした．このweak A血球に抗Aを混ぜ，その後その血清に別人の様々なA血球を反応させたところ，凝集するものとそうでないものがあることが分かり，抗Aが特定のA血球とのみ反応する凝集素とすべてのA血球と反応する凝集素の2つの特異性を有するものであることが考えられた[8]．

抗原の強い血球はA_1，弱い血球はA_2と称され，各凝集素を抗A_1，抗A_{common}とすると，上記

の反応は，つぎのようになる．抗A（B型血清）には抗A_1，抗A_{common}が含まれ，A_2血球で抗A_{common}を吸収後，A_1血球を加えれば残った抗A_1で凝集がみられるが，A_2では凝集がみられないことになる．A_2型の1～8％，A_2B型の22～35％に抗A_1を不規則抗体として見出せるが，凝集素価も弱く低温反応性であり，これらの受血者にA_1型血球の輸血は通常は問題ない．白人においてはA型，AB型の約80％はA_1型で，A_2型の頻度は約20％である．他方，日本人ではA_2型はA型の0.2％とまれである．なお，その後の転移酵素活性の研究からA_2では酵素がⅡ型H鎖にGalNAcを付加しⅡ型H鎖をA抗原に効率よく転換できないためであり，その原因はさらに遺伝子変異によることも証明された．すなわちA_1型とA_2型では1塩基置換（467C→T）によるアミノ酸置換（Pro156Leu），1塩基欠失（1060delC）があり，とくに1060のC欠失でフレームシフトを生じstop codonが読み取られず，A_1より20長いアミノ酸が生じ，酵素活性に影響が生じたものとされた（図10-4）[5]．これにより，A_2血球の抗原数はA_1の約1/4倍になる．A^2遺伝子はA^1遺伝子に対し劣性，O遺伝子に対し優性で，A^1A^2はA_1，A^2OはA_2，A^2BはABである．

血液型の検査ではA_2型のヒト血清中に抗A_1があると，ウラ検査はO型と判定される．また，モノクローナル抗Aを用いると，A_1とA_2にほとんど差がなく反応が見られるので，鑑別が必要な場合はモノクローナル抗A_1，あるいは抗A_1レクチンであるDolichos biflorus（ヒマラヤフジマメ）が使用される．いずれにしても抗A_1を用いるとオモテ検査ウラ検査不一致など煩わしい反応が生ずる可能性があり，日常の検査で用いる必要はない．

(2) weak A, weak B, weak AB；A_3, A_x, A_m, A_{el}, B_3

weak Aは抗Aで反応が弱いタイプの総称である．A_3はポリクローナル抗Aや抗A,Bで部分凝集（mixed field）を呈する．しかし，多くのモノクローナル抗Aでは強い凝集がみられる．A_xは抗Aで凝集がわかりにくく，通常，規則的に抗A_1を有するのでO型と判定される．しかし，モノクローナル抗A,Bでは肉眼で凝集が観察される．A_m（monkey）は抗A，抗A,Bでほとんど凝集せず吸着解離試験でA抗原の存在が証明でき，分泌型では唾液中にA,H型物質がみられる．A_{el}は反応がもっとも弱いもので，吸着解離試験でのみ証明される．Bの亜型もB抗原の発現が弱いことなどで見出され，B型の頻度の高いアフリカ人，中国人などで比較的多い．日本人のB亜型の検出頻度はA亜型の約10倍とされる．B亜型もA亜型の分類に沿って4群（B_3, B_x, B_m, B_{el}）に分けられる．正常のB遺伝子を受け継ぐと見出されなくなる．代表的な遺伝子変異としてA_3亜型は87G→A（Asp291Asn）で，A_x亜型は646T→A（Phe216Ile）で，B_3亜型は1054C→T（Arg352Trp）で，それぞれSNPによるアミノ酸置換が生じている．

(3) cisAB

A，B両抗原とも単一のアリルでコードされた型の存在が知られ，cisABと称される．AB/Oが代表的で，表現型はA_2B_3となる．B抗原は極めて弱く，血清中には自己血球とは反応しない抗Bを有する．遺伝子の塩基配列から突然変異によりこの遺伝子がA,B転移酵素（キメラ）をコードすることが明らかとなった．すなわちcisABは803番塩基がA_1型のGからB型のCとなり（Gly268Ala），B転移酵素活性も同時に有するものとされる（図10-4）．

2) Rh変異型
(1) weak D

　RhD抗原には30以上の抗原決定基が存在し，R_1rやR_2R_2では赤血球1個あたりのD抗原数がそれぞれ1万～3万とされる．しかし1946年，通常のD抗原に比し質的には問題ないが，抗原量の少ないD陽性血球が報告された．この変異型をweak Dと称し，weak Dの一部は遺伝子型が*dCe/Dce*と，CとDがトランスの位置にある場合に起こることが分かっている．すなわちD抗原をコードしているハプロタイプの対側染色体にCをコードするハプロタイプを有している場合，D抗原の表出が弱まることが知られている．*dce/DCe*では正常なDとなる．また遺伝的にD抗原の発現が弱まる理由として，RhDタンパクの膜貫通部で1つのアミノ酸が変化し，RhDタンパクが正しく膜内に入りづらくなるため，との考えもある．なお，D^u (undeveloped) との表現はもはや使用されない．

　これまで，通常の抗DでR性ながらD陰性確認試験で陽性となったものをweak Dとしていたが，最近ではモノクローナル抗D試薬で，従来のweak DもRhD陽性と判定されることが多い．weak Dは抗D試薬や検査技術にもよるが，白人で0.3％，日本人で0.004％の頻度とされる[14]．D抗原決定基に質的な問題はなく，抗Dを産生させる能力も維持されることから，供血者としてはRhD陽性として扱う．受血者の場合，通常は抗Dを産生しないが，わが国ではいまだRhD陰性として扱っている．また，しばしばweak Dの妊婦へのRhIGの投与が問題となる．出生児がRhD陽性でもweak Dでは抗体の産生はきわめてまれであり，抗D免疫グロブリンの投与は通常，不要である．

(2) partial D

　正常なD抗原決定基の一部を欠いているタイプである．1953年にD陽性者で抗Dを有するケースが報告されたのが研究の端緒である．原因として，*RHD*遺伝子と*RHCE*遺伝子の再編成によるハイブリッドRhDタンパクやRhCEタンパク（例：*RHD-CE-D, RHCE-D-CE*），あるいはsingle point mutationなどが報告されている（図10-30）[15]．タンパクの一部が欠損しているために，ポリクローナル抗Dで陽性でもある種のモノクローナル抗Dで陰性となるのが特徴である．正常のD抗原に曝露されると，欠落した抗原に対する抗体を産生する．表現型はその認識部位が既知のモノクローナル抗体を使用することでタイピングされる．欧米では約95％がD^{VI}で，その頻度は0.015～0.05％とされる．わが国ではpartial Dの頻度が約1/143,000とさらに低く，D^{VIb}, D^{Va}が多いという[14]．受血者となる場合，通常のRhD陽性血を受けると抗体を産生しうるので，RhD陰性血が使用される．partial Dの妊婦が正常のRhD陽性の児を出産した場合，抗Dを産生しうる．したがって，有用性を実証した報告はないが，理論上，抗D免疫グロブリンで抗Dの産生は予防可能と考えられる．なお，供血者となる場合はRhD陽性として扱う．

(3) D_{el}

　きわめて弱いD抗原で，吸着解離試験でのみ検出されるタイプであり，通常はD陰性と判定される．大久保らはD陰性と判定された日本人において，約10％はD_{el}とした．*RHD*を有しな

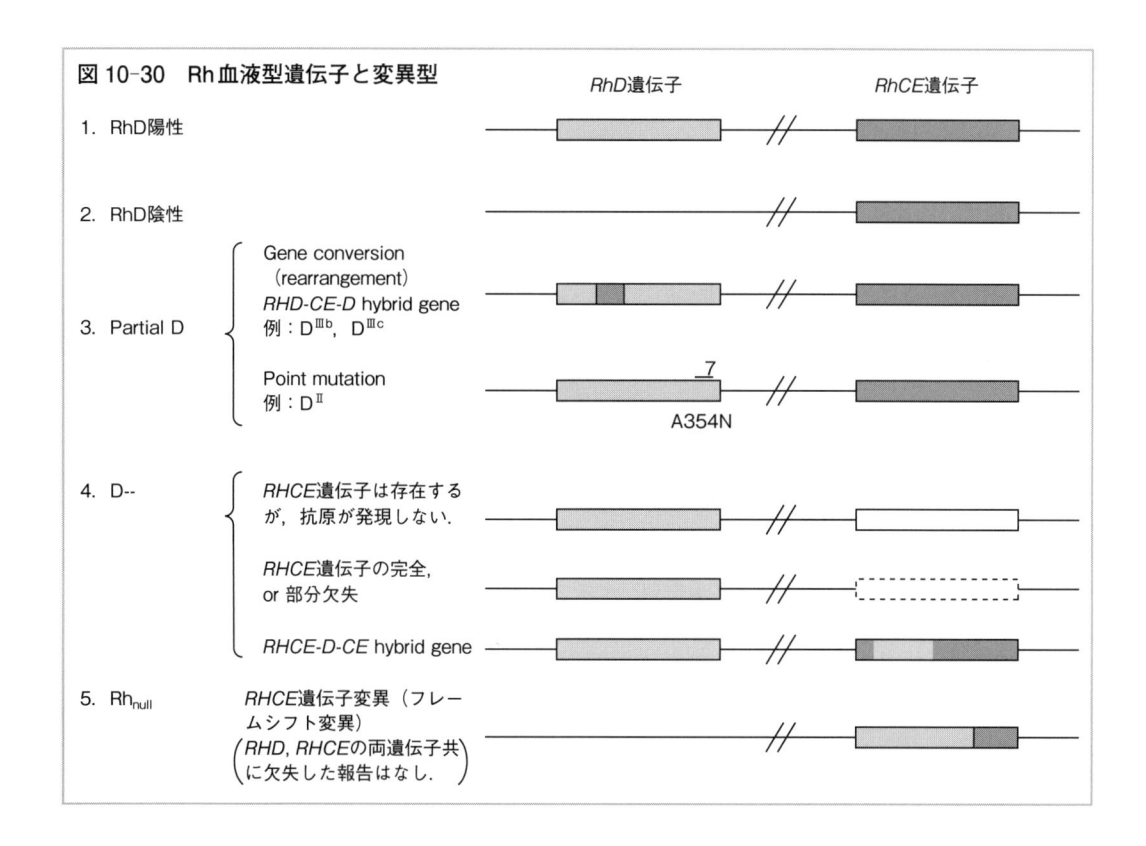

図10-30 Rh血液型遺伝子と変異型

		RhD遺伝子	RhCE遺伝子
1. RhD陽性		▭	▭
2. RhD陰性			▭
3. Partial D	Gene conversion (rearrangement) *RHD-CE-D* hybrid gene 例：D^IIIb, D^IIIc	▭	▭
	Point mutation 例：D^II A354N	▭	▭
4. D--	*RHCE*遺伝子は存在するが，抗原が発現しない．	▭	□
	*RHCE*遺伝子の完全，or 部分欠失	▭	┄
	RHCE-D-CE hybrid gene	▭	▭
5. Rh_null	*RHCE*遺伝子変異（フレームシフト変異） (*RHD*, *RHCE*の両遺伝子共に欠失した報告はなし．)		▭

がらD陰性と判定される血球のD_elとの関連が，特にSNP（1227G→A）の影響が示唆されている．このような血液の輸血でRhD陰性者に抗Dの産生がみられたとの報告がある．

(4) Rh_null

Rhタンパクの発現していないタイプで，欠損型（*RHD*の欠失＋*RHCE*の変異）と抑制型（*RHAG*変異）が知られている．両遺伝子欠失の報告はない．膜の脆弱化で浸透圧抵抗性の低下による溶血を起こしやすい．

(5) D- -

赤血球のD抗原量が110,000〜200,000と，正常の約10倍と多いが，他のRh抗原（C, c, E, e）の発現をみない表現型である．発現の機序として*RHCE*遺伝子の欠失，hybrid gene（*RH-CE-D-CE*）などが報告されている．不規則抗体スクリーニングで自己血球以外のすべての抗原と反応する抗体の精査の過程で，それが高頻度抗原であるRh17（Hro）に対する抗体であることから判明することが多い．

3) 血液型キメラ

キメラ（chimera）は，頭部がたてがみ豊かなライオンで，胴体に山羊の首頭が付き，腹部に一対の乳房があり，蛇のような尾をもつ野獣で，トルコアドリア半島のリキュアを襲ったとするギ

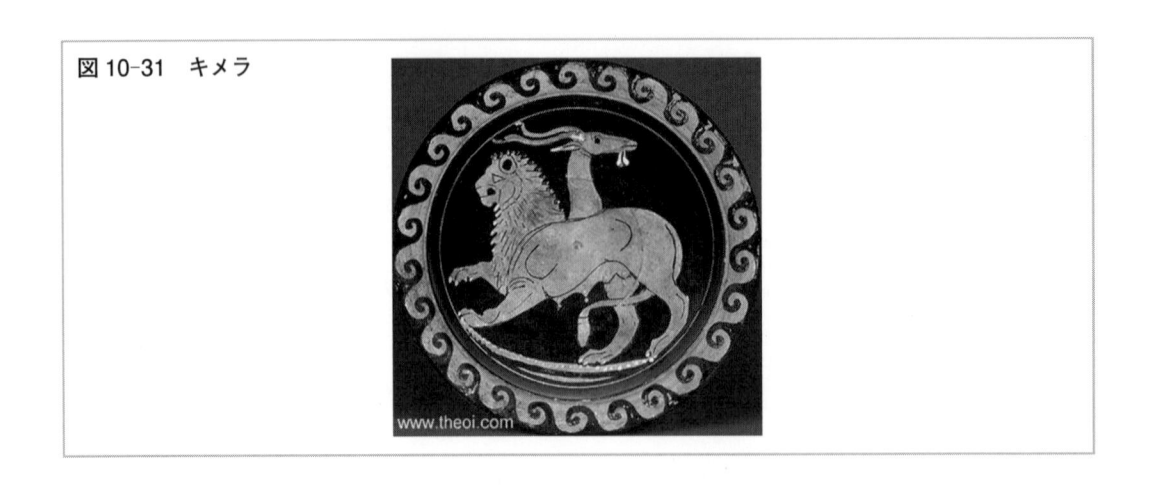

図10-31 キメラ

図10-32 フローサイトメトリーによる亜型，キメラの反応パターン

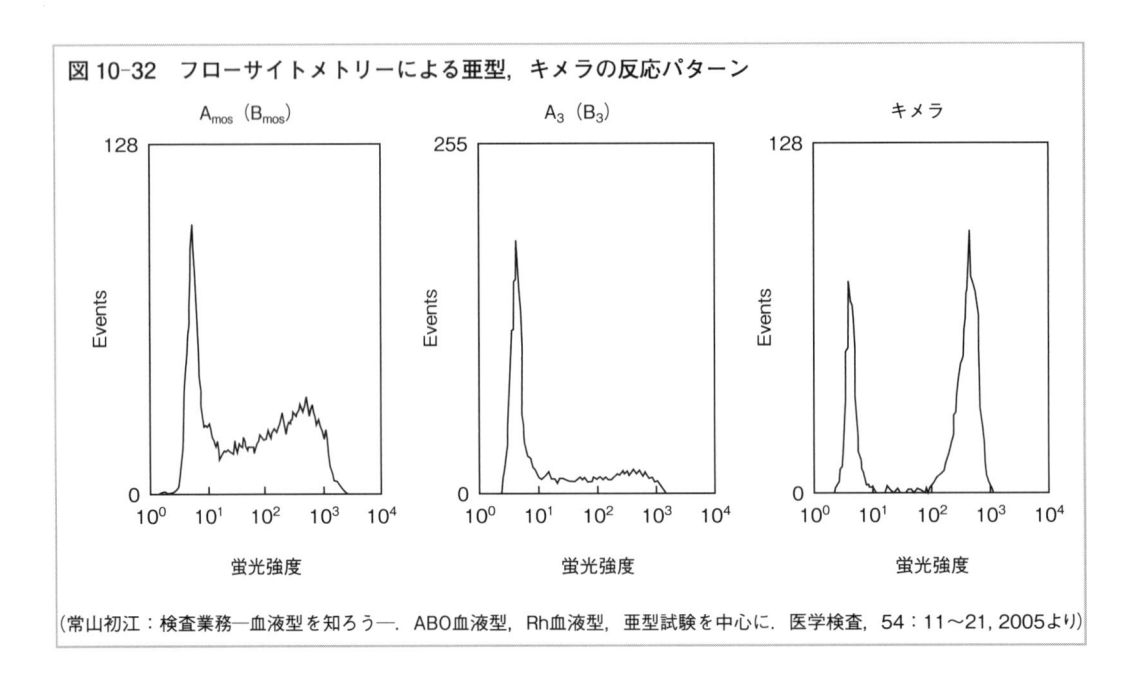

A_{mos}（B_{mos}）　　　A_3（B_3）　　　キメラ

(常山初江：検査業務―血液型を知ろう―．ABO血液型，Rh血液型，亜型試験を中心に．医学検査，54：11～21, 2005より)

リシア神話のモンスターである（図10-31）．医学的には2つの遺伝的に異なった細胞を起源とするヒト，臓器，組織などのことで，最初，同一人において2つの血液型が見出されたことに端を発する（1953年，Dunsford）．これを血液型キメラといい，多くは血液型の異なる二卵性双生児が胎盤において血管の吻合などで血液の交流が生じ，異なった型の幹細胞が骨髄に住み着いたことが原因とされる（双生児キメラ，twin chimera）．双生児でない場合は，妊娠初期に片方が死亡した場合と考えられる．赤血球だけでなく他の血液型にも同様の型の混在がみられる．二精子性キメラ（dispermic chimera）は，1つの卵子に2つの精子が受精し，双生児としてではなく単体として生まれた場合で，口腔粘膜細胞など血液以外の組織にも相違がみられる．これに対し

単一の受精卵に由来しながら，異なった表現型の血球が見出される場合があり，モザイク（mosaic）と称する．血液型キメラはABO血液型のオモテ検査で気づかれ，フローサイトメーターでは明瞭な2峰性となる（図10-32）[16]．その他，判定にはHLA，血清型などが用いられてきたが最近では体細胞による遺伝子検査も可能となっている．輸血歴，双子の存在，骨髄移植などの履歴，および血液疾患による抗原減弱や次項の後天性Bなど疾患による後天性変化を考慮した情報の収集も重要である．

4) 後天性B (acquired B)

赤血球は抗Aで反応し，血清中に抗Bを強く有するにもかかわらず，検査で抗Bと弱く反応する場合，後天性Bを考える．原因は腸感染症などで細菌から放出された酵素が循環に入り，A抗原（GalNAc）をB様抗原（ガラクトサミン）に変化させるためである．すなわちこのガラクトサミンはB型抗原であるGalに構造が似ており，抗B血清のなかにはこの抗原と弱く反応し凝集を起こすものがあるため，A型のヒトがAB型のように誤って判定されることによる．なお，細菌の代謝産物（B様抗原）が赤血球膜に吸着して生ずる現象との考えもある．ちなみに患者自身の抗Bと後天性B自己血球は反応しない．

後天性Bを疑った場合，まずは診断名を確認する．とくに結腸癌，消化管の感染症が重要である．検査ではモノクローナル抗Bのなかに反応しないものがあることや，分泌型ではB型物質がみられないことなどが参考となる．輸血する場合，患者は抗Bを普通にもっているので，B型やAB型を使用してはならない．原疾患の治療で血液型も元の型に戻る．

5) 汎血球凝集 (polyagglutination)

赤血球がABOの別なく正常ヒト血清，血漿と凝集反応を呈する場合がある．後天性では重症感染症が重要である．細菌の放出する酵素で血球膜の糖タンパク，糖脂質のシアル酸が切断され，通常は血球表面にはみられない内在性抗原が露出し（T化現象），正常ヒト血清，血漿中の抗体と反応するためである．T化現象はレクチン（archis hypogaea, peanut anti-T）で検出できる．T，Th，Tk，Txなどのタイプが知られ，このような現象は一過性で，疾患の改善とともにみられなくなる．これに対し先天性（Cad，NOR，HEMPAS）に，あるいは突然変異（Th）で汎血球凝集を呈するタイプでは，抗原の強さは様々であるが，凝集は永続的である．赤血球輸血では洗浄か血漿除去が行われるが，血漿の輸血が必要な場合は抗体価の弱い，あるいは交差適合副試験が陰性の血漿を選択する．いずれにしても緩徐に，溶血などの副作用に注意しつつ輸血を行う必要がある．

III．輸血前検査

不適合輸血や溶血性輸血副作用を防止するための輸血前検査として，患者のABO，Rh（D）血液型検査，不規則抗体スクリーニングおよび交差適合試験は基本であり，輸血を実施する施設が責任をもって行う必要がある．ただし，待機的手術患者を含めてただちに輸血をする可能性が少ない患者においては，タイプ・アンド・スクリーン（Type & Screen）により交差適合試験を簡略化することができる．さらに，一定の条件が満たされていれば，コンピュータにより患者と血液製剤の照合を行い（コンピュータクロスマッチ），交差適合試験を省略することができる．

1）ABO血液型検査

ABO異型輸血はきわめて重篤な溶血性輸血副作用を起こす可能性があるため，ABO血液型は同型輸血が大原則となる（**図10-33**）．そのため，患者のABO血液型を検査するには，とくに以下の点に留意して誤判定を防止しなくてはならない．

①患者血球のAおよびB抗原を調べるオモテ検査と，患者血清中の抗Aおよび抗Bを調べるウラ検査を行い，オモテ検査とウラ検査の結果が一致している場合にのみ血液型を確定する．

②オモテ検査とウラ検査の結果が不一致の場合にはその原因を精査する．

③検体採血時の取り違いが誤判定につながることがあることから，同一患者からの異なる時点での2検体で二重チェックを行い，血液型を確定する．

④同一検体の検査や，判定結果の記載や入力の際にも間違える可能性があることから，2人の検査者による二重チェックを行うように努める．

なお，出血性ショックなどで緊急に赤血球輸血が必要な患者においては，検査をする時間的余裕がない場合，試薬がない場合，あるいは判定が困難な場合，例外的にO型赤血球（全血は不可）を使用することができる．また，患者の血液型が確定していても，大量出血のため同型赤血球だけでは対応できない場合には，ABO血液型は異型であるが適合の血液（異型適合血）の使用も考慮することができる（**図10-33**）．

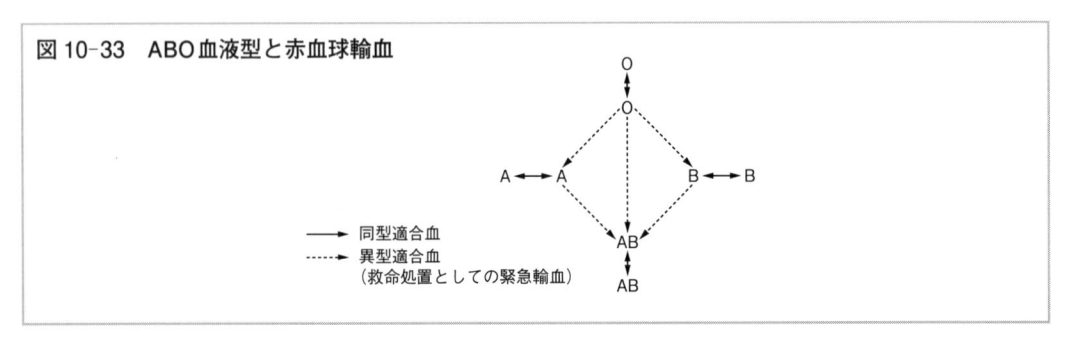

図10-33　ABO血液型と赤血球輸血

→　同型適合血
⇢　異型適合血
　　（救命処置としての緊急輸血）

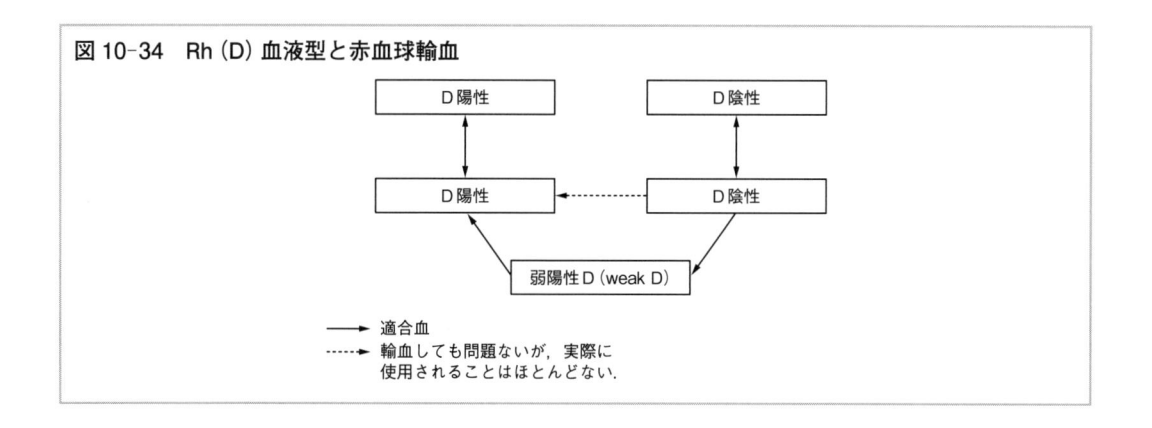

図 10-34 Rh (D) 血液型と赤血球輸血

```
      D陽性              D陰性
        ↕                ↕
      D陽性  ←----------  D陰性
        ↖              ↗
         弱陽性D (weak D)
```

⟶ 適合血
---→ 輸血しても問題ないが，実際に使用されることはほとんどない．

2) Rh (D) 血液型検査

　Rh (D) 抗原は非常に免疫原性が高く，産生された抗 D は重篤な溶血性輸血副作用や新生児溶血性疾患に関与するため，D陰性患者の輸血には同型のD陰性血液を用いることが大原則となる（図10-34）．Rh (D) 血液型検査では，抗D試薬との直後判定が陰性になった場合，間接抗グロブリン法（D抗原確認試験）を実施し，D陰性か弱陽性D (weak D) かの区別を行う．ただし，血液製剤の選択においては，直後判定が陰性の患者をD陰性として取り扱うことで，D抗原確認試験を省略することができる．なお，供血者の検査では weak D を D 陽性として取り扱うため，D抗原確認試験が必須となる（図10-34）．

　緊急時の赤血球輸血においても，患者がD陰性のときは可能なかぎりD陰性の血液製剤の入手に努める．この際，ABO血液型が同型の血液を確保できない場合は，D陰性を優先して異型適合血を使用してもよい．

3) 不規則抗体スクリーニング

　臨床的意義がある不規則抗体とは，溶血性輸血副作用や新生児溶血性疾患に関与するもので，これらの抗体はほぼ例外なく 37℃ の反応性をもち，間接抗グロブリン法が陽性となる．このため，不規則抗体スクリーニングでは間接抗グロブリン法の実施が必須である．その他の検査法として，生理食塩液法や酵素法などもあるが，臨床的意義のある不規則抗体の一部しか検出できないため，実施する場合には必ず間接抗グロブリン法と組み合わせる必要がある．

　不規則抗体スクリーニングが陽性となった場合には，同定検査を行い抗体の臨床的意義を判断する（表10-29）．患者が臨床的意義のある抗体を保有する場合には，対応する抗原が陰性の血液を選択する．

4) 交差適合試験

　交差適合試験には，患者血清（血漿）と輸血用血液（セグメント）の赤血球との反応をみる主試験，輸血用血液（セグメント）の血漿と患者赤血球との反応をみる副試験がある．赤血球および

表 10-29 日本人に重要な血液型抗原と不規則抗体の臨床的意義

血液型	抗原 種類	陽性頻度	検出頻度	反応性 Sal	反応性 Bro	反応性 IAT	臨床的意義	輸血用血液の選択
Rh	D	99.5	○	△	◎	◎	あり	抗原陰性
	C	88	○	△	◎	◎	あり	抗原陰性
	E	50	◎	△	◎	◎	あり	抗原陰性
	c	56	○	△	◎	◎	あり	抗原陰性
	e	91	○	△	◎	◎	あり	抗原陰性
Lewis	Le^a	22	◎	◎	○	△	まれ	抗グロブリン法による交差試験適合
	Le^b	68	◎	◎	○	△	なし	選択の必要なし（または抗グロブリン法による交差試験適合）
P	P$_1$	35	◎	◎	○	△	まれ	抗グロブリン法による交差試験適合
MNS	M	78	◎	◎		△	まれ	抗グロブリン法による交差試験適合（37℃で反応する場合は抗原陰性）
	N	72	◎	◎		△	まれ	抗グロブリン法による交差試験適合
	S	11	○			◎	あり	抗原陰性
	s	99.7				◎	あり	抗原陰性
Duffy	Fy^a	99	△			◎	あり	抗原陰性
	Fy^b	20	○			◎	あり	抗原陰性
Kidd	Jk^a	73	○			◎	あり	抗原陰性
	Jk^b	77	○			◎	あり	抗原陰性
Diego	Di^a	10	○			◎	あり	抗原陰性
	Di^b	99.8	△			◎	あり	抗原陰性
Xg	Xg^a	80	△			◎	なし	選択の必要なし

Sal：生理食塩液法，Bro：ブロメリン法，IAT：間接抗グロブリン法
◎：高い，○：ふつう，△：低い
（赤血球型検査ガイドラインより一部改変，日本輸血・細胞治療学会）

表 10-30 交差適合試験の適応

		輸血用血液（セグメント）		
		赤血球，全血製剤		血漿，血小板製剤
		赤血球	血漿	血漿
主試験	患者血清（血漿）	必ず実施		
副試験	患者赤血球		省略可能	省略可能

患者の ABO 血液型検査が適切に行われ，かつ患者と ABO 血液型が同型の日赤血を輸血に用いる場合

　全血を輸血する場合には，必ず主試験を実施しなければならない．一方，副試験は，**表 10-30** の条件が満たされていれば省略してもよい．なお，主試験の術式は，ABO 血液型の不適合を検出でき，かつ 37℃で反応する臨床的意義のある不規則抗体を検出できる間接抗グロブリン法を用いる．

5) タイプ・アンド・スクリーン

タイプ・アンド・スクリーンとは，単に患者の血液型検査（typing）と不規則抗体スクリーニング（screening）を示すものではなく，待機的手術例を含めて，ただちに輸血する可能性が少ない症例に対して適応されるシステムである．一般には，医療機関ごとに過去の手術症例から症例ごとの術中出血量，輸血量，血液準備量などを算定し，出血量が 500～600 ml 以下と少なく，輸血の可能性が 30％以下と低い症例が対象となる．こうした症例の患者については，ABO，Rh（D）血液型および不規則抗体スクリーニングをあらかじめ行い，ABO 血液型が正常，Rh（D）血液型が陽性，不規則抗体が陰性であれば，事前に交差適合試験を行わない．そして，輸血が必要になった場合には，輸血用血液のオモテ検査か生理食塩液法の主試験を行い，迅速に血液を供給する．

タイプ・アンド・スクリーンの導入により，検査業務の効率化や合理化が図られ，さらに輸血用血液の有効利用が推進される．

6) コンピュータクロスマッチ

コンピュータクロスマッチとは，以下の条件を完全に満たした場合に，交差適合試験（血清学的クロスマッチ）を省略して，コンピュータにより適合性を確認する方法であり，タイプ・アンド・スクリーンをさらに推し進めたシステムである．

①輸血業務管理システムなどの製剤管理を行うことができるコンピュータシステムが導入されていること
②輸血用血液（日赤血）の血液型が施設でも再確認され，システムに登録されていること
③患者の ID 番号，ABO，Rh（D）血液型，不規則抗体検査の情報がシステムに登録されていること
④患者の ABO 血液型が 2 回以上異なる検体により確認され，システムに登録されていること
⑤患者と輸血用血液の照合時に不適合を検出して，警告や警報を出すことが可能なシステムであること

Ⅳ．血液型と抗体検査

1) 検査の準備
(1) 凝集像の見方

血液型検査をはじめ，不規則抗体検査や交差適合試験などの輸血検査では，試験管法による検査法が主に用いられるため，凝集像の見方を習得することがとくに重要である．したがって，輸血検査を始める前に，凝集像の見方についてのトレーニングを十分に行い，一定した判定結果が得られるようにしなければならない．図 10-35 に凝集像を判定する際の試験管の振り方の一例

図 10-35　試験管の振り方の一例

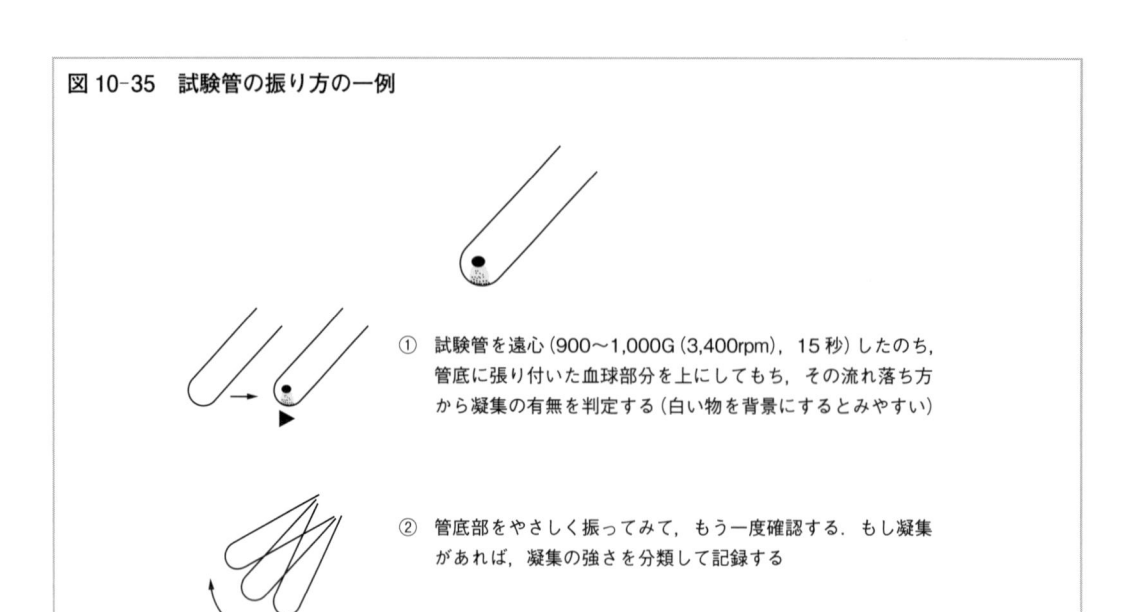

① 試験管を遠心（900～1,000G（3,400rpm），15秒）したのち，管底に張り付いた血球部分を上にしてもち，その流れ落ち方から凝集の有無を判定する（白い物を背景にするとみやすい）

② 管底部をやさしく振ってみて，もう一度確認する．もし凝集があれば，凝集の強さを分類して記録する

表 10-31　一般的な凝集反応の分類

分類	スコア	特徴	背景の色調
4+	12	1つの大きな凝集塊	透明
3+	10	数個の大きな凝集塊	透明
2+	8	中程度の大きさの凝集塊	透明
1+	5	小さな凝集塊	赤く濁る
w+	2	ごくわずかな微細凝集	赤く濁る
0	0	凝集も溶血も見られない	赤く濁る
mf		部分凝集	赤く濁る
H（PH）		完全溶血（部分溶血）	上清赤く透明

部分凝集や部分溶血が見られた場合は，反応の強さの分類に付記する（例：3＋mf）．

を示す．また，凝集反応が陽性の場合，その強弱を分類することも抗体価や抗体の性状，赤血球の被凝集性の強さなど，検査結果を解釈するうえで重要な情報となるので，一定の基準で判定できるようにしなければならない（表 10-31）．図 10-36 に凝集像の見方の実習例を示した．

(2) 3～5%赤血球浮遊液の作製方法

　輸血検査では，検体または試薬として 3～5%赤血球浮遊液を用いることが多いため，これらの作製方法を習得する必要がある．図 10-37 に，セグメントおよび試験管から 3～5%赤血球浮遊液を作製するための方法例を示した．

2) ABO血液型検査

　輸血や移植において，ABO血液型検査はきわめて重要な検査であり，患者血球のAおよびB

図 10-36　凝集像の見方の実習例

抗 A 試薬 100μl を生食で 2^n 希釈した検体 10 本を用意し、それぞれに 3〜5%A 型赤血球浮遊血球を 1 滴ずつ加える

3〜5%A 型赤血球浮遊液

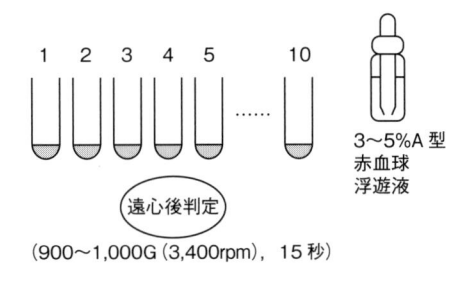

遠心後判定
（900〜1,000G（3,400rpm），15 秒）

図 10-37　3〜5%赤血球浮遊液のつくり方

1) セグメントから作製する場合

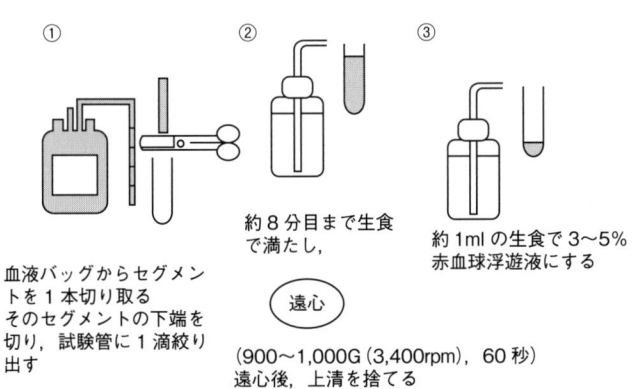

① 血液バッグからセグメントを 1 本切り取る そのセグメントの下端を切り，試験管に 1 滴絞り出す

② 約 8 分目まで生食で満たし，
遠心
（900〜1,000G（3,400rpm），60 秒）
遠心後，上清を捨てる

③ 約 1ml の生食で 3〜5% 赤血球浮遊液にする

2) 試験管から作製する場合

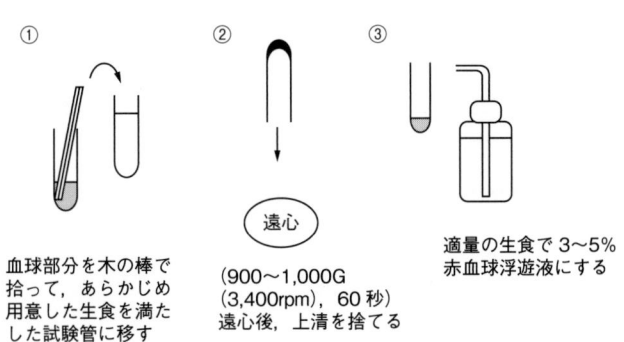

① 血球部分を木の棒で拾って，あらかじめ用意した生食を満たした試験管に移す

② 遠心
（900〜1,000G（3,400rpm），60 秒）
遠心後，上清を捨てる

③ 適量の生食で 3〜5% 赤血球浮遊液にする

表10-32　ABO血液型判定における試験管法とスライド法の比較

	試験管法	スライド法
手技	やや手間がかかる	簡便
感度	高い	低い
判定	誤判定が少ない	乾燥や血球濃度（抗原過剰・過小）に起因する誤判定に注意が必要
部分凝集	判定し難い	判定が容易

抗原を調べるオモテ検査と，患者血清中の抗Aおよび抗Bを調べるウラ検査を行い，オモテ検査とウラ検査の結果が一致している場合にのみ血液型を決定する．なお，オモテ検査とウラ検査が不一致となった場合には，患者の状況に応じて追加検査を行い，血液型を決定する．

(1) 試薬

オモテ検査用試薬

- 抗A血液型判定用抗体（抗A試薬），抗B血液型判定用抗体（抗B試薬）

体外診断用試薬として認可されている市販試薬を用いる．抗A試薬はブリリアントブルーなどで青色に，抗B試薬はタートラジンなどで黄色に着色され，区別しやすくしてある．市販試薬のほとんどはモノクローナル抗体である．

ウラ検査用試薬

- 3〜5% A_1型赤血球，B型赤血球，（O型赤血球）

適切に調製されている市販品を用いることが望ましいが，自家調製する場合は，ABO血液型判定が正常なヒトの赤血球をそれぞれ3人以上プールしたものを用いる．

不規則抗体スクリーニングを同時に行う場合は，O型赤血球を使用しなくてもよい．

(2) 検査の術式

オモテ検査には，スライド（のせガラス法）法，試験管法，カラム凝集法，マイクロプレート法がある．スライド法と試験管法の特徴を表10-32に示すが，一般的には試験管法のほうが感度が高く，誤判定も少ない．ただし，部分凝集や凝集開始時間に遅延がみられる亜型では，スライド法のほうが判定しやすい場合もある．カラム凝集法とマイクロプレート法は客観的な判定が可能な方法で，自動化もなされている．

ウラ検査には，試験管法，カラム凝集法，マイクロプレート法がある．血清中の抗A，抗B抗体価には個人差があり，健常人でも低力価の場合があるため，感度が低いスライド法は行われない．

以下に各方法の一般的な術式を示すが，原則的には用いる試薬の使用説明書に従って実施する．

スライド法

図10-38に術式を示す．

図 10-38　ABO血液型検査：スライド法（オモテ検査）

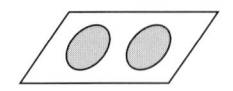

(1) 抗Aおよび抗B試薬を2つの円の中に1〜2滴ずつ滴下する．

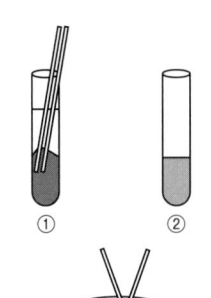

(2) 以下の2つの方法がある．

①赤血球部分を2本の木棒で拾って，1本は抗Aに，もう1本は抗Bにその先端を入れてよく混ぜる．

②約10%の被検赤血球を作製して，ピペットで抗Aに1滴，抗Bに1滴滴下する．木棒でよく混ぜる．

(3) スライドを揺り動かしながら凝集の有無を2分以内に判定する．

(4) 抗Aおよび抗B試薬による凝集の起こり方から，図のように血液型を判定する．

抗A	抗B	判　定
●	○	A 型
○	●	B 型
●	●	AB 型
○	○	O 型

試験管法

図 10-39 に術式を示す．

①検体を被検赤血球と被検血清（血漿）に分離する．

②3〜5%被検赤血球浮遊液を作製する．

③小試験管4本に検体の番号または被検者氏名を記入し，オモテ検査用試験管に抗A，抗B，ウラ検査用試験管にA_1，Bと明記する．

④抗A，抗Bと記入したオモテ検査用試験管に抗A試薬と抗B試薬を1滴ずつ滴下する．

⑤ウラ検査用試験管に被検血清（血漿）をそれぞれ2滴滴下する．

⑥オモテ検査用試験管に3〜5%被検赤血球浮遊液をそれぞれ1滴滴下する．

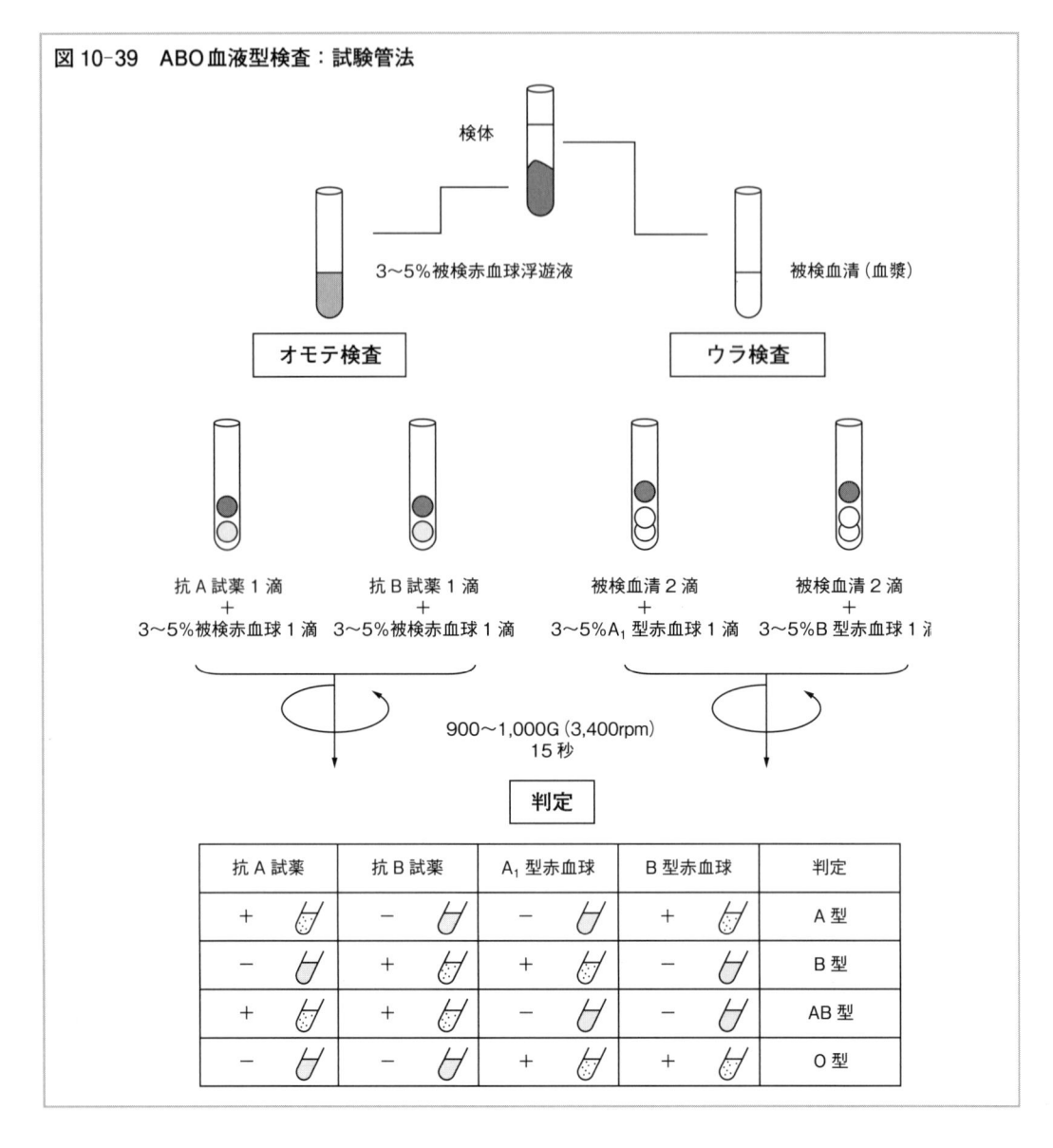

図10-39 ABO血液型検査：試験管法

抗A試薬	抗B試薬	A₁型赤血球	B型赤血球	判定
+	−	−	+	A型
−	+	+	−	B型
+	+	−	−	AB型
−	−	+	+	O型

⑦A₁，Bと記入したウラ検査用試験管に3〜5% A₁型赤血球と3〜5% B型赤血球を1滴ずつ滴下する．

⑧各試験管を十分に混和後，900〜1,000G (3,400rpm) で15秒間遠心する．

⑨凝集の有無を観察する．

カラム凝集法

輸血検査の多くが試験管内の微細な赤血球凝集反応を目視判定する方法で行われているが，その判定には熟練と経験が必要である．

その点，カラム凝集法は操作性が簡便で，判定後の凝集像をそのまま保存できるなど，正確性，信頼性，客観性に優れ，標準化が可能な検査法である．現在，ゲルカラム凝集法とビーズカラム

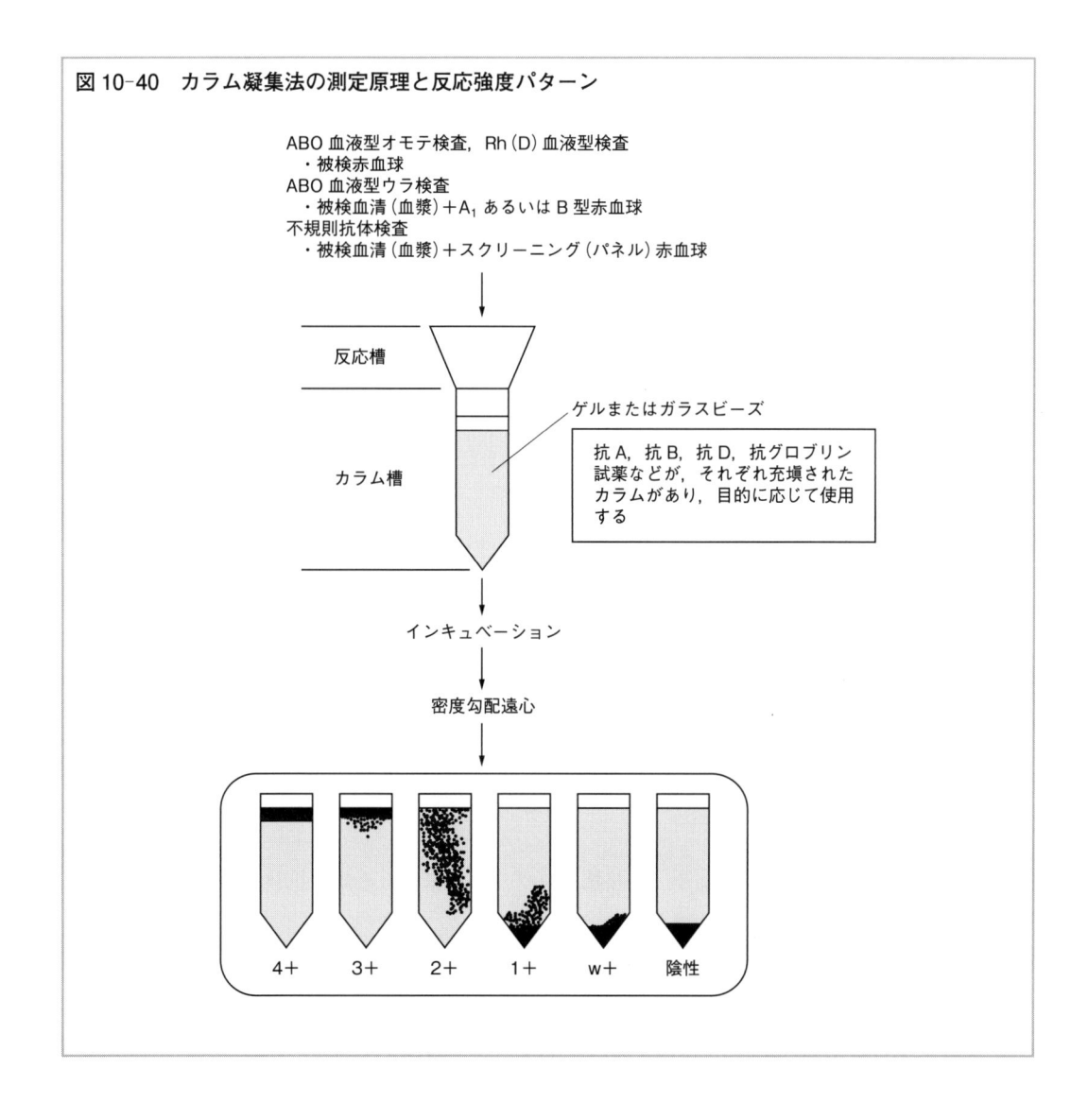

図10-40 カラム凝集法の測定原理と反応強度パターン

ABO血液型オモテ検査,Rh(D)血液型検査
 ・被検赤血球
ABO血液型ウラ検査
 ・被検血清(血漿)＋A₁あるいはB型赤血球
不規則抗体検査
 ・被検血清(血漿)＋スクリーニング(パネル)赤血球

反応槽

カラム槽

ゲルまたはガラスビーズ

抗A,抗B,抗D,抗グロブリン試薬などが,それぞれ充填されたカラムがあり,目的に応じて使用する

インキュベーション

密度勾配遠心

4+　3+　2+　1+　w+　陰性

凝集法が市販され，いずれも自動化がなされている．

　カラム凝集法の血液型判定用カラムには，抗A，抗B，抗Dなどの判定用抗体が含まれたゲルまたはビーズが充填されている．ABO血液型のオモテ検査の場合は，被検赤血球をそれぞれ抗Aおよび抗B試薬が充填されたカラム上部の反応槽に分注し，遠心操作を行う．血球が分子ふるい効果により，カラム内を通過する際に抗Aまたは抗B試薬と反応すると凝集が起こりカラム上部または中間層に位置するが，反応しない血球はカラム内を通過してカラム底部に落ちる（図10-40）．Rh(D)血液型検査も同様である．ABO血液型のウラ検査は，被検血清とA₁型赤血球およびB型赤血球をそれぞれカラム上部の反応槽に分注して反応させ，遠心操作を行う．凝集血球はカラム内に位置し，非凝集血球は底部に落ちる．同様の測定方法で，抗グロブリン試薬が

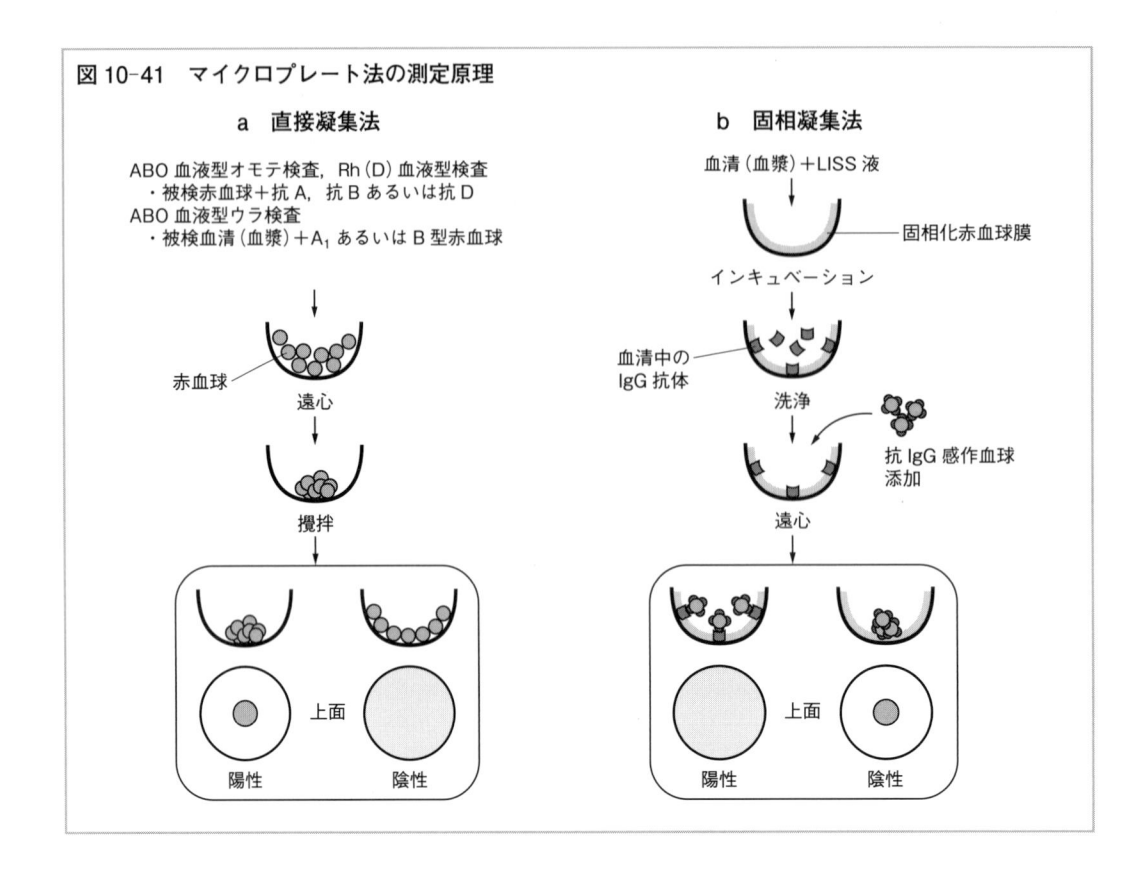

図 10-41 マイクロプレート法の測定原理

a 直接凝集法

ABO 血液型オモテ検査，Rh (D) 血液型検査
・被検赤血球＋抗 A，抗 B あるいは抗 D
ABO 血液型ウラ検査
・被検血清（血漿）＋A_1 あるいは B 型赤血球

赤血球 → 遠心 → 撹拌 → 上面 陽性／陰性

b 固相凝集法

血清（血漿）＋LISS 液 → 固相化赤血球膜 → インキュベーション → 血清中の IgG 抗体 → 洗浄 → 抗 IgG 感作血球添加 → 遠心 → 上面 陽性／陰性

含まれたカラムを用いることにより，間接抗グロブリン法による不規則抗体の検出，交差適合試験，直接抗グロブリン試験が実施できる．

マイクロプレート法

直接凝集法（図 10-41-a）と，血清をマイクロプレートのウェル底面に固相化させた赤血球と反応後，抗 IgG 感作血球を添加し，凝集の有無を調べる固相凝集法（図 10-41-b）がある．前者は ABO 血液型や Rh (D) 血液型検査に，後者は不規則抗体検査に用いられ，検体分注から判定までを全自動で行う分析機も利用可能となっている．

(3) 検査結果の意義および評価

①スライド法の結果がまぎらわしいときには，感度が高い試験管法で再検査を行う．

②試薬をスライドまたは試験管に滴下するときは，試薬の汚染を防止するため，スポイトの先端を接触させないように注意する．

③通常，スライド法は1分以内に反応が起こるが，3〜5分後にもう一度判定する．A_2，A_3 などの亜型では凝集までに時間がかかることがある．

④オモテ検査では，凝集している赤血球と凝集していない赤血球が混在している場合（部分凝集：mixed field）があるので見逃さないように注意深く観察する．とくに，異型輸血が疑われる

表 10-33

血液型	オモテ検査 抗A	抗B	ウラ検査 A₁型血球	B型血球
A	W+/0	0	−	3+
B	0	W+/0	3+	0
AB	W+/0	W+/0	0	0
O	0	0	3+	3+

表 10-34

血液型	オモテ検査 抗A	抗B	ウラ検査 A₁型血球	B型血球
A	3+	1+	0	3+
B	1+	3+	3+	0
AB	3+	3+	0	0
O	1+	1+	3+	3+

表 10-35

血液型	オモテ検査 抗A	抗B	ウラ検査 A₁型血球	B型血球
A	3+	−	1+	3+
B	−	3+	3+	1+
AB	3+	3+	1+	1+
O	−	−	3+	3+

表 10-36

血液型	オモテ検査 抗A	抗B	ウラ検査 A₁型血球	B型血球
A	3+	0	0	W+/0
B	0	3+	W+/0	0
AB	3+	3+	0	0
O	0	0	W+/0	W+/0

場合には重要である.

⑤ウラ検査を行う場合には被検血清を不活性化したほうがよい.新鮮血清をそのまま用いると,補体の働きによりウラ検査用赤血球の溶血が起こり,判定がまぎらわしくなることがある.

(4) ABO血液型判定を誤らせる原因

ABO血液型検査の誤判定によって起こるトラブルは意外に多い.これらは交差適合試験あるいはダブルチェックによって未然に発見されることが多いが,それでも日本輸血・細胞治療学会の調査によるとABO不適合輸血による死亡事故が年間数件起きている.

ABO血液型検査を誤る原因として,次のようなものがある.

①技術者のトレーニング不足による場合

ABO血液型検査は,十分な教育訓練を受けた検査者が実施すべきである.また,マニュアルを整備して,検査はマニュアルに従って実施することがきわめて大切である.最近では輸血検査の自動化が進んでいるが,機器はあくまでも人が手段として利用するものであるため,十分なトレーニングとマニュアル整備を怠ってはならない.

②被検者の赤血球および血清に原因がある場合

a　オモテ検査の異常反応

〔抗A,抗B試薬との反応が弱いか,まったく起こらない場合(**表 10-33**)〕

- 亜型:A_3,B_mなどの亜型は被凝集性が弱いため,オモテ検査とウラ検査が不一致となることがある.
- 白血病,Hodgkin病などでは血液型抗原が減少する場合がある.
- 血液型キメラ(二卵性双生児,造血幹細胞輸血,子宮内輸血):部分凝集がみられる.

〔抗A,抗B試薬と異常に反応してしまう場合(**表 10-34**)〕

- 汎凝集反応(polyagglutination):感染症や血液疾患の患者において,まれに患者赤血球が

図10-42 連銭形成

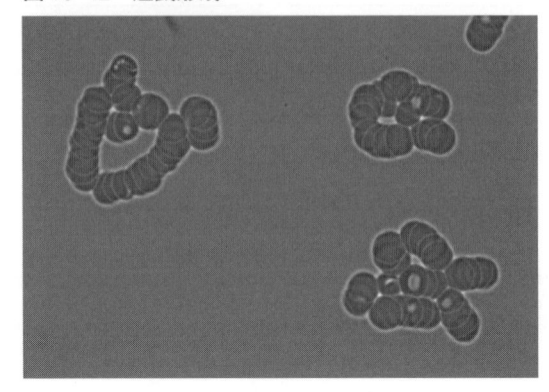

どの血清とも凝集を起こすことがある．これは，内在性のT，Th，Tk，Tnなどの抗原が露出するためである．この反応はヒト由来の抗血清試薬では見られたが，最近の抗A，抗B試薬はモノクローナル抗体であるため，遭遇することはほとんどない．

- 後天性B（p.329参照）
- 抗体に感作された赤血球：同種や自己の赤血球抗体に感作された赤血球は，赤血球表面の負の荷電が低下し，凝集しやすくなる．

b　ウラ検査の異常反応

〔A_1型，B型赤血球試薬と異常に反応してしまう場合（表10-35）〕

- 亜型：A型亜型のヒトは不規則抗A_1を保有する場合があり，同様にB型亜型のヒトもある種の抗Bを保有する場合があるため，オモテ検査とウラ検査が不一致となることがある．
- 低温反応性の不規則抗体（抗M，N，P_1，Le^a，Le^bなど）を保有しているときは，ウラ検査に異常反応がみられることがある．
- 連銭形成：赤血球が貨幣を積み重ねたように密着する場合があり，顕微鏡で観察すればわかるが（図10-42），肉眼的には弱い凝集と誤って判定されることがある．これは，血漿増量剤の輸注患者やタンパク異常の患者などにみられる．連銭形成は血清と等量の生理食塩液を加えるか，置換することにより消失する．なお，洗浄操作がある間接抗グロブリン試験は連銭形成の影響を受けない．
- 寒冷凝集反応：ウラ検査において被検血清の寒冷凝集素価が高いと，抗Aおよび抗Bとは無関係に凝集が起こることがある．とくにマイコプラズマ肺炎や寒冷凝集素病の患者においては，反応温度域が広い非常に高力価の寒冷凝集素が存在する場合があるので，血液型判定には十分に注意しなければならない．寒冷凝集素による凝集はO型赤血球でも起こり，また37℃に温めると消失または減弱する特徴がある．
- 受身抗体を獲得しているとき：大量のABO異型輸血（とくにO型）がされた患者や，母親由来のIgG抗Aあるいは抗Bを保有する生後1カ月以内の新生児では，ウラ検査に異常反応がみられることがある．

図 10-43　輸血過誤防止のチェックポイント

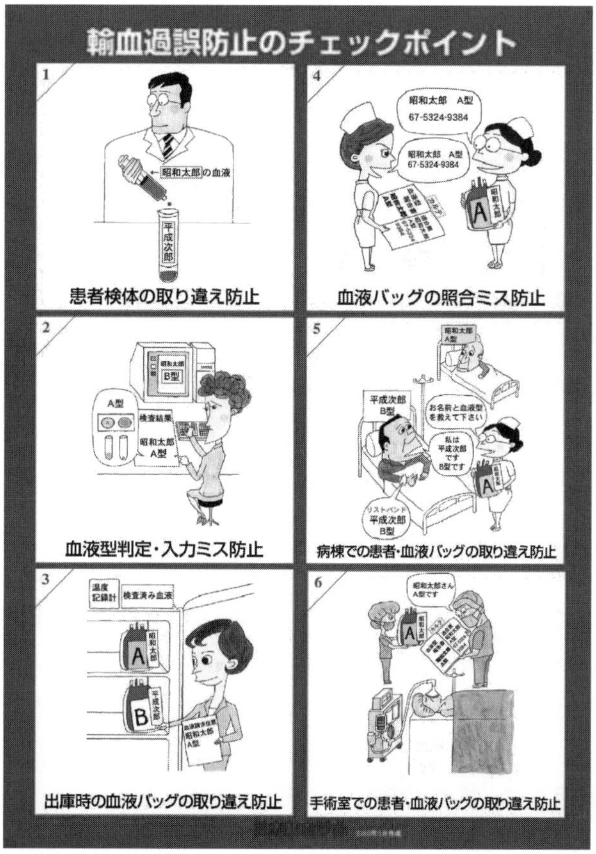

（日本輸血・細胞治療学会）
(http://www.yuketsu.gr.jp/manual/main.html)

〔A_1型，B型赤血球試薬との反応が弱いか，まったく起こらない場合（表 10-36）〕

　・血清中の抗 A，抗 B 抗体価が低下あるいは欠損している場合：先天性低（または無）γ-グロブリン血症，続発性低 γ-グロブリン血症，骨髄腫，火傷，新生児，高齢者

③ **事務的ミスによる場合**

もっとも頻度の高い誤りである．

・採血患者の誤りや，他の患者名の採血管に間違って採血した場合
・検査に際し，スライドあるいは試験管に被検者名を誤って記入した場合
・検査時に検体を取り違えた場合
・検査結果を記録するときに，結果を読み違えたり記入を誤ったりした場合
・判定結果を伝票に記載や入力する際に誤った場合

血液型検査の誤りは重大な輸血事故につながるため，血液型判定は2人の検査者が別々に検査を行い，その結果を照合して，誤りのないことを確かめる．さらに，同一患者から異なる時点での2検体でダブルチェックを行うことも重要である．また，伝票への記載や入力も2人でダブル

チェックして，絶対に誤りを起こさないように努めなければならない．他にも輸血過誤防止の大切なチェックポイントがいくつかあるので，図10-43に示す．

(5) オモテ検査とウラ検査を併行して行う意義
①血液型判定の誤りを発見して正しい結果を出すため
1方法のみで検査をするときには，前述のような技術的な，あるいは事務的な誤りが起こりやすい．しかし，オモテ検査とウラ検査の2法を同時に行えば，その結果が一致しないことにより，どちらかの検査に誤りがあったことがわかる．結果の不一致が何によるものか，原因を究明して再検査すれば，正しい結果が得られる．

②亜型を検出するため
亜型のヒトへの輸血は，オモテ検査とウラ検査の結果を慎重に判断して，輸血用血液を選択する必要がある．たとえば，A_x型のヒトはオモテ検査がA型，ウラ検査がO型となるため，オモテ検査の判定のみでA型を輸血すると不適合輸血につながる．

3) Rh(D)血液型検査
Rh(D)抗原は非常に免疫原性が高く，産生された抗Dは重篤な溶血性輸血副作用や新生児溶血性疾患の原因となる．したがって，輸血の際には，ABO血液型検査と同様にRh(D)血液型検査を行い，D陰性患者の輸血には同型のD陰性血液を用いることが大原則となる．

(1) 試薬
①抗D血液型判定用抗体（抗D試薬）
体外診断用試薬として認可されている市販試薬を用いる．市販試薬にはヒトポリクローナル抗体とヒト由来モノクローナル抗体があるが，現在はモノクローナル抗体が主流である．モノクローナル抗体にはIgM型とIgG型があり，IgMモノクローナル抗体とポリクローナル抗体をブレンドしたもの，IgMモノクローナル抗体とIgGモノクローナル抗体をブレンドしたもの，IgMモノクローナル抗体単独のものが市販されている．なお，IgMモノクローナル抗体単独の試薬以外は，D抗原確認試験（間接抗グロブリン試験）にも使用できる．通常の血液型判定にはどの試薬を用いてもかまわないが，試薬によってタンパク濃度が大きく異なっていたり，D変異型（partial Dなど）との反応性が異なることもあるので，特徴を理解して使用すべきである．

②Rhコントロール（陰性対照）
使用する抗D試薬と同等のタンパク濃度の試薬を使用する．とくにタンパク濃度が高い抗D試薬では，直接抗グロブリン試験陽性の血球が偽陽性となることがあるため，必ずRhコントロールを同時におく必要がある．

(2) 検査の術式
スライド法（のせガラス法），試験管法，カラム凝集法，マイクロプレート法があるが，スライド法は40～45℃に保てる観察箱が必要になり，乾燥による偽陽性の可能性もあるため，試験管法が一般的である．また，自動化とともにカラム凝集法やマイクロプレート法（ABO血液型

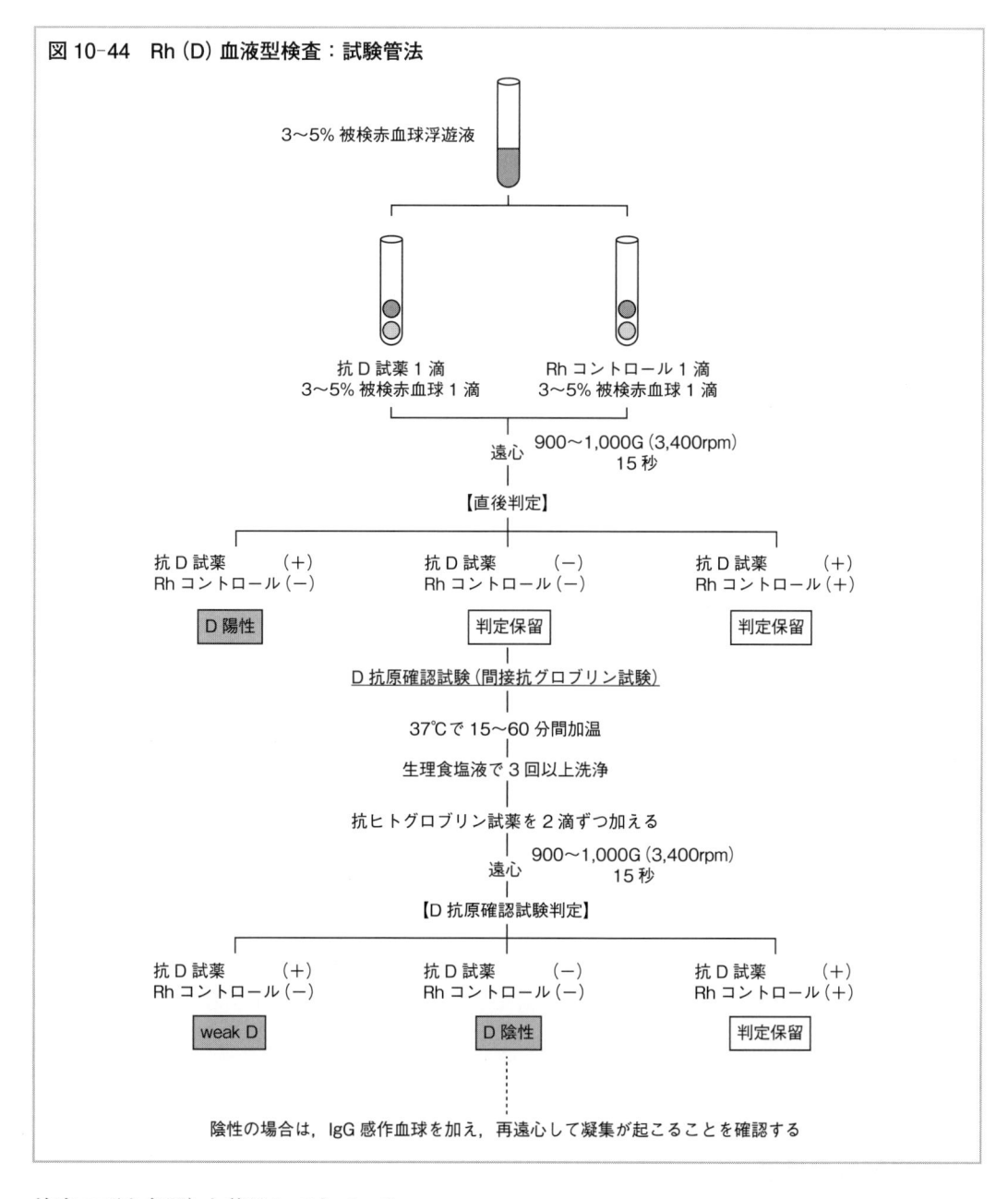

図 10-44 Rh (D) 血液型検査：試験管法

3～5% 被検赤血球浮遊液

抗 D 試薬 1 滴　　　　　　　Rh コントロール 1 滴
3～5% 被検赤血球 1 滴　　　　3～5% 被検赤血球 1 滴

遠心　900～1,000G (3,400rpm)
　　　　　15 秒

【直後判定】

抗 D 試薬　（＋）　　　抗 D 試薬　（－）　　　抗 D 試薬　（＋）
Rh コントロール（－）　Rh コントロール（－）　Rh コントロール（＋）

　D 陽性　　　　　　　判定保留　　　　　　　判定保留

D 抗原確認試験（間接抗グロブリン試験）

37℃で 15～60 分間加温
生理食塩液で 3 回以上洗浄
抗ヒトグロブリン試薬を 2 滴ずつ加える
遠心　900～1,000G (3,400rpm)
　　　　　15 秒

【D 抗原確認試験判定】

抗 D 試薬　（＋）　　　抗 D 試薬　（－）　　　抗 D 試薬　（＋）
Rh コントロール（－）　Rh コントロール（－）　Rh コントロール（＋）

weak D　　　　　　　　D 陰性　　　　　　　　判定保留

陰性の場合は，IgG 感作血球を加え，再遠心して凝集が起こることを確認する

検査の項を参照）も普及してきている．

　以下に試験管法の一般的な術式を示すが，原則的には用いる試薬の使用説明書にしたがって実施する．

試験管法

図 10-44 に術式を示す．

①3～5%被検赤血球浮遊液を作製する．

②小試験管 2 本に検体の番号または被検者氏名を記入し，1 本に抗 D，もう 1 本に対照と明記

する.

③抗Dと記入した試験管に抗D試薬，対照と記入した試験管にRhコントロールを1滴滴下する.

④各試験管に3～5%被検赤血球浮遊液を1滴ずつ滴下する.

⑤各試験管を十分に混和後，900～1,000G（3,400rpm）で15秒間遠心する.

⑥【直後判定】凝集の有無を観察する.

⑦直後判定で抗D試薬（-），Rhコントロール（-）となった場合は，引き続きD抗原確認試験（間接抗グロブリン試験）を行うため，各試験管をよく混和後，37℃で15～60分間加温する.

⑧生理食塩液で3回以上洗浄する.

⑨生理食塩液をよく取り除き，各試験管に抗ヒトグロブリン試薬を2滴ずつ滴下する.

⑩各試験管をよく混和後，900～1,000G（3,400rpm）で15秒間遠心する.

⑪【D抗原確認試験】凝集の有無を観察する.

⑫陰性の場合は，IgG感作血球（クームスコントロール血球）を1滴滴下し，よく混和後，900～1,000G（3,400rpm）で15秒間遠心して，凝集が起こることを確認する.

(3) 検査結果の意義および評価

①輸血患者においては，直後判定が抗D試薬（-），Rhコントロール（-）の場合，D陰性として取り扱い，D抗原確認試験を実施せずにD陰性の輸血用血液を選択してもよい.

②供血者の検査ではweak DをD陽性として取り扱うため，直後判定が抗D試薬（-），Rhコントロール（-）の場合はかならずD抗原確認試験を実施する必要がある.

③モノクローナル抗体は，ごくまれにD抗原の一部を欠くpartial D血球と陰性になることがあるが，輸血患者の血液型判定において，臨床上問題となることはない.

④ポリクローナル抗体は高濃度のタンパク溶液で調整されているため，直接抗グロブリン試験陽性の血球と偽陽性反応を起こしやすいという欠点がある.直後判定で偽陽性反応がみられた場合は，タンパク濃度が低く調整されているIgMモノクローナル抗体を使用するとよい.一方，D抗原確認試験で偽陽性反応がみられた場合は，クロロキンやグリシン塩酸／EDTAなどで血球を処理して，直接抗グロブリン試験を陰性化してから再試験を行う必要がある.

4）不規則抗体検査

不規則抗体とは，規則的に検出される抗A，抗B以外の赤血球同種抗原に対する抗体の総称であり，抗原刺激によって産生される免疫抗体と産生原因が不明な自然抗体の2つに大別される.このなかで臨床的に重要な不規則抗体のほとんどは前者の免疫抗体であり，溶血性輸血副作用や新生児溶血性疾患（hemolytic disease of the newborn：HDN）に関与する.

(1) 不規則抗体の臨床的意義

現在まで，300種類以上の赤血球同種抗原が知られているが，これらの血液型抗原に対する不規則抗体がすべて同様な臨床的意義をもつわけではない.抗体の検出頻度や反応態度など，以下

表 10-37　不規則抗体検査法の原理と特徴

検査法		原理	特徴
生理食塩液法 (Saline)		血球間距離はゼータ電位によって保たれているが、IgM抗体は単独で凝集反応や溶血反応を起こす。一方、IgG抗体は架橋できるほど分子量（2つのFab間隔）が大きくないため、生理食塩液法では単独で凝集を起こすことができない。	IgM抗体の検出に適している（交差適合試験におけるABO型不一致時など）。
間接抗グロブリン法 (IAT)	反応増強剤無添加 (Saline-IAT)	反応増強剤がない場合、抗原抗体複合体の産生は37℃、45〜60分で最高点に達する。	一部のIgG抗体を検出できないことがあるが、反応増強剤の添加で非特異的な反応が起きてしまう場合や、複数抗体の存在があるにもかかわらず抗体価が強く、一様に強い反応が見られる場合に反応を減弱させ、抗体の同定に役立てることができる。反応時間：45〜60分
	低イオン強度液法 (LISS-IAT)	反応溶液中のイオン強度を下げることで抗原抗体反応を促進する。	反応時間が短縮できる。検出感度は（重合）ウシアルブミン法と同等、またはそれ以上である。反応時間：10〜15分
	ポリエチレングリコール法 (PEG-IAT)	PEGの脱水作用による抗体濃縮効果（立体排他現象）によって、抗体濃度が高くなることで抗原抗体反応を促進する。	反応時間が短縮できる。検出感度はLISS法や（重合）ウシアルブミン法と同等、またはそれ以上である。多特異性抗グロブリン試薬では非特異的な反応を起こすことがあるため、クームス血清は抗ヒトIgG血清が用いられている。欠点としては、自己抗体を検出しやすい。反応時間：10〜15分
	（重合）ウシアルブミン法 (Alb-IAT)	反応溶液中のイオン強度を下げることで抗原抗体反応を促進する。アミノ酸の双極性によってゼータ電位を下げ、血球間の距離を狭める。	反応時間が短縮できる。一部のIgG抗体を検出できないことがある。反応時間：15分
酵素法 (Enzyme)		赤血球膜上の糖タンパク末端に発現しているシアル酸は、タンパク質分解酵素によって分解を受けたタンパクとともに除去される。陰性に荷電したシアル酸の消失により、赤血球間のゼータ電位が減少し、血球間の距離が狭まるため、IgGでも凝集しやすくなる。	酵素による非特異的な反応がみられることがある。また、MNSs, Duffyなどの血液型抗原を分解してしまうため、これらに対する抗体は検出できない。しかし、複数抗体が存在し、酵素によって分解される抗原に対する抗体と分解されないものに対する抗体が混在するような場合は、これを逆手にとって抗体同定に役立てることができる。

（新輸血検査の実際より，日本臨床衛生検査技師会）

にあげるいくつかの要因を考慮して臨床的な重要性が決定される（表 10-29, p.332）．

①抗原の頻度

　血液型抗原の頻度は，抗原の種類や人種によって大きく異なる．多くの人が陰性の低頻度抗原については，輸血や妊娠によって免疫される機会も少なく，これら低頻度抗原に対する不規則抗

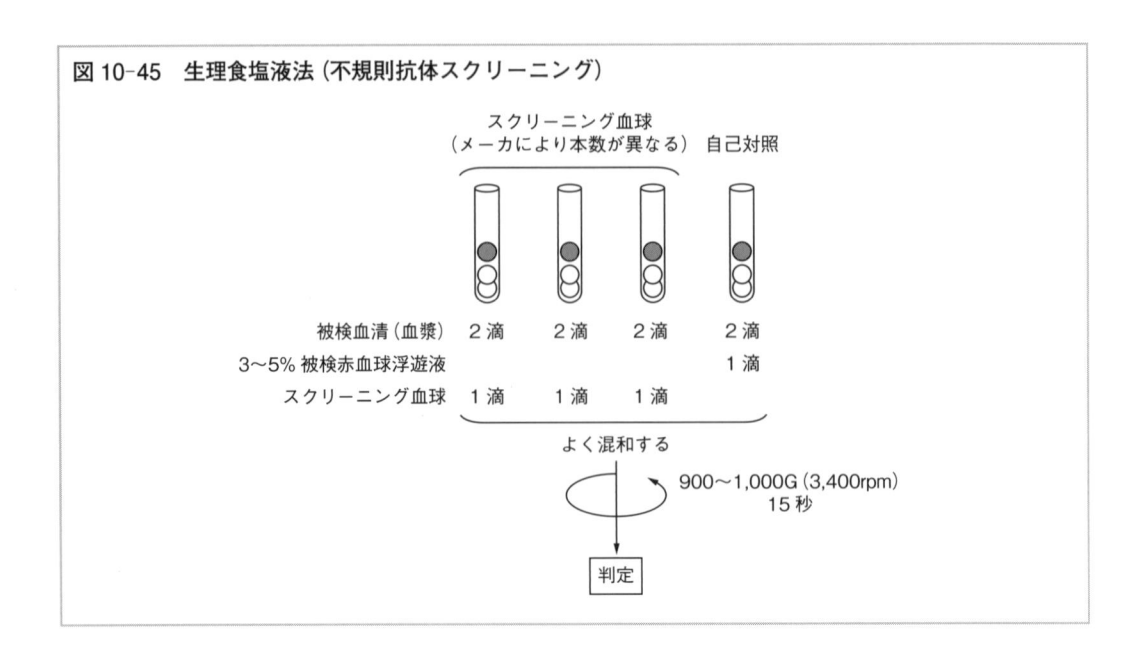

図10-45 生理食塩液法(不規則抗体スクリーニング)

	スクリーニング血球 (メーカにより本数が異なる)			自己対照
被検血清(血漿)	2滴	2滴	2滴	2滴
3～5% 被検赤血球浮遊液				1滴
スクリーニング血球	1滴	1滴	1滴	

よく混和する
900～1,000G (3,400rpm) 15秒
判定

体が臨床的に問題となることは少ない．しかし，ある程度の陽性頻度をもつ血液型抗原に対する不規則抗体は，日常的に遭遇する可能性が高いため輸血上問題となることが多い．実際に，日本人の50%が陽性のE抗原に対する不規則抗体は，もっとも多く検出される免疫抗体である．一方，多くの人が陽性の高頻度抗原については，抗原陰性者もまれであるため臨床上問題となることは少ないが，患者が高頻度抗原に対する不規則抗体を保有した場合には，輸血用血液の選択に支障をきたすので臨床的に問題となる．

②免疫原性

抗原が免疫反応により抗体産生を促す能力を免疫原性という．血液型抗原における免疫原性の差は，不規則抗体の検出頻度の違いとなって現れる．仮に，D抗原陰性の人にD抗原陽性の血液が輸血されると約8割の人が抗Dを産生するといわれている．一方，MNS血液型のs抗原などは，抗原性を考慮することなく輸血が行われているにもかかわらず，不規則抗体が検出されることはきわめてまれである．

③抗体の特異性と反応性

不規則抗体と体内溶血との関係は，抗体の量(力価)，反応温度域，免疫グロブリンクラス，血液型特異性，補体活性能などに加え，患者網内系の活性能や輸血量など，様々な要因がからみ合っている．しかし，これらの要因を確認してから輸血を行うことは現実的には不可能であるため，日常的には試験管内反応の結果から体内溶血の可能性を判断する方法がとられている．この際，抗体の血液型特異性と37℃での反応性(反応温度域)がとくに重要となる．

(2) 不規則抗体検査の方法と結果の解釈

不規則抗体検査は，間接抗グロブリン法を中心に生理食塩液法やブロメリン(酵素)法が一般的に用いられている．体内溶血に関与する多くの不規則抗体は37℃反応性をもち，ほとんどが

図 10-46　間接抗グロブリン法（不規則抗体スクリーニング）

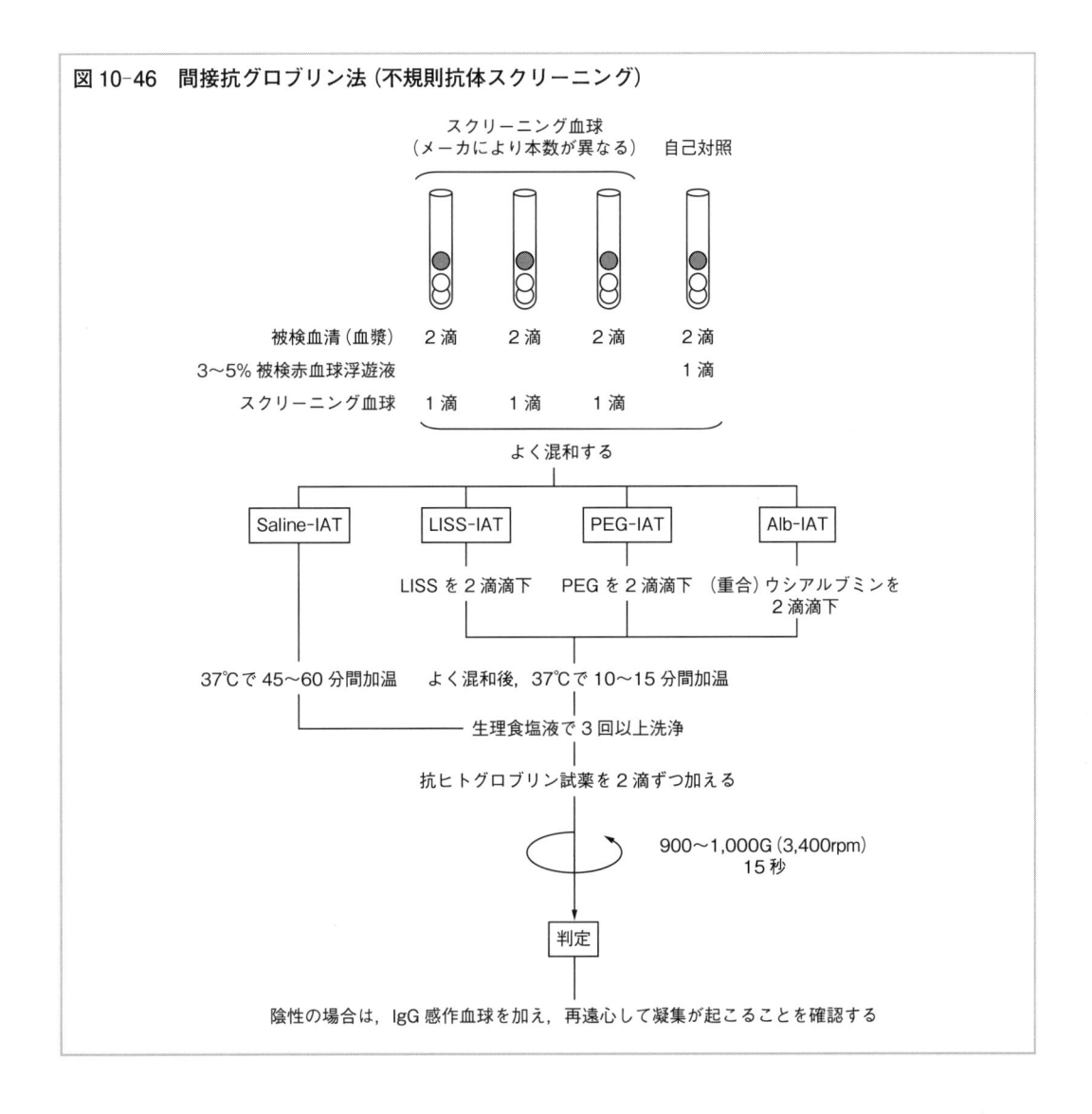

IgGクラスに属するため，検査には間接抗グロブリン法が必要不可欠となる．

①検査方法

各検査法の原理と特徴を**表 10-37**に示す．また，**図 10-45 ～ 48**に試験管法の一般的な術式を示すが，原則的には用いる試薬の使用説明書に従って実施する．

②不規則抗体検査

a　不規則抗体スクリーニング

不規則抗体を検出する手順としては，まずは不規則抗体スクリーニングを行い，患者血清中に抗体が存在するか否かを確認する．このときに使用する不規則抗体スクリーニング用の血球試薬は，**表 10-29**（p.332）の臨床的に重要な不規則抗体が検出できるものでなければならない．市販の血球試薬は，D，C，c，E，e，Le^a，Le^b，P_1，M，N，S，s，Fy^a，Fy^b，Jk^a，Jk^b，Di^a，Di^b

図10-47 酵素1段法（不規則抗体スクリーニング）

	スクリーニング血球 （メーカにより本数が異なる）			自己対照
被検血清（血漿）	2滴	2滴	2滴	2滴
3〜5%被検赤血球浮遊液				1滴
スクリーニング血球	1滴	1滴	1滴	
酵素（ブロメリン）溶液	1滴	1滴	1滴	1滴

よく混和後，37℃で15分間加温
900〜1,000G（3,400rpm）
15秒

判定

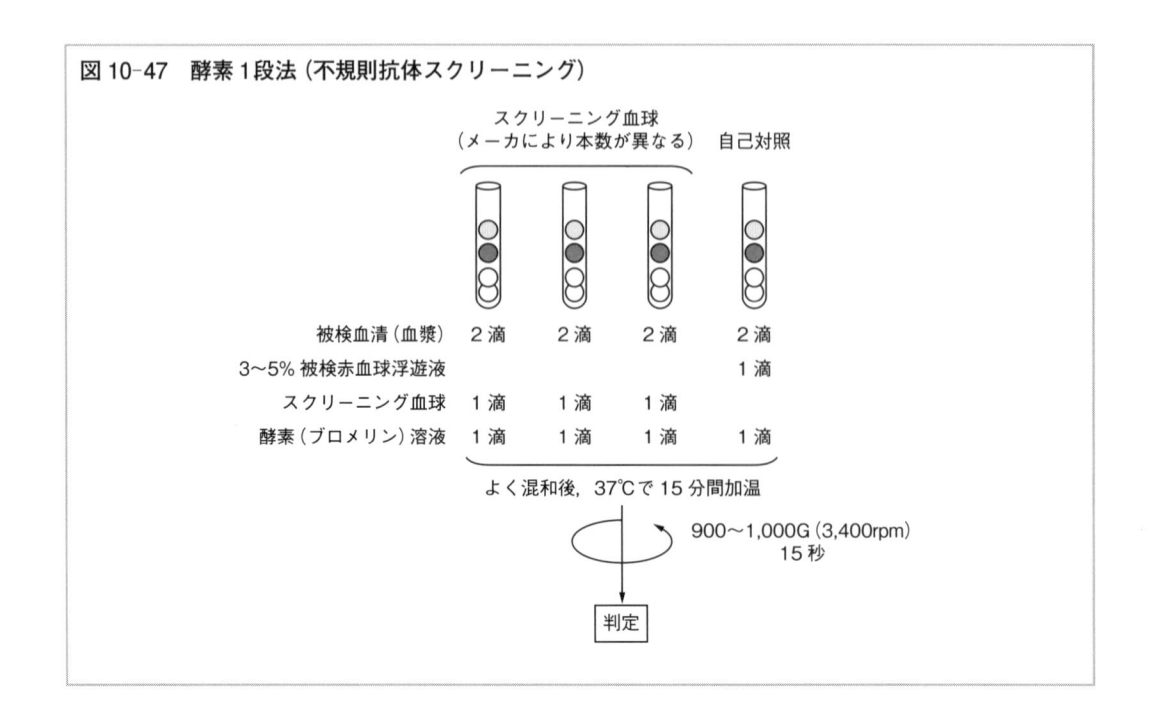

抗原に対する抗体が検出できるように，2〜3種類のO型赤血球を組み合わせて調製されている．なお，遺伝子型によって対応する抗原量が異なること（量的効果）を考慮し，C，c，E，e，Jk^a，Jk^b抗原はホモ接合体が望ましい．

　検査方法には，間接抗グロブリン法，生理食塩液法，酵素法などがあるが，間接抗グロブリン法は必ず行う必要がある．他法はスクリーニングに用いることができるが，検出される抗体が限られるため，間接抗グロブリン法と組み合わせて行う必要がある．なお，IgG感作血球を用いた精度管理を忘れてはならない．

b　不規則抗体同定

　不規則抗体スクリーニングが陽性となった場合には，血液型抗原が明らかな10〜20種類のO型赤血球が組み合わされた同定用パネル血球試薬を使用して，抗体の血液型特異性を同定する（表10-38）．ただし，患者血清中に数種類の抗体が含まれていたり，高頻度抗原に対する抗体が疑われる場合には，抗体の吸収試験や解離試験などの検査も必要になるため，同定検査に時間を要することもまれではない．

③結果の解釈

　患者血清中に不規則抗体が検出され，特異性と37℃反応性が確認できれば，臨床的意義を判断しながら輸血用血液選択の有無を決定する（表10-29，p.332）．また，妊婦においては新生児溶血性疾患（HDN）発症の可能性を予測し，必要に応じて交換輸血の準備を事前に行うことができる．

　不規則抗体検査の結果を解釈するうえで，偽陽性反応の存在も忘れてはならない．不規則抗体

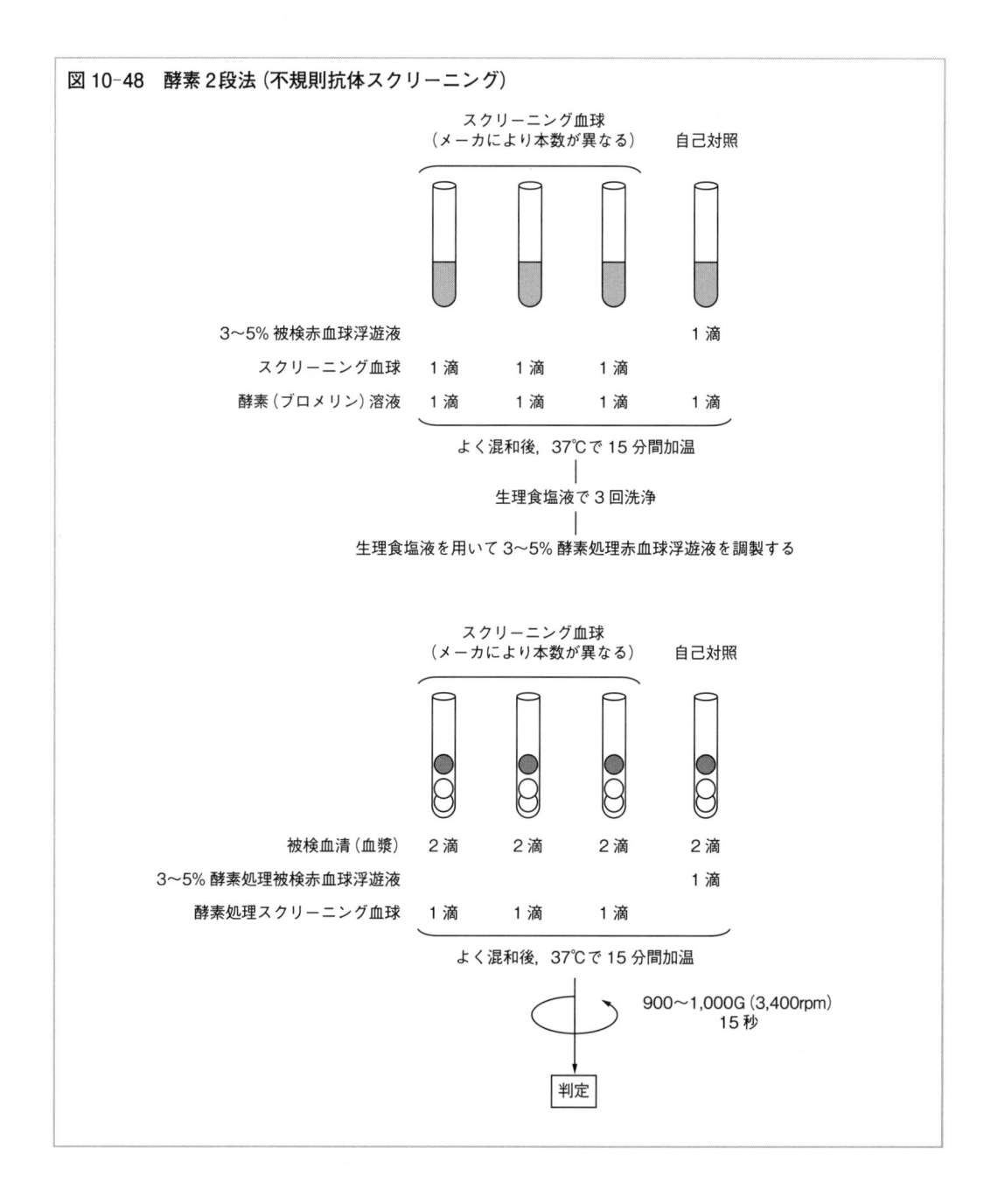

図 10-48　酵素2段法（不規則抗体スクリーニング）

検査の偽陽性反応には，患者血清の状態や試薬に由来した様々なものがあり，なかでも自己抗体の影響やブロメリン非特異などは日常的にみられる偽陽性反応である．いずれも溶血性輸血副作用や HDN には関係しない反応であるが，ときとして結果の解釈を混乱させる原因となるため注意が必要である（**表 10-39**）．

(3) 不規則抗体保有患者への輸血

不規則抗体スクリーニングとともに患者の輸血前検査として，患者血清と輸血赤血球の反応を

表10-38 パネル血球による不規則抗体の同定例（消去法）

Cell No.	\multicolumn{5}{c	}{Rh-hr}	\multicolumn{2}{c	}{Duffy}	\multicolumn{2}{c	}{Kidd}	\multicolumn{2}{c	}{Lewis}	P	\multicolumn{4}{c	}{MNS}	Xg	Special Type	\multicolumn{3}{c}{Result}
	D	C	c	E	e	Fy^a	Fy^b	Jk^a	Jk^b	Le^a	Le^b	P_1	M	N	S	s	Xg^a		Sal	IAT	Enz
1	+	+	0	0	+	+	0	+	0	0	0	+	+	+	0	+	0		0	0	0
2	+	+	0	0	+	+	+	0	+	0	0	+	0	+	0	+	+		0	0	0
3	+	+	0	0	+	0	+	+	+	0	+	0	+	0	+	0	+		0	0	0
4	+	+	0	+	+	+	0	+	0	+	0	+	+	+	+	+	+		0	2+	2+
5	+	0	+	+	0	+	+	0	+	0	0	+	+	0	0	+	+		0	3+	3+
6	+	+	+	+	0	+	0	+	0	0	0	+	0	+	+	0	+		0	3+	3+
7	0	0	+	+	0	0	+	+	+	0	0	+	+	+	+	+	+		0	3+	3+
8	0	+	+	0	+	0	+	0	+	+	0	+	0	+	+	0	+		0	0	0
9	0	0	+	0	+	+	0	+	0	0	0	0	+	0	+	0	+		0	0	0
10	0	0	+	0	+	0	+	+	0	0	+	0	+	0	+	+	+	Di(a+)	0	0	0
AC																			0	0	0

Sal：生理食塩液法　　IAT：間接抗グロブリン試験　　Enz：酵素法

自己対照が陰性であり，生理食塩液法が陰性，間接抗グロブリン法と酵素法が陽性のことから，IgG同種抗体の存在が疑われる．

<消去法>
被検血清と陰性反応を示したパネル血球に注目し，その血球にある抗原を抗原表から消去して，抗体の特異性を同定する方法．
①量的効果がある血液型のホモ接合体抗原「＋」に×印を付記する．
②量的効果がある血液型のヘテロ接合体抗原「＋」に／印を付記する．
③量的効果がない血液型の抗原「＋」に×印を付記する．
④×印が1つ以上あれば，その抗原に対する抗体の存在を否定し，／印だけの場合は保留とする．

量的効果がみられる血液型抗原
- Rh血液型　　　Cとc抗原，Eとe抗原
- MNS血液型　　MとN抗原，Sとs抗原
- Duffy血液型　　Fy^aとFy^b抗原
- Kidd血液型　　Jk^aとJk^b抗原
- Diego血液型　　Di^aとDi^b抗原

この例では，反応が陰性となったNo.1, 2, 3, 8, 9, 10血球について消去法を行うと，抗Eが同定される．免疫抗体の場合，原則的に保有抗体に対する血液型抗原を持たないため，被検血球がE抗原陰性であることを追加試験で確認する．

表10-39 不規則抗体検査の偽陽性反応の特徴とその対策

原因	特徴と対策
寒冷自己抗体	寒冷凝集素症、マイコプラズマ肺炎、ウイルス感染患者の血清中には、高力価の寒冷自己抗体を認めることがある。通常、生理食塩液法やブロメリン法を中心に、自己血球を含めたすべての検査用血球と反応するが、37℃に加温すると凝集が消失することが多い。
温式自己抗体	自己免疫性溶血性貧血、悪性腫瘍、膠原病患者の血清中には、自己血球を含めたすべての検査用血球と間接抗グロブリン法で反応する温式自己抗体を認めることがある。自己抗体にマスクされた同種抗体の有無を確認するには吸収試験などが必要であるが、検査に時間を要することが多い。
補体	間接抗グロブリン法の反応増強剤であるPEGやLISSは、赤血球上に補体を吸着させやすい。この結果、抗グロブリン試薬に含まれる抗C3により非特異凝集がみられることがある。単一特異性抗IgGの抗グロブリン試薬を用いて回避することができる。
連銭形成	多発性骨髄腫や肝硬変など、膠質状態が異常な患者血清中では、赤血球が硬貨を重ねたように連なり、凝集のように見えることがある。デキストランやHESの大量使用時にも起こる。洗浄操作がある間接抗グロブリン法では、影響を受けずに判定することができる。
ブロメリン非特異	ブロメリン法でもっとも多い偽陽性反応である。ブロメリン処理により赤血球膜上に露出した内在性の糖脂質や糖タンパクと反応する患者血清中の凝集素（多くは寒冷抗体）が原因と考えられている。通常は、自己血球を含めたすべての検査用血球と同程度の凝集を示す。ブロメリン法のみで検出される抗体の臨床的意義は高くないため、間接抗グロブリン法の結果に従ってよい。
試薬中の薬剤	間接抗グロブリン法の反応増強剤であるアルブミン液に含まれるカプリル酸ナトリウムや、血球保存液中の抗生物質に対する抗体による非特異凝集反応がみられることがある。他の反応増強剤を使用することや、保存液を生理食塩液で置換することで回避できる。

みる交差適合試験（主試験）がある。この検査は、ABO型不適合と不規則抗体による溶血性輸血副作用を防止する最後の砦として行われている。しかし、不規則抗体スクリーニングを行わずに交差適合試験のみで輸血に対応した場合には、いくつかの問題点もあげられる。その1つに、交差適合試験用の赤血球（セグメント）の抗原性は様々であるため、十分に管理されたスクリーニング血球試薬と比較すると感度や安定性の面で劣ることがある。また、輸血直前に交差適合試験が陽性となった場合は、すぐには輸血用血液を準備できないことも起こりうる。こうしたことをふまえ、待機的手術症例においては、事前に血液型検査（typing）と抗体スクリーニング（screening）を行い輸血に備えることが求められている。Type & Screenと呼ばれるこの方法は、輸血の安全性を確保しつつ血液製剤の有効利用と検査の省力化を目的とした輸血システムであるが、不規則抗体保有患者においては感度よく抗体を検出するとともに、血液を選択する時間を確保できるというメリットがある（図10-49）。

5）交差適合試験

交差適合試験は輸血前検査として、溶血性輸血副作用防止の最後の砦となる重要な検査である。輸血療法の実施に関する指針（平成17年9月、厚生労働省医薬食品局長通知）に示された以下のことを厳守し、検査を行わなくてはならない。

(1) 患者検体の採取

輸血や妊娠などによる免疫応答の結果、不規則抗体が産生されることがあるため、過去3カ月以内に輸血歴または妊娠歴がある患者、あるいは不明な患者については、輸血予定日3日以内に採血した検体を用いる。また、交差適合試験に用いる患者検体は、ABO血液型検査の検体と同

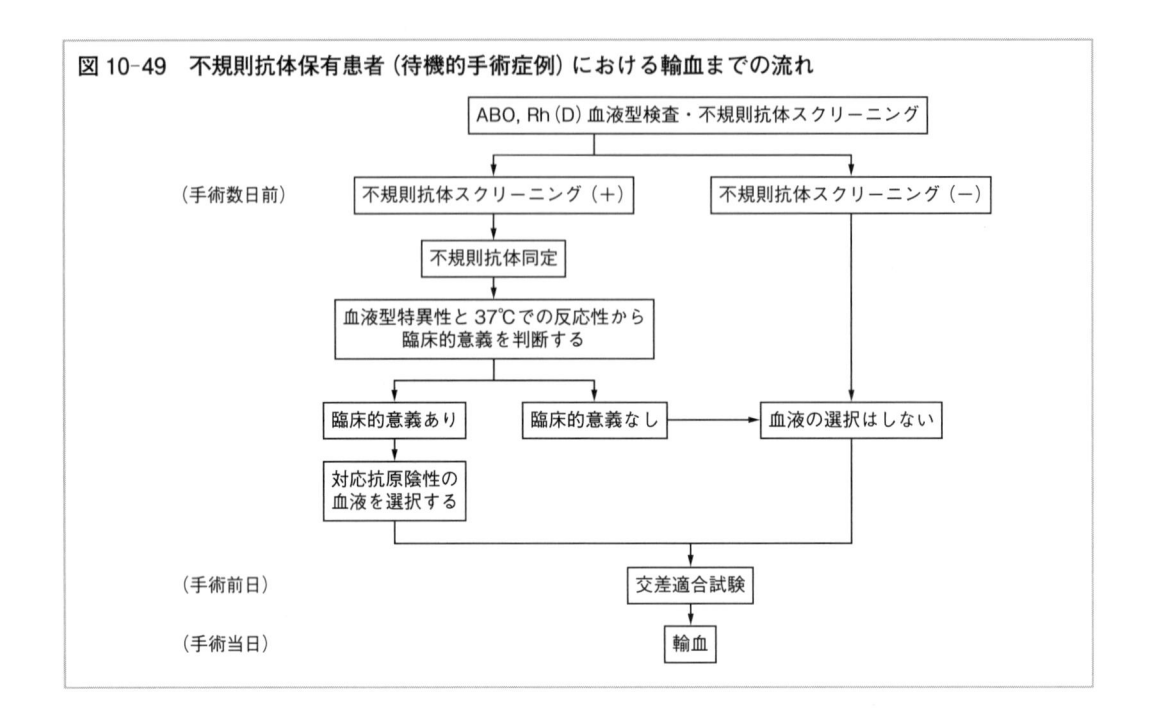

図10-49　不規則抗体保有患者（待機的手術症例）における輸血までの流れ

一であってはならない（同一患者のABO血液型ダブルチェック）．

(2) 輸血用血液の選択

　交差適合試験には，患者とABO血液型が同型の血液を用い，さらに，患者がRh(D)陰性の場合にはRh(D)陰性の血液を選択する．なお，患者が臨床的意義のある抗体（表10-29, p.332）を保有している場合には，対応する抗原が陰性の血液を用いる．

(3) 検査の術式

　交差適合試験には以下の組み合わせがある．
- 主試験：患者血清（血漿）＋輸血用血液（セグメント）の赤血球
- 副試験：輸血用血液（セグメント）の血漿＋患者赤血球

　主試験は必ず実施しなければならない．一方，副試験は，輸血用血液の血漿中に臨床的意義がある不規則抗体が存在しないことが確認され（すべての日赤血），かつ患者のABO血液型検査が適正に行われていれば，ABO同型血使用時には省略してもよい．なお，同様な理由で赤血球をほとんど含まない血小板および新鮮凍結血漿の輸血にあたっては，交差適合試験を省略してもよい（表10-30, p.332）．

　主試験の術式としては，ABO血液型の不適合を検出でき，かつ37℃で反応する臨床的意義のある不規則抗体を検出できる方法が必要であり，間接抗グロブリン法が必須となる．図10-50に試験管法の一般的な術式を示すが，原則的には用いる試薬の使用説明書に従って実施する．

(4) 結果の解釈

　主試験が陽性の場合は，患者血清中に輸血される赤血球と反応する抗体があることを意味する

図 10-50 交差適合試験

主試験

輸血用血液の本数 A B …

患者血液 ｛ 血清（血漿） 2滴 2滴
　　　　　3～5% 赤血球浮遊液

輸血用血液 ｛ 血漿
（セグメント） 3～5% 赤血球浮遊液　1滴　1滴

LISS, PEG あるいはアルブミン液を2滴ずつ加える

よく混和後，37℃で10～15分間加温

生理食塩液で3回以上洗浄

抗ヒトグロブリン試薬を2滴ずつ加える

900～1,000G（3,400rpm）15秒

判定

陰性の場合は，IgG感作血球を加え，再遠心して凝集が起こることを確認する

副試験（＊）

輸血用血液の本数 A B …

1滴　1滴
2滴　2滴

よく混和する

900～1,000G（3,400rpm）15秒

判定

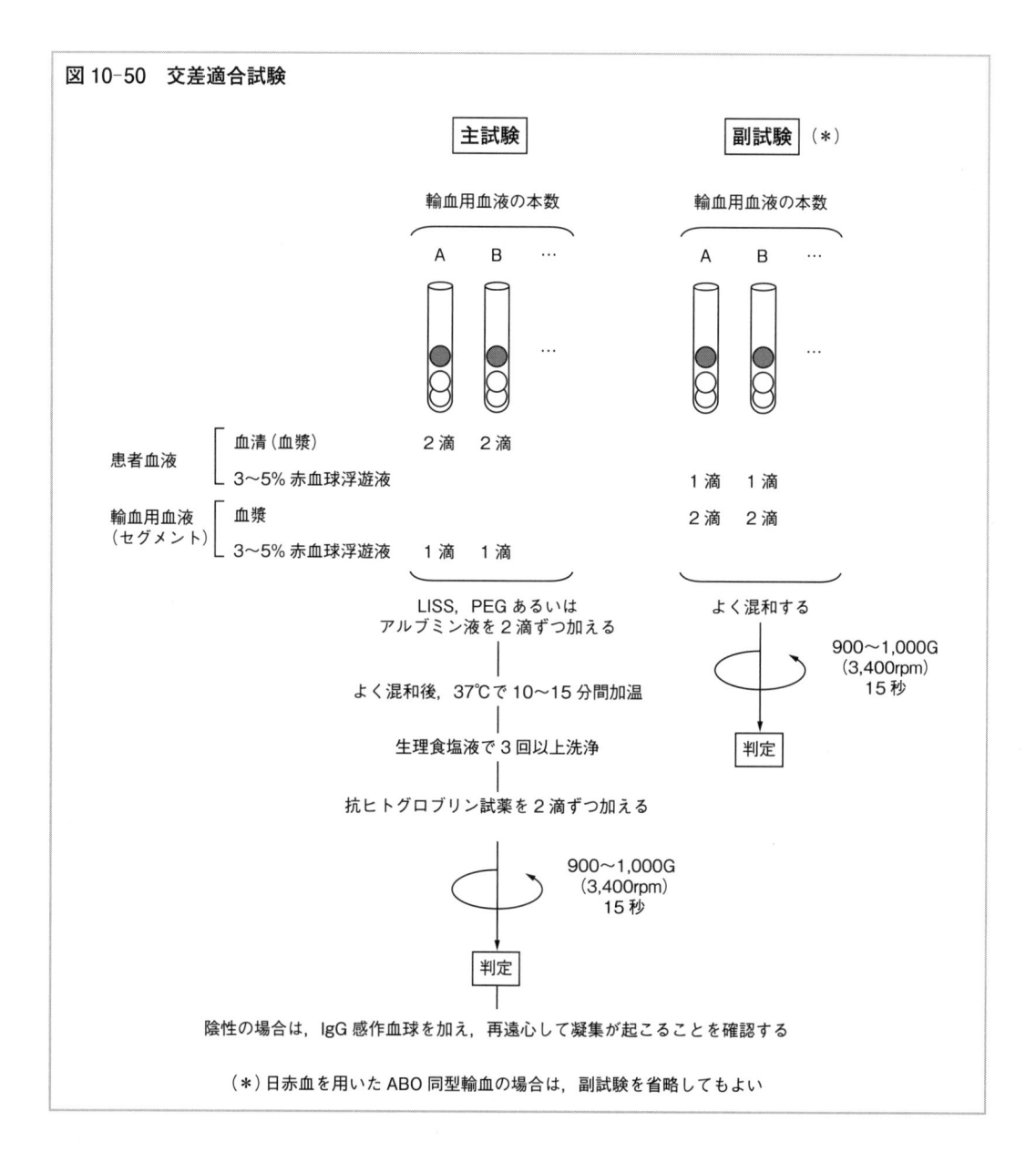

（＊）日赤血を用いたABO同型輸血の場合は，副試験を省略してもよい

ので，原則的にそのような赤血球製剤および全血製剤を輸血に用いてはならない．なお，待機的手術症例など緊急輸血でない場合には，交差適合試験の前に不規則抗体スクリーニングを行うことが大切であり，不規則抗体保有患者に対しても速やかに適合血を確保することができる（図10-49）．

6) ABO血液型亜型検査

ABO血液型検査で以下の理由により亜型が疑われる場合，次の方法を組み合わせて同定検査を行い，**表10-40, 41**の反応態度に基づき分類される．

表 10-40 抗 H に反応する亜型

分類	オモテ検査（血球側）					ウラ検査（血球側）			唾液中型物質	A・B型転移酵素
	抗 A	抗 B	抗 A, B	抗 A_1	抗 H	A_1 球	B 球	O 球		
A_2	4+	0	4+	0	+	0/+	4+	0	A・H	A
A_3	1+ mf	0	1+ mf	0	+	0/+	4+	0	A・H	A
A_x	0/+	0	+	0	+	2+	4+	0	H	認めず
A_m	0	0	0	0	+	0	4+	0	A・H	A
A_{e1}	0	0	0	0	+	2+	4+	0	H	認めず
B_3	0	1+ mf	1+ mf	0	+	4+	0	0	B・H	B
B_x	0	0/+	+	0	+	4+	2+	0	H	認めず
B_m	0	0	0	0	+	4+	0	0	B・H	B
B_{e1}	0	0	0	0	+	4+	2+	0	H	認めず
A_xB	W+	4+	4+	0	+	W+	0	0	B・H	B
A_1B_x	4+	W+	4+	+	+	0	W+	0	A・H	A
A_mB	0	4+	4+	0	+	0	0	0	A・B・H	A・B
A_1B_m	4+	0	4+	+	+	0	0	0	A・B・H	A・B
$A_{e1}B$	0	4+	4+	0	+	2+	0	0	B・H	B
A_1B_{e1}	4+	0	4+	+	+	0	2+	0	A・H	A
$cisA_2B$	4+	4+	4+	0	+	W+	0	0	A・B・H	B
$cisA_2B_3$	4+	1+	4+	0	+	W+	2+	0	A・B・H	認めず
$cisA_1B_3$	4+	W+	4+	+	+	0	3+	0	A・H	A

mf : mixed field agglutination（部分凝集）　　抗 A, 抗 B はヒト由来判定用抗体による

表 10-41 抗 H に反応しない亜型《Bombay (Row Ⅰ), para-Bombay (Row Ⅱ, Row Ⅲ)》

		オモテ検査		ウラ検査			唾液中型物質	吸着解離試験
		抗 A	抗 B	A 球	B 球	O 球		
Row Ⅰ	O_h	0	0	4+	4+	(4+)	非分泌型	認めず
Row Ⅱ	A_h	±	0	(3+)	4+	(4+)	非分泌型	A・H
	B_h	0	±	4+	(3+)	(4+)	非分泌型	B・H
Row Ⅲ	A_h	±	0	[W+]	4+	[W+]	A・H	A・H
	B_h	0	±	4+	[W+]	[W+]	B・H	B・H
	AB_h	±	±	[W+]	[W+]	[W+]	A・B・H	A・B・H
	A_h^m	0	0	[W+]	4+	[W+]	A・H	A・H
	B_h^m	0	0	4+	[W+]	[W+]	B・H	B・H
	AB_h^m	0	0	[W+]	[W+]	[W+]	A・B・H	A・B・H
	O_h^m	0	0	4+	4+	[W+]	H	H

注：◯の反応は抗 H，☐の反応は抗 HI による

①オモテ検査で抗 A または抗 B 試薬との反応が弱いか部分凝集が認められる場合

②ウラ検査で A_1 型または B 型赤血球との反応が弱い場合

③オモテ検査とウラ検査の判定結果が不一致の場合

(1) 検査の術式

1. 血球側の検査

①各種抗 A，抗 B 試薬による検査

②抗 A, B 血清（ヒト O 型血清）に対する反応

③レクチンに対する反応（抗 H，抗 A₁）
④抗 A，抗 B に対する被凝集素価の測定
⑤抗 A，抗 B 吸収試験
⑥吸着解離試験（抗 A，抗 B を用いた吸着解離試験：熱解離法を図 10-51 に示した）
⑦直接抗グロブリン試験

2. 血清側の検査
①抗 A，抗 B の再確認
②血清中の A 型，B 型物質の検査
③血清中の A 型，B 型 transferase（転移酵素）の測定
④免疫グロブリン定量

3. 唾液の検査
凝集抑制試験による ABH 型物質の検査（詳細は「唾液を用いた ABO 血液型と分泌・非分泌型検査」の項，p.359 を参照）．

4. 家系調査
両親，同胞（兄弟姉妹），子供，その他親族の血液型検査．

(2) 亜型患者への輸血用血液の選択と考え方
亜型患者に対して，輸血用血液として何型を選択すればよいかは重要である．通常はウラ検査の結果と一致した血液型の輸血用血液を選択する（表 10-42）．

7）抗 A，抗 B 抗体価の測定法
ヒト血清の抗 A または抗 B 抗体価は個人差と年齢差が著明であって，非常に低力価のものから高力価のものまで多様である．

(1) 検査の術式

1. A 型（抗 B）または B 型（抗 A）血清の抗体価の測定法
①A 型血清（抗 B）または B 型血清（抗 A）を不活性化する．
②表 10-43 の希釈法に従い，2 倍連続希釈血清を 0.1ml ずつ作製する．
③A₁ 型または B 型赤血球の 3～5％浮遊液を作製する．
④希釈した血清に 3～5％赤血球浮遊液 0.05ml を加え，よく混和する．
⑤900～1,000G（3,400rpm）で 15 秒間遠心する．
⑥試験管を静かに振って凝集を観察し，判定する．

2. O 型（抗 A および抗 B）血清の抗体価の測定法
①O 型血清を不活性化する．
②表 10-44 の希釈法に従い，2 系列の 2 倍連続希釈血清を 0.1ml ずつ作製する．
③A₁ 型および B 型赤血球の 3～5％浮遊液を作製する．
④第 1 列の希釈した血清に 3～5％ A₁ 型赤血球浮遊液を，第 2 列に 3～5％ B 型赤血球浮遊液

図10-51 抗A，抗Bを用いた吸着解離試験

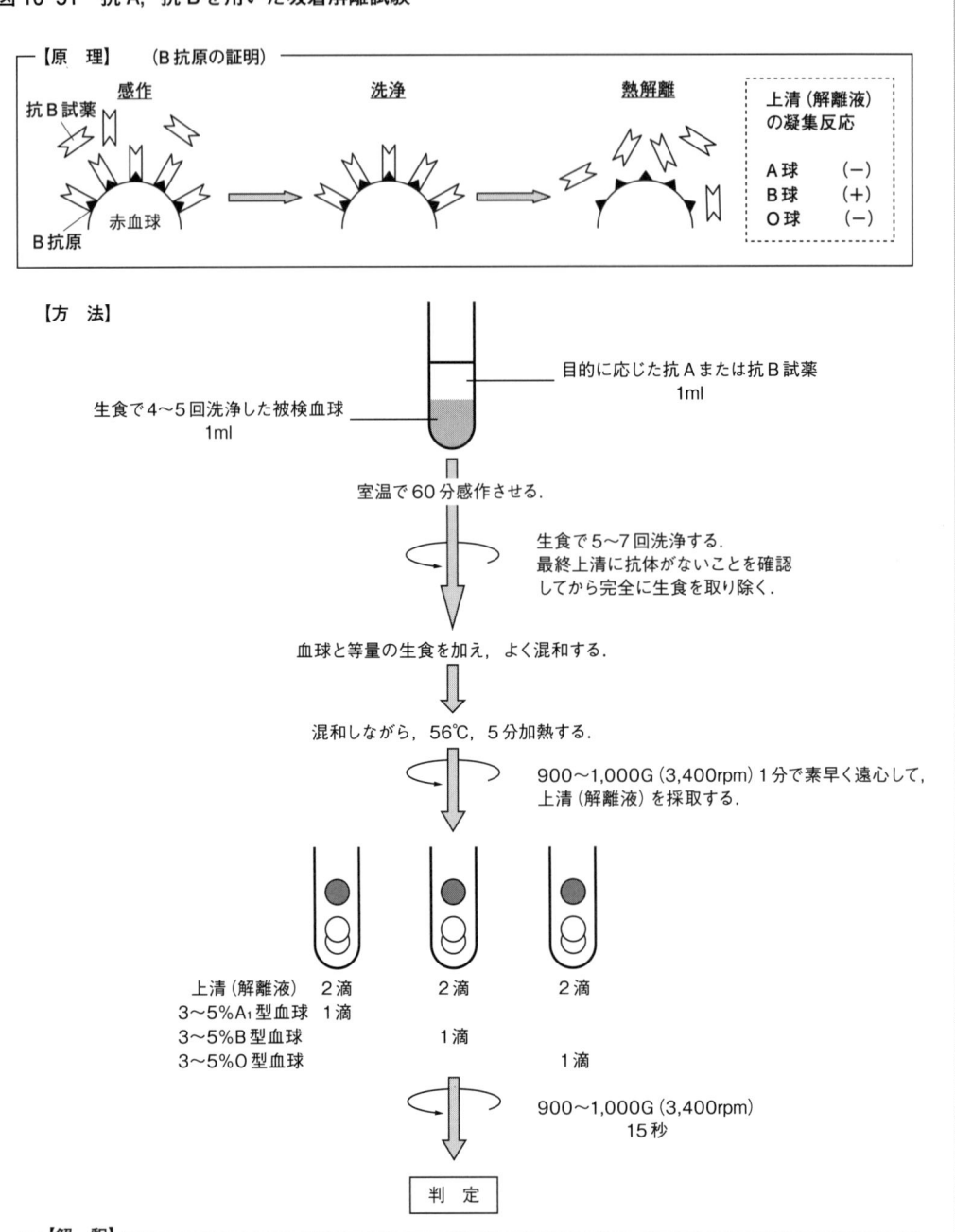

【原 理】（B抗原の証明）

感作 → 洗浄 → 熱解離

抗B試薬
赤血球
B抗原

上清（解離液）の凝集反応
A球　（−）
B球　（＋）
O球　（−）

【方 法】

生食で4〜5回洗浄した被検血球 1ml
目的に応じた抗Aまたは抗B試薬 1ml

室温で60分感作させる．

生食で5〜7回洗浄する．
最終上清に抗体がないことを確認してから完全に生食を取り除く．

血球と等量の生食を加え，よく混和する．

混和しながら，56℃，5分加熱する．

900〜1,000G（3,400rpm）1分で素早く遠心して，上清（解離液）を採取する．

上清（解離液）　2滴　　2滴　　2滴
3〜5%A₁型血球　1滴
3〜5%B型血球　　　　1滴
3〜5%O型血球　　　　　　1滴

900〜1,000G（3,400rpm）
15秒

判 定

【解 釈】
・解離液中に感作した抗体が証明されれば，赤血球上に抗原が存在していることになる．
・感作した以外の抗体が証明されれば，本試験は無効である．

表 10-42 輸血に対応した ABO 亜型分類

分類	オモテ検査 抗A	抗B	A₁球	ウラ検査 B球	O球	吸着解離試験	適応血液製剤 赤血球	血漿・血小板
A亜型	+	0	+*¹	+	0		O	A
	+	0	+*²	+	0		A	A
	0	0	0	+	0	A抗原（＋）	A	A
B亜型	0	+	+	+*¹	0		O	B
	0	+	+	+*²	0		B	B
	0	0	+	0	0	B抗原（＋）	B	B
AB亜型	+	+	+*¹	0	0		B	AB
	+	+	+*²	0	0		AB	AB
	+	+	0	+*¹	0		A	AB
	+	+	0	+*²	0		AB	AB
	0	+	0	0	0	A抗原（＋）	AB	AB
	+	0	0	0	0	B抗原（＋）	AB	AB

*¹：37℃の反応が陽性
*²：37℃の反応が陰性

表 10-43 A型（抗B）またはB型（抗A）血清の抗体価

試験管番号	1	2	3	4	5	6	7	8	9	10	11
血清希釈倍数	2	4	8	16	32	64	128	256	512	1,024	（対照）
生理食塩液 (ml)	0.1	0.1	0.1	0.1	0.1	0.1	0.1	0.1	0.1	0.1	0.1
A型（またはB型）血清* (ml)	0.1	0.1	0.1	0.1	0.1	0.1	0.1	0.1	0.1	0.1	0.1捨てる
3～5% B型（またはA型）赤血球浮遊液 (ml)	0.05	0.05	0.05	0.05	0.05	0.05	0.05	0.05	0.05	0.05	0.05

ただちに 900～1,000G（3,400rpm），15秒間遠心
試験管を静かに振って凝集を観察
凝集が起こっている試験管の最高希釈倍数を抗体価とする

| 判定例 | 3+ | 3+ | 3+ | 2+ | 2+ | 1+ | 1+ | 0 | 0 | 0 | 0 |

抗B（抗A）抗体価 1：128

*血清は不活性化する

を 0.05ml ずつ入れて，よく混和する．

⑤ 900～1,000G（3,400rpm）で 15 秒間遠心する．

⑥ 試験管を静かに振って凝集を観察し，判定する．

8）唾液を用いた ABO 血液型と分泌型・非分泌型検査

唾液中に ABO 血液型の型物質が分泌される人と，少量しか分泌されない人があり，それぞれ分泌型，非分泌型と呼ばれている．唾液は，被検者に苦痛を与えないで採取できることから，亜型検査などに利用される．また，異型輸血や疾患による影響などで赤血球から血液型を判定できない場合の血液型確認にも用いられる．

表10-44　O型（抗Aおよび抗B）血清の抗体価

試験管番号	1	2	3	4	5	6	7	8	9	10	11
血清希釈倍数	2	4	8	16	32	64	128	256	512	1,024	（対照）
第1列　食塩液（ml）	0.2	0.2	0.2	0.2	0.2	0.2	0.2	0.2	0.2	0.2	0.1
血清*（ml）	0.2	0.2	0.2	0.2	0.2	0.2	0.2	0.2	0.2	0.2	0.2捨てる
第2列	0.1	0.1	0.1	0.1	0.1	0.1	0.1	0.1	0.1	0.1	（食塩液）
第1列　3〜5%A型赤血球浮遊液	0.05	0.05	0.05	0.05	0.05	0.05	0.05	0.05	0.05	0.05	
第2列　3〜5%B型赤血球浮遊液	0.05	0.05	0.05	0.05	0.05	0.05	0.05	0.05	0.05	0.05	

ただちに900〜1,000G（3,400rpm），15秒間遠心
試験管を静かに振って凝集を観察
凝集が起こっている試験管の最高希釈倍数を抗体価とする

判定例											
第1列	3+	3+	3+	2+	2+	1+	1+	0	0	0	
第2列	3+	3+	2+	2+	1+	1+	0	0	0	0	

抗A抗体価 1：128
抗B抗体価 1：64

*血清は不活性化する

(1) 検査の術式

1. 唾液の採取と処理

第5章　唾液の採取と処理（p.175）を参照．

2. 試薬の準備

抗A，抗B血液型判定用抗体および抗Hレクチンを抗体価が1：16程度になるように希釈調整する（方法は，抗A，抗B抗体価の測定法，p.357を参照）．

3. 赤血球凝集抑制試験

測定法を表10-45に示す．

(2) 結果の解釈

分泌型であれば型物質によって凝集反応が抑制される（表10-46）．陽性コントロールとしてAB型（分泌型）の唾液を用いるとよい．また，分泌・非分泌型は以下のようにLewis血液型と密接に関連していることから，Lewis血液型を検査すると参考になる．

Le(a+b-)：非分泌型
Le(a-b+)：分泌型
Le(a-b-)：分泌型または非分泌型

9) 直接および間接抗グロブリン（クームス）試験

抗グロブリン試験はクームス試験ともいわれ，生理食塩液法では凝集を起こさない抗体（不完全抗体）を検出できる方法として，1945年にCoombsらによって報告された．この検査法の開発により，新たな血液型抗原が発見されるとともに，これらの血液型抗体が溶血性輸血副作用や新

表10-45 唾液によるABO血液型と分泌・非分泌型検査

試験管番号		1	2	3	4	5	6	7	8	9	捨てる 0.3 10
唾液希釈倍数		1	2	4	8	16	32	64	128	256	(対照)
A系列	生理食塩液		0.3	0.3	0.3	0.3	0.3	0.3	0.3	0.3	0.3
	唾液	0.3	0.3	0.3	0.3	0.3	0.3	0.3	0.3	0.3	
B系列		0.1	0.1	0.1	0.1	0.1	0.1	0.1	0.1	0.1	0.1
H系列		0.1	0.1	0.1	0.1	0.1	0.1	0.1	0.1	0.1	0.1
A系列	希釈抗A	0.1	0.1	0.1	0.1	0.1	0.1	0.1	0.1	0.1	0.1
B系列	希釈抗B	0.1	0.1	0.1	0.1	0.1	0.1	0.1	0.1	0.1	0.1
H系列	希釈抗H	0.1	0.1	0.1	0.1	0.1	0.1	0.1	0.1	0.1	0.1
		混和後,室温に15〜20分間静置									
A系列	3〜5% A型血球	0.05	0.05	0.05	0.05	0.05	0.05	0.05	0.05	0.05	0.05
B系列	3〜5% B型血球	0.05	0.05	0.05	0.05	0.05	0.05	0.05	0.05	0.05	0.05
H系列	3〜5% O型血球	0.05	0.05	0.05	0.05	0.05	0.05	0.05	0.05	0.05	0.05
		混和後,900〜1,000(3,400rpm)遠心して判定									
判定例	A系列	0	0	0	0	0	0	0	0	1+	3+
	B系列	3+	3+	3+	3+	3+	3+	3+	3+	3+	3+
	H系列	0	0	0	0	0	0	1+	2+	3+	3+

A型分泌型(A型物質:抑制価128倍 B型物質:抑制されず H型物質:抑制価32倍)

表10-46 唾液によるABO血液型の判定

赤血球凝集抑制反応			
A系列 唾液+抗A+A型血球	B系列 唾液+抗B+B型血球	H系列 唾液+抗H+O型血球	判定
+	−	+	A型
−	+	+	B型
+	+	+	AB型
−	−	+	O型
−	−	−	A, B, AB, O型の非分泌型

注)+:凝集抑制あり,−:凝集抑制なし

生児溶血性疾患に関与していたことが明らかにされた.現在においても,もっとも優れた感度で赤血球抗体を検出できる方法として,溶血性疾患の診断や輸血検査の領域では欠かせない検査法となっている.

抗グロブリン試験は,赤血球にIgG抗体(あるいは補体)が感作されているか否かを検出する方法であり,目的により,生体内での感作を検出する直接抗グロブリン試験(direct antiglobulin test:DAT)と,試験管内で抗体と赤血球を反応させる間接抗グロブリン試験(indirect antiglobulin test:IAT)の2種類に分けられている.

(1) 抗グロブリン法の原理と方法

抗グロブリン試験で使用する試薬は,抗グログリン抗体あるいはクームス血清と呼ばれている.この試薬はヒトグロブリン(IgGあるいは補体成分C3)を動物に免疫することによって得ら

図 10-52 抗グロブリン試験の原理と方法

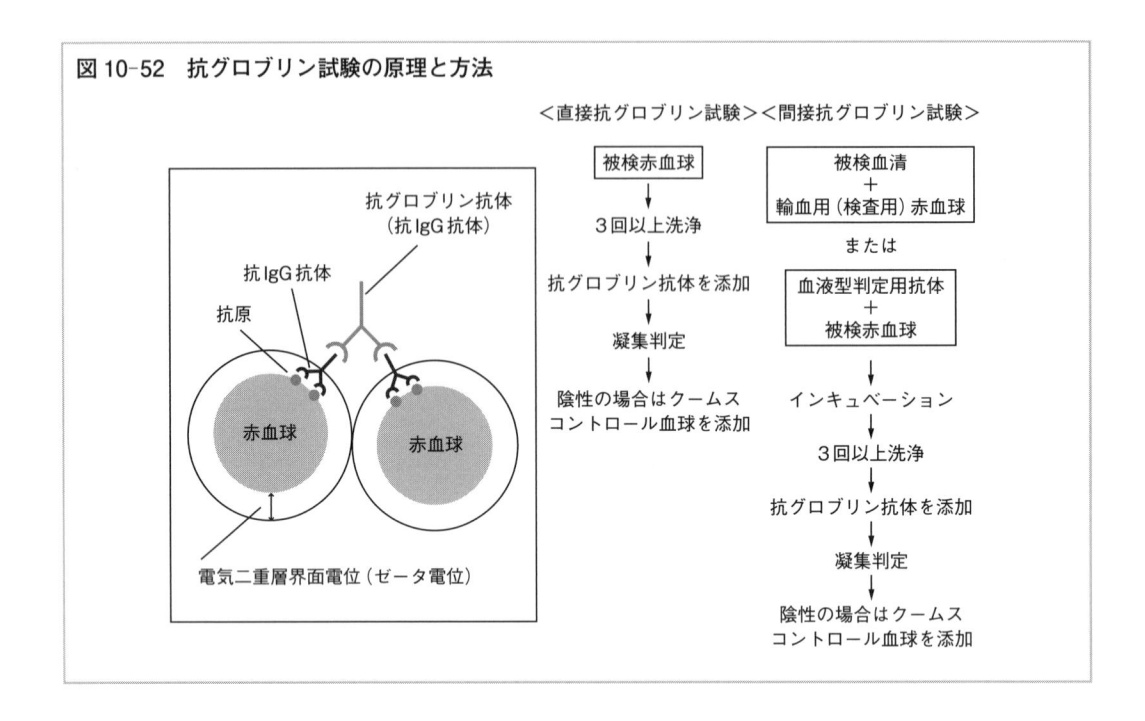

れるもので，ウサギ免疫のポリクローナル抗体やマウス由来モノクローナル抗体などが作製されている．こうして得られた抗グロブリン抗体（抗IgGと抗C3）を用いて，赤血球に結合したIgG抗体や補体成分を検出する方法が抗グロブリン試験である．

通常，IgG抗体で感作された赤血球は凝集を起こさないが，抗グロブリン抗体はIgG抗体のFc部分と反応することにより感作赤血球を架橋し，この結果としてIgG抗体の感作を凝集塊として目視できることになる．ただし，抗グロブリン抗体はフリーのIgG分子とも反応するため，血球を十分に洗浄することが重要となる．したがって，判定結果が陰性の場合には，クームスコントロール血球（IgG感作血球）を添加して凝集することを確認する．これにより，洗浄操作や加えた抗グロブリン抗体の活性に問題がなかったことを検証することができる（**図 10-52**）．

(2) 直接抗グロブリン試験（DAT）の意義

DATは生体内での抗原抗体反応を検出する方法で，溶血性疾患の診断に有用である（**表 10-47**）．免疫性溶血性貧血患者のDATでは，患者赤血球に結合した自己抗体や薬剤依存性抗体を検出することができる．さらに，単一特異性の抗グロブリン抗体を使用することにより，原因抗体の性状を知ることもできる（**表 10-48**）．ただし，通常のDATでは，抗IgGに加えて抗C3が含まれる多特異性抗グロブリン抗体を使用することが大切である．なぜなら，低温反応性のIgM自己抗体や低力価のIgG自己抗体に起因する溶血性貧血，さらには薬剤の免疫複合体が原因の溶血では，ときとして赤血球に結合した補体成分によってのみDATが陽性となるからである．溶血性輸血副作用の解析や新生児溶血性疾患の診断においてもDATは重要な検査であり，溶血の原因となっている同種抗体を輸血赤血球や児の赤血球上に証明することができる．

表10-47 抗グロブリン試験陽性の原因抗体と関連する疾患

抗グロブリン試験		原因抗体	疾患
直接	間接		
+	−	自己抗体	自己免疫性溶血性貧血 寒冷凝集素症候群 発作性寒冷血色素尿症
		赤血球に結合した薬剤（ペニシリン，セファロスポリンなど）自体に対する抗体 薬剤（キニジン，フェナセチンなど）と赤血球膜の一部からなる新たな抗原に対する抗体	薬剤起因性溶血性貧血
−	+	同種抗体	輸血・妊娠
+	+	自己抗体	自己免疫性溶血性貧血 発作性寒冷血色素尿症
		薬剤（α-メチルドーパなど）によって誘発された自己抗体*	薬剤起因性溶血性貧血
		同種抗体	溶血性輸血副作用 新生児溶血性疾患

＊：温式自己免疫性溶血性貧血の自己抗体との鑑別は困難

表10-48 免疫性溶血性貧血の血清学的所見

	温式自己免疫性溶血性貧血	寒冷凝集素症候群	混合型自己免疫性溶血性貧血	発作性寒冷血色素尿症	薬剤起因性溶血性貧血
症例の割合	48～70%	16～32%	7～8%	成人はまれ 子供は32%	12～18%
DAT	IgG+C3：24～63% IgG：20～66% C3：7～14%	C3のみ：91～98%	IgG+C3：71～100%	C3のみ：94～100%	IgG+C3：6% IgG：94%
血清の反応	IAT：57%陽性 酵素法：90%陽性 （溶血が13%） 生理食塩液法 　20℃：30%陽性 　37℃：陽性はまれ	生理食塩液法 　4℃：力価＞1,000倍 アルブミン法 　30℃：陽性	IAT：陽性 生理食塩液法 　30～37℃：陽性 　4℃：力価＜64倍	IgGタイプの二相性抗体（Donath-Landsteiner抗体）	温式自己免疫性溶血性貧血に類似
感作抗体の免疫グロブリンタイプ	IgG（ときにIgAまたはIgM，まれに単独）	IgM	IgG，IgM	IgG	IgG
感作抗体の特異性	通常は特異性を示さないが，ときにRh系抗体の特異性を示すことがある（その他の血液型特異性はまれ）	通常は抗Iであるが，抗iのこともある	通常は特異性を示さないが，抗I，iや他の寒冷抗体の特異性を示すこともある	抗P（まれなpまたはP^k型血球とは反応しない）	温式自己免疫性溶血性貧血に類似

DAT：直接抗グロブリン試験，IAT：間接抗グロブリン試験

（Technical manual, 14thより，American Association of Blood Banks）

DAT陽性の頻度は患者検体では5%前後といわれ，日本赤十字社による健常人の調査においても1/4,000～1/5,000の人がDAT陽性である．すなわち，必ずしもDAT陽性の人すべてに溶血現象がみられているわけではない．

(3) 間接抗グロブリン試験（IAT）の意義

IATは試験管内で混和したIgG抗体と赤血球の抗原抗体反応を検出する方法で，輸血検査の領域では以下の検査に用いられている．

- 交差適合試験
- 不規則抗体スクリーニング
- 不規則抗体同定
- 血液型検査（Rh（D）抗原確認試験など）

　抗A，抗B以外の赤血球抗体（不規則抗体）が溶血性輸血副作用や新生児溶血性疾患に関与する場合，その原因抗体のほとんどがIgGクラスに属する．したがって，患者血清と輸血用赤血球の反応をみる交差適合試験（主試験）や不規則抗体検査を行う際には，IgG抗体を検出できるIATを用いることがもっとも重要となる．ただし，IATで検出された凝集反応のすべてが生体内溶血を起こすわけではないので，非特異反応の有無や不規則抗体の臨床的意義を判断しながら輸血用血液を選択することが大切である．また，IATはRh（D）抗原確認試験をはじめ，患者や輸血用血液の血液型抗原検査にも広く利用されている．

10）自己抗体保有患者の輸血検査
（1）自己抗体保有患者への輸血と検査の問題点
　温式自己抗体（以下，自己抗体）を保有する患者の溶血症状はさまざまであるが，溶血が進行した温式自己免疫性溶血性貧血（warm autoimmune hemolytic anemia：AIHA）患者では，輸血が必要となる場合も少なくない．しかし，多くのケースでは，交差適合試験や不規則抗体検査がすべて陽性になるため，適合血の判断ができないといった問題に遭遇する．さらに，こうした問題の解決には検査時間を要するため，臨床からの緊急な要求に応じられないこともある．もちろん，ただちに輸血が必要なときには検査結果を待って輸血を遅らせる必要はないが，時間的余裕がある場合には，輸血のタイミングを把握したうえで効率的に検査を行い，より安全な血液製剤を選択することが大切になる．

（2）自己抗体保有患者の輸血検査
　自己抗体保有患者の輸血検査では，自己抗体の反応を減弱あるいは陰性化させ，同種抗体の混在を確認することがもっとも重要になる（同種抗体の検出）．一方，自己抗体の特異性を確認することは，血液製剤の選択において同種抗体ほど重要ではないが，溶血所見がみられる患者では必要になる場合もある（自己抗体の同定）．以下に検査法を示すが，それぞれに長所・短所があるので，輸血の緊急度や患者の輸血歴に応じて検査法を選択することが大切である（**表10-49**）．

1．同種抗体の検出
＜血清希釈法＞
　患者血清とパネル血球の反応から，以下のどちらかの方法を用いて抗体価測定を行い，患者血清の希釈倍率を決定する．
　①パネル血球の反応に強弱がある場合：もっとも弱く反応したパネル血球で測定した抗体価を希釈倍率とする．
　②パネル血球の反応に強弱がみられない場合：R_1R_1，R_2R_2，rrの3種類の血球試薬で抗体価測

表10-49 自己抗体と同種抗体の鑑別検査

方法	原理	長所	短所
血清希釈法	血清希釈により自己抗体を減弱させる	簡便かつ迅速	信頼性が乏しい
自己血球吸着法	自己血球で自己抗体を吸収除去する	信頼性が高い	最近の輸血がある患者では無効
同種血球吸着法	表現型が既知の同種血球で自己抗体を吸収除去する	最近の輸血がある患者にも有効	吸収用同種血球の確保が困難

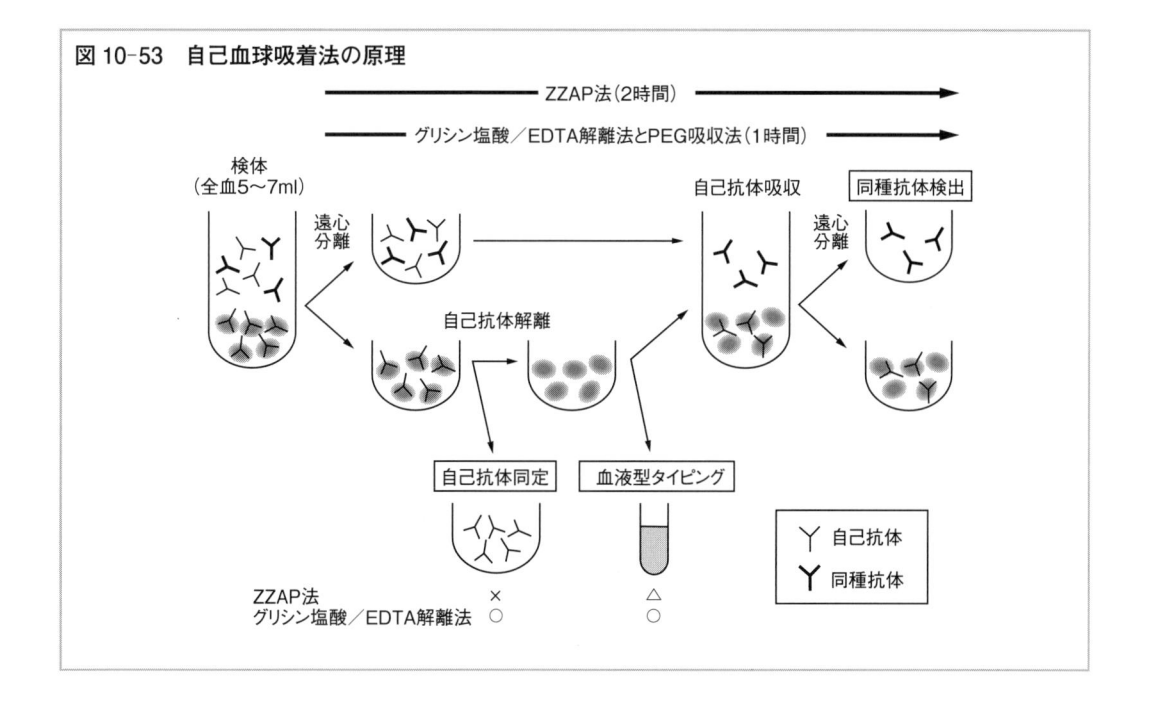

図10-53 自己血球吸着法の原理

定を行い,もっとも弱い抗体価を希釈倍率とする.

　こうして得られた希釈倍率で患者血清を希釈して,再度,パネル血球で抗体同定を行う.ただし,この方法は同種抗体の強さが自己抗体と同等以上の場合にのみ有効で,仮に特異性がみられても自己か同種かを正しく鑑別することはできない.しかしながら,血清を希釈するだけの簡単な方法であるため,検体量不足や時間的余裕がない場合には有効な手段となる.

＜自己血球吸着法＞

　もっとも確実に同種抗体を検出できる方法で,自己抗体を解離させた後の患者血球を用いて血清中の自己抗体を吸収除去し,同種抗体の検出を行う.図10-53に原理を示す.

　自己抗体の吸収法にはいくつかの方法があるが,ZZAP法とポリエチレングリコール(PEG)吸収法がよく用いられる(図10-54).

＜同種血球吸着法＞

　自己血球吸着法は優れた方法であるが,輸血された血球が混在する患者検体では自己抗体とと

図10-54 自己抗体保有患者における輸血検査の実際

ZZAP法とDT解離法

患者検体：抗凝固剤入りで5～7ml
↓
<同種抗体の検出>

1. 患者血漿を分離後，患者血球を生食で3～5回洗浄する．
2. ZZAP溶液を調製する．
   - 1% ficin　0.4ml　　1% papain　0.2ml
   - 0.2M DTT　1.0ml or 0.2M DTT　1.0ml
   - pH7.3 PBS　0.6ml　　pH7.3 PBS　0.8ml
3. 洗浄した患者血球沈層1mlにZZAP溶液2mlを加えて混和する．
4. 37℃で30分間インキュベーションする．
5. 生食で3～5回洗浄して吸収用血球とする．
6. 洗浄した吸収用血球沈層に患者血漿1mlを加えて混和する．
7. 37℃で45分間インキュベーションする．
8. 遠心（3,000rpm 3分）して，上清（吸収血漿）を採取する．
9. パネル血球の本数の試験管を用意して，吸収血漿を2滴ずつ各試験管に滴下する．
10. パネル血球をそれぞれの試験管に1滴ずつ滴下する．
11. PEG溶液を2滴ずつ各試験管に滴下する．
12. 37℃で15分間インキュベーションした後，IATで判定する．

患者検体：抗凝固剤入りで5～7ml
↓
<自己抗体の同定>

1. 患者血漿を分離後，患者血球を生食で3～5回洗浄する．
2. 洗浄した患者血球沈層1mlに生食1mlとDT溶液2mlを加えて激しく混和する．
3. 37℃で5分間インキュベーションする．
4. 遠心（3,000rpm 5分）して，上層（解離液）を採取する．
5. パネル血球の本数の試験管を用意して，解離液を2滴ずつ各試験管に滴下する．
6. パネル血球をそれぞれの試験管に1滴ずつ滴下する．
7. PEG溶液を2滴ずつ各試験管に滴下する．
8. 37℃で15分間インキュベーションした後，IATで判定する（場合によっては解離液を希釈して手順5から再検査する）．

グリシン塩酸／EDTA解離法とPEG吸収法

患者検体：抗凝固剤入りで5～7ml
↓

1. 患者血漿を分離後，患者血球を生食で3～5回洗浄する．
2. グリシン塩酸／EDTA溶液を調製する．
   - 0.1M glycine-HCl（pH1.5）　1.6ml
   - 10% EDTA　0.4ml
3. 洗浄した患者血球沈層1mlにグリシン塩酸／EDTA溶液2mlを加えて混和する．
4. 室温で2分間インキュベーションする（2分を超過してはならない）．
5. 1M Tris-NaClを0.3ml加えて混和する．
6. 遠心する（3,000rpm 3分）．

血球沈層（吸収用血球） → <同種抗体の検出>
上清（解離液） → <自己抗体の同定>

<同種抗体の検出>

1. 吸収用血球を生食で3～5回洗浄する．
2. 洗浄した吸収用血球沈層に患者血漿1mlとPEG溶液1mlを加えて混和する．
3. 37℃で15分間インキュベーションする．
4. 遠心（3,000rpm 3分）して，上清（吸収血漿）を採取する．
5. パネル血球の本数の試験管を用意して，吸収血漿を4滴ずつ各試験管に滴下する．
6. パネル血球をそれぞれの試験管に1滴ずつ滴下する．
7. 37℃で15分間インキュベーションした後，IATで判定する．

<自己抗体の同定>

1. パネル血球の本数の試験管を用意して，解離液を2滴ずつ各試験管に滴下する．
2. パネル血球をそれぞれの試験管に1滴ずつ滴下する．
3. PEG溶液を2滴ずつ各試験管に滴下する．
4. 37℃で15分間インキュベーションした後，IATで判定する（場合によっては解離液を希釈して手順1から再検査する）．

表 10-50 　自己抗体保有患者への血液の選択

溶血症状	自己抗体の特異性	同種抗体の有無	抗原陰性血の選択
なし	考慮しなくてもよい	(−)	必要なし
		(+) 例：抗E	同種抗体の対応抗原陰性血液 例：E(−)
あり AIHA	なし	(−)	必要なし
		(+) 例：抗E	同種抗体の対応抗原陰性血液 例：E(−)
	あり 例：抗e	(−)	自己抗体の対応抗原陰性血液 例：e(−)
		(+) 例：抗E	同種抗体の対応抗原陰性血液 例：E(−)

AIHA：warm autoimmune hemolytic anemia

もに同種抗体も吸収されてしまう欠点がある．そこで，最近の輸血歴（約2カ月以内）がある自己抗体保有患者においては，血液型が既知の同種血球で自己抗体を吸収除去する方法を用いる．通常は，臨床的意義が高いRh，Ss，Duffy，Kidd，Diego血液型抗原に対する同種抗体が吸収されないように，これらの抗原が陰性の血球（2～3種類の組合せ）で吸収を試みる．

2. 自己抗体の同定

＜解離液の作製＞

自己抗体を同定するためには，ジクロロメタン・ジクロロプロパン（DT）解離法やグリシン塩酸／EDTA解離法で患者血球から解離液を作製する必要がある（図10-54）．

＜自己抗体の特異性＞

通常，自己抗体に明らかな特異性が同定されることは少ないが，解離液とパネル血球の反応を注意深く観察するとRh抗原に対する特異性がみられることがある．ただし，この特異性は見かけ上のものであり（たとえば，e陽性血球3+，e陰性血球1+となる抗e様の反応），自己抗体と反応しない血球がみつかるわけではない．こうした特異性をもつ自己抗体保有患者に抗原陰性血を選択することの意義についてはさまざまな意見があるが，抗原陰性血の輸血効果が確認されているのはAIHA患者に限ってのことなので，溶血所見がない自己抗体保有患者の輸血においては，とくに自己抗体の特異性を考慮する必要はない．

(3) 自己抗体保有患者への血液の選択

自己抗体保有患者への血液製剤は，患者の溶血所見を考慮したうえで選択する（表10-50）．溶血所見がない患者では，必ずしも自己抗体の特異性を判断する必要はなく，同種抗体の有無によって血液を選択する．一方，溶血所見を認める患者では，同種抗体が存在すれば対応抗原陰性血液を優先して選択するが，同種抗体がなく，自己抗体に特異性がみられる場合には自己抗体の対応抗原陰性血液を選択する．

11）HLAタイピング
(1) 血清学的タイピング
　HLAタイピングには，抗血清を使用する血清学タイピングとDNAの塩基配列を検査するDNAタイピングがある．血清学的タイピングは一般的なHLAタイピングの手法として広く普及しており，1964年にTerasakiらにより確立されたリンパ球細胞毒試験（lymphocyte cytotoxicity test：LCT）が利用されている．

　LCTではリンパ球と血清を反応させ，さらにウサギ補体を加えてインキュベートする．血清中にリンパ球と反応するHLA抗体が存在する場合，リンパ球上のHLA抗原にHLA抗体が反応し，さらにこの抗原抗体複合体に結合した補体が活性化してリンパ球の細胞膜に孔をあける．エオジンなどの色素を加えると，細胞膜にあいた孔からリンパ球（死細胞）の内部に色素が入り込み，顕微鏡で観察すると死細胞のみが色素で染まっているのが確認できる．HLAタイピングでは，HLA抗原に対する特異性の明らかな抗血清があらかじめ分注された小型のテラサキトレイを用い，死細胞の割合をスコア化して判定する．HLA抗原は多くの多型があり，単一のHLA抗原に対する特異性を有する抗血清も少ないため，タイピング用の抗血清は実際にタイプする抗原よりも多くの種類を用意する必要がある．HLAクラス-Iタイピング用トレイは約70種類の抗血清を用いて，HLA-A, -B, -Cのタイピングを行っている．HLAクラスIIのタイピングはHLA-DR, -DQ抗原に対する抗血清とBリンパ球の組み合わせで実施可能であるが，抗血清確保などの問題から現在はDNAタイピングで検査されることが多くなっている．

(2) DNAタイピング
　HLAは多型に富んでいるため，すべてのHLA抗原を血清学的にタイピングすることは抗血清の確保が困難であるためむずかしい．また，抗血清の品質（特異性）によっては検査結果の信頼性に問題が生じる．したがって，現在はHLA遺伝子の多型を直接検出するDNAタイピングが普及している．

　DNAタイピングは，HLA遺伝子の塩基置換（多型）が多くみられる領域をターゲットとしてPCR（polymerase chain reaction）を行い，特異的に増幅したPCR産物の有無や塩基配列などを種々の方法で確認する検査である．HLA遺伝子の多型は特徴的な塩基置換の組み合わせで形成されており，特定の1カ所の塩基置換の確認だけで1つのHLA型を決定することはできないため，複数の部位の塩基配列を解析してそのパターンの組み合わせでHLA型を同定する必要がある．したがって，多くの塩基置換を同時に検出できる種々の検査法が開発されている．また，検査法によっては得られるタイピング結果の精度が異なり，同時に検出できる塩基置換の数が少なければ精度が低くなり，HLA遺伝子型が2桁表記（例：A2, A24, B27, B55など）までしか決定できない血清学的タイピングレベルの低解像度（low resolution）となる．逆に検出できる塩基置換が多ければ，4桁以上（例：A*0201, A*2402, B*2704, B*5502など）のレベルの高解像度（high resolution）の検査精度となる．

① PCR-SSP (sequence specific primer)

PCR-SSPはPCRによるHLAタイピングの原法であり，すべてのDNAタイピングの基本となる検査法である．各HLA遺伝子に特異的なプライマーを用いてPCRを行い，対応する特定の塩基配列をもつPCR産物を電気泳動にて確認する．この方法は，原理的には塩基置換の数だけプライマーを用意すればタイピングが可能となるが，数が膨大になり現実的ではない．実際にはプライマーの種類が限られるため，この方法で得られるHLAタイピングの結果は低解像度となる．他のDNAタイピング法では本法を利用したPCR産物を使って塩基置換の検出を行っている．

② PCR-RFLP (restriction fragment length polymorphism)

PCR-RFLPはHLA遺伝子特異的に増幅したPCR産物に含まれる塩基置換について，特定の塩基置換を含む配列を認識する制限酵素を使用して，PCR産物が特異的に切断されるかどうかを電気泳動により確認する方法である．制限酵素が認識する塩基配列がPCR産物のなかに1カ所あればPCR産物は2つに切断され，電気泳動すると元のPCR産物よりも小さい分子量の2つのバンドが認められる．この方法は精度の高い方法であるが，目的の塩基配列を認識する制限酵素の有無に依存するため，特定の塩基置換の検出しかできず，HLAタイピングにおいては用途が制限される．

③ PCR-SSCP (single strand conformation polymorphism)

PCR-SSCPは2本鎖DNAであるPCR産物を熱変性して1本鎖DNAとし，この1本鎖DNAと対象となる1本鎖DNAを同時に電気泳動してその移動度の差異を検出する方法である．2本鎖DNAでは電気泳動の移動度は分子量に依存するが，1本鎖DNAではその塩基配列に依存した高次構造をとるため，塩基数が同じでも塩基配列が異なる場合は異なる移動度を示す．この方法では対象となる標準DNAと同じ塩基配列であるかどうかを検出するため，標準DNAの入手が困難であるまれなアリルは判定することはできない．

④ PCR-SSOP (sequence specific oligonucleotide probe)

前述の検査法は判定を含めて操作が煩雑であり，検体処理能力が低く，日常検査でのHLAタイピングを容易に行うことは困難であった．これらの欠点を解決しうるのが本法である．

PCR-SSOP（またはPCR-SSO）の原法は，HLAの多型を含む遺伝子領域をPCRで特異的に増幅してメンブランフィルターに固定し，各HLA遺伝子の特異的な塩基配列を認識する標識オリゴヌクレオチドプローブとの結合を検出する方法である．HLA型を決定するには，各HLA遺伝子に特異的なプローブの数を増やす必要があるが，操作が非常に煩雑となるため，改良法としてPCR-reverse SSOPが開発された．PCR-reverse SSOPは，特異的なプローブをあらかじめメンブランフィルターやマイクロプレートに固定し，標識したPCR産物を結合させるため，少数検体での操作が簡便となり，現在市販されているHLAタイピング試薬はこの原理を採用しているものが多い．HLAのDNAタイピング法としてもっとも普及しているが，検査の精度を上げる（プローブの数を増やす）と検査処理能力が低下する，大量検体の処理には向かないなどの欠点があり，得られるHLAタイピング結果は低～中解像度となる．

⑤ Luminex®

前述した PCR-(reverse) SSOP の問題点を解決する方法として，プローブの固定にマイクロビーズを利用した Luminex® システムが開発された．Luminex® は PCR-reverse SSOP を基本原理とし，あらかじめ蛍光着色したビーズには各 HLA 遺伝子特異的なプローブが固定されており，PCR 産物とプローブを反応させた後，ビーズに結合した PCR 産物のみを別の蛍光色素で染色する．専用のフローサイトメーターを用いることで，ビーズの蛍光着色パターンからビーズの種類を認識できるため，どのビーズに PCR 産物が結合しているかを一度に解析できる．このシステムでは同時に 100 種類のビーズまで認識できるため，1 回の測定で最大 100 プローブとの反応性を検出でき，高速で高解像度なタイピング結果が得られる．判定は専用のソフトウェアで行うため，プローブ数が多くても短時間で判定することが可能であり，検査処理能力も大きく向上した．

Luminex® システムは非常に優れた検査法であるが，現行では一度に測定できるプローブ数が最大 100 であるため，報告されているすべての HLA 多型を検出することは不可能であり，頻度がきわめて低い，あるいは未知の HLA 遺伝子については正しく判定することができない．また，本法を含めた多くの DNA タイピング検査ではゲノム DNA を増幅してそのまま検査するため，ホモ接合でないかぎり常に 2 種類の HLA 遺伝子が存在しており，特定の位置の塩基置換がどちらの遺伝子に由来するものか判断できず，正確にタイピングできない現象 "ambiguity (両義性)" が生じる．

⑥ PCR-SBT (sequencing based typing)

PCR-SBT は HLA の多型を含む遺伝子全領域を PCR で特異的に増幅し，PCR 産物の塩基配列を直接解析する方法である．キャピラリー型自動 DNA シーケンサーの登場により DNA シーケンスの操作性や処理能力が向上したため，他の方法に比べてもむずかしい検査法ではなくなっている．この方法は塩基配列を直接読みとり，HLA 遺伝子配列のデータベースと照合して HLA タイプを決定するため，単独の検査法としてもっとも精度が高く，頻度がきわめて低い，あるいは未知の HLA 遺伝子についても検出が可能である．

12) 血小板特異抗原 (HPA) タイピング

HPA タイピングには，HLA タイピングと同様に血清学的タイピングと DNA タイピングがある．血清学的タイピングは，血小板抗体の検出法を抗原の検査に応用したものである．

(1) 血清学的タイピング

① MPHA 法 (混合受身凝集反応；mixed passive hemagglutination)

柴田らが血小板抗体を検出するために開発した検査法を応用したものである．被検血小板をマイクロプレートに結合し，HPA の特異性が既知の抗血清を反応させる．マイクロプレートを洗浄後，抗ヒト IgG 感作血球を添加し，凝集の有無により HPA 型を判定する．

HPA 型を抗血清でタイピングするためには特異性の高い抗血清が必要となるが，HPA 単一特異性をもつ抗血清の確保は非常にむずかしく，HLA 抗体が混在することも多い．血小板上には

HLA抗原，ABO抗原も発現しているため，HLA抗体や抗A・抗B抗体を含む抗血清は誤判定の原因となる．

(2) DNAタイピング

① PCR-SSP (sequence specific primer)

HPA型の血清学的タイピングを行うために，必要な抗血清をすべて揃えることは困難であるため，DNAタイピングが多用される．HPA型のDNA多型は特定の1カ所の塩基置換によって決定されるため，DNAタイピングにより容易に検査できる．HPA多型を示す塩基と相補性をもつ特異的なプライマーを用いてPCRを行い，PCR産物を電気泳動にて確認する．この方法はHPA型の数だけプライマーを用意すればHPA型判定が可能となる．

② Luminex®

Luminex®システムはPCR-reverse SSOPを基本原理としている．あらかじめ蛍光着色したビーズには各HPA遺伝子特異的なプローブが固定されており，HPA多型領域を含むPCR産物とプローブを反応させ，ハイブリダイズしたPCR産物のみを蛍光色素で染色する．専用のフローサイトメーターを用いることで，ビーズの蛍光着色パターンからプローブの種類を認識し，同時にビーズごとのハイブリダイズの有無（蛍光強度）を検出する．このシステムでは同時に100種類のビーズまで認識できるため，1チューブの測定ですべてのHPAの多型を検査でき，検査効率が非常に高い検査法である．

V．血小板抗体の同定

1）血小板抗体検査

血小板上にはABO抗原や一部のHNA（ヒト好中球抗原）なども存在しているが，一般的に血小板抗体とはHLA抗体とHPA抗体を指す言葉である．血小板抗体の検査法は複数あり，それぞれ対象とする抗原や検出精度が異なるため，複数の検査を併用することが望ましい．

(1) LCT法（リンパ球細胞毒試験：lymphocyte cytotoxicity test）

LCT法は血清学的HLAタイピングに使用されている方法である．最初にHLA抗原既知のパネルリンパ球に被検血清を反応させ，さらにウサギ補体を加えてインキュベートする．血清中にリンパ球と反応するHLA抗体が存在する場合，リンパ球上のHLA抗原にHLA抗体が反応し，さらにこの抗原抗体複合体に結合した補体が活性化してリンパ球の細胞膜に孔をあける．エオジンなどの色素を加えると，細胞膜にあいた孔からリンパ球（死細胞）の内部に色素が入り込み，顕微鏡で観察すると死細胞のみが色素で染まっているのが確認できる．死細胞の割合をスコア化し判定する．

(2) AHG-LCT法（anti human globulin - lymphocyte cytotoxicity test）

AHG-LCT法はLCT法を改良し，リンパ球に被検血清を反応させた後に抗ヒトグロブリン

(AHG) を加えて補体の結合性を高めてある．AHG-LCT 法は LCT 法よりも HLA 抗体の検出感度が高くなっている．

(3) LIFT-FCM 法（lymphocyte immunofluorescence test – flow cytometry）

LIFT-FCM 法は AHG-LCT 法に比べ，さらに感度，特異性が高い HLA 抗体検査法である．最初に HLA 抗原既知のパネルリンパ球に被検血清を反応させ，洗浄後，蛍光標識抗ヒト IgG，あるいは抗ヒト IgM を反応させる．FCM でリンパ球上の蛍光を測定して HLA 抗体の有無を判定する．

(4) PIFT-FCM 法（platelet immunofluorescence test – flow cytometry）

リンパ球の代わりに血小板を用いて FCM で測定する検査法である．血小板を使用するため，HLA 抗体・HPA 抗体をともに測定することができるが，LIFT-FCM 法や MPHA 法よりも検出感度が低い．

(5) FlowPRA 法

FlowPRA 法は，LIFT-FCM 法で用いるパネルリンパ球の代わりに精製 HLA 抗原をコートしたビーズを用いて FCM で測定する検査法である．AHG-LCT 法や LIFT-FCM 法のようにパネルリンパ球を用意する必要がないため，手軽に HLA 抗体検査ができ，LIFT-FCM 法と同等以上に HLA 抗体の検出感度は高い．最近では，FCM の代わりに Luminex® system を用いた，より精度の高い検査法もある．

(6) MPHA 法（mixed passive hemagglutination）

MPHA 法では，HPA 抗原・HLA 抗原を含むヒト血小板抽出抗原を固相したマイクロプレートのウェルに被検血清を反応させ，さらに抗ヒト IgG 感作血球を反応させることにより，血小板抗体が存在する場合は膜状の凝集像が観察される．特別な機器を使用せず，手軽に血小板抗体検査ができるため，わが国では広く普及している．抗体スクリーニング用の市販試薬は 3 種類の血小板抽出抗原をプールしているため，ほとんどの HPA 抗体は検出できるが，HLA に関してはすべての抗原は含まれていないため，検出できない HLA 抗体がある．さらに，HLA 抗体と HPA 抗体を鑑別するためには，クロロキンでマイクロプレートを処理して HLA 抗原を破壊し，HLA 抗体との反応性を消失・減弱させる必要がある．ただし，HLA 抗体価が高い場合は，クロロキン処理で十分な反応の減弱がみられないことがある．MPHA 法による血小板抗体検出試薬であるオリビオ・MPHA・II の反応原理を図 10-55 に示した．

(7) MAIPA 法（monoclonal antibody-specific immobilization of platelet antigens）

MAIPA 法は操作が煩雑であるが，特異性，感度とも非常に高い HPA 抗体検査法であり，海外では標準的な HPA 抗体検査法となっている．血小板に被検血清（ヒト HPA 抗体）とマウス抗血小板膜糖タンパクモノクローナル抗体を同時に反応させることによって，HPA 抗原に 2 種類の抗体が結合した免疫複合体を形成させる．次に，細胞を可溶化してこの免疫複合体を細胞から分離し，抗マウス IgG をコートしたマイクロプレートに結合させる．さらに酵素標識抗ヒト IgG，あるいは IgM を用いて免疫複合体中のヒト抗体に結合させ，一般的な ELISA 法と同様に

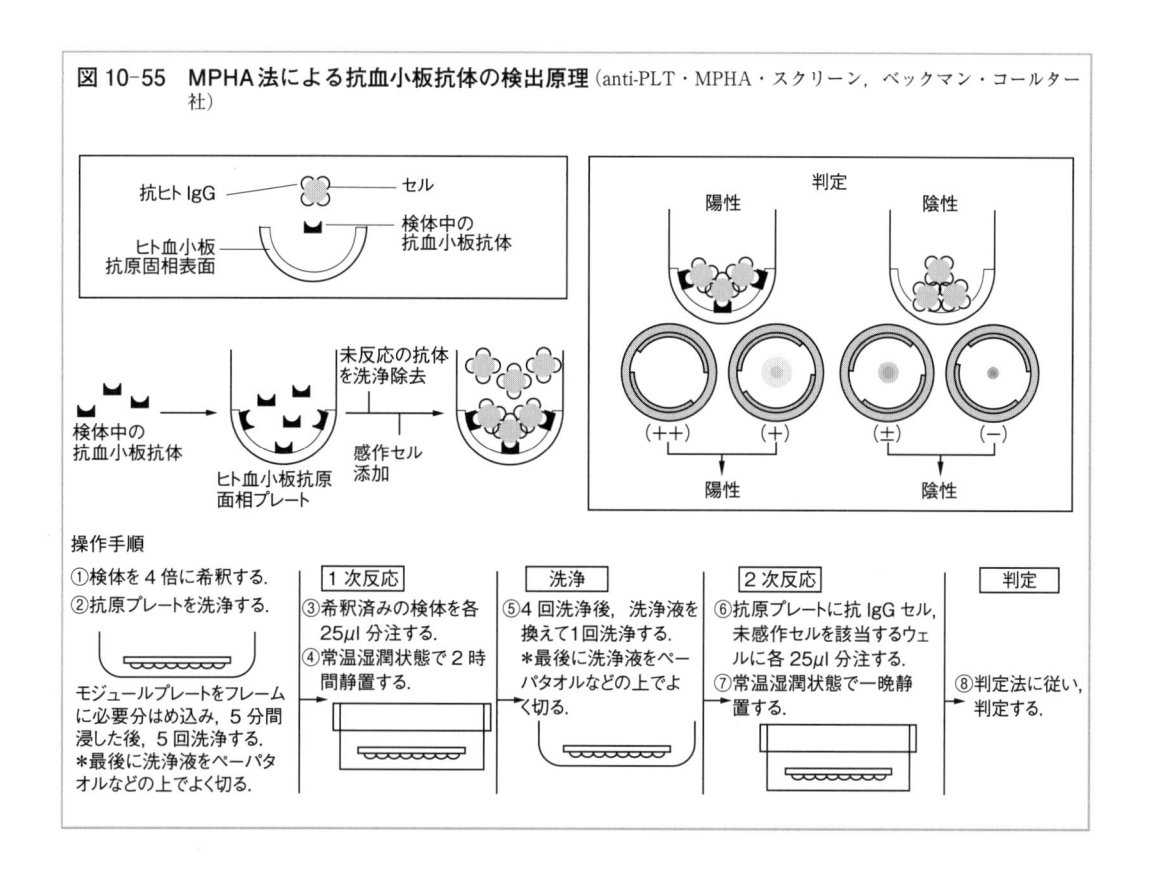

図10-55　MPHA法による抗血小板抗体の検出原理（anti-PLT・MPHA・スクリーン，ベックマン・コールター社）

測定する．この検査法では，HLA抗体が共存していても影響を受けることなくHPA抗体を測定することができる．

2) HLA適合血小板
(1) HLA適合血小板の適応

　血小板輸血は活動性出血の治療や血小板減少時の補充療法として，とくに血液疾患や抗癌剤治療時の血小板減少時における出血症状の予防・改善のために頻回に利用される．しかし，ときに血小板輸血治療中に血小板輸血の効果が認められなくなる場合がある．この血小板輸血不応（PTR：platelet transfusion refractoriness）の原因は，発熱，感染症，脾腫，DICなどの非免疫学的要因と血小板抗体による免疫学的要因に分類される．血小板抗体はおもにHLA抗体とHPA抗体であるが，その90％以上はHLA抗体である．患者がHLA抗体を保有し，他の非免疫学的要因が否定できる場合は，患者の抗体と反応しないHLA適合血小板を選択することにより輸血効果が期待できる．

　血小板輸血の効果は補正血小板増加数（CCI：corrected count increment）で評価され，輸血後1時間でのCCIが7,500/μl，24時間では4,500/μl以上の輸血効果が期待される（p.315参照）．

(2) HLA適合血小板の供給

血小板輸血において輸血効果が2回以上にわたってほとんどみられない場合は，血小板抗体が原因となっていることが疑われる．HLA適合血小板の供給には血液センターでのHLA抗体検査，とくに許容抗原（患者血清と反応しないHLA抗原）の確認が必須であり，継続的に輸血を行う場合は早急に検査依頼をする必要がある．血液センターでは患者血清中のHLA抗体の有無，および抗体特異性を確認し，患者血清と反応しないHLA型（許容抗原）を検索する．患者のHLA型と許容抗原を元に，血液センターに登録している献血者のなかから患者に適合するドナーを選択する．輸血に応じてドナープールの中から献血できる人を検索し，血小板輸血を依頼する．血液センターで献血者のリンパ球と患者血清を用いた交差適合試験を行い，陰性が確認されたものをHLA適合血小板として医療機関へ供給する．

【PC-HLAの注意点】

患者のHLA抗体の特異性によっては，HLA適合献血者の確保がむずかしい場合があるため，HLA適合血小板の適応にあたっては慎重な判断が必要になる．ABO型よりもHLA適合度を優先するため，ABO異型輸血となる場合もあり，製剤中の抗A・抗B抗体価が高い場合は溶血性輸血副作用を起こす可能性がある．また，患者の抗A・抗B抗体価が高い場合は，血小板輸血不応の原因となることがあるため注意する必要がある．

HLA適合血小板は患者のHLA抗体と反応しない交差適合試験陰性の血小板であり，患者とまったく同じHLA型であるとはかぎらないため，新たに異なる特異性のHLA抗体を産生する場合がある．この新たなHLA抗体による血小板輸血不応を防ぐためには，最新の交差適合試験用患者血清を2週間～1カ月ごとに用意する必要がある．また，新たな輸血不応を防止するため，輸血ごとの輸血効果（輸血前後の患者血小板数）を把握する必要がある．血液センターで新たなHLA抗体が確認された，あるいは疑われた場合は，対応するHLA型をもつ献血者を除いて新たにHLA適合献血者を検索する．

文献

1) Owen, R.：Karl Landsteiner and the first human marker locus. Genetics, 155 (3)：995～998, 2000.
2) Reid, M.E., Lomas-Francis, C.：The Blood Group Antigen. Facts Book (2nd edition). Elsevier Academic Press, London, 2004.
3) Technical Manual (16th edition). AABB, Maryland, 2008.
4) Yamamoto, F., et al.：Molecular genetic basis of the histo-blood group ABO system. *Nature*, 345：229～233, 1990.
5) 梶井英治編：最新血液型学．南山堂，1998.
6) Smart, E., Armstrong, B.：Blood group systems. *Vox Sang* (ISBT science series), 3 (2)：68～92, 2008.
7) 新輸血検査の実際．日本臨床衛生検査技師会，2008.
8) 内川　誠：III―血液型とその検査．輸血学（遠山　博，柴田洋一，前田平生，大戸　斉編著，改訂3版）．p159～425, 中外医学社，2004.
9) Klein, J., et al.：The HLA system -First of two parts- . *N. Engl. J. Med.*, 343：702～709, 2000.

10) 中央骨髄データセンターホームページ：http://www.bmdc.jrc.or.jp
11) 大谷文雄, 他編：移植・輸血検査学. 講談社サイエンティフィク, 2004.
12) Lucas, G.F., et al.：Platelet and granulocyte glycoprotein polymorphisms. *Transfus. Med.*, 10：157～174, 2000.
13) 認定輸血検査技師制度協議会カリキュラム委員会編集：スタンダード輸血検査テキスト第2版. 医歯薬出版, 2007.
14) 松田利夫：Partial D と weak D（Du）―判定と意義―. 日本輸血学会誌, 45 (1)：11～19, 1999.
15) Cartron, J.P., et al.：Insights into the structure and function of membrane polypeptides carrying blood group antigens. *Vox Sang*, 74 Suppl 2, 29～64, 1998.
16) 常山初江：検査業務―血液型検査を知ろう―. ABO血液型, Rh血液型, 亜型試験を中心に. 医学検査, 54：11～21, 2005.

第11章　輸血の安全管理

I．成分輸血療法の意義と適応

　血液は生命を維持するために不可欠で重要な機能を数多く担っている．それらは人工物の及ぶところではなく，複雑でありながら緻密でかつムダのない仕組みとなっている．その一部に障害が生ずれば，人体には何らかの修復，代償機転が働くが，それを逸脱すると不可逆的な状況に陥り，生命は危険にさらされる．患者は輸血に頼らざるをえないが，その場合の原則として推奨されるのが必要な成分を最少量用いる成分輸血療法である．その背景には免疫学的副作用や感染など，同種血の負の側面がある．過剰な輸血は受血者の造血能を抑制する．適正な成分輸血療法は受血者に利するだけでなく，高齢社会を迎えたわが国における血液資源の確保，有効利用においても重要な意味をもつ．表11-1は日本赤十字社資料の「血液製剤一覧」の要約である．

表11-1　輸血用血液製剤一覧

全血製剤

薬価基準収載名（販売名）	略号★	効能 or 効果	貯法（℃）	有効期間	用法 and 用量	組成・性状	包装
人全血液-LR「日赤」	WB-LR	一般の輸血適応症	2〜6	採血後21日間	濾過装置付き輸血器具必要量	本文参照	200 (400) ml由来の血液量
照射人全血液-LR「日赤」	Ir-WB-LR					15〜50Gy	

血液成分製剤

薬価基準収載名（販売名）	略号	効能 or 効果	貯法（℃）	有効期間	用法 and 用量	組成・性状	包装
赤血球液-LR「日赤」	RBC-LR	赤血球不足 or 機能廃絶	2〜6	採血後21日間	濾過装置付き輸血器具必要量	本文参照	200 (400) ml由来の赤血球
照射赤血球液-LR「日赤」	Ir-RBC-LR					15〜50Gy	
洗浄赤血球液-LR「日赤」	WRC-LR	貧血 or 血漿成分などでの副作用回避	2〜6	製造後48時間	濾過装置付き輸血器具必要量	本文参照	200 (400) ml由来の赤血球
照射洗浄赤血球液-LR「日赤」	Ir-WRC-LR					15〜50Gy	
解凍赤血球液-LR「日赤」	FTRC-LR	貧血 or 赤血球の機能低下	2〜6	製造後4日間	濾過装置付き輸血器具必要量	本文参照	200 (400) ml由来の赤血球
照射解凍赤血球液-LR「日赤」	Ir-FTRC-LR					15〜50Gy	
合成血液-LR「日赤」	BET-LR	ABO-HDN	2〜6	製造後48時間	濾過装置付き輸血器具必要量	本文参照	200 (400) ml由来の血液量
照射合成血液-LR「日赤」	Ir-BET-LR					15〜50Gy	
新鮮凍結血漿-LR「日赤」	FFP-LR-120 FFP-LR-240	血液凝固因子の補充	〜-20	採血後1年間	30〜37℃で融解解凍後3時間以内に使用濾過装置付き輸血器具	全血由来	200 (400) ml由来の血漿（全血由来）
新鮮凍結血漿-LR「日赤」	FFP-LR-480					成分由来	480ml（成分由来）
濃厚血小板-LR「日赤」	PC-LR	血小板減少症	20〜24振盪	採血後4日間	濾過装置付き輸血器具必要量	本文参照	1u (20ml), 2 (40) 5 (100), 10 (200) 15/20 (250)
照射濃厚血小板-LR「日赤」	Ir-PC-LR					15〜50Gy	
濃厚血小板HLA-LR「日赤」	PC-HLA-LR	血小板減少症HLA抗体有	20〜24振盪	採血後4日間	濾過装置付き輸血器具必要量	本文参照	10u (200ml) 15/20 (250)
照射濃厚血小板HLA-LR「日赤」	Ir-PC-HLA-LR					15〜50Gy	

★ WB：whole blood, RBC：red blood cell, WRC：washed red cell, FTRC：frozen thawed red cell, BET：blood for exchange transfusion, FFP：fresh frozen plasma, PC：platelet concentrate, Ir：irradiated, HLA：human leukocyte antigen.

1）血液製剤の種類
（1）赤血球製剤

　全血製剤と成分製剤（赤血球液，洗浄赤血球液，解凍赤血球液，合成血液）があり，いずれも輸血後GVHD予防を目的とした照射血がある．2007年以降，すべての製剤に白血球除去が行われており，白血球除去赤血球の名称はなくなった．以下，200ml由来製剤を例にその特徴について簡単に記す．

　人全血液はヒト血液200mlに血液保存液（citrate phosphate dextrose solution：CPD液）を28mlの割合で混合し白血球を除去したもので，有効期間は2～6℃保存で3週間である．過去にはこれを万能として，とくに新鮮血が心臓外科領域で使用されたが，成分輸血による補充療法が主となった今日，血液センターからの供給量も単位換算で0.008％ときわめてわずかである．使用目的は赤血球機能の補充であり，人全血液による血小板や凝固因子の補充は，保存期間と輸血量を考慮すればほとんど無意味である．なお，アデニンを加えたCPDA-1は自己血の保存液として5週間を期限に使用されている．

　人赤血球液は200ml由来人全血液から白血球，血漿を除き，血液保存液（mannitol adenine phosphate solution：MAP液）を加え，最終量を約140ml（Ht＝53％）としたものである．現在，赤血球製剤の99％以上は人赤血球液であり，成分輸血の中心である．1992年，6週間保存可能な血液製剤として導入されたが，低温でも増殖しうる*Yersinia enterocolitica*の問題から1995年より3週間となり，現在に至っている．

　洗浄人赤血球液は200ml由来人全血液から白血球，血漿を除き，生理食塩液で洗浄した赤血球に生理食塩液約45mlを加えたものである．血漿成分による輸血副作用の回避が目的で，2～6℃保存で，製造後48時間以内に使用する．人赤血球液でも残存血漿量は相当に少ないが，さらに除去が必要な場合，たとえば血漿中のIgAでアナフィラキシーショックを起こすIgA欠損患者などに用いる．

　解凍人赤血球液は200ml由来全血から白血球，血漿を除き，凍害保護液を加え−65℃以下で凍結保存したいわゆる冷凍血を使用時に37℃で解凍し，生理食塩液で凍害保護液を洗浄除去した赤血球に赤血球保存用添加液（MAP液）約46mlを加えたものである．2～6℃で保存し，製造後4日間以内に用いる必要がある．冷凍血としての保存期間は10年であり，まれな血液型や自己血の長期保存によい．

　合成血は200ml由来O型人赤血球液を洗浄した赤血球層に白血球除去AB型血漿を約60ml加えたもので，ABO血液型不適合新生児溶血性疾患の交換輸血に使用される．保管温度は2～6℃で，製造後48時間以内に使用する．

（2）新鮮凍結血漿

　人全血液由来の場合，白血球除去後に血漿を分離し，8時間以内に−20℃以下で凍結保存した製剤である．使用期限は1年であるが，ウィンドウ期献血のウイルス感染の可能性を考慮し，安全性確認のため6カ月間の貯留保管期間をおき供給されている．200ml人全血液からは約120mlの血漿が，また成分採血由来では480mlの血漿が得られる．不安定因子（第V，第VIII因子）を含め，

すべての血液凝固因子が含まれている．なお，リンパ球はわずかに含まれるが，凍結によって細胞が損傷され増殖能は失われること，および新鮮凍結血漿（FFP）による輸血後GVHDの報告もないことから，放射線照射済製剤はない．

凍結バッグは破損しやすいので取り扱いに注意する．解凍はビニル袋に入れ30〜37℃で行い，3時間以内に通常の輸血セットで使用する．高温で融解するとタンパク変性で，低温ではクリオプレシピテートの析出で，いずれも期待の輸血効果が得られない．また，アルブミンやグロブリンの濃度は血漿と同等であり，これらをFFPで補うことはできない．

(3) 血小板製剤

白血球を除いた血漿に浮遊した血小板で，1単位（約20ml）に含まれる血小板数は0.2×10^{11}個以上である．1，2，5，10，15，20単位製剤があり，20〜24℃で振盪しながら保存し，採血後4日以内に使用する．輸血後GVHD予防の照射血がある．血小板輸血の問題点の1つに血小板輸血不応状態（PTR）がある．輸血しても期待通りの効果が得られない場合で，頻回輸血患者の10〜20％でみられる．発熱や感染などの非免疫学的機序が否定でき，HLA抗体が証明されればHLA適合血小板が考慮される．

(4) アルブミン製剤

各種感染症検査に適合し，6カ月以上貯留保管した原料血漿から，コーンの低温エタノール分画法で精製されたものである．この過程でウイルスは除去され，さらに60℃，10時間の液状加熱で不活化される．製剤の有効期間は国家検定の合格日より2年で，保管は30℃以下の室温である．等張製剤として5％アルブミン製剤（純度＞96％）と，4.4％加熱ヒト血漿タンパク（純度＞80％）があり，循環血漿量の是正に用いる．また，高濃度製剤（20％，25％，いずれも純度＞96％）は膠質浸透圧の維持用である．

2) 使用上の要点

1989年，それまでに公表された輸血に関する指針を総括した「輸血療法の適正化に関するガイドライン」が厚生省健康政策局長名で出された．1999年には「血液製剤の使用指針」，「輸血療法の実施に関する指針」に改称され，その後，何度かの修正を経て現在に至っている．2003年施行の「安全な血液製剤の安定供給の確保等に関する法律（血液法）」では，それを補う基本的な方針のなかで，この2つの指針が繰り返し引用されている．すなわちこれらは輸血療法の基本となる指針であり，これと大きく異なる輸血療法を行う場合は，合理的な根拠が求められる．表11-2は「血液製剤の使用指針」の要約である．輸血の際は使用目的，目標を明確にし，終了後は有効性をきちんと評価する必要がある．参考までに製剤投与後の上昇期待値の計算式を図11-1に示す．

2006年には適正輸血の推進を目的に「輸血管理料」が診療報酬として認められた．算定条件として数項目を満たす必要があるが，血液製剤の使用については管理料Ⅰが，「FFP/RBC＜0.5かつAlb/RBC＜2.0」であり，管理料Ⅱは，「FFP/RBC＜0.25かつAlb/RBC＜2.0」である．2012年，輸血適正使用加算が新設され，FFP/RBC比は前者が＜0.54，後者が＜0.27となった（Alb/

表 11-2　血液製剤の使用指針 (1)

■赤血球濃厚液の適正使用
1) 目的：組織や臓器への十分な酸素の供給
2) 使用指針
   1. 慢性貧血に対する適応（内科的適応）
      ・1～2単位/日で，病態によりHb＝6～8g/dlを一目標とする（通常，10g/dl以上にする必要はない）．
   2. 急性出血に対する適応（外科的適応）
      ・Hb＝6g/dl以下では輸血を行うことが多いが，Hb値のみで決めるべきでない．
   3. 周術期の輸血
      ・術前は，患者の心肺機能，原疾患，年齢や体重などを総合して判断．
      ・術中は，晶質・膠質液を併せ，出血量，Hb値，原疾患などを総合して判断．通常Hb値7～8g/dlを輸血のトリガー値とするが，心疾患患者や人工心肺を用いた手術では8～10g/dlを推奨する．
      ・術後は，バイタルサインが安定していれば輸血の必要性は少ない．
3) 投与量
   ・予測上昇Hb値(g/dl)＝投与Hb量(g)/循環血液量(dl)
4) 不適切な使用
   ・鉄剤など，輸血以外の治療で改善する病態
   ・末期患者への投与
5) 使用上の注意点
   1. 輸血関連循環過負荷（TACO）
   2. 鉄の過剰負荷
   3. その他，溶血，高カリウム血症など

表 11-2　血液製剤の使用指針 (2)

■血小板濃厚液の適正使用
1) 目的：血小板成分の補充で止血を図り，または出血を防止する．
2) 使用指針：血小板数による目安
   ・＞5万/μl…一般には不要
   ・2～5万/μl…止血困難な場合は必要
   ・1～2万/μl…必要となる場合がある
   ・＜1万/μl…必要
   1. 活動性出血
      ・血小板数を5万/μl以上に維持（出血部位の止血，原疾患の治療優先）
   2. 外科手術，侵襲的処置
      ・血小板数が5万/μl以上あれば，通常血小板輸血の必要はない．
      ・複雑な心大血管手術，長時間の人工心肺使用例などでは，5～10万/μlを目標とする．出血が持続する場合は10万/μl以上も考慮する．
      ・中心静脈カテーテル挿入時は2万/μl以上を目標に血小板輸血を行う．
      ・腰椎穿刺時は5万/μl以上を目標に血小板輸血を行う．
   3. 大量輸血時
      ・止血困難な出血症状，血小板減少を認める場合は適応
   4. 播種性血管内凝固（DIC）
      ・血小板数が急速に5万/μl未満に低下し，出血症状を認める場合は適応
   5. 血液疾患
   (1) 造血器疾患…1～2万/μl以上に維持．出血リスクの高い急性前骨髄性白血病では，血小板輸血のトリガー値を2～5万/μlとする．
   (2) 再生不良性貧血・骨髄異形成症候群…5千/μl以下では適応
   (3) 免疫性血小板減少症…特発性血小板減少性紫斑病（ITP）では通常，血小板輸血は行わないが，ステロイド剤などの薬剤治療が効果不十分で大量出血が予測される場合は要す．
   (4) 血栓性血小板減少性紫斑病（TTP），溶血性尿毒症症候群（HUS）…通常，予防的投与は適応外
   (5) 血小板機能異常症…重篤な出血，止血困難な場合にのみ適応
   (6) ヘパリン起因性血小板減少症（HIT）…予防的投与は避ける．
   6. 固形腫瘍
      ・血小板数が1万/μl未満で出血傾向を認める場合に1万/μlを維持するよう行う．
   7. 造血幹細胞移植（骨髄移植など）
      ・血小板数が1万/μl未満の場合に適応
3) 投与量
   ・予測血小板増加数(/μl)＝輸血血小板総数/循環血液量(μl)×2/3
4) 不適切な使用
   ・末期患者への投与

表 11-2　血液製剤の使用指針 (3)

■新鮮凍結血漿の適正使用
1) 目的：凝固因子の補充による治療的投与
2) 使用指針
 ・他に安全で効果的な血漿分画製剤，代替医薬品がない場合
 ・投与前にプロトロンビン時間，活性化部分トロンボプラスチン時間，フィブリノゲン値を測定する
  1. 凝固因子の補充
   ・肝障害　・L-アスパラギナーゼ投与関連　・播種性血管内凝固 (DIC)●　・大量輸血時★
   ・濃縮製剤のない凝固因子欠乏症　・クマリン系薬剤効果の補正
   ● DICの治療の基本は原因除去とヘパリン，アンチトロンビン製剤，タンパク分解酵素阻害薬などによる抗凝固療法である．FFPの投与はこれらを前提に行われる．産科的DICではFFP投与が最優先で行われる．FFP投与は，凝固因子とともに不足した生理的凝固線療阻止因子 (アンチトロンビン，プロテインC，プロテインS，プラスミンインヒビターなど) の同時補給を目的とする．
   ★ 患者の生命予後を考慮した場合，FFPの投与量は 10～15ml/kg，または FFP/赤血球液＝1/1～2.5 を推奨する．
  2. 血漿因子の補充
   ・血栓性血小板減少性紫斑病 (TTP)
   (参考) 凝固因子の補充に関してのトリガーとなる検査値
    PT……(i) INR ≧ 2.0, (ii) ≦ 30%
    APTT…(i) 各医療機関の基準の2倍以上, (ii) ≦ 25%
    フィブリノゲン値…150mg/dl 以下
3) 投与量
 ・凝固因子の血中レベルを約 20～30% 上昇させる量
4) 不適切な使用
  1. 循環血漿量減少の改善と補充
  2. タンパク質源としての栄養補給
  3. 創傷治癒の促進
  4. 末期患者への投与
  5. 人工心肺使用時の出血予防
  6. 予防的投与しがちな疾患
   例) 慢性肝疾患，肝硬変，重症熱傷，急性膵炎
5) 使用上の注意点
  1. 融解法
  2. クエン酸中毒 (低カルシウム血症)
  3. ナトリウムの負荷
  4. 輸血セットの使用

表 11-2　血液製剤の使用指針 (4)

■アルブミン製剤の適正使用
1) 目的：急性の低タンパク血症に基づく病態の改善 (血漿膠質浸透圧の改善，循環血液量の是正)
2) 使用指針★
  ① 肝硬変に伴う難治性腹水
  ② 凝固因子の補充を必要としない治療的血漿交換療法
  3. 出血ショックなど
  4. 人工心肺を使用する心臓手術
  5. 難治性の浮腫，肺水腫を伴うネフローゼ症候群
  6. 循環動態が不安定な血液透析などの体外循環施行時
  7. 重症熱傷
  8. 低タンパク血症に起因する肺水腫あるいは著明な浮腫が認められる場合
  9. 循環血漿量の著明な減少を伴う急性膵炎や腸閉塞など
3) 投与量
 ・必要投与量を 2～3 日で分割投与
 ・必要投与量 (g) ＝期待上昇濃度 (g/dl) × 循環血漿量 (dl) × 2.5
4) 不適切な使用
  1. タンパク質源としての栄養補給
  2. 脳虚血 (頭部外傷)，クモ膜下出血後の血管れん縮の予防
  3. 単なる血清アルブミン濃度の維持
  4. 末期患者への投与
  5. 炎症性腸疾患
5) 使用上の注意点
  1. ナトリウム含有量
  2. 肺水腫，心不全
  3. アルブミン合成能の低下

★「科学的根拠に基づいたアルブミン製剤の使用ガイドライン (日本輸血・細胞治療学会, 2015)」では○を主に推奨し，他は通常は使用しない，としている．

> **図 11-1　血液製剤投与後の上昇期待値**
>
> 1. ヘモグロビンの増加予測値
>
> $$\frac{15\,(\mathrm{g/dl}) \times 輸血量\,(\mathrm{dl})}{循環血液量\,(\mathrm{dl})}$$
>
> 〈注〉血液製剤のHb値を15g/dl，輸血した血漿はすべて血管外に移行すると仮定．
> 〈例〉循環血液量＝体重(kg)×70ml/kgとすると，60kgの受血者が1単位(200ml)の輸血で，15×2÷42＝0.7g/dlの増加が期待できる．
>
> 2. 血小板の増加予測値
>
> $$\frac{0.2 \times 10^{11}\,(/\mu l) \times 血小板輸血量\,(\mathrm{U})}{循環血液量\,(\mu l)} \times 2/3$$
>
> 〈注〉血小板製剤1単位(20ml)に0.2×10^{11}個が含まれ，輸血された血小板の1/3が脾臓に捕捉され，末梢に出ないと仮定．
> 〈例〉体重60kgの受血者に対し1単位の血小板輸血で，$0.2 \times 10^{11} \times 1/(4200 \times 10^3) \times (2/3) = 3{,}174\,(/\mu l)$の増加が期待できる．
>
> 3. アルブミンの増加予測値
>
> $$\frac{投与アルブミン量\,(\mathrm{g})}{循環血漿量\,(\mathrm{dl})} \times 0.4$$
>
> 〈注〉投与されたアルブミンの約60％は血管外に移行すると仮定（血管内回収率40％）．
> 〈例〉体重60kg，Ht＝45％の受血者にアルブミン10g(20％，50ml)を投与した場合，$10/(42 \times 0.55) \times 0.4 = 0.17$(g/dl)の増加が期待できる．

RBC比は両者不変)．以下に各血液製剤の使用上の要点を記す．なお，「血液製剤の使用指針」の最新版(2017年3月31日)は厚生労働省のホームページを参照されたい．

(1) 赤血球製剤

組織への酸素供給が目的であるが，供給能は心肺機能や酸素分圧などに左右される．また酸素需要度も臓器，出血の状態，年齢などで異なる．したがって，赤血球輸血はHb値のみならず，これらの背景を統合的に評価して実施する．製剤は赤血球液が主で，全血や他の赤血球製剤の出番はほとんどない．

(2) 新鮮凍結血漿 (FFP)

FFPは複数の凝固因子の欠乏による出血傾向の是正が目的で，投与量は循環血漿量(40ml/kg)の30％程度，すなわち12ml/kgが標準であるが，血液製剤のなかでももっとも不適切な使用が多い．FFPの輸血はデータ(PT，APTT，フィブリノゲン)の評価だけでなく臨床的な効果を確認しつつ行う．以下に使用上の留意点を列挙する．

①肝臓は多くの凝固・線溶因子および阻止因子産生の場であるが，肝臓病患者の出血をすべて凝固因子異常と考え，一律にFFPを使用すべきではない．

②半減期が短い凝固第Ⅶ因子の影響を受けてPTの延長が目立つ．しかし第Ⅶ因子欠損症はまれで，日常的には肝障害，ビタミンK欠乏症，クマリン系薬剤などが原因として多い．

③肝障害による凝固因子欠乏は基本的にはタンパク合成障害によるものであるから，ビタミンKの投与では改善しない．

④生理的な止血効果は凝固因子活性の30％程度あれば可能とされるが，PT，APTTの軽度異

常は残存凝固因子がすでにその閾値近傍にまで減少していることを示している.

⑤凝固因子レベルの20～30%の上昇を想定したFFPの輸血効果は，PT，APTTの著しい延長例では明瞭であるが，軽度の場合はデータ的にも臨床的にもほとんど変化はない.

⑥肝障害患者の処置前にFFPがオーダーされることがあるが，PT値が30%以下に低下した例の観血的処置以外，FFPの予防的投与の意義は証明されていない.

(3) 血小板輸血

血小板輸血は他の製剤と同様，血小板数だけでなく，出血，発熱，感染症などの臨床所見や，基礎疾患，使用薬剤などを考慮して実施する．注意すべき病態として血小板輸血不応，TTP，ITPなどがある．TTPは血小板輸血で血栓症を増悪させるおそれがあり，生命の危険がなければ行わない．ITPもステロイド剤，免疫グロブリン製剤などの薬物療法が主で，効果が不十分で出血が予測される場合に血小板輸血が考慮される.

(4) アルブミン製剤

アルブミンは肝臓で1日に10～12g産生され，半減期は15～20日である．約40%は血管内に，約60%は血管外にあって，膠質浸透圧をコントロールし，出血に際しては血管外プールから補われる．栄養補給目的の使用は減ったが「低タンパク血症の改善」での使用は相変わらずである．一般に急性の病態では3.0g/dlを，慢性の病態では2.5g/dlを目安として投与するが，単なる数値の是正目的で用いると，思わぬ副作用を惹起するおそれがある．とくに高齢者に高濃度製剤を急速に輸注すると循環の負荷を招き，心不全の危険がある.

II. 供血者の選択

輸血医療は献血者の善意に支えられている．したがって，献血者の健康を損ねるような採血であってはならず，安全性を最重要視して対応すべきである．同時に，受血者に感染などの重大な副作用・合併症が生じぬよう，十分な対策も必要である.

献血希望者にはまず身分証明書の提示を求め，問診票への記載をお願いする．Hb値，ABO血液型オモテ検査，血圧，その他，医師による最終チェックが行われ，全血あるいは成分献血を行っていただく．それぞれの献血基準は図11-2のごとくで，年間の献血回数も決まっている．得られた血液は赤十字血液センターで，血液型，不規則抗体，感染症，生化学などの検査を行い，各基準をクリアした血液のみが輸血用血液として病院に供給される（図11-3）.

III. 患者と供血者間の適合性

受血者と供血者の適合性を検査する交差適合試験は，特別な事情のないかぎり，患者の所属医

図11-2 献血基準

	成分献血		全血献血	
	血漿成分献血	血小板成分献血	200ml全血献血	400ml全血献血
1回献血量	600ml以下(循環血液量の12%以内)	400ml以下	200ml	400ml
年齢	18歳〜69歳※	18歳〜69歳※(男性)〜54歳(女性)	16歳〜69歳※	17歳〜(男性), 18歳(女性)〜69歳※
体重	男性45kg以上・女性40kg以上		男女とも50kg以上	
最高血圧	90mmHg以上			
血色素量(ヘモグロビン濃度)	12g/dl以上(赤血球指数が標準域にある女性は11.5g/dl以上)	12g/dl以上	12g/dl以上(女性), 12.5g/dl以上(男性)	12.5g/dl以上(女性), 13g/dl以上(男性)
血小板数	—	15万/μl以上	—	—
年間献血回数	血小板成分献血1回を2回分に換算して血漿成分献血と合計で24回以内		男性6回以内 女性4回以内	男性3回以内 女性2回以内
年間総献血量	—	—	200ml献血と400ml献血を合わせて 男性1,200ml以内 女性 800ml以内	

※65歳以上の者では, 60歳から64歳までに献血の経験のある者. (平成23年4月1日施行)

療機関で実施する. 詳細は別章に譲り, 要点のみ記載する.

　患者の交差適合試験用の検体は, ABO血液型検査用検体とは別の時点で採血したものでなければならない. 同一検体で検査した場合, 患者や検体の取り間違えがあっても気付かれず, ABO異型輸血につながる危険性がある. 輸血用血液は患者とABO同型とし, 患者がRhD陰性の場合はRhD陰性の血液を準備する. また, 患者が37℃で反応する臨床的に意義のある不規則抗体を有している場合, 交差適合試験は抗原陰性血で行う. 術式には主試験(患者血清と供血者血球)と副試験(患者血球と供血者血清)があり, 主試験はかならず実施する. 検査法はABO血液型の不適合を検出でき, かつ37℃で反応する臨床的に意義のある不規則抗体を検出できる間接抗グロブリン試験を含む適正な方法でなければならない.

IV. 輸血に伴う副作用・合併症

　輸血は, 受血者にとって第三者の体内で産生された非自己の同種抗原の移入であり, 受血者はそれに対し免疫応答し, 抗原に特異的な抗体を産生し, あるいは細胞性免疫の引き金になる. 血液中に微生物が混入していれば感染症が伝播される. また最近は, 輸血関連急性肺障害(TRALI)が注目され, 急速輸血による心不全との鑑別が重要になっている. **表11-3**は副作用を急性と遅発性に分け, さらに免疫学的機序の有無で分けたものである[1]. 本項ではそのなかで代表的な病態の要点を述べる.

図11-3 献血から輸血まで

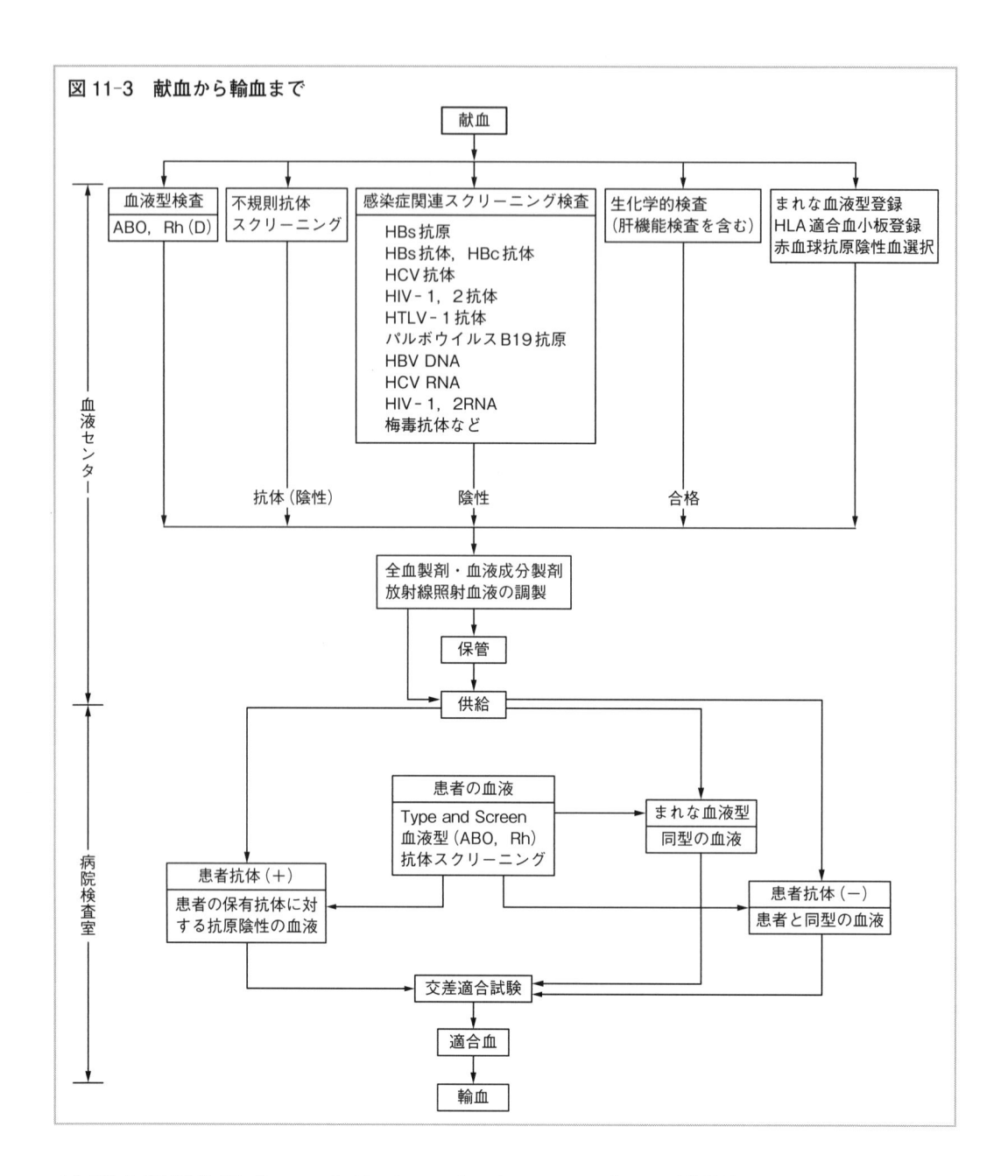

1) 溶血性副作用 (hemolytic transfusion reaction：HTR)

　ヒトはもともと血中に抗A，抗Bを代表とする自然抗体を有し，溶血といえばABO異型輸血によるものが代表的である．即時性の血管内溶血で，発症すれば生命が危険に曝される．他方，ABO同型血輸血でも受血者の1～1.6％に輸血後，数週～数ヵ月で赤血球抗体の産生をみる．この免疫抗体は対応抗原陽性の赤血球輸血で血管外溶血をおこす．反応は遅発性に生じ，症状も激しくはない．これらの免疫性溶血反応の強度は不適合抗原や受血者の抗体の量と性状，両者の結合性，補体活性化能，網内系機能などで異なる．その他，溶血の機序としては加圧などの機械的

傷害，浸透圧差，細菌汚染なども知られている．
(1) 即時性溶血副作用（免疫性）
①頻度
　ABO異型輸血はその多くが医療過誤と考えられ，正確な発生頻度は不明である．英国（Serious Hazards of Transfusion：SHOT）からは，10万件に1件，死亡は150万件に1件と報告されている．米国食品医薬品局（Food and Drug Administration：FDA）の統計では，2001〜2003年の輸血による死亡原因としてTRALI（16.3％），ABO異型輸血（14.3％），細菌汚染（14.1％）と，輸血関連死の2番目に挙げられていた．しかしその後，2011〜2015年の5年間では，TRALI（38％），TACO（24％），非ABO血液型不適合による溶血（14％），細菌汚染（10％），ABO異型輸血（7.5％）と低下した．わが国でも厚生労働省の研究班や日本輸血・細胞治療学会の小委員会から貴重な報告がある．回答が得られた829施設（いずれも300床以下）のABO異型輸血の解析結果から，5年間（2000〜2004年）の発生頻度は20万袋に1件で，死亡につながりやすい事例が300万袋に1件と推定された．これが氷山の一角であることは容易に想像されるが，徐々に少なくなりつつあるようである．理由の一つに大規模病院での発生の減少が挙げられている．ここ20年間，輸血療法に関しては様々な基準や指針が示され，2003年施行の血液法はこの指針の遵守を強く求めている．各医療機関におけるリスクマネジメントの取り組みも活発化し，とくに大規模病院では認定輸血検査技師の配置と輸血検査の24時間体制の導入，検査の自動化や，バーコード照合の普及など，輸血管理体制が整備されてきたことが，過誤輸血の防止に大きく寄与していると考えられている．

②原因
　ABO異型輸血の原因は各国共通で，ほとんどが輸血の際の患者や製剤の誤認，検査用検体採血時のラベルの貼り間違え，伝票や指示のミスといった事務的エラーである．SHOTによる不適合輸血の解析結果で明瞭になったことが2つある．第一は，エラーの約50％はその過程で複数のエラーが絡んでいたこと，第二は，70％が臨床の現場で生じていたことである．とくにベッドサイドでの確認不足が問題としている．その他，事故が夜間，緊急時に多いなど，わが国の報告と同じである．チェック機能がないか，あっても働かないためであり，ABO異型輸血をシステムエラーと捉え，思い込みや事務的エラーが確実に排除できるシステムの構築が必要である．

③病態生理
　急性血管内溶血はIgMや補体結合性のIgGによるが，ABO異型輸血だけでなく，まれにDuffyやKiddでも生ずる．ABO異型輸血では，異型赤血球が受血者の抗A，抗Bと結合すると，抗体のFc部（CH_2）に補体の第一成分C1qが結合し，一連の活性化が始まる．最終的にC5b6789（膜侵襲複合体，membrane attack complex：MAC）が膜上に形成され，孔があき溶血する（血管内溶血）．血中に放出された遊離Hbはハプトグロビン（Hp）と結合し肝臓で代謝され，腎近位尿細管でも再吸収されるが，過剰なHbはヘモグロビン尿として排出される．尿潜血は陽性となるが，沈渣で赤血球は認められない．ABO異型輸血の転帰に腎不全，DICが重要で，機序とし

表11-3 輸血副作用の種類と対応

項目	頻度	病因	症状	診断検査	治療/予防
(A) 急性輸血副作用（＜24時間）—免疫学的—					
溶血	1/3.8万〜1/7万	赤血球不適合	悪寒，発熱，血尿，血圧低下，乏尿（腎不全），DIC（穿刺部出血），背部痛，不安感，穿刺部痛	事務的エラーのチェック DAT 視診（顔貌，血清，尿） ABO型・クロス再検（輸血前後） 追跡（不適合血球，抗体） 追跡（溶血：LD, ビリルビン, Hp, K；腎機能；DIC関連）	尿量確保（＞100ml/hr） 輸液，利尿剤 麻酔 昇圧剤（ドパミン） 血液製剤（血小板，FFP）
発熱，悪寒（非溶血）	赤血球（0.5〜6%） 血小板（1〜38%）	白血球抗体 サイトカイン（とくに血小板製剤で）	発熱，悪寒戦慄，頭痛，嘔吐	溶血の否定（DAT, 血尿, ABO型再検） 細菌汚染を否定 白血球抗体検査	解熱剤（アセトアミノフェン） 白血球除去製剤
じん麻疹	1〜3%	血漿タンパク抗体	発疹，掻痒感，発赤	溶血の否定（DAT, 血尿, ABO型再検）	抗ヒスタミン剤（前投薬） 消失後は輸血の再開可
アナフィラキシー	1/2万〜1/5万	血漿タンパク抗体（IgA, Hp, C4）	低血圧，発疹，気管支痙攣（呼吸困難，喘鳴），局所浮腫，不安感	溶血の否定（DAT, 血尿, ABO型再検） 抗IgA IgAの測定	頭低下肢挙上 輸液 エピネフリン（成人0.3〜0.5mg/im），抗ヒスタミン剤，コルチコステロイド，β2作動薬 IgA欠損症ドナー由来製剤の使用
TRALI	1/5千〜1/19万	ドナー由来白血球抗体 製剤中の白血球活性化因子	低酸素血症，呼吸不全，低血圧，発熱，両側非心原性肺水腫	溶血の否定（DAT, 血尿, ABO型再検），SpO2 白血球抗体（ドナー，受血者），白血球交差試験，胸部X線写真	回復まで補助療法 白血球抗体陽性ドナーの排除
(B) 急性輸血副作用（＜24時間）—非免疫学的—					
敗血症	製剤で様々	細菌の混入	発熱，悪寒，血圧低下	グラム染色，細菌培養（製剤，患者血） 免疫性溶血の否定（DAT, 血尿, ABO型再検）	広範囲抗生物質（感受性試験結果が出るまで），合併症の治療（抗ショックなど）
ACE阻害剤に伴う血圧低下	患者背景による	ブラジキニンの代謝阻害，プレカリクレインの活性化	発赤，低血圧	溶血の否定（DAT, 血尿, ABO型再検）	ACE阻害剤中止 ベッドサイドでの白血球除去フィルター使用禁止
TACO	＜1%	過量輸血	呼吸困難，起座呼吸，咳，頻脈，高血圧，頭痛，肺水腫	胸部X線写真 SpO2, BNP 肺動脈楔入圧	座位，酸素，利尿剤，瀉血（250ml〜）
非免疫性溶血	まれ	物理化学的血球破壊（加熱，凍結，製剤への薬剤混入）	ヘモグロビン尿，ヘモグロビン血症	免疫性溶血の否定（DAT, 不規則抗体, ABO型再検） 溶血の検査	原因の同定と除去
空気塞栓	まれ	ラインからの空気混入	突然の呼吸促迫，チアノーゼ，疼痛，咳，血圧低下，心原性不整脈	X線検査で空気混入の証明	左側臥位で下肢は頭胸部より上
低カルシウム血症	患者背景による	クエン酸の急速注入，代謝遅延（大量輸血，アフェレーシス）	知覚異常，テタニー，不整脈	イオン化カルシウム，心電図でQT延長	カルシウムサプリメント（軽症） イオン化カルシウム剤の緩速投与（中等症〜）

高カリウム血症	赤血球の保存期間,輸血量による	溶血 照射血 大量輸血	不整脈,テントT 心停止	心電図 電解質測定	製剤の適正な保管管理 洗浄 カリウム吸着フィルター 新鮮血
低体温	患者背景による	低温血の急速輸血	心原性不整脈	中心体温	加温器の使用
(C) 遅発性輸血副作用(>24時間)―免疫学的―					
同種免疫 (赤血球抗原)	1%	赤血球抗原に対する免疫反応	不規則抗体陽性 遅発性溶血副作用 新生児溶血性疾患	不規則抗体スクリーニング,DAT	不必要な輸血の回避
同種免疫 (HLA抗原)	10%	白血球,血小板に対する免疫反応	血小板輸血不応	血小板(HLA)抗体スクリーニング	白血球除去製剤
溶血	1/5千〜1/1.1万	記憶免疫応答	発熱,Hb低下,不規則抗体陽性化,軽度黄疸	不規則抗体スクリーニング,DAT,溶血検査(血尿,LD,ビリルビン,尿ヘモジデリン)	抗体同定,適合血輸血 治療は急性溶血に準ずる
輸血後GVHD	まれ	ドナーリンパ球が生着し受血者組織を障害	皮膚紅斑,丘疹,発赤,食欲不振,吐気,嘔吐,下痢,肝炎,汎血球減少,発熱	皮膚生検,HLAタイピング,マイクロサテライト多型	照射血,自己血
輸血後紫斑病	まれ	受血者血小板抗体(抗HPA-1),自己血小板の破壊	血小板減少性紫斑,出血	血小板抗体スクリーニング,同定	IVIG,HPA-1陰性血小板,プラズマフェレーシス
免疫変調	不明	ドナー白血球や血漿成分と受血者の免疫システム(詳細不明)	移植腎の生着向上,感染症率上昇,腫瘍の再発(異論あり)	非特異的	不要な輸血の回避,自己血,白血球除去製剤
(D) 遅発性輸血副作用(>24時間)―非免疫学的―					
鉄過剰	通常,>100Uの輸血で	輸血依存性病態	糖尿病,肝硬変,心筋症	血清フェリチン,肝機能,内分泌機能	desferrioxamine (鉄キレート剤)
感染	HBV(約13万人に1人) HCV(約2200万人に1人) HIV(約1100万人に1人)	ウイルス,細菌原虫,プリオン他	肝炎,肝癌 呼吸器,中枢神経 造血器障害 免疫不全	微生物の抗原・抗体鏡検,培養 画像(胸部X線,CT)	抗ウイルス薬 抗生物質

て過去には遊離Hbが重要視されていたが,現在は,他に活性化補体,サイトカイン,ブラジキニン,アナフィラトキシン(C3a,C5a),NOの血管拡張作用障害,cell-stromaなど,様々な因子が関与しているとされる(図11-4).症状は,輸血開始数分で脈管に沿った熱感,胸背部痛,悪寒戦慄,発熱,悪心嘔吐,呼吸困難など多彩である.血圧はいったん上昇後,急に低下し生命が危険に曝される.とくに注意すべきは麻酔中の事故である.症状の訴えがないので,異常な出血,血尿,あるいは輸血しても遷延する低血圧が続くようなら,異型輸血を考える.

なお,急性血管外溶血は補体非結合性抗体,あるいは結合しても活性化が不完全な抗体で生ずる.Rh,Kell,Duffy,Kiddなどの抗体では赤血球膜上にC5b6789複合体が形成されにくく,抗体の結合した赤血球は脾臓で壊される.急なHbの低下の割には,ヘモグロビン血症や血尿はまれである.DAT陽性となるが,臨床症状は発熱ぐらいで一般に強くない.

④診断

まず異型輸血に気付くことである.ただちに輸血をストップし点滴に代え,次項に記載の治療

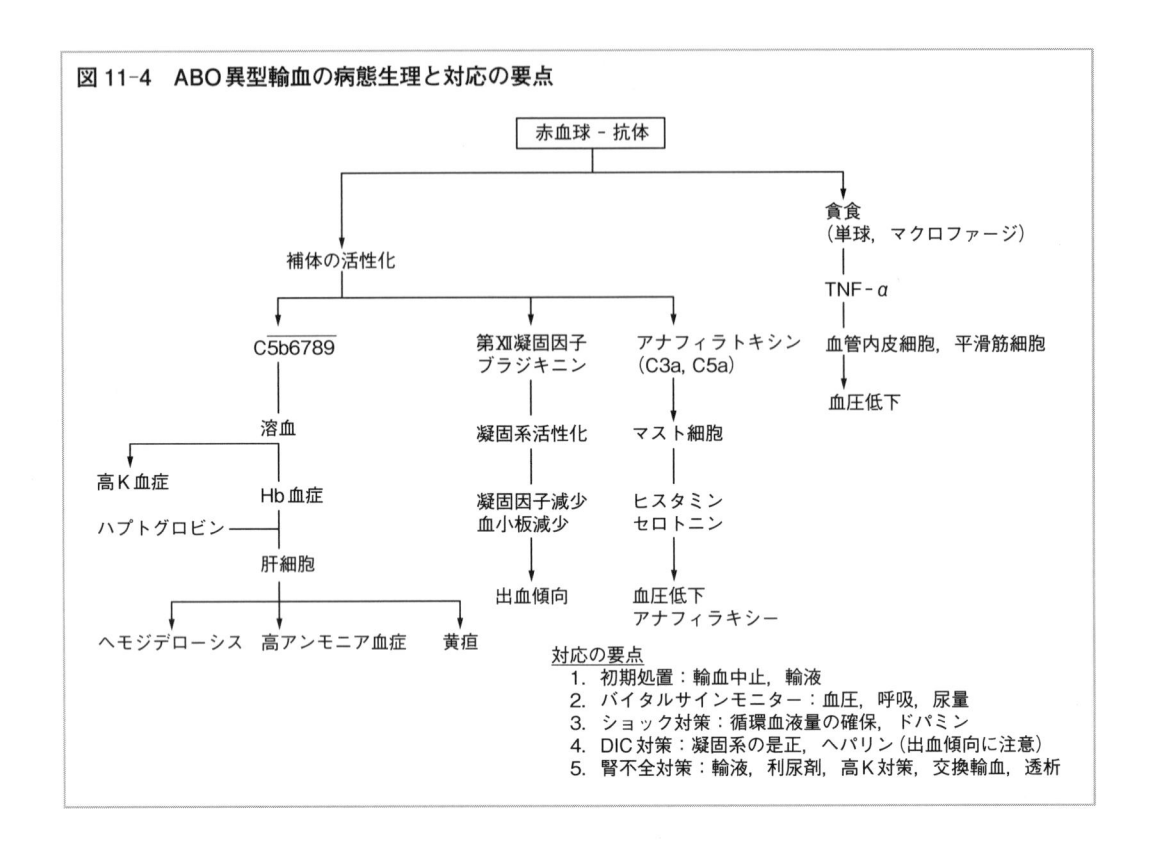

図11-4 ABO異型輸血の病態生理と対応の要点

```
                              赤血球-抗体
              ┌──────────────────┴──────────────────┐
              │                                     │
           補体の活性化                             貪食
    ┌─────────┼─────────┐                  (単球，マクロファージ)
    │         │         │                           │
  C5b6789  第XII凝固因子 アナフィラトキシン          TNF-α
    │      ブラジキニン  (C3a, C5a)                  │
    │         │         │                    血管内皮細胞，平滑筋細胞
   溶血    凝固系活性化  マスト細胞                  │
    │         │         │                        血圧低下
  高K血症    凝固因子減少 ヒスタミン
   Hb血症   血小板減少   セロトニン
  ハプトグロビン          │
    │         │         │
   肝細胞   出血傾向   血圧低下
    │                  アナフィラキシー
 ┌──┼──┐
 │  │  │        対応の要点
ヘモジデローシス 高アンモニア血症 黄疸
                  1. 初期処置：輸血中止，輸液
                  2. バイタルサインモニター：血圧，呼吸，尿量
                  3. ショック対策：循環血液量の確保，ドパミン
                  4. DIC対策：凝固系の是正，ヘパリン（出血傾向に注意）
                  5. 腎不全対策：輸液，利尿剤，高K対策，交換輸血，透析
```

と並行して診断を急ぐ．輸血された血液が真に当該患者用であったかを，輸血バッグ，カルテ，伝票などで確認する．氏名，血液型はとくに重要である．輸血後の患者検体，輸血バッグに残った血液を用い，血液型の確認，交差適合試験を行う．通常，輸血部には輸血前の患者検体が残っているので，血液型だけでなく抗体，ビリルビンなども検査できる．直接クームス試験は早期であれば陽性になるが，時間をおくと溶血で陰性化もありうる．血管内溶血の検査所見として，早期にはヘモグロビン血症，HtやHpの低下，LDやKの上昇，ヘモグロビン尿などが代表的であり，血清ビリルビンの上昇は6～12時間後である．鑑別として，非免疫性（加熱など），薬剤性，感染性，自己免疫性などの溶血を呈する病態が対象となる．

⑤治療

ABO異型輸血に気づいたらただちに中止し，輸液に変え全速で滴下する．患者の全身状態を厳重にモニターし，呼吸循環動態，尿量を保つこと（>100ml/hr）が重要である．利尿剤，ドパミン，酸素など，保存的治療で対応が困難な場合，ショック，DIC，腎不全への進展を念頭に治療が後手にならぬよう，ICUなどで関連各科がチームとして対応する．交換輸血は異型血が大量で3時間以内であれば考慮する．輸血が必要な場合，患者の血液型が確定するまではO型を使用する．いずれにしても，患者家族に正直に事実を伝え，治療が確実に行えるよう，またこの教訓を今後の安全な輸血に生かせるよう，努める必要がある．参考までに福島県立医科大学附属病院の対応マニュアルを図11-5に示す．

図11-5 ABO異型輸血発生時の対応マニュアル

```
ABO異型輸血の発生
  │         (メジャーミスマッチに対応する．マイナーミスマッチは経過観察とする)
  │         ショックに対する処置など，初期治療を行う．
  │         救急科医師を呼ぶ．
  │         当該科，救急科，集中治療部および輸血・移植免疫部で連絡を取り合う．
  │         担当者は動揺していることが予想されるので，同職他者と担当を交代する．
  ▼
当該科，救急科，集中治療部，輸血・移植免疫部で共同チームを作る
  │         患者はICUに収容する．
  │         患者と輸血した血液の血液型を確認する．
  │         再採血(10ml)を輸血・移植免疫部に提出し，再検査する．
  │         患者および家族に異型輸血の事実を説明する．
  │         当該科，救急科，集中治療部，輸血・移植免疫部各リスクマネージャー，所属長へ直
  │         ちに口頭で連絡する．所属長は直ちに安全管理部を通し，病院長へ報告する．
  ▼
原則として交換輸血．同時にヘパリン療法と抗DIC療法
  │         100ml以上の輸血かつ患者の抗体価100倍以上で症状を伴う場合は交換輸血を実施する．
  │         50～100mlでは状況による．
  │         50ml以下では実施しない．
  ▼
照射済み血液準備
  │         とりあえず濃厚赤血球10単位(患者本来の型またはO型)とFFP 7本(AB型)を用
  │         いる．赤血球20単位とFFP 14本を目標とする．血小板も必要に応じて用意する．
  ▼
交換輸血
  │         血液は加温する．
  │         クエン酸中毒(低Ca血症)，高K血症の予防とモニターを行う．
  ▼
処置前，処置中，処置後のサンプル採取
  │         残存異型血液型の推定．
  │         溶血(AST, ALT, LD, ハプトグロビン，ビリルビン)
  │         腎機能(BUN, Cr)
  │         DIC(FDP, fibrinogen, 血小板数)
  │         検体保存(サイトカイン)など
  ▼
さらに交換輸血が必要か決定
  │                                           1996年3月8日策定
  ▼                                           2010年1月13日改定
血液透析適応の決定                            福島県立医科大学附属病院
```

⑥予防

　異型輸血の予防に正確な検査，正しい照合と確認が重要であることはいうまでもない．輸血手順書が整っていても事故が発生するのは，ルールが確実に遵守されてないためである．複数のエラーに対してもチェック機能が働かず，「すり抜け」が生じている．輸血は最終的には人間が行う以上，ABO異型輸血の根絶は困難である．

　副作用の強さはおもに受血者の抗体と輸血された血球の抗原の特性，輸血量によるが，下記の報告は最悪の事態を回避する方策を示唆している[2]．48例の不適合輸血を検討した結果，輸血量50ml以下では25％(3/12)で何らかの症状を呈したが，死亡例はなかった．しかし50ml以上では64％(23/36)に何らかの症状がみられ，死亡した6例では腎不全，ショック，DICなど，重篤な病態に進行したという．すなわち，「ゆっくりスタートし5分間は患者の状態をしっかりと観察する」という基本を徹底すれば，死は避けられる．この点，「ABO異型輸血に気づくまでに中

表 11-4　血小板製剤による敗血症の予防と対応策に関する手引き

1) 外観検査
   1. スワーリング（消失した製剤は使用しない）
   2. 異物，凝集塊
2) 輸血療法時の患者観察項目
   1. 発熱（39℃以上，または 2℃以上の上昇）
   2. 頻脈（120/分以上）
   3. 悪寒，戦慄
   4. 収縮期血圧の変化（30mmHg 以上の増減）
3) 使用済み輸血製剤バッグの保管
4) 医療機関と赤十字血液センターとの相互協力

央値で 45 分かかった」とのわが国のアンケート結果はきわめて重大である[3]．腎不全に進めば，いかに透析療法が進歩した今日でさえ，救命はむずかしくなる．

(2) 即時性溶血副作用（非免疫性）

過冷却，血液製剤への薬剤の注入，細菌汚染など，不適切な管理や取り扱いが背景にあることが多い．ヘモグロビン血症を呈するも DAT 陰性が特徴である．一般に輸血に伴う強い悪寒，呼吸困難，ショック，血尿などは重篤な副作用の兆候であり，前項の免疫性溶血も含め，鑑別が必要であるが，特に細菌汚染が重要である．室温保存である血小板製剤で起こりやすく，輸血バッグの色調やスワーリングの有無を観察し（**表 11-4**）[4]，その内容および患者血液のグラム染色，細菌培養を行うことで診断がつく．生命の危険があるので，速やかな抗ショック療法とともに適宜，抗生物質，ステロイドなどを使用する．予防として，赤十字血液センターでは適切なドナーの選択，穿刺部の消毒，初流血除去，厳格な製剤管理が行われているが，医療機関では輸血部門における保管管理，出庫時の外観チェックおよび輸血時の無菌操作，病棟での長時間放置の禁止など，臨床の現場での適正な使用が重要である．

(3) 遅発性溶血副作用（免疫性）

不規則抗体保有者に対応抗原陽性血が輸血された場合，3〜24 時間後に倦怠感，血尿などの症状が現れることがある．抗体と結合した赤血球が脾臓で Fc レセプターを介し，マクロファージで貪食されたためで，血管外溶血という．とくに問題なのが，抗体が検出感度以下の場合である．抗原陽性血でも交差適合試験が陰性となるため，輸血されてしまう．抗原の移入は免疫を刺激し，急速に IgG 抗体が産生され（anamnestic response；既往応答），移入赤血球と反応し徐々に網内系で破壊される．これを遅発性溶血副作用（delayed hemolytic transfusion reaction：DHTR）といい，無症状の場合もあるが，数時間から数日後（せいぜい 6 週間以内）に軽度の発熱，貧血，黄疸，直接クームス試験陽性などで気づかれる．このような態度をとる抗体として Kidd 系，Duffy 系，Rh 系が知られており，発生頻度は 5,000〜11,000 の輸血に 1 回とされる．輸血・妊娠歴を把握することは輸血の基本であり，もし 3 カ月以内にそのようなエピソードがある場合は，輸血前 72 時間以内の患者検体を用い交差試験を行う必要がある．また，不規則抗体陽性の記録があれば，今回のスクリーニング検査が陰性でも，輸血の際は対応抗原陰性の血液を使用する．DHTR が生じた場合の対応は，ABO 異型輸血の場合と同じである．通常は軽度でとくに積

極的な治療は不要であるが，腎不全へ進展する例も報告されているので軽視すべきでない．

2) 発熱性非溶血副作用 (febrile nonhemolytic transfusion reaction：FNHTR)

　輸血開始後数時間以内に1℃以上の体温の上昇をみた場合で，輸血以外の原因が否定されねばならない．じん麻疹と並びしばしば遭遇する副作用で，頻度は赤血球輸血の約1%に対し，血小板輸血で4%以上と高い．機序として，①患者のHLA抗体と血液製剤中のドナー白血球の反応により放出されたサイトカインの作用，②血液製剤の保存中に白血球から産生され，蓄積したサイトカインの作用，③患者の血小板抗体とドナー血小板の反応による補体の活性化で，C5aが患者の単球からサイトカインを放出させるため，などがあげられている．赤血球輸血による発熱は，受血者が輸血歴や妊娠歴を有し，抗体を有していることが多いこと，白血球除去製剤が有効であることなどから①の機序が考えられている．血小板輸血ではそのような傾向はみられず，保管温度が室温であり，炎症性サイトカインが放出され易いことから②の作用が主とされる．2007年からすべての製剤が保存前白血球除去となり，輸血副作用の低減化につながっている．

　発熱の多くは一過性で，氷枕や解熱剤などの対症療法でよい．ただ，発熱の原因としてまれに溶血，細菌汚染など，重大な原因が潜んでいる可能性があり，安易に考えるべきではない．これらが否定され，患者の状態が落ち着いていれば再開可能である．しかしHLA適合血小板など入手困難な製剤を除き，不安感を抱く患者に副作用を呈した製剤を無理に継続する必要はない．

3) 輸血関連急性肺傷害 (transfusion-related acute lung injury：TRALI)

　TRALIは輸血開始後6時間以内に発症し，多くは96時間以内に終息する非心原性急性呼吸障害である．すなわち背景に心不全がないことが特徴で，輸血量と症状の程度はかならずしも並行しない．最初の報告は1950年で，1970年には白血球凝集素が病態の主役と提唱された．1983年，PopovskyらがはじめてTRALIとの表現を用い，1985年には36例が報告された．1990年，SazamaらがFDAに報告された過去10年間の輸血関連死を解析し，TRALIが輸血後肝炎を除き，ABO異型輸血に次いで2番目に多い原因であることを示し，輸血臨床における重要性が明確となった．前述のごとく，2011～2015年の5年間ではTRALIが輸血関連死のトップになっている．わが国の発症例を2004年の診断基準(**表 11-5**)[5]で評価すると，2011～2015年の5年間に75例(TRALI 38例，possible TRALI 37例)が該当したとのことである(日本赤十字社輸血情報1610-149)．発症頻度は輸血5千～19万回に1回と，報告者でばらつきが大きい．原因として輸血副作用としての認識不足，診断基準の不備などがあげられてきたが，これらの改善により今後はより正確な頻度が明らかになるものと思われる．

　一般に急性肺傷害(acute lung injury：ALI)とは，肺毛細血管内皮傷害による透過性亢進と肺水腫，それによる呼吸障害であるが，TRALIは病態生理学的に，①免疫性TRALIと，②非免疫性TRALIに大別される．①ではドナー由来の白血球抗体が患者の白血球と反応し，放出されたサイトカイン，エラスターゼ，活性酸素などが肺血管内皮細胞を傷害し，毛細血管の透過性を亢

表11-5 TRALI, possible TRALIの診断基準（案）

1. TRALI
   a. ALI*
      ⅰ. 急性発症
      ⅱ. 低酸素血症
          調査研究目的：$PaO_2/FiO_2 \leq 300$　or　$SpO_2 < 90\%$ (room air)
          非調査研究目的：$PaO_2/FiO_2 \leq 300$　or　$SpO_2 < 90\%$ (room air)
          or 臨床的低酸素血症所見
      ⅲ. 胸部正面X線写真で両側肺の浸潤影
      ⅳ. 左房圧上昇の所見がない（例：循環過剰負荷）
   b. 輸血前にALIの所見がない
   c. 輸血中、あるいは輸血後6時間以内に発症
   d. ALIの危険因子に関わるエピソードがない
2. possible TRALI
   a. ALI
   b. 輸血前にALIの所見がない
   c. 輸血中、あるいは輸血後6時間以内に発症
   d. ALIの危険因子に関わる明瞭なエピソードがある
   ＜危険因子＞
   直接的肺傷害：誤嚥、肺炎、有害物吸入、肺挫傷、溺水
   間接的肺傷害：重症敗血症、ショック、多発外傷、火傷、急性膵炎、心肺バイパス、薬物過剰投与

＊ ALI：acute lung injury

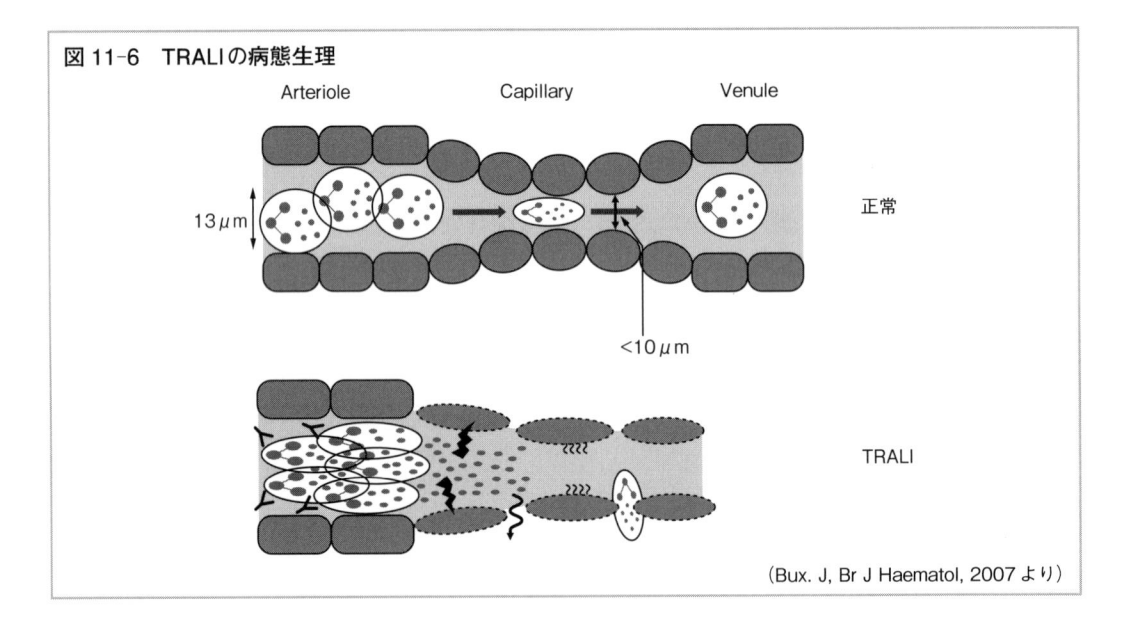

図11-6 TRALIの病態生理

（Bux. J, Br J Haematol, 2007より）

進させ、肺水腫を惹起する（図11-6）[6]．約70％で人工呼吸器を必要とし、死亡率も5〜25％と高い．②は好中球の活性酸素生成酵素活性を高めるリン脂質（lysophosphatidylcholine：LysoPC）の作用に注目した説である．すなわち血液製剤の保存期間が長くなると、赤血球膜由来のLysoPC濃度が高くなり、その輸血で好中球は活性化され、肺毛細血管が傷害されやすくなるとする．ただし発症はLysoPC単独の作用ではなく、原疾患を考慮したtwo-event modelで説明されている．すなわち重篤な患者や化学療法を受けている担癌患者ではすでに血管内皮細胞が傷害されており、好中球が粘着、集積しやすい状況になっている（第一のイベント）．そこに

LysoPCを含む製剤が輸血されると好中球が活性化し，肺毛細血管が破綻し肺水腫に至る（第二のイベント）．化学療法中の血液疾患患者や心臓大血管手術などの侵襲の高い手術を受けた患者に発症しやすく，免疫性TRALIに比しまれではない．

　診断は臨床所見（呼吸窮迫，頻脈，泡沫痰，チアノーゼなど），検査（低酸素血症），胸部X線写真（両側性のびまん性浸潤影）から，まずTRALIを思い浮かべることである．鑑別の対象は，輸血過剰負荷（心原性肺水腫），アレルギー性呼吸障害，細菌汚染血輸血，ABO異型輸血などの重篤な副作用である．白血球抗体が証明され，他の原因が否定されればTRALIの可能性が高い．治療は呼吸管理が重要で，酸素のみで96時間もすれば81％は改善するが，重症型では人工呼吸器の補助が必要である．ARDS同様，コルチコステロイドや利尿剤の有効性は確認されてない．症状が改善しても同じ輸血を再開してはならない．

　予防としてドナーの白血球抗体のスクリーニング，白血球除去，および抗体保有率が高い多産の女性を血漿の多いFFPやPCのドナーから除外する，などがあげられている．白血球除去はすでに導入されているが，他の2案はcost-effectivenessおよび全ドナー数に占める該当ドナーの割合の多さ（20％～）から実施は容易ではない．患者の病態も様々で，ある患者のTRALIに関与したドナーが別の患者にも同様の副作用を発生させるかはわからない．しかし，一人のドナーが複数のTRALIを発症させたとの報告もあり，白血球抗体保有者をドナープールから除くことは妥当であろう．英国ではSHOTのデータを基に，血漿のドナーとして男性を優先し，女性ドナーに対しては白血球抗体のスクリーニングを導入し，副作用の予防に成果をあげている．わが国でも2012年以降，400ml採血由来FFPはほぼ全て男性由来となり，FFPによるTRALI発生件数が減少した．

> **参考：輸血関連循環過剰負荷（transfusion-associated circulatory overload：TACO)**
> 　急速，大量の輸血はときに呼吸困難，起座呼吸，浮腫，血圧上昇などの心不全症状をもたらす．この病態をTACOと称し，とくに心機能の低下した高齢者，小児では注意が必要である．輸血副作用というより過誤ともいうべき問題で，TRALIとの鑑別上，重要な病態である．25％アルブミンなども短時間で輸注すると急な血漿量の増大で循環負荷を招く．ただちに輸血を中止し，呼吸循環の安定化をはかる．利尿剤や場合によっては瀉血も考慮する．とくにICU入室患者ではTRALIとの鑑別がむずかしい場合があり，また治療も異なることから，整理しておく必要がある．（表11-6）．2012～2015年の4年間に心原性肺水腫として日赤に報告された312症例のうちTACOは162例（51.9％）で，年々増加傾向にある（輸血情報1610-149）．FDAでもTRALIに次いで輸血関連死の2番目にTACOを挙げている．

4）輸血後移植片対宿主病（post-transfusion graft-versus-host disease：PT-GVHD）

　PT-GVHDは輸血中の免疫担当細胞が宿主の組織を障害するHLA関連疾患で，致命率も高くもっとも重要な輸血副作用の一つである．最初の報告は1965年，Hathawayらによる先天性免疫不全症例であるが，1984年青木らははじめて免疫能が正常な患者にも発症すると報告した．その後，発症機序の解明，診断法や予防法の確立など，HLA one-way matchの起こりやすいわ

表11-6 輸血関連急性肺傷害と輸血関連循環過負荷との鑑別

	TRALI	TACO
呼吸困難	＋	＋
低酸素血症	＋	＋
血圧	不変〜低下	不変〜上昇
体温	不変〜上昇	不変
胸部X線写真		
スリガラス様	＋	＋
心陰影	正常	拡大
肺うっ血	－	＋（胸水）
BNP	低値	高値
心エコー	心機能正常	心機能悪化
肺動脈楔入圧	正常〜低値	高値
利尿剤	不変〜悪化	改善
輸液	改善	悪化

TRALI：transfusion-related acute lung injury.
TACO：transfusion-associated circulatory overload.
BNP：brain natriuretic peptide.

が国はこの分野で世界をリードした．PT-GVHDに対する国民の認識は高まり，放射線照射が予防に有効であることも明らかとなり，1998年には放射線照射済輸血用血液が薬価収載された．予防効果は顕著で，2000年以降，照射済血液によるPT-GVHDの症例はない．一時期，致死的輸血副作用としておそれられていたが，今やPT-GVHDはわが国では過去の輸血副作用といった雰囲気さえある．しかし，血液センターからは未照射血が供給されており，いまだに院内採血も行われている．発症の危険性は残っており，免疫学的副作用としてのPT-GVHDの重要性は変わっていない．

(1) 発症機序

宿主の免疫状態が正常であれば通常HVGR (host-versus-graft reaction) が優位で，ドナーリンパ球は受血者のNK細胞や細胞障害性リンパ球により排除される．しかし，ドナーと受血者の組織適合性にある条件が揃うと，1バッグ内のわずかな数のリンパ球が排除されることなくクローナルに漸増し，巨大な数の患者細胞を攻撃し死に至らしめる．PT-GVHDを起こす条件として，①ドナーと受血者の間にMHCの相違があり，②ドナー細胞内にPT-GVHDを起こすのに十分な免疫担当細胞が存在し，③受血者がドナー細胞を非自己とは認識できず拒絶できないこと，とされる．

移植免疫に関与するHLAをコードする遺伝子群は第6番染色体短腕に密接して存在し，セット（ハプロタイプ）で遺伝する．仮にドナーを (a/a)，受血者を (a/b) とすると，受血者はハプロタイプのaをドナーと共有していることからドナーを非自己とは認識できず，排除することができない．しかし受血者のbを非自己と認識するドナー細胞は，最初は少数ながらも爆発的に増殖し受血者を攻撃する（図11-7）．このような組み合わせ（HLAのone-way match）が免疫能の

図 11-7 PT-GVHDの概念

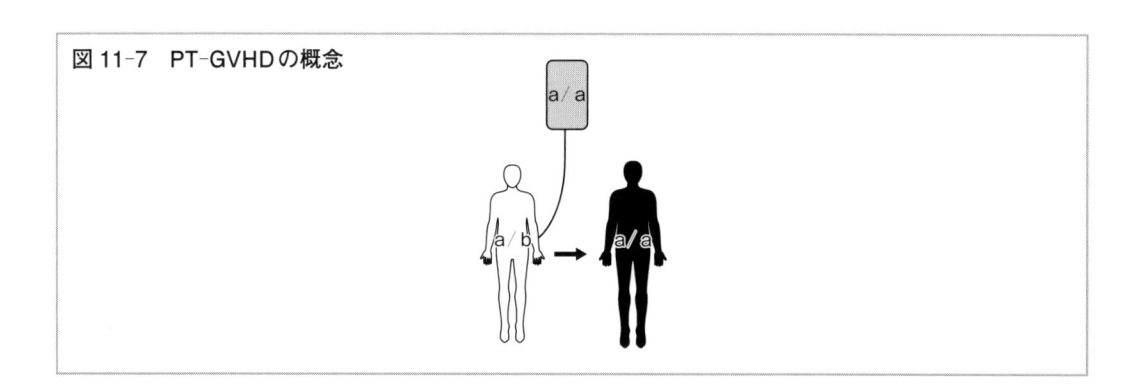

正常な患者における PT-GVHD の発症に重要な意味をもつ．PT-GVHD の主役は T 細胞であるが，ドナー由来の B 細胞が産生した抗体（B cell-mediated GVHD）や，炎症性サイトカイン（TNF-α，IFN-γ など）なども関与していると考えられる．

(2) 臨床症状と診断

PT-GVHD の典型例では輸血後 1～2 週間で突然発熱，発疹が生じ，続いて肝障害，下痢が出現し，最終的には 1 カ月以内に汎血球減少症による感染症や出血で死亡する．

PT-GVHD の診断はまず本症を疑うことに始まる．初期には患者 HLA 型のドナー型への変換や，女性患者の場合は血中に Y 染色体を検出することなどが証明法として用いられてきたが，現在はマイクロサテライト多型の検出が PT-GVHD の診断法として確立している．いずれにしても確定診断にはドナーリンパ球が患者体内に存在し（キメリズム），HLA one-way match であることが証明できればよい．

(3) 発症因子

輸血が HLA の one-way match になる可能性は，日本人の均質な民族性から，通常の輸血でも外国での血縁者間輸血に相当するほどであるとされる．他に，男性，初回輸血，高齢者などが要因として挙げられている．リンパ球の活性（免疫応答能，分裂増殖能）は血液が新しいほど高く，PT-GVHD の危険性も高まる．保存期間が長くなれば低下するが，14 日保存の血液で PT-GVHD が発症したとの報告があるので注意が必要である．

(4) 予防と治療

典型的な症状が揃ってからでは死亡率 90％以上と救命は困難である．免疫抑制剤など様々な治療法が試みられたが確立した方法はなく，予防が重要である．まずは同種血の回避策を含む適切な輸血療法，自己血輸血が基本である．同種血が必要な場合は照射血を使用する．照射でDNA は障害され，リンパ球は分裂増殖能を失うためである．照射の対象は，分裂増殖能を有する細胞成分を含むすべての製剤である．

照射血の問題として，①高 K 血症，②血液の質，機能への影響，③発癌性，④被曝などがあげられるが，日常の臨床では①がもっとも重要である．保存による ATP の低下で赤血球膜の Na-K ポンプ機能は低下し細胞内に K を保持できなくなり，さらに照射による赤血球膜の構造の

変化（弛緩）で血漿中のKの濃度は高まる．ただし，細胞内のKが移動するだけのことであり，ほぼ60mEq/lあたりで上昇は止まる．この時，バッグ内の総K量は400ml由来赤血球濃厚液で約7mEqであり，維持輸液（K：20mEq/l）の500ml中の総Kよりも低値である．したがって通常の輸血量，速度では心配ないが，高Kが問題となる腎不全患者，新生児，大量輸血では照射後長時間経た製剤は避けた方がよい．②は50Gy以上の場合に赤血球の酸素運搬能や血小板の止血能などが低下するとされる．③は血液中の極少数の血液幹細胞が放射線照射で変異を起こし，受血者に生着し発癌を起こす可能性が理論上指摘されている．しかしそれを実証した報告はなく，このリスクは未照射輸血で患者が被るデメリットに比し遥かに小さいもので，現実的には問題にならない．④も血液バッグの放射化で残留放射線が認められたとの報告があるが，③と同様の理由で問題とならない[7]．

PT-GVHDの発症における輸注リンパ球数には閾値があると考えられ，2007年から導入された白血球除去に若干の予防効果が期待できる．しかし，白血球除去フィルターを使用してもPT-GVHDは発症しており，照射を省くことはできない．

5）アレルギー反応

（1）じん麻疹

IgEを介するアレルギー皮膚反応で，前感作のある患者が輸血で可溶性抗原に曝露された際に生ずる（第3章，Ⅳ）．輸血の1～3％で発症し，通常発熱は伴わない．輸血を中止し，抗ヒスタミン剤で改善すれば継続可能であるが，症状が強く，全身に広がった場合は使用しない方がよい．頻回に繰り返す場合は輸血30分前に抗ヒスタミン剤の投与が有効であり，重症例では洗浄赤血球，血小板が必要な場合もある．

（2）アナフィラキシー反応

わずか数mlの輸血で，最初はじん麻疹様の軽い症状ながら，呼吸困難，意識レベルの低下，ショックに陥り，場合によっては死に至ることがある．FDAによれば17万件の輸血に1回の頻度で発症し，年間の死亡者数は1人とされる．マスト細胞上の抗原特異的IgEと輸血中の抗原の結合で一気に放出された化学物質が気管支収縮，末梢血管不全などを生じさせるためである．典型例として抗IgA保有のIgA欠損症患者が知られている．ヨーロッパではIgA欠損症が0.14％でその30％に抗体を有するが，実際に輸血でアナフィラキシー反応を呈するのはごく一部とされる．

類似の症状を呈する原因として，ACE阻害薬，アナフィラトキシン（C3a, C5a），血清タンパクや薬剤などに対する抗体などがある．血小板輸血ではヒスタミン，セロトニン，血小板活性化因子により，過敏性反応が生ずることがある．

アナフィラキシー症状を呈した場合はただちに輸血を中止し，静脈路を確保し，エピネフリン，コルチコステロイド，O_2などを適宜使用する．輸血を再開してはならない．予防はIgA欠損者由来の製剤の使用であるが，入手できない場合は洗浄して用いる．手術予定の患者で輸血の可能

表 11-7　急性輸血副作用の臨床と検査のまとめ

ショックや呼吸障害など重篤な輸血副作用症状の発生時にはただちに輸血を中止し，輸液に切り替え，呼吸循環の安定化に努めることが第一である．同時に原因検索，適切な治療を進め，これらを患者・家族に説明しなければならない．

<臨床>
1. 輸血を中止し，ラベルの確認（氏名，血液型，製剤名など），輸血バッグと患者照合，輸血部への連絡を行う．
2. 生食水で輸液ルートを確保する．
3. 患者血（EDTA血，凝固血）および輸血バッグを輸血部に提出する．
4. 責任医師は患者の病態を評価し，適切な治療を進める．
5. 急性溶血（ABO異型輸血など），アナフィラキシー，TRALI，TACO，細菌汚染血輸血の鑑別が重要である．
6. 患者・家族へわかり易く説明する．

<検査>
1. ABO，Rh検査（輸血前後の患者血液，輸血バッグ内の血液）
2. 不規則抗体検査
3. 交差適合試験
4. DAT
5. 患者Hb，Htの追跡
6. 他の主要な検査（Hp, LD, K, AST, ALT, BUN, Cr, Ca^{2+}, Bil, 尿一般など）
7. 抗IgA
8. 輸血した血液の外観，溶血の有無，細菌培養，グラム染色
9. 患者血液，及び輸血血液中の抗白血球抗体
10. その他（胸部X線などの画像，動脈血液ガス，凝固検査など）

性が高い場合は，自己血を考慮する．

6) 他の輸血副作用と対応

　急性輸血副作用として低体温，クエン酸中毒，カリウム異常，凝固異常，乳酸アシドーシス，空気塞栓などが知られているが，いずれも急速大量輸血時に起こりやすい．低体温では心室性不整脈が生ずるため，加温が必要である．クエン酸中毒は血漿成分の多いFFPや血小板の輸血が100ml/hr以上で行われると生じやすい．軽症ではカルシウム剤の経口投与でよいが，中等症以上では静脈内投与が考慮される．血液バッグのK値は保存期間が長くなると高値となり，低出生体重児，乳酸アシドーシス，腎不全患者では注意が必要であるが，通常の輸血では問題ない．大量輸血が循環血液量の2～3倍になると微小血管からの出血がみられる．血小板減少（＜5万/μl），凝固異常では，補正に血小板製剤やFFPが必要になる場合がある．空気塞栓は輸血回路への外気の流入が原因であるが，とくに輸液ポンプの誤操作，アフェレーシス回路の接続ミスなどで生じ易い．咳，呼吸困難，胸痛などから本症が疑われた場合は速やかに頭を低くし，側臥位とする．

　急性輸血副作用の臨床と検査のまとめを表11-7に示した．

　遅発性副作用で重要なのが鉄過剰である．全血1ml中に鉄は約0.5mg含まれているので，200mlの輸血では100mgの鉄が負荷される．長期に輸血を受けている患者では肝臓，心臓，内分泌組織などに沈着し，臓器障害を起こす．鉄キレート剤が治療に用いられる．

　輸血副作用や検査結果の記録は，次回の輸血においてもきわめて有用な情報となる．米国では，

輸血関連死は24時間以内にFDAに届け，1週間以内に報告書を提出しなければならない．西欧諸国でもヘモビジランスとして輸血副作用に関する情報を収集し，次の安全な輸血につなげるシステムが構築されている．わが国でも日本版ヘモビジランスを確立し，より安全な輸血療法の推進が求められる．

7）輸血感染症
(1) 日本における輸血後肝炎の変遷
　1955～1961年の輸血用血液は売血が主体であった時代で，輸血を受けた2人に1人は輸血後肝炎を起こしていた（図11-8）．1964年に駐日アメリカ大使であったライシャワー氏が暴漢に襲われナイフで刺され輸血を受けたが，それがもとで肝炎が発症し，売血が社会的問題になった．そのような状況のなかで，1964年に輸血用血液はすべて献血で確保することが閣議決定され，1969年に献血の100％確保が達成された．これによって，輸血後肝炎の発症は16％に減少した．その後，1972年にHBs抗原スクリーニング，1986年に成分献血，400ml献血の導入，1989年にHBc抗体およびHCV抗体スクリーニング（第一世代），1992年にHCV抗体スクリーニング（第二世代），さらに1999年10月には500人分の血清をプールした検体を用いた核酸増幅検査（nucleic acid amplification test：NAT）が開始されるようになり，輸血後肝炎の発症は漸次減少し，今日ではきわめて少なくなった．このように，輸血用血液の安全性確保は肝炎ウイルスとの戦いであったといっても過言ではない．一方で，1980年後半以降の薬害エイズ禍以来，輸血用血液の安全性をさらに高めるためにいろいろな対策が講じられるようになった．

(2) 主な輸血感染症と感染発生数
　輸血によって伝播する可能性がある主な感染症，疾患および特徴，日赤血液センターにおけるスクリーニング検査項目を**表11-8**に示した．現在の輸血用血液の感染症スクリーニング検査は，血清学検査と核酸増幅検査（NAT）を用いて行われている．2009年10月現在，NAT検査は20人分の血清を1本の試験管にプールして，その検体を検査に用いてHBV DNA，HCV RNA，HIV RNA検査を実施している．NAT検査の導入によって，これまで血清学検査では検出できなかった感染早期（ウインドウ期間）のウイルス感染が検出できるようになり，輸血用血液の安全性はきわめて高くなった．**図11-9**には，ウイルス感染による生体内反応とNATおよび血清学検査の平均検出日数を示した．ウイルス感染が起こると，潜伏期間の後，ウイルスが増殖して血液中に出現し，それに対する生体の免疫反応が起きて血清学検査で検出されるようになる．HBV，HCV，HIVの平均検出日数は，NATでそれぞれ34日，23日，11日，血清学検査でそれぞれ52～80日（検出感度によって異なる：EIA法，CLIA法などは52日，凝集法は80日），82日，22日であり，NATのほうが血清学検査よりも早期に感染を検出することができる．

　輸血感染症は検査技術の進歩や種々の安全対策により，そのリスクはきわめて少なくなっている．しかし，完全にゼロにすることは困難な状況である．**表11-9**は，1994～2007年の輸血により感染した可能性の高い症例数の推移を示した．1996年9月から全国の血液センターで開始さ

図 11-8　日本における輸血後肝炎発症率の推移

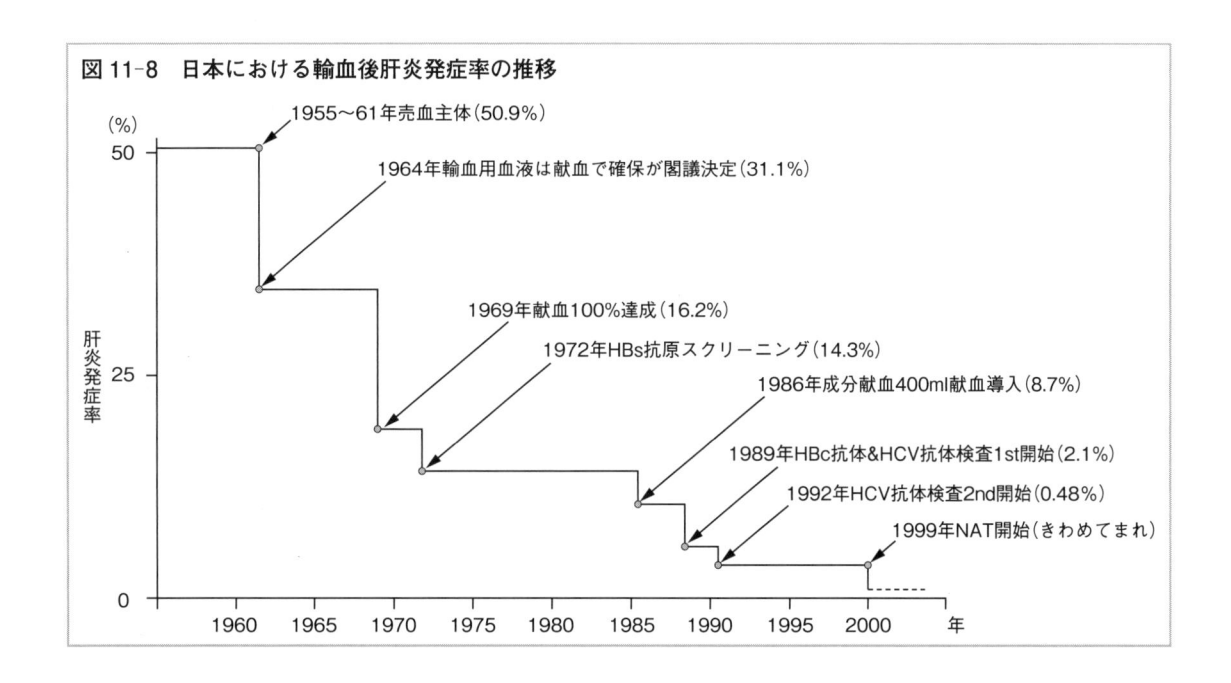

- 1955〜61年売血主体 (50.9%)
- 1964年輸血用血液は献血で確保が閣議決定 (31.1%)
- 1969年献血100%達成 (16.2%)
- 1972年HBs抗原スクリーニング (14.3%)
- 1986年成分献血400ml献血導入 (8.7%)
- 1989年HBc抗体&HCV抗体検査1st開始 (2.1%)
- 1992年HCV抗体検査2nd開始 (0.48%)
- 1999年NAT開始 (きわめてまれ)

表 11-8　輸血により伝播する可能性のある主な感染症

病原体の分類	病原体	患者および特徴	日赤血液センターのスクリーニング検査
肝炎ウイルス	A型肝炎ウイルス (HAV) B型肝炎ウイルス (HBV)* C型肝炎ウイルス (HCV)* D型肝炎ウイルス (HDV) E型肝炎ウイルス (HEV)	A型肝炎 B型肝炎 C型肝炎 HBVキャリアに重複感染, 日本ではまれ E型肝炎, 人獣共通感染症	HBs抗原, HBc抗体, HBs抗体, HBV DNA HCV抗体, HCV RNA
レトロウイルス	ヒト免疫不全ウイルス-1/2 (HIV-1/2)* ヒトTリンパ球向性ウイルス (HTLV-1)*	後天性免疫不全症候群 (AIDS) 成人T細胞白血病, HAM, ブドウ膜炎	HIV-1/2抗体, HIV RNA HTLV-1抗体
ヘルペスウイルス	サイトメガロウイルス (CMV)** EBウイルス (EBV)	間質性肺炎 伝染性単核症	CMV抗体
ピコルナウイルス	ヒトパルボウイルスB19*	伝染性紅斑, 赤芽球癆, 胎児水腫	パルボウイルスB19抗原
スピロヘータ	トレポネーマ パリダム*	梅毒	TP抗体
寄生虫	マラリア トリパノソーマ トキソプラズマ バベシア	マラリア症 シャーガス病 トキソプラズマ症 バベシア症	
リケッチア	Q熱リケッチア	Q熱	
細菌	グラム陰性菌 グラム陽性菌	敗血症, 菌血症, 毒素による副作用 敗血症, 菌血症, 毒素による副作用	

*：日赤血液センターでスクリーニング検査が行われている感染症 (2008年に血清学検査法は凝集法から化学発光酵素免疫測定法 CLEIA法に変更).
**：医療機関の依頼によりCMV抗体陰性の血液製剤を供給 (造血幹細胞移植などで患者とドナーがCMV抗体陰性の場合など).

図11-9 ウイルス感染による生体内反応

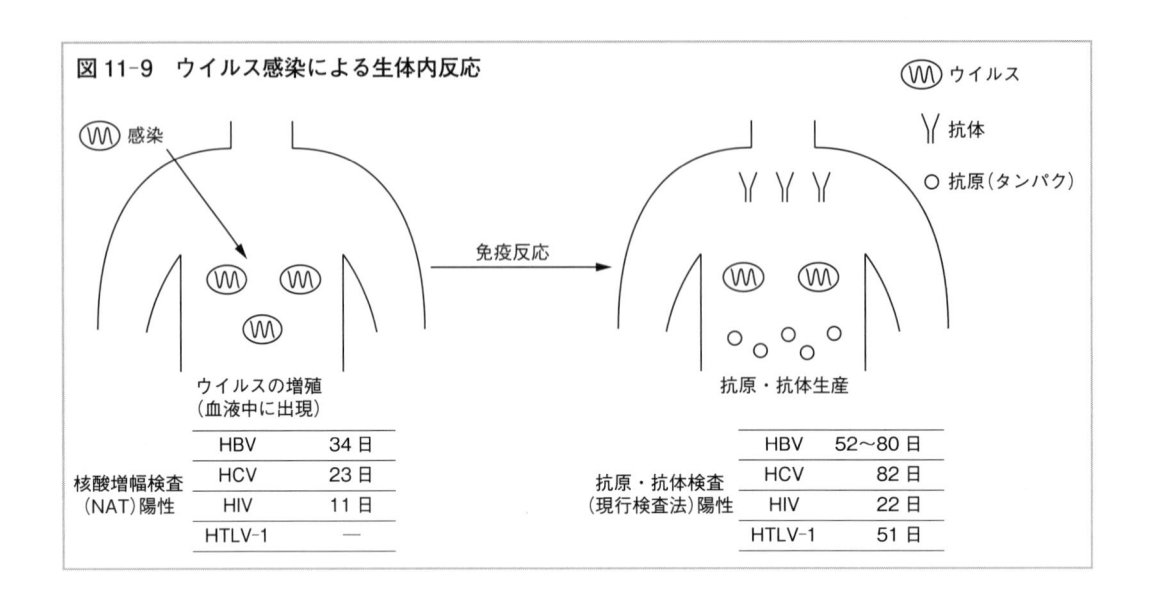

核酸増幅検査 (NAT)陽性		
	HBV	34日
	HCV	23日
	HIV	11日
	HTLV-1	—

抗原・抗体検査 (現行検査法)陽性		
	HBV	52〜80日
	HCV	82日
	HIV	22日
	HTLV-1	51日

表11-9 輸血による感染症例

年	HBV	HCV	HIV-1	B19	HEV	細菌	特記事項
1994	1						マラリア感染1例
1995	1						
1996	1	1	1				献血者検体保管9月開始
1997	12	1					B19 RHA法9月開始
1998	22	7					
1999	17	5		2			
	3						500-pool NAT 10月開始
2000	5			1		3	50-pool NAT 2月開始 バベシア感染1例
2001	7						
2002	8			3	1		
2003	12		1			2	遡及調査6月開始
2004	20				2		20-pool NAT 8月開始
2005	11	1		3	1		
2006	6	1		1	1	3	
2007	13	1					

れたドナー検体の凍結保存(11年間)により，感染原因を究明できるようになった．

① HBV感染

HBVの輸血感染症例は年度で数の変動は認められるものの，毎年数例〜十数例確認されており，他の感染症に比べ多いことがわかる．1997年から報告数が増加しているようにみえるが，これは1996年9月より献血者検体の凍結保存(11年間)を開始したことによって，今まで確定できなかった輸血との因果関係を明らかにすることができるようになったためである．NAT導入

後のHBV感染原因の大部分は，プール検体NAT陰性・個別検体NAT陽性のきわめて感染早期（ウインドウ期間）の献血によるものであるが，一部は潜在性HBV感染者（HBs抗原が消失した後も微量のHBV DNA陽性が持続している既往感染者）の献血によるものである．したがって，これらのHBV感染リスクは現在もわずかながら残存している．日赤では輸血によるHBV感染リスクは年間13～17人程度存在すると推定している（50検体プールNAT実施時の推定値）．

② HCV感染

HCVの輸血感染症例はNAT導入後の1999～2004年まで1例も確認されていなかったが，2005～2007年の3年間でそれぞれ1例の計3例確認されている．HCVのウイルス増殖速度はHBVに比べ速いため，NATによって感染早期の検出が有効に行われていると考えられる．しかし，HCV感染が確認された3例は，20プール検体NAT陰性・個別検体NAT陽性のきわめて感染早期（ウインドウ期間）の献血によるものであった．

③ HIV

HIV-1の輸血感染症例は，NAT導入前の1996年に1例，1999年に2例確認された．これらの原因血はHIV抗体陰性・NAT陽性のウインドウ期間であり，安全対策としてNATを早急に導入するきっかけとなった．2003年のHIV-1感染原因血は50検体プールNATでは検出されないウインドウ期間であったため，2004年8月末よりプールサイズは20検体プールに変更され，検出感度の向上を図った．これによりウインドウ期間の感染リスクはさらに減少したが完全になくなったわけではない．最近，献血で検出されるHIV感染献血者数が年々増加傾向にあり，それに伴うHIVウインドウ期間の血液による感染リスクの増加が懸念されている．

④ パルボウイルス B19

パルボウイルスB19の輸血感染例は，2000年に1例，2002年に3例，2005年に3例，2006年に1例確認されている．このウイルスは慢性貧血患者に感染すると，重篤な赤芽球癆を起こすことがある．また，妊婦に感染すると胎児水腫を起こすことがある．このウイルスはエンベロープをもたない小型のウイルスで，種々のウイルス不活化工程に抵抗性を示すため，血漿分画製剤への混入が懸念されている．日赤血液センターではパルボウイルスB19抗原検査を行い，高濃度（10^6 IU/ml以上）のB19 DNA陽性血液は排除している．

(3) 新興再興感染症と輸血感染

① HEV, HAV感染

E型肝炎ウイルス（HEV）は数年前まで日本には存在しない輸入感染症と考えられていた．しかし，最近の研究で日本固有HEV株の存在が明らかになり，今まで原因不明の肝炎と診断されていた症例のうちの数％がこれに相当していた可能性がある．HEVの一般的な感染経路は発展途上国では水系の糞口感染である．しかし，日本ではブタ，シカ，イノシシなどの肉や内臓肉（レバー，ホルモンなど）を生食または十分加熱しないで食べてHEVに感染した症例が報告されている．HEVは人獣共通感染症であるため，動物に感染し，ヒトがその感染動物の肉または内臓肉を食べて感染する．HEV感染初期は一過性のウイルス血症を呈するため，輸血による感染リ

スクが存在する．2007年12月現在で5例（北海道4例，東京1例）の輸血HEV感染症例が報告されている（表11-9）．HAVの輸血感染症例は1994年以降1例も確認されていないが，輸血感染リスクは存在する可能性がある．

②マラリア，バベシア感染

輸血によるマラリア感染は1994年の報告以降確認されていない．わが国にはマラリアは存在していないため，国内でみつかるマラリア感染症例は輸入感染症であると考えられる．また，輸血によるバベシア感染はアメリカでは時々報告されているが，わが国では2000年に報告された1症例だけである．この症例は輸入感染症ではないことが確認され，わが国にネズミが媒介する*Babesia microti*が存在している可能性を示唆している．その他に，アメリカで大流行したウエストナイルウイルス感染，SARDS，シャーガス病などの新興再興感染症が，いつ日本に入り込み感染が拡大するかわからないため，十分な注意が必要である．

また，英国では輸血を介した可能性の高い変異型クロイツフェルト・ヤコブ病（vCJD）感染が4例確認されている．日本国内では，輸血によるvCJD感染例は1例も確認されていないが，2001年に英国滞在歴（1カ月）のある人が帰国後，vCJDを発症した事例が確認された．その患者は英国滞在時の曝露の可能性が高いため，輸血用血液の安全対策として当面の間，「①1980年から1996年までに通算1カ月以上，②1997年から2004年までに通算6カ月以上の英国滞在歴のあることが確認された場合は，献血をお断りさせていただきます」との対策が取られている（②の滞在歴には①を加算）．

③細菌

輸血用血液の細菌汚染による敗血症にも注意が必要である．2000～2006年の輸血による細菌感染報告事例を表11-10に示した．8例の報告のうち，輸血による因果関係があると考えられたのは6例で，残りの2例は不明であった．死亡例は4例報告されたが，そのうち3例は輸血によ

表11-10 輸血による細菌感染事例（2000～2006年）

#	報告年	輸血用血液	輸血患者 症状	転帰	血液培養試験 患者	輸血	輸血による因果関係
1	2000	PC	吐き気，血圧低下，ショック	死亡	Streptococcus pneumoniae	同左	あり
2	2000	RC-MAP	発熱，悪寒，白血球増	生存	Bacillus cereus	同左	あり
3	2000	RC-MAP	発熱，悪寒	生存	Bacillus cereus	P. acnes	不明
4	2003	RC-MAP	悪寒戦慄，エンドトキシンショック	死亡	Yersinia enterocolitica	同左	あり
5	2003	RC-MAP	敗血症	死亡	Pseudomonas aeruginosa	未検出	不明
6	2006	RC-MAP	発熱，悪寒，低酸素血症	軽快	陰性	Y. enterocolitica	あり
7	2006	RC-MAP	発熱，呼吸困難，血圧低下	軽快	陰性	Y. enterocolitica	あり
8	2006	PC	発熱，悪寒，白血球減少	死亡	Staphylococcus aureus	同左	あり

PC：血小板濃厚液，RC-MAP：赤血球濃厚液

（三谷孝子：症例に学ぶEBM指向輸血検査・治療．医歯薬出版，2005著者一部追加）

図11-10 輸血前後の感染症マーカー検査の在り方について

	輸血前		輸血	輸血後		治療方針
	検査項目	検査結果		検査項目	検査結果	
HBV	HBs抗原/HBs抗体/HBc抗体	いずれも陰性 ⇒未感染	→	3カ月後にNAT	陽性→急性感染 / 陰性→感染なし	早期治療が必要 / —
	HBs抗原/HBs抗体/HBc抗体	いずれも陽性 ⇒キャリアーまたは感染既往				キャリアーの場合、必要に応じて治療
HCV	HCV抗体/HCVコア抗原	いずれも陰性 ⇒未感染	→	1〜3カ月後にHCVコア抗原	陽性→急性感染 / 陰性→感染なし	早期治療が必要 / —
	HCV抗体/HCVコア抗原	陽性/陰性 ⇒感染既往				
	HCV抗体/HCVコア抗原	陰性/陽性 ⇒感染早期(きわめてまれ)				早期治療が必要
	HCV抗体/HCVコア抗原	いずれも陽性 ⇒キャリアー				必要に応じて治療
HIV	HIV抗体	陰性 ⇒未感染	→	2,3カ月後HIV抗体	陽性→ウエスタンブロット、必要に応じてNAT→陽性/陰性 / 陰性→感染なし	早期治療が必要 / —
		陽性(確認検査) ⇒キャリアー				治療が必要

(輸血療法の実施に関する指針)

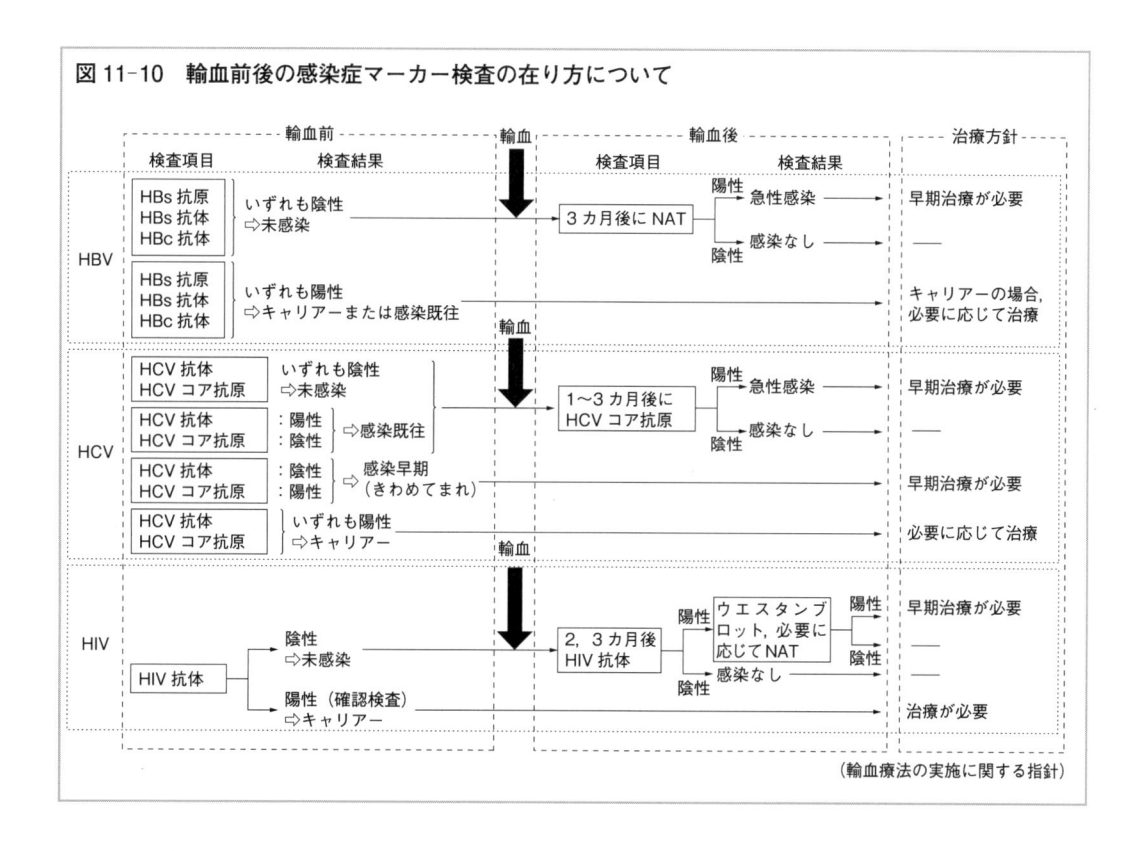

る因果関係があると考えられた．2006年は3例の細菌による輸血副作用が報告されている．そのうち2例は輸血用血液製剤の培養で，*Yersinia enterocolitica*が検出されたが，患者血液の培養では両者とも陰性であった．その1例は発熱，悪寒，低酸素血症，もう1例は発熱，呼吸困難，血圧低下の症状を呈したが，両症例とも軽快した．残りの1例は輸血用血液および患者血液の培養で*Staphylococcus aureus*が検出され，患者は輸血後145分後に発熱，悪寒，白血球減少を呈し死亡した．

血液センターでは問診の強化，採血時の初流血を除去することで皮膚常在菌などの混入防止の対策を講じているが，もともと菌が血液中にある場合には効果がない．したがって，医療機関では輸血前に血液の色調変化に注意して，赤血球製剤の色調変化（黒色化など），血小板製剤中に白色塊や色調変化などの異変が認められた場合は使用しないなどのチェック体制が重要である．また，病院内で自己血輸血を行う場合にも細菌汚染には十分注意を払う必要がある．

輸血感染症は多数存在するため，その他の病原体の感染についても十分留意する必要がある．さらなる輸血用血液の安全対策として，個別検体NATスクリーニングや病原体不活化技術の導入などが検討されている．

(4) 輸血感染症検査と遡及調査

①医療機関

　輸血感染症の早期発見，早期治療，二次感染の防止などを目的に，「輸血療法の実施に関する指針」では輸血前後の HBV，HCV，HIV-1 に関する検査を行うこととしている（図 11-10）．輸血前は感染症検査陰性であったが，輸血後に検査陽性となった場合は血液センターに原因調査依頼を行う．輸血が感染原因であることが証明できれば，患者の治療費などは生物由来製品感染等被害救済制度で救済給付される．また，患者の輸血前後の検体を可能なかぎり凍結保存（清潔な状態で分離した血清 2ml を 2 年間程度）しておくことが重要である．これによって，後から判明した感染疑いの精査や HBV，HCV，HIV-1 以外の輸血感染症の検査も行うことができる．

②血液センター

　献血者の感染症検査が陽転化した場合，過去の献血血液の感染リスクについて凍結保管検体などを用いて NAT 検査などを行い，それらの情報を医療機関に提供して輸血患者の感染の有無に関する遡及調査を行っている．患者に当該ウイルス感染が認められた場合は，輸血が原因か否かを確認するため，ウイルス遺伝子型や塩基配列の相同性などを検査している．遡及期間などはウイルスの種類や陽転した検査法などによって異なる（詳細は血液製剤等に係る遡及調査ガイドラインを参照）．

(5) 輸血感染症と鑑別診断が必要な症例

　ウイルス既往感染患者が化学療法または免疫抑制療法などを受けた際に，肝組織または白血球内に存在していたウイルス（HBV，CMV など）が再活性化することがある．これらの患者は輸血を受けていることが多いため，輸血感染症と間違いやすい．したがって，輸血感染症の可能性を疑った場合には，まず再活性化との鑑別診断が必要である．とくに HBV は輸血前に HBs 抗原検査しか行わない医療機関が多い．HBV の既応感染があるかどうかを確認するには，HBc 抗体と HBs 抗体検査の実施が必要である．そのためには，医療機関において輸血患者の輸血前検体を可能なかぎり凍結保存しておくことが重要である．また，院内感染や飛沫感染，検査結果の偽陽性反応などの可能性についても確認が必要である．

参考文献

1) AABB：Technical Manual 15th ed. Bethesda, 2005.
2) Janatpour, K.A., et al.：Clinical outcomes of ABO-incompatible RBC transfusions. *Am. J. Clin. Pathol.*, 129：276〜281, 2008.
3) 藤井康彦，他：ABO 不適合輸血の発生原因による解析．日本輸血細胞治療学会誌，53：374〜382, 2007
4) 大戸　斉，他：血小板製剤による敗血症の予防と対応策に対する手引き．日本輸血細胞治療学会誌，54：419〜421, 2008
5) Bux, J.：Transfusion-related acute lung injury. Blood, 105：2266〜2273, 2005
6) Bux, J., et al.：The pathogenesis of transfusion-related acute lung injury (TRALI). *Br. J. Haematol*, 136：788〜799, 2007
7) 関根　広，他：血液照射に伴う輸血バッグの放射化について．臨床放射線，41：915〜918, 1996.

12章　移植の検査

Ⅰ．移植前検査

　移植ではレシピエントの評価だけでなく，ドナーにおいてもその適格性とレシピエントとの適合性は十分に検討されねばならない．移植前検査には移植の種類や方法，および移植後の生着，拒絶，再発などを考慮した検査が含まれる．項目も検体検査だけでなく，生理，画像検査など，多岐にわたる．**表 12-1**は，移植前検査の一例である．

表 12-1　移植前検査のまとめ

A) 一般的検査
1. 理学的所見，嗜好…身長，体重，喫煙，飲酒
2. 既往歴…呼吸器，循環器，肝臓，腎臓，代謝性（糖尿病など），アレルギー
3. 精神心理学的所見…薬物
4. 心肺機能…胸部X線，呼吸機能，血液ガス，心電図
5. 輸血関連…血液型，HLA（血清，遺伝子），凝集素価，交差適合試験（LCT），直接クームス試験，不規則抗体，PRA (panel reactive antibody)
6. 検体検査…血算，凝固，腎機能，肝機能，電解質，血糖，HbA1c，尿酸，タンパク（分画），脂質，CRP
7. 感染症…CMV, HBV, HCV, HIV, EBV, HSV, VZV, TPHA, HTLV-1
8. 尿・便検査…一般，沈渣，潜血
9. その他…妊娠，悪性腫瘍関連，自己免疫疾患関連，免疫抑制剤濃度

B) 特殊検査
1. 造血幹細胞移植
    - 細胞学的検査（CFU-GM, CD34, CD56, など）
    - 微小残存病変
    - キメリズム解析
    - MLR
2. 腎臓移植
    - 糸球体濾過値（GFR）/24時間Ccr（クレアチニンクリアランス）
    - 尿培養
    - 24時間尿タンパク排泄量
    - 超音波検査
    - 腎盂造影検査
    - 血管造影検査
3. 肝臓移植
    - CT, MRI, 超音波, 血管造影
    - 内視鏡（上部下部消化管，ERCP）
    - 生検
    - 細菌検査（尿，喀痰，咽頭，便）
    - ICG R15, Ccr

1) ABO, Rh血液型検査

被検血球と抗A, 抗B血清の反応によるオモテ検査と, 被検血清とA, B型血球との反応をみるウラ検査から, ABO血液型を判定する. オモテ・ウラ検査が不一致の場合, その原因を検索する. Rh血液型システムにおいては, D抗原の判定がもっとも重要である. 抗Dとの反応性からRhD陽性 (RhD＋), 陰性 (RhD－) が判定される. 以前, ポリクローナル抗DでweakDとされていたものでも, モノクローナル抗DではD＋と判定される場合もある. モノクローナル抗Dで陰性の場合, D陰性確認試験として間接抗グロブリン法を行う. しかし, 輸血の際は, RhD－の血液を使用すればよく, あえてきわめて弱いweak Dやvariantを見出そうとする必要はない. 不規則抗体は抗A, 抗B以外の赤血球型抗体の総称で, スクリーニング用パネル血球 (通常はDi^{a}の抗原を有する3種類の血球) と反応させ, 陽性の場合, 抗体の同定が行われる. 以上はABO, Rh血液型検査の基本であり, 詳細は別章を参照されたい.

造血幹細胞移植において, とくにドナーとレシピエントのABO血液型が異なる場合, 移植片の生着や拒絶, 再発の判断などに血液型は重要な情報となる. その他, Rh血液型のCcDEeタイプ, Duffy, Kidd, MNなども事前に調べておくと有用なことがある. ただしLewis血液型はレシピエントの消化管上皮細胞などで合成された糖脂質が赤血球膜に結合したものであり, 移植後もレシピエント型のままである. 抗A, 抗Bの抗体価 (IgG, IgM) も移植後の評価に欠かせないが, 方法, 試薬および術者が同一であることが必要である. ABO minor mismatch移植では60～80％に抗A, 抗Bが産生され, 移植後1～2週後に直接クームス試験が陽性となり, 約10～15％に臨床的な問題が生ずるとされる (B cell-mediated GVHD)[1]. 抗体はグラフト中の成熟ドナーB細胞由来と考えられる. ドナーが不規則抗体陽性であれば, レシピエントは同様の機序でそれと同じ特異性の抗体を産生する. major mismatch移植では, 移植前処置に抵抗して生き延びたレシピエントのB細胞が抗体を産生し, ドナーの造血を障害することも知られている. なお糖転移酵素活性は移植後もレシピエントの非血液細胞から産生される酵素が主で, ドナー型の活性が認められぬことが多い.

臓器移植ではABO同型が基本であるが, minor mismatch移植の場合, 造血幹細胞移植同様, グラフトに残存したドナー由来B細胞が抗A, 抗Bを産生することが知られている. 心肺移植で70％, 肝移植で40％, 腎移植で17％とされ, レシピエントの赤血球と反応し, 溶血が強い場合は腎不全や生着不全を起こすことがある.

2) HLA検査

脳死, あるいは心停止ドナーからの臓器移植希望患者が日本臓器移植ネットワークに登録する際には, 血液型, HLA型, 不規則抗体などの検査が必要である. 移植や輸血歴がある場合は前感作の程度を知るため, 50名程度のリンパ球との反応をみる場合がある. これをパネル反応性抗体 (panel reactive antibody : PRA) 検査と称し, 70～80％の反応があればハイリスク患者と考えられる. ただし, 反応性が徐々に低下する場合があるので, 抗ヒト免疫グロブリン (antihuman immunoglobulin：AHG）を併用したより高感度な AHG-LCT が標準となっている．所在地，HLA 型ミスマッチの程度，待機日数，年齢などからドナーが選択されると，今度は実際のドナー候補の T，B リンパ球とレシピエント血清とのクロスマッチが行われる（direct cross-match：DCM）．DCM 陰性でも PRA が高い場合は要注意である．これらの条件が揃い，ドナーが最終決定する．なお，生体移植では通常，両者は親族であり，ネットワークを介することなく進められるが，検査内容はおおむね同じである．

HLA 型の検査法には，HLA 抗血清を用いたリンパ球細胞毒試験（lymphocyte cytotoxicity test：LCT），リンパ球混合培養試験（mixed lymphocyte reaction：MLR）および DNA typing がある．免疫抑制剤などの進歩で，HLA 型の適合度の生着率への影響は以前ほどではないが，一致率の高い例ほど良好である．

(1) HLA の血清学的タイピング

従来より，腎移植などでは HLA class I（HLA-A,-B）および HLA class II（HLA-DR）の各 2 組，計 6 抗体をタイピングしている（10 章 HLA 血清学的タイピング，p.368 を参照）．

(2) HLA-DNA タイピング

抗血清によるタイピングでも，HLA の特異性はかなり絞られるようになった．しかし，交差反応性やパネル細胞の確保の問題，HLA のきわめて高い多型性，および移植成否への影響などを考慮し，現在は DNA タイピングが広く行われている．基本的には多型性を示す遺伝子変異領域（通常，塩基置換を含む部位）を PCR で増幅し，それをさまざまな方法で検出し，アリル（allele：対立遺伝子）の塩基配列を特定する．HLA タイピングでは塩基置換の多い部位として，HLA class I では HLA-A などの α 鎖をコードしているエクソン 2〜3 を，HLA class II では HLA-DRB などの β 鎖をコードしている B 遺伝子のエクソン 2 を対象としている．現在，数千のアリルが報告されているが，各アリルに特有な塩基配列は，ある一定の配列の組み合わせの結果として観察される．したがって，HLA のアリルを決定するには一定の配列をいかに正確に検出できるかが鍵である．

3) 交差適合試験

免疫抑制剤の進歩などで，HLA 型がミスマッチの夫婦間においても臓器移植が行われている．とはいえ，骨髄移植や腎移植ではやはり HLA 型が重要な因子である．心臓移植でも HLA-DR のミスマッチと移植成績が関連するとの報告がある．しかしドナーが少ないので，実際にはミスマッチでも移植を行わざるをえないというのが現実である．他方，レシピエントが移植前にドナーのリンパ球と反応するドナー特異抗体（donor specific antibodies：DSA）を有する場合，問題は大きい．液性免疫による超急性拒絶反応（hyper-acute rejection：HAR）を生ずるためで，薬剤でのコントロールが難しく移植後 24 時間以内にグラフトは拒絶される．したがって，肝臓を除き，心臓，肺，膵臓，腎臓，小腸の各移植においては，陰性であることが条件である．術前の LCT でほとんど回避できるようになったが，検出感度以下の抗体の移植成績への影響が明

らかとなり，より高感度の検査法として蛍光標識ヒトIgGやマイクロビーズを用いたフローサイトメトリー法なども導入されている．また抗体の種類として，これまではほぼすべての細胞に発現するHLA class Iに対する抗体が意義が大きいとされてきた．しかし最近は，HLA class II抗体を重要視する施設も多く，Bリンパ球クロスマッチが有用とされる．なお，移植後おおむね3カ月までの急性拒絶では細胞性免疫，特にkiller T細胞が重要な役を担っている．

(1) LCT法

患者血清とドナーリンパ球を反応させた後，ウサギ補体，さらにエオジンを加え，細胞の傷害の程度を顕微鏡で観察する．本法は抗体とグラフトとの反応を間接的に推測するものであり，被検リンパ球の活性，抗体の特異性や量，補体結合性，免疫グロブリンクラスなど，検査結果の解釈にはさまざまな影響を考慮する必要がある．反応温度では4℃（cold）反応性のIgM抗体より，37℃（warm）反応性のIgG抗体が臨床的に重要とされる．現在，AHGを加えたより高感度なAHG-LCT法が標準となっている．

(2) フローサイトメトリー法

LCTでは補体を加えたが，代わりに蛍光標識抗ヒトIgGを加え，フローサイトメーターで観察する方法である．補体非結合性抗体も検出可能である．問題点として，陰性コントロールのたて方など，陽性と判定する基準が不統一であること，抗体と抗原の特異性が不明であること，などが挙げられている．

(3) FlowPRA, LABScreen

ドナーのリンパ球の代わりに培養細胞由来精製HLA分子をコートしたマイクロビーズを用いたHLA抗体検出法である．Flow PRAでは1ビーズに単一ドナー由来のHLA抗原（クラス I 抗原の場合は最大6抗原）がコートされ，各ビーズは異なる蛍光特性を有するため，これを30種類ほど混合し，患者血清を加え反応させた後，FITC標識抗ヒトIgGを添加し，フローサイトメーターで観察することで，抗体のスクリーニングができる（Screening Test）．Single Antigen Testでは，単一のHLA抗原をコートしたマイクロビーズ8種類とコントロールをセットとして，HLA class I 80種，class II 40種を識別できる．コートされた抗原以外に対する抗体の場合は検出できない．本法は通常のフローサイトメーターで測定可能で，ヒストグラムで確認できる．他方，LABScreenでは濃度の異なる蛍光色素で標識されたマイクロビーズを用いており，測定には専用機器，解析ソフトが必要である．

II. 造血幹細胞移植

1) 造血幹細胞移植概説

造血幹細胞移植は白血病などの造血器腫瘍や再生不良性貧血などの機能低下症に対し，化学療法後に正常の幹細胞を移植することで，骨髄を再構築し機能を回復させようとする治療法であ

表12-2 造血幹細胞移植の種類と適応疾患

1) 自己移植：骨髄，末梢血
 ・造血器悪性腫瘍：悪性リンパ腫，多発性骨髄腫，急性骨髄性白血病
 ・固形腫瘍：精巣腫瘍，神経芽細胞腫
 ・自己免疫疾患
2) 同種移植：骨髄（血縁/非血縁（バンク）），末梢血（血縁/非血縁（バンク）），臍帯血（非血縁（バンク））
 ・造血器悪性腫瘍：急性骨髄性白血病，急性リンパ性白血病，慢性骨髄性白血病
       悪性リンパ腫，多発性骨髄腫
 ・他の造血器疾患：再生不良性貧血，骨髄異形成症候群，先天性免疫不全，先天性代謝異常

る．日本骨髄バンクの資料によれば，2010年3月末現在，有効骨髄提供希望者（ドナー）数は357,378人となり30万人を超えた．これまで11,587人の患者が非血縁者から骨髄の提供を受けており，最近は年間約1,000件の非血縁者骨髄移植が行われている．これに末梢血幹細胞移植（peripheral blood stem cell transplantation：PBSCT），臍帯血移植（cord blood transplantation：CBT）など新たな治療法が加わり，造血器疾患の根治療法が確立された．1990年，骨髄移植の礎を築いた米国のThomas博士にノーベル生理学医学賞が贈られた．

(1) 種類と適応

表12-2に種類と適応疾患を記した．自己移植は免疫抑制剤が不要であるが，採取移植片中の腫瘍細胞の残存が問題となる．ドナーのT細胞による抗腫瘍効果（graft versus leukemia effect：GVL）も期待できない．自己末梢血幹細胞移植（auto-PBSCT）の方が造血の回復が早いことから，現在では自己骨髄移植はほとんど行われなくなった．他方，同種移植では移植片に腫瘍細胞の混入はなく，GVL効果も期待できる．しかし強すぎるとGVHDが問題となり，治療の過程で移植関連死も多くなる．ソースとしては骨髄，末梢血，臍帯血があり，それらの特徴を認識したうえでドナーや治療法を選択する必要がある（表12-3）[2]．骨髄移植では骨髄採取の際にドナーの全身麻酔が問題となる．その点，末梢血幹細胞採取では全身麻酔は不要で，移植後の回復も早い．ただし，健常ドナーへのG-CSF（顆粒球コロニー刺激因子）の使用，慢性GVHDの頻度が高まる，といった問題がある．臍帯血はHLA2抗原不一致でも移植可能で，速やかに実施できるという点で有利ではあるが，輸注細胞数が少ないことなどによる生着不全が問題となる．

一般に，自己移植は化学療法が有効な悪性リンパ腫，固形腫瘍，それに同種移植では移植関連死亡率（transplant-related mortality：TRM）が高くなる多発性骨髄腫などが適応となる．化学療法で深い寛解期にある患者の正常な造血機能の回復時に，G-CSFを併用し造血幹細胞を採取し凍結保存しておく．後日，大量化学療法による前処置後に輸注し，造血のレスキューをはかる．他方，移植片に腫瘍細胞が混入しうる白血病や正常の骨髄機能を失った再生不良性貧血では，同種移植が適応となる．移植前処置により腫瘍細胞およびレシピエントの免疫担当細胞を制御し，健常ドナーの造血細胞を移植することで造血を再構築させ，かつGVL効果により残存腫瘍細胞を排除しようとする治療法である．

表 12-3 同種造血幹細胞移植の特徴

	BMT	PBSCT	CBT
移植までの期間（日）	60〜100	30	〜30
移植有核細胞数 （/レシピエント体重 kg）	$2〜3 \times 10^8$	$2〜3 \times 10^6$ （CD34＋細胞）	2×10^7
生着までの期間（日）	16〜21	12〜16	21〜28
急性 GVHD（＞II度）の頻度（%）	20〜40	20〜40	20〜40
慢性 GVHD の頻度（%）	30〜50	40〜60	20〜60
許容 HLA 適合度	6/6〜5/6	6/6〜5/6	6/6〜4/6
生着不全（%）	＜3	＜3	5〜8
ドナーのリスク	全身麻酔 造血幹細胞採取 自己血採取	G-CSF 体外循環	なし
DLI	可能	可能	不可能

BMT：bone marrow transplantation, 骨髄移植.
PBSCT：peripheral blood stem cell transplantation, 末梢血幹細胞移植.
CBT：cord blood transplantation, 臍帯血移植.

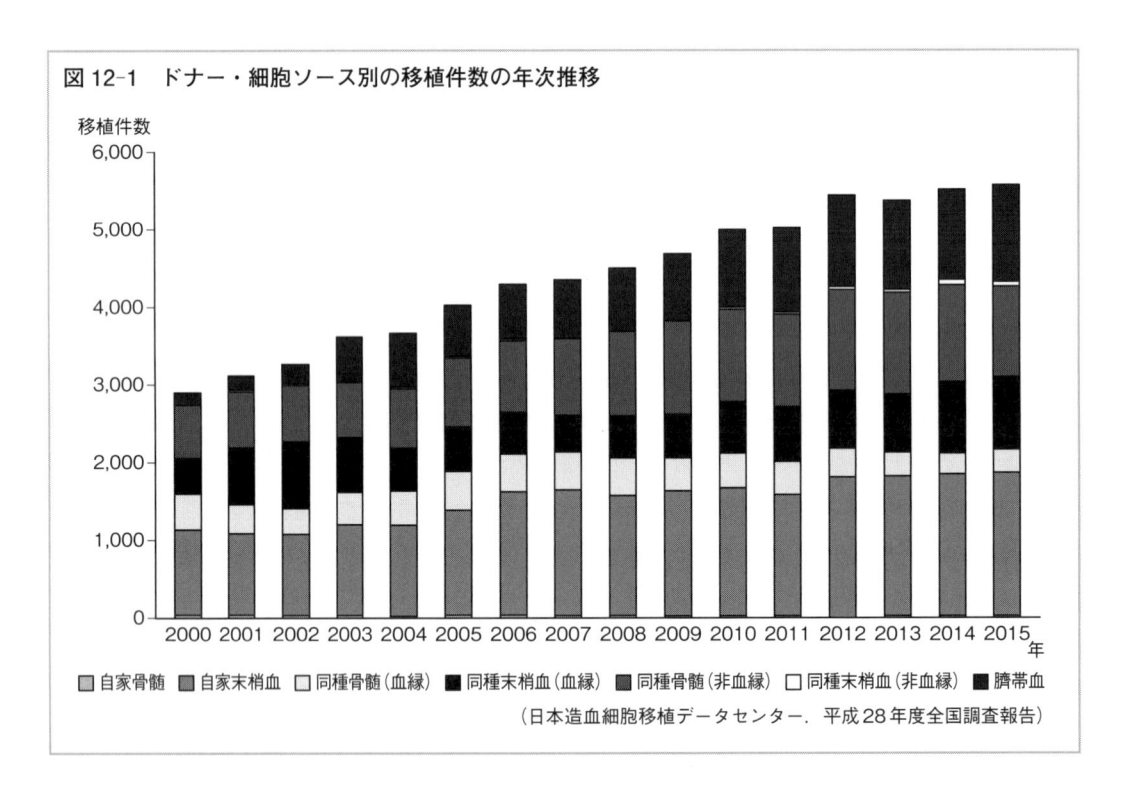

図 12-1 ドナー・細胞ソース別の移植件数の年次推移

（日本造血細胞移植データセンター．平成 28 年度全国調査報告）

図 12-1 はわが国における移植法の変遷である．最近は再び PBSCT（自家，血縁同種）が増えてきた．CBT や BMT（同種）は横ばいである．2010 年 10 月からは非血縁者間の PBSCT も骨髄バンクの事業として導入された．ドナーと患者の双方に選択の機会が確保され，より多くの患者の救命が期待されている．

(2) 造血幹細胞の採取と保存，輸注
①骨髄

非血縁者間骨髄移植の重大な合併症であるGVHDは，ドナー由来のT/NK細胞がレシピエントのアロ抗原を標的として組織臓器を傷害する病態である．移植後100日以内の急性発症のGVHDはグラフト中の成熟T細胞が，それ以降では移植した幹細胞から分化したT細胞がそれぞれ中心的に関与すると考えられている．ところでドナーを選択する場合，HLAの血清学的なタイピングではとくにHLA-A, -B, -DR抗原型の適合が重視される．しかし，抗原型が一致しても遺伝子（アリル）レベルで異なっている場合は重症のGVHDが生じうる．またHLA class IであるHLA-Cが一致している場合，HLA-DRB1が異なってもGVHDの発生頻度は変わらないことも判明した．

最近，GVHDにおけるNK細胞のNK細胞免疫グロブリン様受容体（killer cell immunoglobulin-like receptors：KIR）とHLA-Cの関係が明らかになってきた．HLA class I分子はほぼすべての有核細胞，血小板に発現しているが，これが十分に発現した細胞に対してNK細胞は傷害することはない．すなわち，HLA class I分子がKIRを介し，NK細胞に抑制的に働くためである．これは，NK細胞が自己を傷害しないメカニズムと考えられている．しかし，ウイルス感染細胞や癌化した細胞では発現が弱まりあるいは消失し，傷害の対象となる（missing self theory）．このKIRにはKIR2DL1, KIR2DL2, KIR2DL3があり，KIR2DL1はHLA-Cのアミノ酸配列（Asp77/Lys80）を認識し，またKIR2DL2, KIR2DL3はその（Ser77/Asp80）を認識し，NK細胞活性が抑制される．したがって，HLA-C（Cw1～Cw18）をDNAタイピングでこのエピトープのアミノ酸の相違で2群に分けた場合（Cw4 group, Asp77/Lys80：Cw3 group Ser77/Asp80），HLA-C不適合でも同じ群に含まれればKIRを介しNK細胞活性は抑制されることから，ドナーとしての優位性は高まる（KIR適合）．しかし，DNAタイピングでも別の群であればKIRと結合するリガンドがレシピエントのHLA-Cになく（KIR不適合），GVHDが生じやすくなり，ドナーとしては不適切である．典型例として，ドナーのHLA-C特異性がCw4 group/Cw3 groupヘテロで，レシピエントがいずれもホモの場合，GVH方向の不適合とし，ドナーはホストの細胞をmissing self（ドナーの片方のKIRリガンドがない）とし，傷害する．現在，このようなKIRリガンドのGVH方向不適合による急性GVHDの回避を考慮したドナーの選択基準が提唱されている（**表12-4**）[3]．

さて，実際の移植ではドナーの適格性の基準を遵守し，安全を最優先に進められる．事前に自己血を確保し全身麻酔下に両腸骨より$2～3×10^8$/患者体重（kg）の骨髄有核細胞を採取する．採取骨髄液＋ヘパリン添加希釈液はフィルターを通しdebrisなどを除き，ABO一致の場合はそのまま輸注される．ABO major mismatchの場合は赤血球を除く必要がある．比重遠心法ではFicoll-Hypaqueに重層し遠心して単核球を分離する．赤血球除去率は99％と高いが，単核球回収率20％程度で，チューブ本数は多く時間もかかる．成分採血装置を用いれば閉鎖系でより短い時間に単核球が分離できる．赤血球除去率は約90％，単核球回収率は約40％である．ABO

表12-4 ドナー選択におけるHLA適合度優先順位

優先順位	HLA-A	-B	-C	-DRB1
1	○	○	○	○
2	○	○	○	×
3	○	○	×（KIR適合）	○
4	○	○	×（KIR適合）	×
5a	×	○	○	○
b	○	×	○	○
6	2座不適合（4を除く）			
7	3座不適合			

○：遺伝子型適合，×：遺伝子型1座不適合

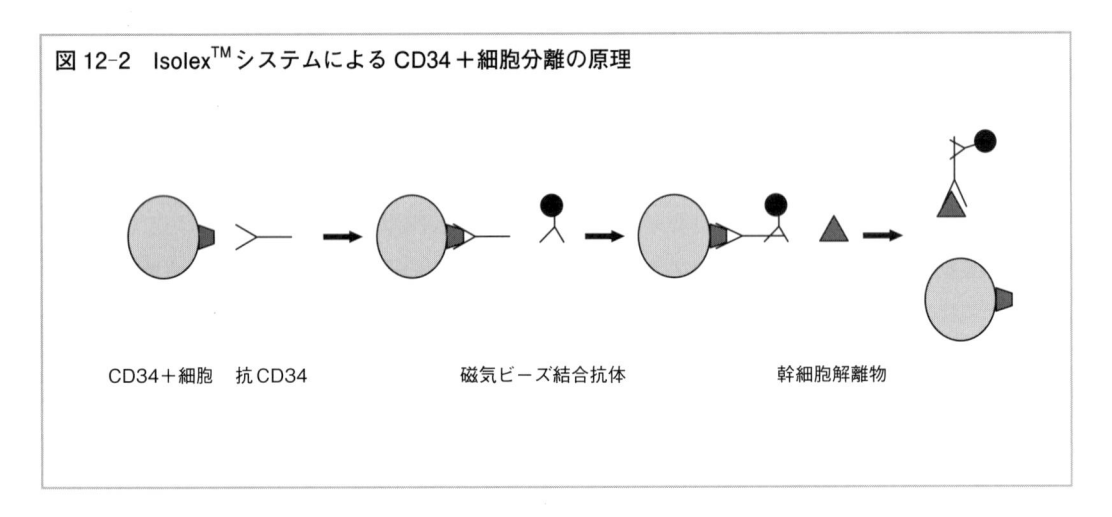

図12-2 Isolex™システムによるCD34+細胞分離の原理

CD34+細胞　抗CD34　　磁気ビーズ結合抗体　　幹細胞解離物

minor mismatchではドナーの抗A and/or 抗B抗体を除く目的で，骨髄液をバッグごと大型遠心機で遠心し，血漿を除去後，生理食塩液で補う．

自己骨髄移植の問題点として採取骨髄液中の残存腫瘍細胞による再発があり，腫瘍細胞のパージングが検討された．Negative selectionはex vivoでの腫瘍細胞の除去で，positive selectionはCD34+細胞の選択的収集である．図12-2はIsolex™によるCD34+細胞の収集である．抗ヒトCD34モノクローナル抗体に約5μmの磁気ビーズを付着させ，CD34+細胞に結合させる．この複合体を磁石で集め，CD34+細胞を競合阻害物で切り離し最終産物とする．しかし，auto-PBSCTが普及した今日，有効性，費用・労力などから，G-CSFなどによる造血幹細胞の末梢血への動員が困難な，いわゆるpoor mobilizerを除き，自己骨髄移植はあまり普及していない．

②末梢血

造血幹細胞はCD34+細胞にあるとされ，骨髄で約1%，末梢血では0.01%ときわめて少ないが，化学療法後の造血の回復時期などでは増加することが知られている．自己末梢血幹細胞採取（auto-PBSCH）は，このような時期に通常はサイトカイン（G-CSF）を併用し，末梢に動員された幹細胞を成分採血装置を用い収集する方法である．採取タイミングが重要で，白血球数が5,000～10,000/μlを超えるあたりでアフェレーシスを行うことが多いが，約5～15%の患者で期待

通りの上昇が得られない場合があり，事前にCD34＋細胞を評価できるシステムが望ましい．通常,【計算例】のごとく，末梢血におけるCD34＋細胞数が20個/μlあたりで採取を開始することが多い．auto-PBSCTの適応は前述のごとく，化学療法が有効な疾患の治療過程における造血の救済であり，2×10^6/kg以上のCD34＋細胞の移植が望まれるためである．なお，2017年よりCXCR4ケモカイン受容体拮抗剤（モゾビル®）が，auto-PBSCHのための造血幹細胞の末梢血中への動員促進として薬価収載され高い有効性が報告されている．

【計算例】 CD34＋が末梢に20個/μlとする．10Lの処理（体重50kg,処理量200ml/kg）で採取率を50％とすると,

$20 \times 10 \times 1000 \times 10^3 \times 0.5 = 100 \times 10^6$のCD34＋細胞が得られ，$2 \times 10^6$個/kgと計算される．

これに対し同種末梢血幹細胞移植（allo-PBSCT）は，ドナーの免疫担当細胞によるGVL効果を期待して行われる．まずドナーの適格性をガイドラインと照合し慎重に判定する[4]．健常ドナーの場合，末梢血への造血幹細胞の動員はG-CSFのみで行い，アフェーレシスのタイミングは4～6日頃でほぼ問題ない．移植に要するCD34＋細胞数は患者体重当り5×10^6個/kg以上と，auto-PBSCTより多く必要である．細胞は凍害防止剤を加え，5×10^7個/ml～2×10^8個/mlの濃度で液体窒素（－196℃），あるいはdeep freezer（－85℃）で保存し，使用時には37～40℃で急速に解凍し輸注する．

③臍帯血

1982年，臍帯血中にも造血幹細胞が多数含まれることが見出され，1988年には最初のCBTがフランスで行われた．1999年，日本さい帯血バンクネットワークが発足し，全国11のさい帯血バンクの情報を一元的に管理してきた．2014年，日本さい帯血バンクネットワークは業務終了となり，現在は6つのさい帯血バンクに集約され管理が行われている．臍帯血の特徴は**表12-3**のごとくであり，急速にCBTが普及している．胎盤からの採血は無菌的にかつ速やかに行われ，24時間以内に調整保存される．問題点として有核細胞数（＞6×10^8個）不足，成人患者の使用の増大（結果，少ない細胞数の臍帯血が未使用で残る），標準化，品質保証と管理，運営経費などが挙がっている．

(3) DLI，mini移植（NST, RIST）

ドナーリンパ球輸注（donor lymphocyte infusion：DLI）は造血幹細胞移植後の再発例に対し，ドナー由来のリンパ球を再輸注することで寛解に持ち込もうとする方法である．移植後，GVHDを発症した症例ではむしろ再発が少ないことが開発のヒントになった．すなわち本法はドナーのT細胞によるGVL効果を期待した治療法で，通常4～6×10^6個/kgのCD3＋細胞（T細胞）を含む0.5～1×10^7個/kgの単核球が輸注される．慢性骨髄性白血病の慢性期再発例に対し，70％以上の有効性が確認されている．しかし，他の疾患に対しては再寛解は少ない．

ミニ移植とは，従来の強力で骨髄破壊的な前処置を少なくしても（minimize），ある程度の免疫抑制が得られればドナー由来の幹細胞は生着し，GVL効果で患者の腫瘍は排除されるとする考えに基づく．造血幹細胞移植を行わなくても28日以内に造血が回復するような軽い前処置後

の移植をNST（nonmyeloablative stem cell transplantation），これと従来法の中間的強度での前処置，移植をRIST（reduced-intensity stem cell transplantation）と称し，高齢者や臓器障害を有する患者に試みられている．

2）幹細胞の分離同定（FCMでの評価：ISHAGE法）

　幹細胞は自己複製能と多分化能を有する細胞といわれる．造血幹細胞が種々の血球の源であるのと同様，心筋細胞や神経細胞など，各組織の細胞群も組織固有の幹細胞を源としていることが分かってきた．最近，この体性幹細胞が固有の組織の枠を越えて分化する現象，すなわち可塑性が注目され，再生医療への応用も試みられている．問題の一つにその細胞の客観的評価法が挙げられる．各施設独自の指標，物差しで幹細胞の臨床的意義を評しても，普遍性がなければ科学的とはいえないし，確実な臨床応用への道は拓けない．

　たとえば，PBSCTにおいて重要な指標であるCD34＋細胞の測定である．検体中のCD34＋細胞数はわずかであり，細胞の調整，試薬の選択（モノクローナル抗体，溶血剤），機器の操作などの各過程で誤差が出やすい．しかし，スタンダードといえる検査法が示されないまま臨床に導入されたため，報告には方法や細胞数の記載があってもそれらの妥当性が検証できなかった．初期に行われていた培養法（coloney assay）によるCFU-GMの算定も，検査の標準化，結果が出るまでの時間（2W）などの問題から，現在はあまり行われていない．

(1) CD34＋細胞測定までの準備

　まず，検体のソース（末梢血，アフェレーシス単核球，骨髄液など），細胞の状態（採取直後，解凍後）を確認する．準備する試薬（溶血剤，標識抗体，コントロール，死細胞染色剤）のなかでとくにCD34＋細胞を認識するモノクローナル抗体の選択が重要である．現在，認識部位の相違により3種（クラスⅠ，Ⅱ，Ⅲ）が知られるが，クラスⅠ，Ⅱ抗体は糖鎖を認識するもので，反応に差が生じるため，非糖鎖を認識するクラスⅢがよいとされる．1996年，ISHAGE（The International Society of Hematotherapy and Graft Engineering）は，末梢血およびアフェレーシス由来単核球におけるCD34＋細胞のフローサイトメーターによる評価法についての指針を発表した．1999年にはそのガイドラインの改訂版が専門誌に公表された．要点の第一は，白血球共通抗原（leukocyte common antigen：LCA）に対する抗体である抗CD45＋を併用し，CD34陽性かつCD45強陽性（bright）の細胞はCD34抗体の非特異的反応によると考え，これを除くこと，第二は死細胞の検出試薬7-AAD（7-Amino Actinomycin D）を用い，陽性細胞を解析対象から除くこと，である．

(2) CD34＋細胞の測定

　現在，ISHAGEの推奨法に沿い，キット化された試薬が入手できるので，その取り扱い説明書に従い，検体の調整，染色，溶血，機器の操作，データの解析を行う．ここではFITC（fluorescein isothiocyanate）およびPE（phycoerythrin）で標識したCD45-FITC，CD34-PEを用いtwo color染色を行った自験例で要点を示す．

図12-3 CD34＋細胞の測定

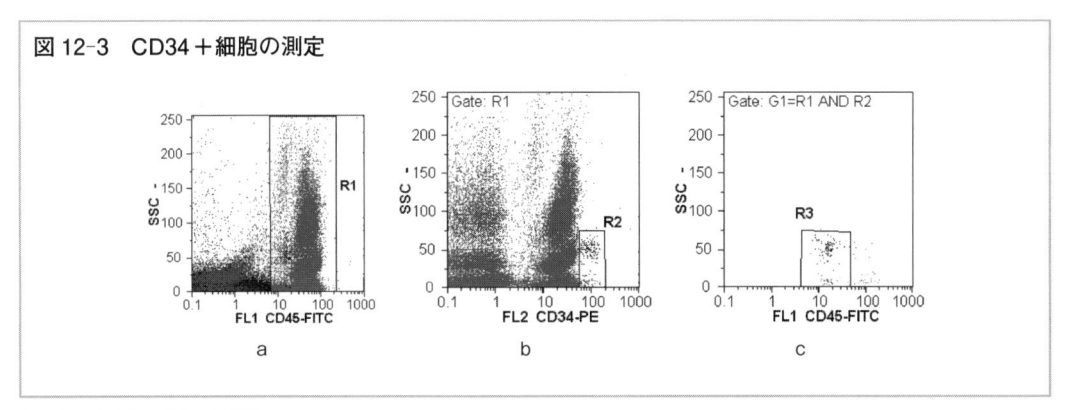

（カラー図譜：図V参照）

　図12-3-aはCD45-FITC/side scatter (SS)である．全細胞数508,468のうち，ゲートR1が白血球集団（57,101）で11.23％を占める．このゲートR1を対象にCD34-PE/SSで展開したものが図12-3-bである．ゲートR2に534のCD34＋細胞（0.94％）が示されている．これをふたたびCD45-FITC/SSで展開し，CD45弱陽性（dim）の集団を得，そこから死細胞を差し引き最終値を算出する．仮に最終的なCD34＋細胞数が500個（0.88％），測定検体の白血球数が2倍希釈で30,000/μlとした場合，もとの検体1μl当りのCD34＋細胞数は30,000 × 0.0088 × 2 ＝ 528/μlとなる．なお，内部標準として粒子濃度が既知の蛍光標識ポリスチレンラテックス粒子を検体に加えておけば，比例式よりCD34＋細胞数（/μl）がただちに求められる．これをsingle-platform ISHAGE法といい，白血球の濃度を測る必要なく，より正確な値が求められる．詳細は専門書を参照されたい．

3）血液型キメラ

　キメラ（chimera）は2つの遺伝的に異なった細胞を起源とするヒト，臓器，組織などのことで，骨髄移植においてその起源を探索することをキメリズム解析という．移植後，完全にドナー型に移行した場合を完全キメリズム（complete chimerism），共存した状態を混合キメリズム（mixed chimesrism）と称し，通常5〜95％のドナー細胞が混在する場合とされる．また，レシピエントの細胞が1％未満で観察される場合をマイクロキメリズム（microchimerism）といい，1系統以上がレシピエント型，1系統以上がドナー型の場合を分裂キメリズム（split chimerism）という．たとえば骨髄系細胞が100％レシピエント型，T細胞が100％ドナー型などである[5]．

　図12-4は骨髄移植後のドナー由来細胞の動態の概念である．従来，移植前に強力な化学療法や放射線療法患者の造血能を確実に失わせ，続いて行う移植でドナー型の造血に置換させようとする骨髄破壊的処置が行われてきた．このような強力な前処置は患者に大きな負担を強いるが，それでも患者由来の細胞が生き延び，ときに新たに移植されたドナー由来の細胞と共存し，キメラ状態で造血が維持されることも分かってきた．そこで非破壊的な前処置後に移植を行い，その

図12-4 骨髄移植後のドナー由来細胞の動態（概念図）

造血幹細胞移植後のキメリズム
〈骨髄破壊的処置〉　　　　　　　〈骨髄非破壊的処置〉

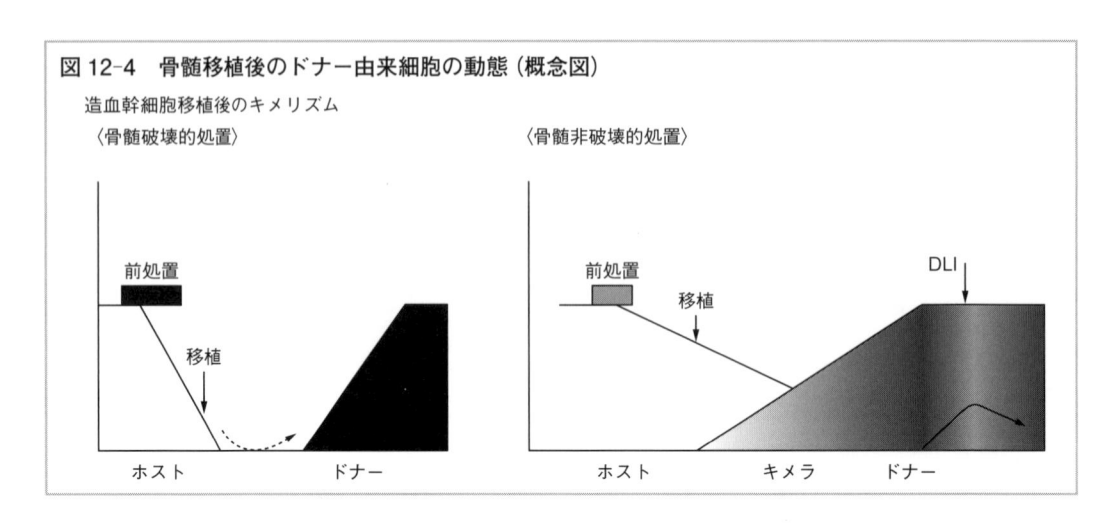

表12-5 キメラの検出法

方法	解析率（％）	感度（％）	定量性	欠点
赤血球抗原	75〜80	0.1〜0.5	中	赤芽球系のみ
染色体分析	95	10〜20	低	感度が低い 定量性が低い 分裂期の細胞のみ
RFLP	97	10〜20	中	検査が複雑 大量のDNAが必要
Y染色体FISH	50	1〜2	高	性不一致移植のみ 加齢に伴うY染色体の減少 腫瘍細胞でのY染色体の欠損
VNTR/STR	90〜100	5〜10	低	定量性が低い
蛍光PCR STR	90〜100	1〜5	高	
real-time PCR STR	90〜100	0.1〜1	高	

FISH：fluorescent in situ hybridization.
RFLP：restriction fragment length polymorphism.
VNTR：variable number of tandem repeat.
STR：short tandem repeat.

後は移植片によるGVL効果で，キメラ状態から徐々にドナー由来の幹細胞による造血能の回復を期待した治療法が行われるようになってきた．すなわち，キメリズム解析はグラフトの生着・拒絶および再発などの病態の把握だけでなく，DLIなど治療法の選択にも有用といえる．

キメリズムの証明は従来より血液型や性別の相違を指標としてきたが，感度や検査時間の問題および同型や同性では区別できないことが欠点であった．最近は末梢血を用い，PCR法による塩基配列の繰り返しの長さの違い（variable number of tandem repeat：VNTR）がキメリズムの証明に用いられている．8〜50程度の繰り返しをミニサテライト，それ以下をSTR（short tandem repeat）あるいはマイクロサテライトと称し，個体で多型があるためである．最近は1塩基遺伝子多型（single nucleotide polymorphism：SNP）の解析も行われている．表12-5は各解析法の特徴のまとめである[5, 6]．

Ⅲ．造血幹細胞移植時および臓器移植時の輸血

　輸血そのものが一種の移植であり，実施の際には各細胞の機能だけでなく，免疫学的な側面が考慮される．輸血が一時的な補充療法であるのに対し，臓器および造血幹細胞移植では非自己の細胞集団がレシピエントに生着し，廃絶した機能を回復し，それが永続することが期待される．移植の前後においては血液型や抗体など，レシピエントの状態が日々変化するので，輸血に際してはそれらを十分に考慮する必要がある．

1）造血幹細胞移植

　骨髄移植におけるHLAの重要性はすでに述べた．ABO血液型に関しては，ドナーとレシピエントが異型でも造血幹細胞はABH抗原を発現していないので，移植の妨げにはならない．すなわち骨髄液から赤血球を除くこと，あるいは血漿を生食液で置換することなどで移植は可能である．しかし，輸血においてはいくつかの問題が生ずる．

　major mismatchはレシピエントの抗A，抗Bがドナーの赤血球抗原と反応する組み合わせであるが（例：ドナーA型，レシピエントO型），レシピエントの抗体産生が続く間，ドナーの赤血球はなかなか末梢に現れず，造血は遅延する．溶血，DAT陽性はドナーの造血幹細胞由来の赤血球の破壊を示唆する所見である．もしこの間に赤血球輸血が必要な場合はレシピエント型（あるいはO型）を用いる．通常，徐々に抗体価は低下し，2カ月もすると消失し，ドナー型の赤血球が観察されるので，輸血を行う場合もドナー型に変えてよい．まれに6カ月以上にわたって赤血球の産生が抑制されることがある．ABO抗原は赤芽球系前駆細胞にも発現しており，レシピエントの免疫担当細胞が生き延び抗体を産生し続けると，赤血球だけが低値のままとなり，赤芽球癆（pure red cell aplasia：PRCA）の所見を呈する．他方，血小板や顆粒球はABO型に関係なく，通常はそれぞれ移植後4週，2週半で現れる．血漿を多く含む製剤が必要な場合は，終始ドナー型でよい．レシピエント型の血漿では，ドナー由来の赤血球の産生が抑制される．

　minor mismatchはドナーの抗A，抗B抗体がレシピエントの赤血球抗原と反応する組み合わせで（例：ドナーがO型，レシピエントがA型），移植の際にはドナーの血漿を除くので，直後の溶血性副作用はみられない．しかし移植10日前後から，60～80％に一過性に抗A，抗Bの産生がみられ，そのうち約10～15％に溶血が生ずる．DAT陽性となり，アロタイプがドナー型のIgG性抗A，抗Bが解離される．グラフトとともにレシピエントに輸注されたドナー由来のB細胞が抗体を産生し，レシピエントの赤血球と結合し破壊するためで，B cell-mediated GVHDと称することがある．赤血球輸血を行う場合は終始ドナー型（あるいはO型）でよいが，血漿を多く含む血小板・血漿製剤では最初，レシピエント型を使用し，レシピエントの赤血球が消失した段階でドナー型に変える．なお，赤血球がドナー型に変わった後も，ドナー型の抗A，抗Bは検出されず，オモテ・ウラ検査が不一致の状態が続くことが多い．

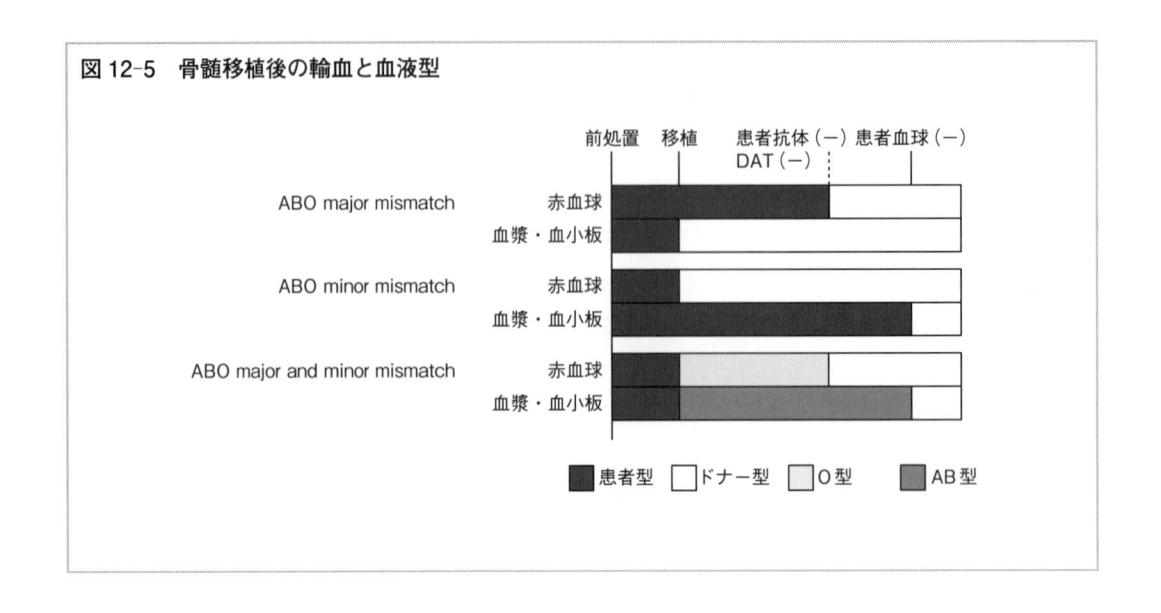

図12-5 骨髄移植後の輸血と血液型

major and minor mismatchはドナーがA型，レシピエントがB型のように，それぞれが相手の赤血球に対する抗体を有する組み合わせで，輸血は最初，赤血球はO型を，血小板・血漿はAB型を使用する．レシピエントの抗体が消失すれば赤血球はドナー型に変更可能であり，赤血球が消失すればドナー型の血小板・血漿でよい．図12-5は骨髄移植後の血液製剤選択のまとめである[7]．

RhDに関してはレシピエントがRhD陰性の場合，輸血もRhD陰性がよい．抗Dを有する場合は血管外溶血が起こりうるし，そうでない場合もRhD陽性血球で抗Dが産生されるためである．ドナーがRhD陰性の場合も，ドナー由来のB細胞が抗Dを産生しうるので，輸血ではRhD陰性の血液を用いる．

2）臓器移植

臓器移植においては，レシピエントがドナーに対する赤血球抗体やHLA抗体を有している場合，注意が必要である．血液型抗原は血管内皮などに発現しており，移植片はレシピエントの抗体の攻撃を受ける．また，ドナーのリンパ球と反応する抗体を保有していれば，その移植片もまた強い拒絶反応に襲われる．ほぼすべての有核細胞にHLA class I抗原が表出されているためである．したがって，移植前にはこれらの条件を考慮してドナーが選択されるが，ドナー数の制限，生体/死体移植の別，免疫抑制剤の開発などで一部はその条件が緩和され移植が行われている．

(1) 腎移植

① 移植成績と血液型，HLA適合度

日本臨床腎移植学会の統計によれば，わが国で最初の腎移植が行われたのは1964年で，その後漸増し2006年には年間1,136例と，はじめて1,000例を突破した．生体腎939例（82.7％），献

腎182例（16.0％），脳死体腎15例（1.3％）と生体腎が多く，そのほとんどが親子間移植である．

ABO血液型の適合度に関しては一致が望まれる．レシピエントの抗A，抗Bがドナー型と反応する移植の場合，いわゆる造血幹細胞移植のmajor mismatchでは，A，B抗原が赤血球だけでなく血管内皮や尿細管にも発現しているため，多くは移植後2週間以内にグラフトの急性拒絶反応が起こる．したがってABO同型が原則で，一致者を見出すことのできる献腎・脳死体腎では，現在もほぼ100％同型である．しかし歴史的には，当初，移植はABO不一致で行われた．当然成績は不良で，ABO一致が原則となったが，1970年代後半からABO不一致移植に対し様々な対応策が講じられ，1985年，Alexandreの血漿交換と摘脾の有用性の報告を機にふたたび注目が集まり，とくに欧米に比し生体腎移植の多いわが国で発展することとなった．2006年の統計では，ABO一致率は約55％となっている．実際の移植ではレシピエントの抗体をいかに低下させるかが重要で，二重濾過血漿分離交換（double filtration plasmapheresis：DFPP）を含む血漿交換が94％とほとんどのケースで行われている．移植時は抗A，抗Bの抗体価がIgGで8～16倍以下が目安とされる．その他，摘脾（62.8％），免疫吸着（9.3％）となっている．それでも抗体価が低下しにくい，あるいは再上昇がみられる例では，摘脾に代わって抗B細胞モノクローナル抗体である抗CD20（リツキサン®）が試みられている．最近は，ABO不適合でも移植成績（5年生存率76％）および急性拒絶反応や移植後の合併症の頻度などにおいて，適合移植と同等との報告が多い．

HLAにおいてもHLA-A，-B，-DR（各座2抗原，計6抗原）ができるだけ一致する組み合わせが望まれ，とくにHLA-DRの適合度が重視されてきた．検査法もすべてDNA typingで行われている．一致率が高いほど長期生着率が高まるが，最近は優れた免疫抑制剤の開発などで，その較差も小さくなっており，生体・死体腎移植ともHLAの3ミスマッチが約34％ともっとも多い．とはいえ，すでにレシピエントがドナーのT細胞に対する抗体を有している場合，すなわちリンパ球クロスマッチ（DCM）でIgG性，HLA class I抗体が確認された場合は超急性拒絶反応の危険性が高まるため，移植は断念される．また，移植後のHLA抗体のモニタリングが慢性拒絶反応の早期診断や治療に有効かが検討されている．

なお，日本臓器移植ネットワーク（Japan Organ Transplant Network：JOTNW）では，ABO血液型一致，リンパ球交差試験陰性を前提条件とし，提供施設と移植施設の所在地，HLAマッチング度，待機日数，年齢などを優先順位に挙げている．

② ドナー血輸血（donor specific transfusion：DST）

腎移植と輸血に関してはしばしば4つの時期に分けて述べられる[8]．第1期は輸血が盛んに行われていた1960年代である．透析患者では貧血は避けられず，臨床症状の改善に輸血は不可欠であった．しかし，HLA抗体の産生やウイルス肝炎など，免疫学的な問題や感染症などが問題となり，1970年に入り輸血を回避する方向へ進んだ（第2期）．ところがOpelzらが1973年，死体腎移植前の輸血の有効性を発表し，1978年には1,360例の死体腎移植の結果から移植前の輸血とグラフトの生着率が相関すると結論付けたことで，輸血の効果が決定的なものとなった．その

後はどのような輸血が長期生着をもたらすのか，すなわち量，回数，成分（とくに白血球），ドナー由来か一般の製剤か，種類，機序について数多くの臨床的，実験的検討がなされてきた．1980年にはSalvatierraらが移植前のドナー血輸血（DST）がグラフトの生着率を70％から90％に押し上げたと報告し，各施設とも術前に2～5単位の輸血が計画的に行われた（第3期）．1980年代に入り，シクロスポリンなどの免疫抑制剤の開発，HLA検査の進歩による正確なマッチングなどで移植医療が飛躍的に進歩し，DSTの意義も薄れていった（第4期）．

輸血には常に感染症の危険性が潜んでいる．DSTは約10％に前感作を誘導し長期予後への影響（慢性拒絶）も懸念される．また，DSTの有効性とは単にこのようなhigh responder（過剰な免疫応答をする患者）を除いているだけではないのかとの指摘がある．移植の歴史において，「輸血」は臨床的にも研究的にも大きなテーマであったが，これらの背景から移植前輸血の意義は少なくとも臨床的には消失したといえよう．

③ 周術期の輸血

腎移植の術前準備として，赤血球製剤はレシピエント型が4単位もあれば十分である．major mismatchの組み合わせでは手術時間が長くなり，術前の血漿交換を含めるとABO一致の場合に比し，輸血も多くなりやすい．現在，赤血球製剤はすべて白血球除去が行われ血漿成分もわずかであり，抗A，抗Bの混入も問題視するほどでない．しかし，抗体が十分に下がりきらない場合や，輸血量が多い場合は，輸血による抗体移入を極力減らす目的で，洗浄を行うこともある．血漿成分の多い製剤を使用する場合はAB型がよい．

(2) 肝臓移植

わが国における最初の死体肝移植は1964年，生体肝移植は1989年で，今では年間500例以上の移植が行われている．欧米と異なり，その98％以上は生体肝移植である．ドナー不足が原因であるが，ドナーの死亡例があり，脳死臓器提供者の確保が課題となっている．

移植成績に影響する因子として，ABO血液型とレシピエントの年齢が挙げられる．以前，肝臓は移植後の免疫寛容を誘導しやすいとの考えがあったが，最近の報告ではABO不適合群の予後は適合群に比し，有意に不良としている．ABO抗原が血管内皮や胆管上皮などに発現しているため，ミスマッチ移植は抗原抗体反応，補体の活性化，サイトカインによる血管炎，局所DICによりグラフト不全が起こりやすいためとされる．死体肝移植はもとより，生体肝移植もmajor mismatchは避けるべきである．しかし，生体肝移植ではドナーの制限から約9％が不適合であり，移植前に血漿交換で抗体価を8～16倍に下げ，あるいは門脈や肝動脈に免疫抑制剤を注入するなどして，急性拒絶反応を抑える試みがなされている．最近は，抗CD20（リツキサン®）の使用で成績もABO一致例に近づいている．なお，minor mismatch移植，とくにドナーがO型ではグラフトに入り込んだpassenger B lymphocytesが抗体を産生し，レシピエントの赤血球と結合し術後の溶血の原因になることがある．また年齢も重要な因子で，2歳以下の群ではそれを超える年齢群に比し，有意に予後が良好とされる．

HLAやリンパ球クロスマッチに関しては適合度と予後に明らかな意義は証明されていない．

しかし，ドナーとレシピエントのHLAの組み合わせが，いわゆるone-way match（一方向性不適合）の場合，すなわちハプロタイプがドナー（a/a），レシピエント（a/b）の場合，GVHDを起こしやすいとされ，またリンパ球クロスマッチが強く陽性の場合は拒絶が生じやすいとされ，慎重な対応が必要となっている．

周術期の輸血の準備（例）であるが，レシピエントに対しては赤血球はレシピエント型20単位，血小板やFFPはABO一致の場合は同型で，不一致の場合はAB型で各10単位を，ドナーに対しては自己血（赤血球4単位，自己血漿1,200 ml）を準備する．

なお，JOTNWでは摘出から移植までの時間，ABO血液型を適合条件とし，優先順位に緊急度と血液型を挙げている．

(3) 心臓移植

臓器提供者が現れた場合のレシピエントの選択では肝臓同様，ABO型，臓器サイズ，患者の状態が重視される．ABO major mismatchでは，レシピエントの凝集素がドナーの血管内皮細胞に発現しているA, B抗原と反応し補体が活性化され，血管内皮細胞は傷害される．移植片には血栓が形成され，超急性拒絶反応でグラフトを失うことになるので，ABO不適合心臓移植は原則禁忌である．しかし新生児では凝集素の産生や抗体価は低く，また補体活性化のカスケードも未熟であるため，安全性が高いとの報告がある．HLAに関しては体外での保存時間が4時間と限られ，HLAタイピングの時間的余裕もないため，リンパ球クロスマッチが行われている．

JOTNWではABO血液型，サイズ，リンパ球クロスマッチ陰性を適合条件とし，それに摘出から移植までの時間（4時間），緊急度，血液型適合度，待機時間が加味される．わが国では1997年10月に「臓器の移植に関する法律」が施行され，本人（15歳以上）の意思，家族の同意が書面で確認できれば，脳死での臓器提供が可能となった．2010年1月7日に改正され，本人の意思が不明でも家族の承諾で可能となったことから，15歳未満の者からの提供に道を開いたとされる．

(4) 膵臓移植

膵臓移植は1966年，米国ミネソタ大学で糖尿病性腎不全患者に腎臓移植と同時に行われたのが最初とされる．適応は，①腎不全に陥った糖尿病患者，②1型糖尿病患者で糖尿病学会認定医によるインスリンを用いたあらゆる治療手段によっても血糖値が不安定であり，代謝コントロールがきわめて困難な状態が長期にわたり持続している者，である．膵臓移植のレシピエントの多くは糖尿病性腎症，慢性腎不全であり，適応①に対しては膵腎同時移植（simultaneous pancreas-kidney transplantation：SPK）が主で，腎移植後の膵臓移植（pancreas-after-kidney transplantation：PAK）も行われている．適応②に対しては膵臓単独移植（pancreas transplant alone：PTA）が考慮される．しかし移植片の生着率が，1年程度であれば3群とも80％以上とほぼ同等であるものの，5年ではPTAが32％と著しく低くなる．HLAの一致率の影響とされ，PTAは3法のうち最も実施数が少ない．わが国では2004年にはじめて生体膵腎同時移植（膵体尾部の部分移植）が行われたが，医学的適合だけでなく倫理的な側面からも慎重な検討が必要とされる．

JOTNWによるレシピエントの選択基準は，ABO血液型の一致または適合，抗体反応陰性を適合条件とし，優先順位として血液型，HLAミスマッチ数の少なさ，移植法（SPK＞PAK＞PTA），待機時間，搬送時間が挙げられている．

(5) 肺移植

1963年，世界初の肺移植が行われたが，強い拒絶や気管吻合のむずかしさ，外気との交通による感染症などから長期生存は得られず，1980年代に登場したシクロスポリンにより1983年，ようやくカナダの移植チームが長期の移植例を得た．わが国では1998年の生体肺移植が最初である．生体肺移植では1人のドナーから一肺葉の提供が限界であり，小児や体格の小さいレシピエントへの限定的な移植法とされるが，術後の肺水腫の危険性から，2名の近親ドナーから一肺葉ずつの提供を受ける両側肺葉手術が選択される．脳死肺移植で両肺の提供がある場合は，1人のレシピエントに移植される場合と2人に使用される場合がある．

JOTNWによるレシピエントの選択基準は，ABO血液型の一致または適合，抗体反応陰性，サイズを適合条件とし，優先順位として摘出から移植までの時間（8時間），血液型，待機時間，術式があげられている．

参考文献

1) 田崎哲典：B細胞性GvH反応．臨床免疫，38 (6)：648〜652，2002．
2) 原田直樹，他：骨髄移植．血液・腫瘍科，55 (Suppl. 5)：132〜137，2007．
3) 山下卓也：どのようなときに，どのような移植を行うか．血液・腫瘍科，55 (Suppl. 5)：157〜167，2007．
4) 同種末梢血幹細胞移植のための健常人ドナーからの末梢血幹細胞動員・採取に関するガイドライン．2003年4月21日，日本造血細胞移植学会，日本輸血学会．
5) Khan, F., et al.：Significance of chimerism in hematopoietic stem cell transplantation：new variations on an old theme. *BMT*, **34**：1〜12, 2004.
6) 川上公宏，他：キメリズムの検査．血液・腫瘍科，55 (Suppl. 5)：245〜248，2007．
7) AABB：Technical Manual (16th edition)，Maryland, 2008.
8) Carpenter, C.B.：Blood transfusion effects in kidney transplantation. *The Yale journal of biology and medicine*, **63**：435〜443s, 1990.

第13章　妊娠・分娩の免疫検査

Ⅰ．免疫学的妊娠反応

1) hCGの構造

　ヒト絨毛性ゴナドトロピン (human chorionic gonadotropin：hCG) は237のアミノ酸からなる胎盤由来の糖タンパクホルモンで，別々に産生された α および β サブユニットが非共有結合することでホルモン活性が生まれる (**図13-1**)[1]．前者は第6番染色体に単独で存在する遺伝子が，後者は第19番染色体にある複数の遺伝子がそれぞれ発現をコードし，この両者でヘテロダイマーが形成される．

　このファミリーには，下垂体前葉から分泌される卵胞刺激ホルモン (FSH)，黄体形成ホルモン (LH) および甲状腺刺激ホルモン (TSH) が属し，α サブユニットは共通で92のアミノ酸からなっている．各ホルモンに特有の生物学的活性を賦与している β サブユニットは，hCGの145個のアミノ酸からLHの114個のアミノ酸までさまざまであるが，とくにLHβとは相同性が85％と高く，同一のレセプターに結合し生物学的作用も似ており，hCGβをコードする遺伝子は先祖LHβ遺伝子の突然変異や遺伝子重複を経て生じたものと考えられている．hCGβのC末端のアミノ酸尾部はhCGβ-CTP (carboxyl terminal peptide) と称されシアル酸が豊富で，LHが月経周期で分泌され半減期が短いのに対し，hCGでは妊娠初期において長い半減期でかつ高濃度に維持される理由とされている．

2) hCG受容体と機能

　LHおよびhCGの共通の受容体は，さまざまな生殖関連器官に発現している．胎児胎盤膜 (羊膜，絨毛膜)，トロホブラスト，臍帯動静脈の平滑筋や血管内皮，また子宮内膜や筋層，卵管，ライディヒ細胞，さらには妊婦のリンパ球にもhCGレセプターが見出されている．

　妊娠におけるhCGの生理的役割は十分には解明されていない．妊娠初期に黄体を維持し，プロゲステロンの分泌を促して子宮内膜を発達させ，受精卵の着床を助けていることは以前から知られている．すなわち，子宮内膜や筋層，および血管内皮に発現している受容体と結合し，組織を弛緩させ血管を拡張させることでトロホブラストの侵入を容易にしているようである．トロホブラストもhCGを産生するだけでなく同時に受容体を発現し，autocrine-paracrine的な作用で妊娠を維持していると考えられている．胎児がその後も拒絶されない仕組みの全貌はいまだ明らかではないが，やはりhCGがその一端を担っているとされる．たとえば，hCGの陰性荷電によ

図13-1 hCGの構造

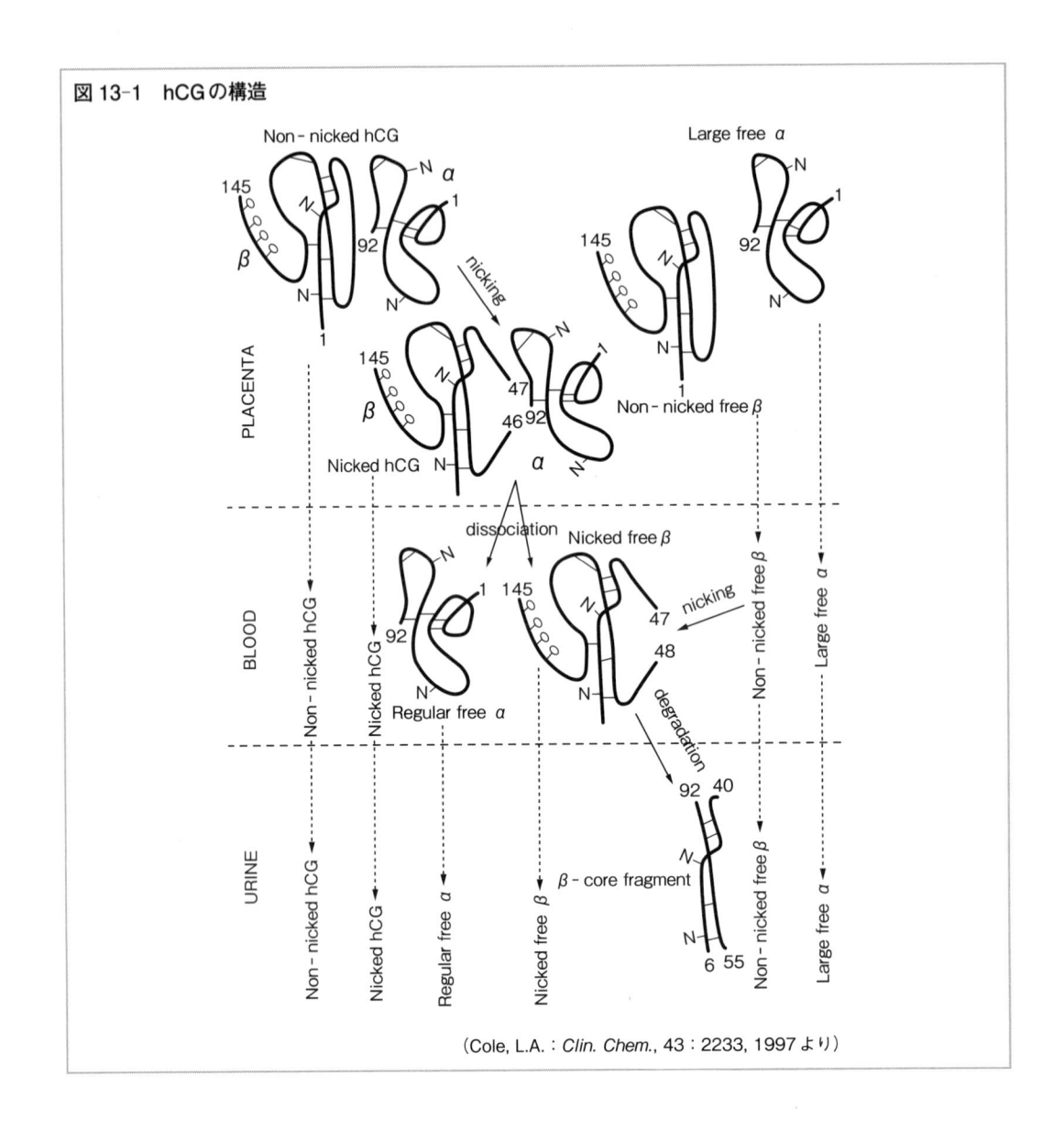

(Cole, L.A.: *Clin. Chem.*, 43:2233, 1997より)

る母親の免疫担当細胞の排除作用や，子宮内膜におけるT細胞のアポトーシス誘導作用である．また妊婦のリンパ球に発現したレセプターと結合し，何らかの免疫変調作用を誘導しているとの報告もある．

3) 妊娠中のhCGの推移

　hCG-mRNAは受精後の胎芽に見出されるが，母体循環との交通はなく，実際にhCGが母体血中に検出されるのは受精後8～9日である．すなわち着床後，絨毛形成の主役となるcytotrophoblastsが母親の子宮内膜に侵入，分化増殖し，胎盤の形成が始まり，その外側に母体血と直接接するsyncytiotrophoblastsが形成され，これがhCGβの主要な産生部位となるためで

図 13-2 胎盤の構造

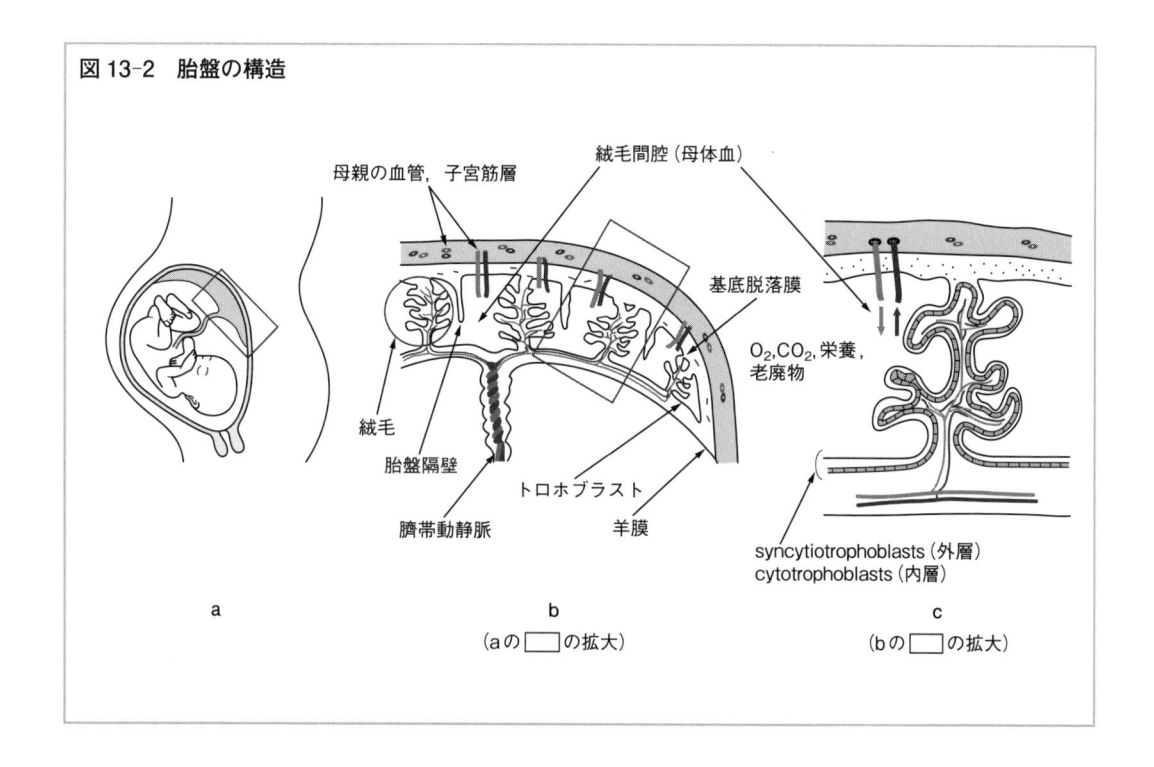

母親の血管，子宮筋層
絨毛間腔（母体血）
基底脱落膜
O₂, CO₂, 栄養，老廃物
絨毛
胎盤隔壁
臍帯動静脈
トロホブラスト
羊膜
syncytiotrophoblasts（外層）
cytotrophoblasts（内層）

a　　　b（aの□の拡大）　　　c（bの□の拡大）

ある．細胞が明瞭に観察される内層の cytotrophoblasts に比し薄く境界もはっきりしないが，これらが隔壁となり胎盤における母児の血液の相互交流を阻止している．図 13-2 のごとく，syncytiotrophoblasts から産生された hCGβ は母体血に入るが，胎児循環にも入り，精巣のテストステロンの分泌を刺激し，性分化に重要な役割を果たすとされる．

いずれにしても母体血中の hCG レベルはトロホブラストの急速な発達を反映し，妊娠初期において若干の日内変動があるものの，正常妊娠では 1.3 〜 2.3 日ごとに漸増し，妊娠 7 〜 12 週でピークに達する．その後，徐々に低下し 18 〜 20 週で最低となり，満期まで続くが，出産後は 1 〜 2 週で消失する．hCG の定量は妊娠週数や胎児の成長の推定に有用で，異常値，あるいは推移が正常パターンでない場合は原因を考える必要がある（後述）．なお，遊離型サブユニットは完全型の hCG からわかれたものではなく，半減期も完全型 hCG に比し著しく短い．妊娠初期は遊離型 β サブユニットが主で，免疫反応性 hCG の大部分を占める．しかし，妊娠 8 週にもなると 1% 未満になってしまう．一方，遊離型 αhCG サブユニットは漸増し，満期時には全 α サブユニット濃度の 30 〜 40% を占めるようになる（図 13-3）[2]．

4) hCG の検査

1928 年，ベルリンの Aschheim と Zondek は，妊娠女性の尿を雌マウスの皮下に注射すると卵巣が刺激され腫大し排卵が誘発されることを見出した（A-Z test）．ウサギでも同様の結果を得たが，いずれも動物の屠殺を必要とした．カエルを使えば生物を殺すことなく，繰り返し検査が

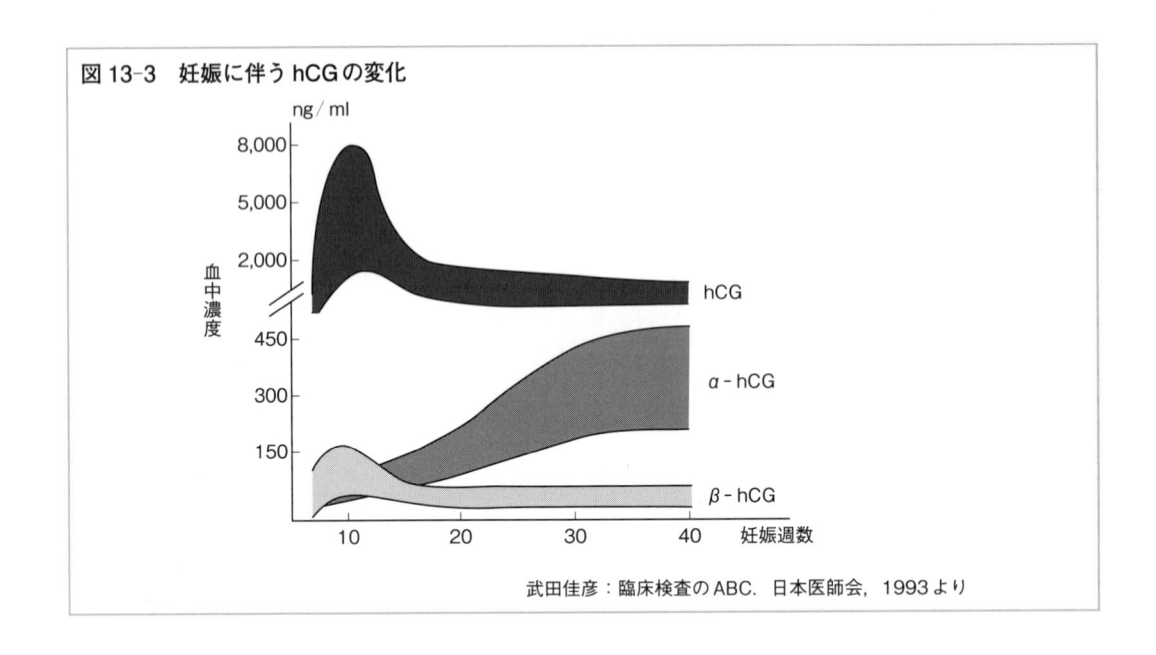

図 13-3 妊娠に伴う hCG の変化

武田佳彦:臨床検査の ABC. 日本医師会,1993 より

できることから,1950 年代までこの bio-assay が用いられた.1959 年には radioimmunoassay 法が開発され,その後モノクローナル抗体の発見で酵素免疫法,化学発光法が hCG の測定法に導入された.

現在,血液では hCG,hCGα,hCGβ,hCGβ-CTP が測定されるが,とくに hCGβ-CTP は LH と交差反応がなく 0.5 mIU/ml の高感度レベルで検出が可能である.妊娠が強く疑われるのに尿を用いた市販薬では陰性であったり,妊娠 7 週ながら超音波で胎嚢が確認できない場合,その他,不妊治療,胞状奇胎娩出後の経過観察などにも有用で,検査は医療機関で行われる.

他方,尿では後述の hCGβ-CF が婦人科の悪性腫瘍の補助診断に用いられるが,やはり妊娠の診断に超音波検査とともに重要なのが hCGβ の測定である.一般にも一次スクリーニング用として,多数のキット化された市販試薬が汎用されている.図 13-4 は尿を用いた定性法(イムノクロマト法)の反応系である.試料(尿)の hCG は金コロイドや青色ラテックス粒子(着色粒子)などの標識抗 hCGβ モノクローナル抗体とメンブレンフィルター上を移動しつつ反応し,この複合体は毛細管現象で「判定」部に固相化された抗 hCGα モノクローナル抗体と反応・集積し,可視性バンドを形成する.残りの抗原と非結合の標識抗体はさらに下流の抗マウスモノクローナル抗体と結合し,コントロールバンドを形成する.非妊娠では抗原抗体複合体のバンドを形成せず,コントロールバンドのみがみられる.本法の検出感度は 25 mIU/ml で,尿中には排卵後 10〜14 日(着床後 2〜3 日)頃から検出される.測定には高濃度の hCG を含む早朝尿を用いるのがよい.妊娠 4 週以降であればほぼ 100% が陽性となる.なお,絨毛疾患などで hCG が高濃度の場合,偽陰性となることがある.過剰な抗原が「判定」部の固相化抗体と結合し,抗原-標識抗体複合体の結合を競合的に阻止するためである.なお,一般に抗原-抗体沈降反応においてはもっとも沈降

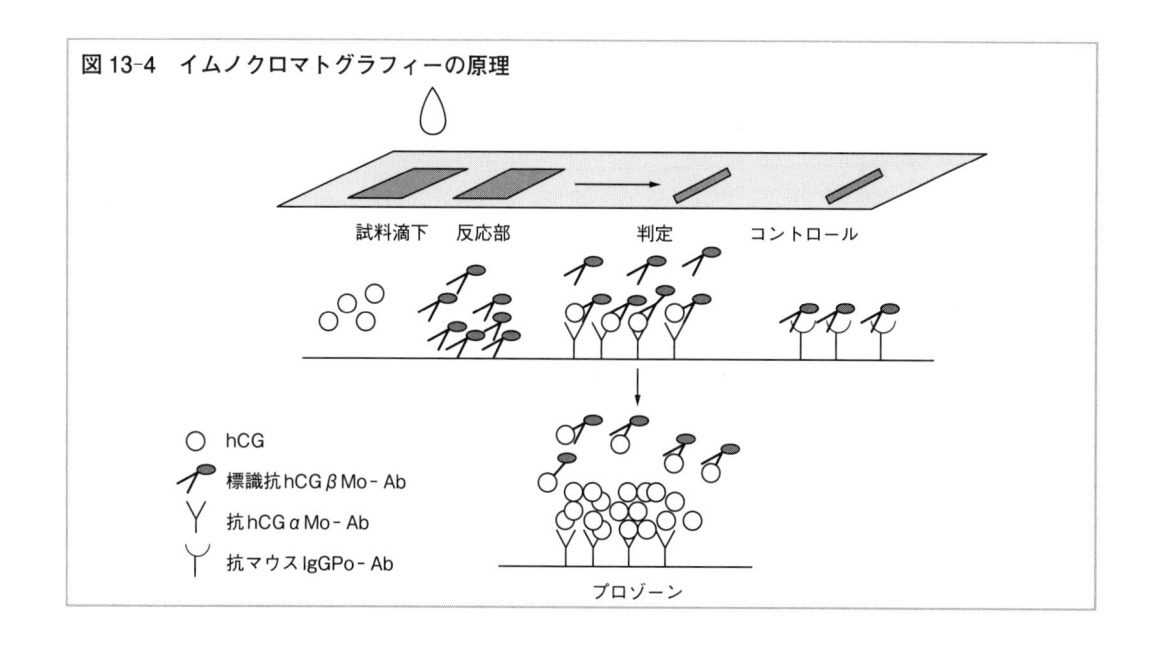

図 13-4 イムノクロマトグラフィーの原理

試料滴下　反応部　判定　コントロール

○ hCG
標識抗 hCGβ Mo-Ab
抗 hCGα Mo-Ab
抗マウス IgGPo-Ab

プロゾーン

物の多い平衡（equilibrium）を境に，抗原過剰域でも抗体過剰域でも沈降は少なくなる現象が知られ，前者を後地帯（postzone），後者を前地帯（prozone），両者を合わせて地帯現象（zone phenomenon）と称するが，最近は両者を区別せず，プロゾーン現象（prozone phenomenon）と称することが多い．このような場合は検体を希釈しての再検が必要である（図 13-4）．

5）hCG の異常

αサブユニットは hCG および下垂体前葉由来の各糖タンパクホルモンに共通であり，妊娠や産婦人科領域の疾患以外にも，たとえば下垂体腺腫などでも高値となる．しかしβサブユニットは各ホルモンに特有で，抗体は LH と交差反応することがほとんどないため，低値でも妊娠早期，子宮外妊娠などの診断に有用である．完全型および遊離型 hCGβ の腎での代謝産物として，C 末端の CTP が外れた hCGβ コア断片（hCGβ core fragment：hCGβ-CF）が知られている．尿ゴナドトロピンタンパク（UGP）と称され，婦人科領域の悪性腫瘍のマーカーで治療効果の判定やフォローアップに有用である．以上のように，hCG を診断や治療に用いる場合は濃度だけでなく，型やその構成比などを考慮して評価する必要がある．

(1) 自然流産

妊娠 22 週より前の妊娠の中断を流産と称しているが，その約 80％は 12 週までに起こる．hCG の推移からはおもに 2 つのケースが考えられる．第一は初期に正常でも徐々に低値となる場合で，胎児が母体に受け入れられなかった結果といえる．第二は最初から低値の場合で，着床異常でありトロホブラストの機能不全といえる．妊娠 8 週時において血清値が 18,000～20,000 mIU/ml 以上ではまず問題はないが，10,000 mIU/ml 以下では流産の可能性が高まる．ただし臨床的には

表13-1　hCG測定と臨床的意義

1) 妊娠関連
    ・正常妊娠初期
    ・子宮外妊娠
    ・流産
    ・切迫流産
    ・子癇
    ・不妊治療中のhCG投与
    ・前期破水（PROM）の診断（腟液の検査）
2) 腫瘍
    ・絨毛性疾患（胞状奇胎，絨毛癌）
    ・男性胚細胞腫瘍（睾丸腫瘍）
    ・異所性hCG産生腫瘍（卵巣癌，子宮頸部癌，胃癌，肺癌，膀胱癌など）
3) 染色体異常
    ・21トリソミー
    ・18トリソミー
4) 偽陽性
    ・phantom hCG
5) 偽陰性
    ・prozone phenomenon
    ・妊娠超早期（検出感度以下）

hCG値のみならず超音波での胎嚢の経時的変化が重要である．

(2) 子宮外妊娠

妊娠反応陽性で月経周期から妊娠5週以上と判断されるも，経腟超音波で胎嚢が確認できない場合，子宮外妊娠が疑われる．妊娠初期の血清hCGがよい指標になるが，絨毛が少ない場合や胎芽が失われ吸収された場合などでもhCGが低値のことがあり，患者への十分な説明と超音波での注意深い観察が必要である．

(3) 絨毛性疾患

妊娠に由来する絨毛産生疾患（gestational trophoblastic disease：GTD）として胞状奇胎，絨毛癌が重要で，hCGが高値を示すことが多い．とくに胞状奇胎では絨毛癌に比し有意に高く，血清レベルが500,000 mIU/ml以上となる．主体がhCGβ-CFで，診断には妊娠週数相当以上の子宮の増大，嚢胞化絨毛，胎児心拍動の消失などが重要となる．胞状奇胎が除去されるとhCGも漸減し検出できなくなるが，存続絨毛症となった場合は下がりきらず，化学療法が行われる．また，脳脊髄液の検査結果は脳転移のマーカーとなる．なお，先行妊娠のない非妊娠性絨毛癌もあり，注意が必要である．

(4) その他

hCG値は胎児が女の場合，多胎，糖尿病の妊婦で高くなる傾向にあるが，著しい場合はやはりGTDが重要である．また，hCGの異所性産生腫瘍を忘れるべきでない．婦人科領域の非絨毛性悪性腫瘍（卵巣癌，子宮頸部癌など）では尿中のhCGβ-CFの増加が知られている．その他，乳房，消化管，肺，膀胱などの腫瘍性疾患，および肝硬変や炎症性腸疾患などの非腫瘍性疾患においても上昇しうる．αサブユニットが主で血清値は10～340 IU/l程度と高くはない．21トリ

ソミー（Down症候群）など，染色体異常の場合も高くなる．まれに絨毛性疾患の既往もなく軽度に血中hCGが上昇する場合がある（phantom hCG）．hCG類似物質が原因とされ，尿中にはhCGが検出されないことで診断がつく．治療方針を誤らないようにしなければならない．表13-1にhCGの異常を呈する疾患，病態をまとめた．

II．血液型不適合妊娠

　胎盤は母体と胎児の間にあって，赤血球に対しては障壁となり通常は通過させない．しかし血漿は可能で，胎児は母親からの栄養，IgGなどの供給を受ける．IgGの胎盤通過性は単なる拡散というより積極的な輸送で，とくにIgG_1が速やかで量も多い．約40週の妊娠期間，胎児は母親の庇護の下で成長する．しかし出生後はそのサポートを受けることができず，受動免疫もせいぜい6ヵ月が限度である．その母親由来のIgGであるが，感染防御などでは児にとって恩恵ともいうべきものであるが，児の赤血球や血小板をターゲットとした抗体である場合，重大な問題となる．すなわち，胎児は溶血，血小板減少などを起こす．

　新生児溶血性疾患（hemolytic disease of newborn：HDN）の最初の記録は1609年，フランスの中年女性が双子を出産した時のものとされる．1人は全身腫大で間もなく死亡し，もう1人も黄疸が進み数日後に死亡した．その後，1939年にLevineらがHDNの機序を解明するまで，300年以上もの間，原因不明の新生児の死が続いたのである．

1）新生児溶血性疾患
（1）Rh不適合新生児溶血性疾患
　胎児母体間出血（fetomaternal hemorrhage：FMH）とは，胎児赤血球が母体循環に入ることで，とくに妊娠後期や出産時に起こりやすい．流産，羊水穿刺，腹部打撲などでも起こりうる．胎児赤血球には父親由来の抗原が発現しており，母親が有してない場合はFMHで母体循環に入り込んだ胎児赤血球が免疫刺激となり，抗体が産生される．理論上，母児間の赤血球抗原の組み合わせでさまざまな抗体が産生されうるが，なかでも免疫原性が強く，激しいHDNを起こしうるRhD不適合がもっとも問題となる．すなわち，RhD陰性の母体にRhD陽性児の0.1mlにも満たないFMHが生ずると母体は抗体を産生する．最初の感作で産生される抗DはIgMで胎盤を通過できない．しかし，次の妊娠ではIgGにクラススイッチした抗Dが胎盤を通過し，胎児がRhD陽性の場合，赤血球に結合する．感作血球は網内系で処理され，胎児は徐々に貧血に傾く（図13-5）[3]．さらに進行すると胎児の造血の場である肝臓，脾臓は腫大し，循環不全や低酸素血症で子宮内死亡となる．胎児水腫で救命された場合でも，貧血，心不全および急激な高ビリルビン血症は新生児の生命を脅かす．新生児赤芽球症は，代償性に造血が亢進し未熟な有核赤血球が末梢循環に現れた状態である．とくに臨床的に重要なのが高ビリルビン血症である．通常，胎児内

図13-5 RhD不適合新生児溶血性疾患

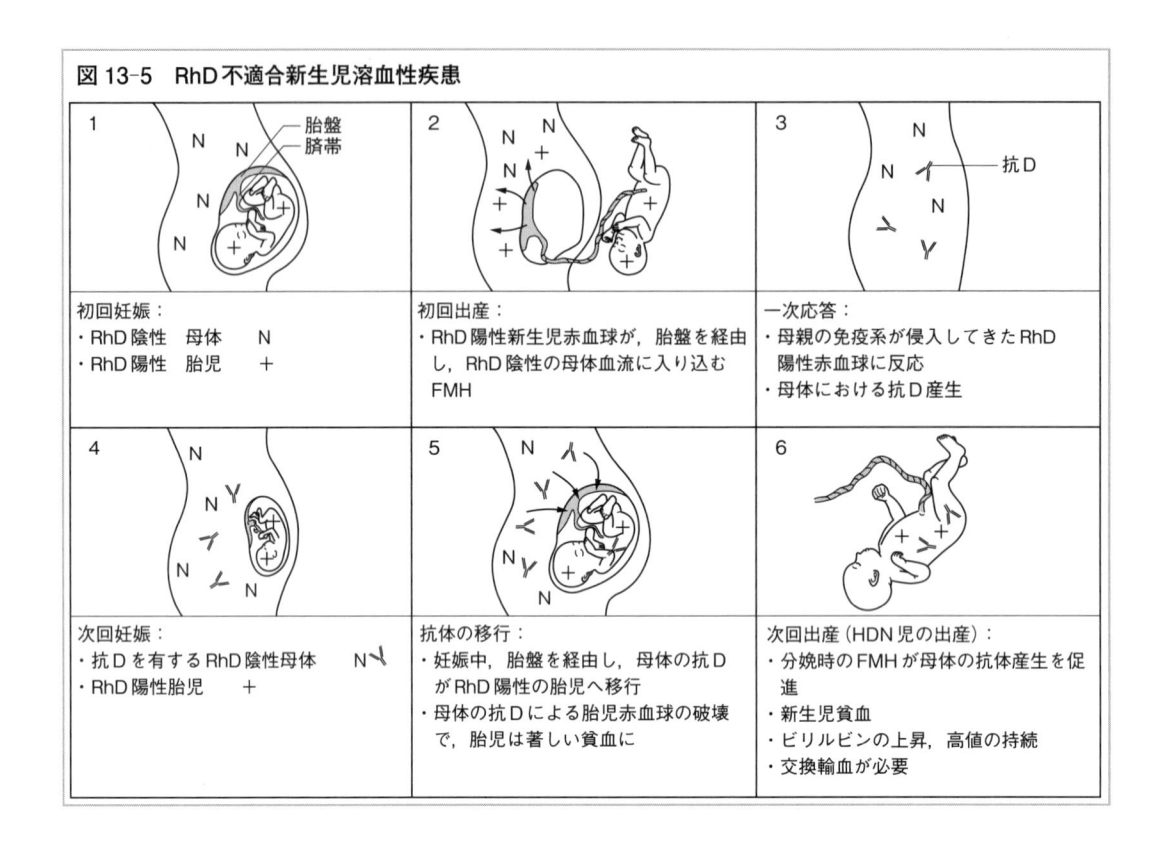

1 初回妊娠： ・RhD陰性 母体　N ・RhD陽性 胎児　＋	2 初回出産： ・RhD陽性新生児赤血球が，胎盤を経由し，RhD陰性の母体血流に入り込むFMH	3 一次応答： ・母親の免疫系が侵入してきたRhD陽性赤血球に反応 ・母体における抗D産生
4 次回妊娠： ・抗Dを有するRhD陰性母体 ・RhD陽性胎児　＋	5 抗体の移行： ・妊娠中，胎盤を経由し，母体の抗DがRhD陽性の胎児へ移行 ・母体の抗Dによる胎児赤血球の破壊で，胎児は著しい貧血に	6 次回出産（HDN児の出産）： ・分娩時のFMHが母体の抗体産生を促進 ・新生児貧血 ・ビリルビンの上昇，高値の持続 ・交換輸血が必要

で破壊された赤血球由来間接ビリルビンは胎盤を通し母親が処理するため，胎児は高ビリルビン血症から守られる．しかし，出生後は肝臓が未熟であるため抱合化による便などへの排泄ができず，非抱合型ビリルビンは急速に増加し，適切な治療が施されないと，大脳基底核に沈着し核黄疸となり脳性麻痺を生ずる．

　以上のように，母親がRhD陰性で児がRhD陽性の場合は出産時にRh免疫グロブリン（RhIG）などの適切な予防的処置が必要となる．一般に免疫刺激は移入抗原量に依存するが，わずかなRhD陽性血球で抗体を産生する母親もいれば，相当のFMHでも抗体の産生がみられない場合もある．いずれにしろ，抗Dが産生された場合はもちろん，検出されない場合でも次回の妊娠で急速にIgG-抗Dの産生が高まることがあるので注意が必要である．もし2番目のRhD陽性の児に対しても抗体が産生されない場合，それ以降の妊娠で抗体を産生する可能性は低い．また，母児間にABO血液型不適合がある場合，抗Dの産生は抑制されるようである．たとえば母親がA（−）で胎児がB（＋）の場合，母体循環に入った胎児血球は母親の抗Bで破壊されるためとされる．

(2) ABO不適合HDN

　抗A，抗B抗体は通常自然抗体でIgMであり，胎盤は通過しない．しかし，輸血歴がない場合でもIgG性の抗A，抗B抗体があり，これは胎盤通過性である．ABO-HDNはこのような母

表13-2 ABO-HDNとRh-HDNの特徴

特徴	ABO-HND	Rh-HDN
頻度	HDNの中で，もっとも多い	HDNの中で，もっとも重篤になりやすい
妊娠回数の影響	胎児に対応抗原があれば第1子から	胎児に対応抗原があれば第2子から
直接抗グロブリン試験	陰性か弱陽性（診断困難）	陽性（診断的価値高い）
出産前の問題	臨床的に問題ない（処置不要）	何らかの処置が必要のことあり 例：早期娩出，重症では子宮内輸血
出産後の問題	多くは自然に回復	重症化例あり 例：障害，死
治療	IVIG, 光線療法，交換輸血（まれ）	IVIG, 光線療法の他に，交換輸血（複数回）
予防	なし（抗A, 抗Bは自然抗体）	前感作のないRhD陰性女性にRhIG投与

親由来の抗体が胎児赤血球と結合し網内系で破壊される病態であり，初回妊娠でも生ずる．母親がO型で，児がA型やB型の組み合わせがほとんどで，母親がA型やB型では抗体がおもにIgMであり，HDNの報告は少ない．

ABO-HDNはRh-HDNに比し発症頻度は高いが，妊娠中に診断することは困難で，出産後にはじめて気付かれることが多い．仮に認識しても臨床的重症度を事前に予測することは難しい．母親のIgG抗体価，児赤血球のABO抗原の発現度，Fcレセプターとの結合性や網内系機能など，種々の因子が関与し個人差があるためである．また母親由来の抗体が児の赤血球以外の組織にトラップされてしまうこともその理由である．臨床的には軽微な貧血と黄疸くらいで，特別な処置を要しないことが多い．光線療法や免疫グロブリン静注（intravenous immunoglobulin：IVIG）を行う場合はあるが，交換輸血を必要とする重篤な例はまれである．ABO-HDNとRh-HDNの特徴を表13-2にまとめた[3]．

(3) RhD, ABO以外の母児不適合妊娠

母親の有しない抗原がFMHで母体循環に入れば，免疫刺激のチャンスとなりうる．しかし，実際のHDNでは抗Dや抗D＋抗Cなど，RhD不適合を含むものが多い．次いで抗c, 抗C＋抗e, 抗c＋抗EなどのRh系抗体である．酵素法でのみ見出されるRh抗体（とくに抗E）もHDNの原因となりうるが，間接抗グロブリン試験で検出されるIgG抗体が重要である．その他，抗K, 抗Fy[a]などでの報告がある．とくに抗Kは赤血球系前駆細胞を標的とし造血が抑制されるため，致死的な貧血をもたらすことがある．

2) 出生前検査

問診による妊娠歴，輸血歴は重要な情報である．RhD陽性でHDNに関与する抗体がなければ，妊娠中の追加検査はほとんど必要ない．RhD陰性で流産や胎児水腫などの既往があれば，同様の経過をたどる可能性があるので，十分な監視，適切な処置が必要である（表13-3）[3]．

(1) 血液型

ABO, RhDは基本である．とくにRhDの検査は必須で，抗Dで陰性の場合は確認試験を行う．weak DはRhD陽性として扱う．

表 13-3　HDN に対する出生前検査

検査	コメント
Rh タイピング	妊婦の RhD 陰性を確認
不規則抗体スクリーニング	不規則抗体の検出
抗体の同定	抗体の特性から HDN に関与するかを検討
抗体価/表現型	HDN への関与の強さを検討
父親の型, 表現型の検査	父親が対応抗原を有しているか, また胎児にそれが遺伝する確率を計算
羊水穿刺	HDN が強く疑われ, 子宮内輸血の適応をビリルビン値などから検討する場合（リスクを伴うことも認識する）
超音波検査	非侵襲的に胎児水腫の診断が可能
ドプラ検査	非侵襲的に胎児の血流速度を測定（速度増加では重症貧血のおそれあり）
臍帯穿刺 (PUBS)	PUBS は侵襲的検査にて, HDN が疑われ Hb 値, 血液型, DAT の情報が必要の場合

表 13-4　両親の血液型と HDN の予測

母親のタイプ	父親のタイプ	児の血液型の予測と HDN
抗 K（K 陰性）	K＋k＋	児は K＋か K－で, 各 50％である. K を受け継げば HDN が起こりうる
	K－k＋	児は K－であり, HDN は生じない.

　妊婦に臨床的に意義のある抗体が検出され父親が対応抗原を有している場合, 父がホモかヘテロかを検討する. ホモでは児に抗原が発現し HDN へ進行する可能性は高まる. ただし, 日本人では RhD 陽性の場合はほとんどがホモであり, 検索の必要はない. 参考までに両親の Kell タイプと HDN の予測を**表 13-4**に示す[3]. 胎児の血液型の遺伝子型は両親のタイプから推測可能で, 侵襲的な検査は避けるべきである. しかし, 父親がヘテロで治療方針に胎児のタイピングが不可欠の場合, 臍帯血からのサンプリングを考慮する.

(2) 不規則抗体

　すべての妊婦に対し不規則抗体スクリーニングを行い, 陽性の場合は同定し, 産科的に意義があるかを判断する. IgM の抗体（抗 Le^a, 抗 I など）では胎盤を通過せず, HDN に関与しない. 意義がある抗体では定期的に抗体価をチェックし, 上昇するようなら HDN の危険性が高いと判断する. とくに RhD 陰性妊婦に抗 D が検出された場合は RhIG（受動免疫）の被投与履歴を確認しておく. 陰性の場合も, その後の免疫刺激によっては抗体価が上昇する場合があるので注意が必要である. 妊娠 28〜30 週頃に再検し, 陰性であれば RhIG 投与の対象となる. 陽性の場合は既感作状態であるので, 投与の対象とならない.

　検査は実施者, 方法, 試薬を同一とすべきである. 基準となる初期検体は凍結保存し, 経時的な検査の際に並行してチェックすることが望まれる. 通常, 間接抗グロブリン試験で 8 倍になれば要注意で, 16〜32 倍では HDN から胎児水腫への危険性が高まる. 著しい上昇では抗 C など, 抗 D 以外の抗体の存在も調べる.

(3) その他の検査

　羊水は無色であるが溶血とともに黄色調（ビリルビン）を増すので, 羊水の吸光度（ΔOD_{450}）

測定は胎児の状態把握に有用である．しかし，羊水検査は抗体価が危険域へ上昇した場合など，明確な根拠がなければ安易に行うべきでない．FMHによる抗体産生の促進，新たな抗原刺激，陣痛の誘発などの危険を伴うためである．

経皮的臍帯血検査（percutaneous umbilical blood sampling：PUBS）は超音波ガイド下に臍帯血を採取する侵襲的な検査であり，FMHだけでなくそれ自体，胎児死亡を誘発する危険性がある．重症のHDNなど，正当な理由がなければ行うべきでない．検査項目としてヘモグロビン値，ビリルビン値，ABOおよびRhD血液型，直接抗グロブリン試験（direct antiglobulin test：DAT）は必須である．DAT陰性の場合，Rhタイピングとともに母親の抗体と反応しうる抗原の有無を調べる．DAT陽性の場合，抗体を解離し特異性から胎児抗原を確認する．

超音波検査は胎児水腫の診断に有用である．貧血が進行すると心拍出量が増えるので，ドプラ検査による血流速度の計測から貧血の程度を知ることもできる．

3）妊娠中の治療
（1）子宮内輸血

HDNが重大で分娩まで胎児の生命が維持できないと判断した場合，子宮内輸血（intrauterine transfusion：IUT）を行うことがある．通常は20週以降（24〜26週）で，出産まで2週ごとに行う．胎児死亡が1〜3％で生ずるとされ，熟練と厳重な監視が必要である．超音波ガイド下に臍帯静脈，あるいは胎児腹腔に輸注する．前者が望ましいが，手技的に容易な後者が選ばれることが多い．血液は胎児リンパシステムから吸収され循環に入る．使用する赤血球はHt＝80％程度のO型，RhD陰性血であるが，母親の抗体が抗D以外の場合は，その抗原陰性血とする．Ht＝30％を目標に，1回の使用量は75〜175mlで，新鮮な血液を白血球除去し放射線照射して用いる．

（2）血漿交換，免疫グロブリン製剤

血漿交換で母体の抗体は低下するが，リバウンドが生じうる．IVIGも抗Dの上昇を抑制する．機序として網内系細胞のFcレセプターの遮断による感作血球の破壊の阻止，胎盤におけるFcレセプターの飽和作用による抗体の移行の阻止，などが挙げられている．

（3）早期の娩出

母親のIgG抗体で胎児赤血球が破壊され溶血が進行性の場合，人工早産を考慮する．母体から切り離し抗体の移入をストップさせるためであるが，実施に際しては抗体価，児の全身状態，妊娠週数など総合的な評価が必要である．肺の成熟を考慮し36週以降が望ましいが，それ以前の娩出もやむをえない場合がある．

4）出生後検査

母親がRhD陰性，新生児がHDNおよび死産などの異常な妊娠経過をたどったケースでは母親血，臍帯血を確保しておく．臍帯血が得られない場合は児の血液でもよい．輸血関連検査，FMHの有無，ビリルビンなどの生化学検査を適宜行う（表13-5）[3]．

表13-5　HDNに対する出生後検査

検査	コメント
ABOタイピング	母児のABO型を検査する．(ABO-HDNは非生理的黄疸の原因で，もっとも多い)
RhDタイピング	母がRhD陰性，児が陽性ではHDNの危険性が高い．RhIG投与の指標になる
DAT（新生児）	DAT陽性は体内での抗体感作を意味し，HDNの診断となる
他の血液型タイピング	抗D以外にHDNの危険性のある抗体が母親にあれば，児の血型の検査が必要 児がDAT陽性であれば，解離試験が可能である
母親の抗体の同定	母親が不規則抗体陽性なら，同定しHDNの危険性を検討する 臨床的に意義がある抗体なら抗体価を測定する
Hb値（新生児）	新生児のHb値を測定し，貧血が強い場合は輸血などの治療の必要性を検討する
ビリルビン値（新生児）	生後，数日は連続的に測定し，上昇するようなら治療（光線，交換輸血）を考慮する
FMH	FMHのレベルをKleihauer-Betke試験や，フローサイトメトリーで評価する 免疫感作予防に必要なRhIGの量を算出できる（母親がRhD陽性，児は陰性の時）

(1) ABO，Rh，その他の血液型検査

新生児の血液型判定はオモテ検査による．抗体はほとんどが母親由来のIgG性抗A，抗Bで，ウラ検査は弱いか凝集がみられず，オモテ・ウラ不一致となるためである．一般に糖鎖構造の血液型（ABO，Lewis，Ii，Pシステムなど）は出生時に未発達であるため，ABOオモテ検査も弱い場合がある．それに対し赤血球膜の構成に関与するRh，MNS，Kellなどのタンパク系血液型は生下時にも強く発現している．ただし，RhD陽性児にRhD陰性血が（子宮内）輸血された場合や母親の強い抗Dが児抗原をマスクしている場合などでは抗Dとの反応が弱く，mixed fieldあるいはRhD陰性と誤判定されることがある．なおABO-HDNが考えられる新生児に輸血を行う場合は，臍帯血中のIgG性抗A，抗Bの有無を抗グロブリン法で確認し，陽性の場合はO型を用いる必要がある．

(2) 新生児赤血球DAT

DAT陽性は in vivo で新生児赤血球が感作されたことを意味する．母親の産生した赤血球抗体が，新生児赤血球の父親由来の抗原に結合したと考えられる．解離試験で抗体の同定が可能であるが，すでに母親の有する抗体が単一で特異性がわかっていれば，かならずしも同定は必要でない．なおDAT陽性だけではHDNとの診断はつかず，溶血を示す他の検査所見，臨床症状が必要である．

ところで，新生児のDATが陽性でも，母親の不規則抗体スクリーニングが陰性の場合がある．IgG抗A，抗Bや検出感度以下の抗体，低頻度抗原に対する抗体で試薬血球に抗原が存在していない場合，などが考えられる．スクリーニング血球がO型で作製されているため，IgG抗A，抗Bは検出されない．臍帯血球の解離液や臍帯血清を用いABO同型成人血球と反応させ抗グロブリン試験を行うと陽性となり，ABO-HDNが示唆される．低頻度抗原に対する抗体が疑われる場合は解離液を父親の赤血球と反応させ抗グロブリン試験を行うか，両親がABO一致であれば，母親の血清と父親の血球との反応態度から推測可能である．先天梅毒やHIVなど，他の原因でのDAT陽性については別章を参照されたい．

表 13-6　交換輸血の目的

新鮮な赤血球が多数入る（酸素運搬能の改善）
ビリルビンの多くが除かれ，核黄疸の危険が回避される
母親の抗体の多くが除かれる
感作血球の多くが未感作の適合赤血球で置き換わる
溶血に伴うカリウムなど，毒性副産物が除去される
残存ビリルビンが輸注アルブミンと結合し，肝臓で代謝される
凝固因子が補充される

　DAT陰性の場合，一般には新生児血球に抗体の感作はないと考えられる．しかし，臨床所見からHDNが疑われる場合はABO-HDNを第一に考えたい．抗原が未発達であるためDATは弱く，陰性のことも多い．ただし，DATの強さとHDNの程度とはかならずしも並行しない．また，輸血の際に新生児の血清を用いた交差適合試験で，初めてABO-HDNに気づくこともある．成人赤血球には十分に抗原が発現しているためである．

(3) その他の検査

　新生児のHb値はHDNの重症度や輸血の必要性を判断するうえで重要である．母親由来の抗体が残存するかぎり6週ほどは赤血球の破壊が進むため，臨床症状の改善に輸血が必要となることが多い．ただし輸血は児の造血を抑制するので必要最少量とする．

　非抱合ビリルビンは中枢神経に毒性で，出生後1週間程度が問題となる．通常，ABO-HDNは光線療法やIVIGで対処可能で，肝酵素の機能が正常化すれば抱合による排泄も進み，ビリルビン値は低下する．しかし体格が小さく，生後数時間で急激な上昇がみられた場合は交換輸血を考慮する．

　FMHの評価，すなわちRhD陽性児赤血球がどの程度，RhD陰性の母親の循環に入り込んだかを推定する方法としてKleihauer-Betke試験，フローサイトメトリー法などがある．この結果で母親の抗Dの産生を阻止するためのRhIGの投与量が計算される．

5) 交換輸血

　交換輸血の目的は**表13-6**のごとくで，新生児の血液を新鮮なドナーの血液に置換することで，重症HDNによる合併症を回避することができる．もっとも重要な点は，心不全の回避と高ビリルビン血症の改善である．

　重症例では生後，早めに第1回目を行う．準備する血液は，ABO-HDNではO型血球（and AB血漿），Rh-HDNなどでは抗原陰性で児とABO同型の血液である．使用量は通常，児の循環血液量の2倍程度で，白血球を除去し，放射線照射をした新鮮な血液がよく，交差適合試験は抗体の量，濃度とも十分な母親の血清（血漿）で行う．ただし，母親がHDNとは無関係な抗体を有している場合は，結果の解釈に注意する．また，母親血が入手できない場合は新生児血や解離液を用いることもある．なお，高頻度抗原に対する抗体の場合，交換輸血用に母親の血液を用いることがあるが，白血球除去洗浄血で放射線照射をすることを忘れてはならない．

表13-7 RhIG投与の背景

胎児の操作（骨盤位）
羊水，臍帯穿刺
妊娠中の腹部外傷
中絶，流産，子宮外妊娠，胎児死亡
絨毛採取
出産
通常の妊娠時

表13-8 RhIG投与量の計算例

総赤血球数：2,500
胎児由来赤血球数：15
%胎児赤血球＝15/2,500×100＝0.6%
母親循環血液量を4,000mlとすると，FMH（全血）＝4,000×0.006＝24ml
したがって，RhIG＝24÷10×100＝240μg

問題は母親の抗体価が高い場合である．抗体の除去が不十分となり，新生児の産生した赤血球は破壊され，貧血が進行することがある．また交換輸血後，組織のビリルビンが循環へ移動し，ビリルビンの再上昇がみられる場合もある．再び交換輸血を行うべきかの判断に迫られる．

6) HDNの予防（抗D免疫グロブリン）

高力価のIgG抗Dを含む血漿は免疫グロブリン製品用として確保される．これを通常，Rh免疫グロブリン（RhIG）と称し，出産後のRhD陰性女性に筋注すると，FMHにより母体循環に入り込んだRhD陽性胎児血球と結合し，母体の免疫を刺激する前に網内系で処理され，免疫感作が予防できる．本法の導入前，HDNの90%は抗Dが原因であったが，予防的投与でRhD-HDNは著しく減少した．しかし，当初は出産後のみに行われていたこともあり，やや確実性に欠けていた．その後，RhD陰性の妊婦に対しては父親や子供がRhD陽性かどうかが不明な場合でも，表13-7のような場合にはFMHを考慮し予防的投与が行われるようになり，また，国によってはルチンに妊娠28週時（胎児D抗原発達時期），32週時（陣痛開始前），および出産後に行うことで予防効果は99.9%にまで上昇した．

RhD陰性妊婦へRhIGを投与する際には，通常，母親の間接抗グロブリン試験陰性，新生児のRhD陽性（weak Dを含む），DAT陰性を確認する必要がある．不規則抗体（抗D）陽性で新生児DAT陽性ではすでに免疫されていることを意味し，RhIG投与の意味はない．とくに抗DがIgMの場合や，高力価では能動的に産生された可能性が高い．IgG性で抗D抗体価が4倍未満の場合は受動抗体の可能性が高い．妊娠中に表13-7のエピソードで予防的に投与された場合も，IgGの半減期は約3週であるので，約1カ月は検出される可能性がある．なお妊婦がweak Dの場合，ルチンのRhIGの投与は推奨されていない．

適応である場合は出産後，あるいはFMHが生じてから72時間以内に投与されねばならない．

1回投与量は1バイアル,500IU(100μg)で,5mlの赤血球(全血10ml)による感作が予防できる.通常,分娩時の児赤血球の経胎盤移行量は0.5ml程度とされるので,1バイアルで十分である.しかし,きわめてまれであるが,FMHのサイズが大きい場合は2回以上の投与が必要な場合がある.Kleihauer-Betke試験,フローサイトメトリーなどで混入赤血球量を推定し,足りない分を追加投与する.表13-8にRhIG投与量の計算例を示した.

参考文献

1) Cole, L.A.：Immunoassay of human chorionic gonadotropin, its free subunits, and metabolites. *Clin. Chem.*, **43**(12)：2233〜2243, 1997.
2) 武田佳彦：ヒト絨毛性ゴナドトロピンおよびサブユニット.臨床検査のABC(日本医師会雑誌).249〜250,1993.
3) Armstrong, B., et al.：Haemolytic disease. *ISBT Science Series*, **3**(2)：93〜109, 2008.

第14章　検査結果の評価と対策

I．評価

1）疾患との関連性

　免疫血清検査の結果の解釈と疾患の関連性については，各項の検査法で述べた．ここでは免疫血清検査実施中に発見される疾患と免疫学的異常について記載する．

　毎日検査を行っていると，しばしば異常検査結果が得られたり，あるいは異常な現象に遭遇する．このような場合に少し頭を働かせてその原因を追求すると，かくれた疾患や免疫学的異常を検査室において発見できることがある．

表14-1　免疫検査の実施中に発見される疾患と免疫学的異常

異常結果，異常現象		考えられる原因	さらに実施すべき検査
ABO血液型判定	オモテ検査とウラ検査の不一致	亜型，赤血球膜の変化 不規則正常同種抗体の存在 免疫同種抗体の存在 無γ-グロブリン血症 新生児期における抗A，抗Bの欠如	亜型の検査，病名調査 }パネルセルによる検査 }電気泳動および免疫電気泳動， 年齢の確認
	ウラ検査のO型血球の凝集	不規則正常同種抗体の存在 免疫同種抗体の存在	}パネルセルによる検査
室温における自己赤血球凝集現象		γ-グロブリンの増加 Mタンパクの存在 寒冷凝集素価の上昇 自己抗体の存在	}電気泳動および免疫電気泳動 寒冷凝集反応 抗グロブリン試験
TPHAで無感作血球対照が凝集したとき		ヒツジ血球に対する異好抗体価の上昇	Paul-Bunnell反応
分離した血清に強い溶血が認められたとき		球形赤血球症 赤血球酵素欠乏症 発作性夜間ヘモグロビン尿症 二相性冷式溶血素 赤血球自己抗体 不適合輸血後	}赤血球の形態検査 赤血球の食塩液抵抗 赤血球酵素の測定 Ham（Crosby）試験 Donath-Landsteiner反応 抗グロブリン試験 受血者と供血者の血液型再検
補体結合反応	感作赤血球の凝集	リウマトイド因子の存在	リウマチ血清反応
	抗補体性	γ-グロブリンの増加	電気泳動および免疫電気泳動
	STSのBFP	自己免疫病など	抗グロブリン試験 抗核抗体の検査など
不活性化中に血清が凝固あるいは白濁したとき		パイログロブリンの存在	残った血清で電気泳動および免疫電気泳動
冷蔵庫に保存した血漿，血清に沈降物が認められたとき		クリオグロブリンの存在 クリオフィブリノゲンの存在	}残った血清と沈殿の電気泳動および免疫電気泳動

たとえば，ABO血液型のオモテ検査とウラ検査の不一致の場合に，免疫電気泳動法や免疫グロブリンの定量を行って無γ-グロブリン血症が発見されたり，あるいは種々の血液検査を行って白血病や癌が発見されることがある．

また，梅毒血清反応のBFP例のとき，抗核抗体の検査を行うことにより全身性エリテマトーデスが発見されることがある．クリオグロブリンは冷蔵庫中に保存した血清に生じた沈殿物を追求することによって発見されたものであり，クリオグロブリンの存在から骨髄腫がしばしば発見される．これらの関係を**表14-1**に示した．

検査に従事する者は，ただ機械的に検査を行うだけではなく，異常反応がみられたときに，原因を究明する姿勢が必要である．

2) 二相性試験

抗体曲線の消長からわかるように，抗体価の測定は1回の検査のみでは臨床的意義をつけにくいことが多く，経過を追って7〜10日の間隔で検査を行い，抗体価の変動を観察することが必要である．一定の間隔をおいて採血した異なる2つの病期の血清について抗体価の測定検査を行うことを二相性試験（two phase examination）と呼び，感染症を免疫学的に診断する場合，あるいは予後の判定をする場合にとくに重要であり，発病初期および第3〜4病週（一般に回復期にあたる）の血清（ペア血清）について，あるいは治療前および治療開始後の血清について経過を追って抗体価の測定を行うのがつねである．

発病初期あるいは治療開始前の血清の抗体価は，その後の抗体価変動の程度を知るための基準となるので重要である．また，第3〜4病週の血清は，発病初期の抗体価からどの程度抗体価が上昇したかを知るために大切である．

感染症の免疫学的診断は，病初と第3〜4病週の抗体価の比を求め，次のように解釈する．

  2倍上昇 …………… 感染の疑い
  4倍以上上昇 ……… 感染が確実

たとえば，病初の抗体価が1:4，第3〜4病週の抗体価が1:8の場合は感染の疑い，病初の抗体価が1:4，第3〜4病週の抗体価が1:64の場合は感染が確実と解釈する．

しかしながら，以上の解釈は，病原体の抗原性，病原体の量，病原体の薬剤感受性，薬剤投与量および投与方法，個体の抗体産生能力がからんできわめて複雑である．病初より強力に化学療法，抗生物質療法，ステロイド療法あるいは免疫抑制剤の投与を行った患者では，抗体価の上昇が一般に明らかでないことが多い．また，治療にγ-グロブリンを投与した場合の抗体価の上昇はその影響の可能性があるので注意を要する．二相性試験を行っても，免疫学的反応のみで診断を下すのがむずかしいことが多く，臨床的所見，微生物学的検査，その他の臨床検査成績を参考にして，主治医が総合的に診断を下さなくてはならない．免疫学的反応の結果のみで感染を否定することは危険である．

各種ウイルス抗体価の測定法には，補体結合反応（CF法），赤血球凝集抑制試験（HI法），中

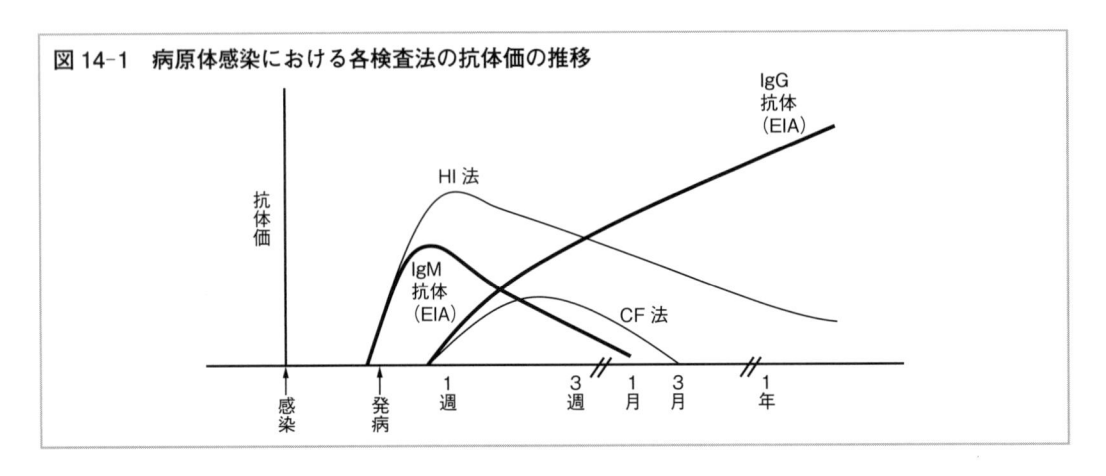

図14-1 病原体感染における各検査法の抗体価の推移

和反応（NT法），蛍光抗体法（FA法），EIA法などが用いられる．CF法は感染後，比較的早期に抗体が消失する（図14-1）．HI法は感染後，早期に抗体が上昇して抗体価は持続する．NT法は感染防御抗体を検出する．FA法はIgM抗体とIgG抗体を区別して検出することができる．EIA法は他法に比べ高感度であり，測定値に定量性がある．また，IgM抗体とIgG抗体を区別して検出することができる．

3）感染症の診断検査
(1) 病原体特異的IgM抗体の測定
　病原体に感染すると最初にIgM抗体が産生され，その後IgG抗体が産生される（図14-1）．したがって，病原体特異的なIgM抗体を測定することによって感染症の初期診断ができる．病原体特異的IgM抗体の検査法として，IgM-HA抗体（A型肝炎ウイルス），IgM-HBc抗体（B型肝炎ウイルス），トキソプラズマIgM抗体，クラミジアトラコマティスIgM抗体，ムンプスウイルスIgM抗体，麻疹ウイルスIgM抗体，ヒトパルボウイルスB19 IgM抗体などがある．IgM抗体は比較的短期間で消失するので，確認のため病原体特異的IgG抗体の検査を行い，抗体の消長を確認する．

(2) 病原体特異的IgG抗体の測定
　病原体の既往感染の有無やワクチン接種後の抗体産生の確認には，病原体特異的IgG抗体の測定を行う．

(3) ウイルス遺伝子検査
　病原体に感染すると，潜伏期のあとウイルスが血液や体液中に出現し，その後生体の免疫応答によって抗原や抗体が検出されるようになる．したがって，最も早く病原体の初期診断を行うことができる方法として，ウイルス遺伝子検査がある．検査法には，PCR法，TMA法，LCR法，DNAプローブ法，LAMP法などがあり，これらを総称して核酸増幅検査（NAT）と呼んでいる．遺伝子検査は多くの感染症の診断検査や治療による血中ウイルス量の増減などをモニタリングする方法として用いられている．また，感染初期の検出に有用なので，輸血用血液の安全性を確保

するためのスクリーニング検査（HBV，HCV，HIV-1）に用いられている．

II．対策

1）異常現象の背景と異常値の対応

　免疫血清検査はいろいろな原因によって異常現象を起こすことがある．とくに注意を要するのは，非特異反応による偽陽性である．たとえば，HIV抗体陽性との測定結果が得られた場合，それがただちにHIV感染を意味するものではない．この場合，主治医に結果をそのまま報告するのではなく，本当のHIV抗体陽性反応なのか，あるいは何らかの原因による偽陽性反応なのかを鑑別する必要がある．そのためには，主治医にウエスタンブロット（WB）法や核酸増幅検査などの確認検査を行う必要があることを説明しなければならない．

　また，臨床側から患者の症状と検査結果が合致しないなどの問い合わせがあった場合にも，異常現象の可能性を考慮し，再検査や別の測定系で検査してみるなど原因を追求することが重要である．このように，免疫血清検査では偽陽性反応などの異常現象が起こる可能性があるということを念頭において，その結果の解釈や追加検査，確認検査の必要性などについて臨床側への助言が必要である．

　近年，自動分析装置を用いた免疫血清検査が普及しているが，検査装置の不具合による異常現象がみられる場合がある．したがって，日常点検，定期点検，内部精度管理などを適切に行い，検査装置が正常に稼動していることの確認も重要である．

（1）免疫血清検査における異常現象

　異常現象の起こる原因として，測定機器・試薬に起因するものと検体中の成分に起因するものがある．

①測定機器・試薬に起因する場合

　検査装置の不具合や試薬中の成分（担体粒子，添加物，動物血清，界面活性剤，試薬に用いている抗原または抗体など）が異常現象の原因となることがある．

②検体中の成分に起因する場合

　検体中に存在する成分〔ヒト抗マウス抗体（HAMA），リウマトイド因子，異好抗体，免疫複合体，Mタンパク，脂質など〕が異常現象の原因となることがある．

（2）免疫血清検査における異常現象の発見

①前回検査結果との不一致

　前回検査結果と照合することで，検査結果の違いや変化に気付く場合がある．明らかな違いが認められる場合は，異常現象を疑って精査を行う．

②臨床診断との不一致

　検査結果が患者の臨床診断と合致しない場合は，異常現象を疑って精査を行う．

表14-2 主な輸血感染症検査における追加検査・確認検査

検査項目	確認検査
HBs抗原	HBs抗原抑制試験，HBV DNA検査
	IgM-HBc抗体，HBc抗体，HBs抗体，HBe抗原，HBe抗体
HCV抗体	WB法（RIBA法），HCVコア抗原，HCV RNA検査
HIV-1/2抗体	WB法（HIV-1，HIV-2），HIV p24抗原，HIV RNA検査
HTLV-1抗体	WB法，IF法，provirus DNA検査
梅毒	FTA-ABSテスト
パルボウイルスB19	パルボウイルスB19 DNA検査

③弱陽性反応

測定結果がカットオフ値付近の弱陽性反応の場合は，非特異反応の可能性があるので，追加検査，確認検査，患者の臨床診断や経過観察などを行う．なお，強陽性反応であっても，非特異反応を起こしている可能性もあるので注意が必要である．

④検査装置の不具合

機器の保守点検（日常点検，定期点検），内部精度管理などを適切に行い，検査装置が正常に稼動していることの確認が重要である．

⑤試薬の劣化や汚染

試薬，コントロール，キャリブレータの有効期限切れ，劣化，汚染などによっても異常現象が起こることがあるので，適切な管理や確認が必要である．

⑥キャリーオーバー

検査装置のサンプルノズルやサンプル希釈カップなどの洗浄不良などが起こると，強陽性検体を分析したあとの検体などにキャリーオーバー（持ち込み）が起こり，偽陽性の原因となることがある．

⑦プロゾーン現象

測定系によっては，検体中の抗原量が最適比より過剰に存在する場合に反応が抑制されることがある（プロゾーン現象）．

⑧関連検査結果の矛盾

HBV関連検査でHBs抗原陽性，HBc抗体陰性，HBs抗体陰性，HBe抗原陰性，HBe抗体陰性となった場合，感染早期の症例である可能性が考えられるが，非特異反応によるHBs抗原検査の偽陽性の可能性も考えられる．このような場合は，確認検査としてHBs抗原の抑制試験や核酸増幅検査などを行い，臨床症状とあわせて総合的に判断する必要がある．

⑨ウイルス抗原の変異

ウイルスが変異を起こすと抗原性に変化が起こり，試薬に用いられているモノクローナル抗体では検出できなくなることがある．

(3) 異常現象の確認方法

異常現象かどうかを確認するためには，異なる測定原理を用いた測定法による再検，希釈直線

性，抑制試験，WB法，蛍光抗体法，核酸増幅検査，患者の経過観察などを行う．ただし，異なる測定原理を用いた測定法による再検を行うときには，検出感度の違いなどを確認する必要がある．**表14-2**に主な輸血感染症検査における追加検査・確認試験などを示した．

2) 輸血副作用の原因究明と対策

　輸血副作用には，溶血性副作用，非溶血性副作用，輸血感染症などがある（表11-3，p.385参照）．

　医療機関の輸血部門では，院内における輸血副作用の発生状況の把握と管理を行い，溶血性副作用などの原因究明の検査を行うことは重要である．非溶血性副作用などの原因究明は医療機関からの副作用報告によって，日赤血液センターがHLA抗体，顆粒球抗体，血漿タンパク抗体検査などを実施している．しかし，非溶血性副作用の原因は不明なものが多く，原因が特定できる事例は少ないのが現状である．

　輸血感染症の現状については前述した（11章 輸血感染症，p.398）．医療機関の感染症検査（図11-10，p.403）において，輸血前検査陰性，輸血後検査陽性となり，輸血感染症が疑われた場合は，日赤血液センターに副作用報告（輸血血液番号，患者の検査結果・臨床症状など）を行う．血液センターは，その患者に輸血した献血者の凍結保管検体を用いて当該感染症の核酸増幅検査および遡及調査などを行い，感染原因の究明を行っている．

　2007年に医療機関より，HBV感染疑い60例，HCV感染疑い33例の報告があったが，輸血用血液の保管検体などにウイルス核酸が検出され，輸血による感染が特定された症例は，HBV 13例，HCV 1例であった．それ以外の報告事例は，感染原因が不明であった．

　輸血用血液の細菌汚染による敗血症などのリスクもわずかながら残存しているので，その疑いがある場合は患者および輸血用血液の血液培養試験を実施する．

索引

和文索引

ア
- アイソタイプ ... 35
- アイソタイプスイッチ ... 32
- アジュバント ... 37, 161
- アナフィラキシー ... 4
- アナフィラキシー反応 ... 84, 396
- アナフィラトキシン ... 46
- アナージー ... 64
- アポトーシス ... 16
- アルブミン製剤 ... 378
- アレキシン ... 2
- アレルギー ... 4, 83, 224
- アレルギー反応 ... 396
- アレルゲン ... 24, 224
- アレルゲン特異的IgE抗体 ... 225
- アロタイプ ... 36
- 安全な血液製剤の安定供給の確保等に関する法律 ... 378

イ
- イディオタイプ ... 36
- イディオタイプ・ネットワーク説 ... 37
- イディオトープ ... 36
- イムノクロマトグラフィー ... 158
- イムノクロマト法 ... 158
- イムノブロット法 ... 158
- インターロイキン ... 52, 96
- インテグリンファミリー ... 48, 54
- インフルエンザ ... 212
- インフルエンザウイルス ... 213
- インフルエンザ抗原迅速診断キット ... 216
- 異原系統 ... 110
- 異原抗原 ... 28, 110
- 異原抗体 ... 28, 110
- 異好抗原 ... 23, 28
- 異好抗体 ... 28
- 異種移植 ... 105
- 異種抗原 ... 22
- 異種抗体 ... 28
- 異常現象 ... 441
- 移植 ... 104, 405
- 移植前検査 ... 405
- 遺伝的多型 ... 323
- 一次抗体応答 ... 58
- 一次免疫応答 ... 57
- 一次リンパ組織 ... 8
- 一次レパートリー ... 63
- 一価抗原 ... 21

ウ
- ウィダール ... 3
- ウィダール反応 ... 129
- ウイルス遺伝子検査 ... 440
- ウイルス性肝炎 ... 193
- ウイルス赤血球凝集抑制反応 ... 134
- ウイルス中和反応 ... 144
- ウインドウ期間 ... 398
- ウィーナー ... 4
- ウエスタンブロット法 ... 158
- ウラ検査 ... 335
- ウーダン法 ... 119
- 受身凝集反応 ... 130
- 受身溶血反応 ... 136

エ
- エピトープ ... 21
- エンドトキシン ... 39
- エールリッヒ ... 2
- 液性免疫 ... 241
- 炎症 ... 95
- 炎症性サイトカイン ... 96
- 炎症マーカー ... 97

オ
- オクタロニー法 ... 119
- オプソニン ... 7, 27
- オモテ検査 ... 334
- オーストラリア抗原 ... 198
- 温式抗体 ... 29
- 温式自己免疫性溶血性貧血 ... 364

カ
- カラム凝集法 ... 338
- ガラス板法 ... 183
- 化学発光酵素イムノアッセイ ... 154
- 化学発光免疫測定法 ... 154
- 加温誘出法 ... 113
- 可変部 ... 32
- 可溶性因子 ... 68
- 顆粒球 ... 12, 310
- 解凍赤血球 ... 377
- 核酸増幅検査 ... 398, 440
- 隔絶抗原 ... 23
- 獲得免疫 ... 7, 70
- 型特異性 ... 109
- 活性化 ... 41
- 活動免疫 ... 70
- 完全抗原 ... 21
- 完全抗体 ... 28
- 肝臓移植 ... 420
- 寒天内拡散沈降反応 ... 5
- 寒冷凝集試験 ... 220

寒冷凝集素 165	均一測定法 152	血小板溶解反応 135
寒冷凝集反応 130	菌体内毒素 39	血清アミロイドAタンパク 97
寒冷飽和 139		血清学 1
間接凝集反応 130	**ク**	血清補体価 255
間接クームス試験 132	クラスⅢ遺伝子 49	決定基 21
間接抗グロブリン試験 132	クラス転換 32	決定群 21
間接同種認識 103	クラミジア 192	結合力 112
感作 20	クリオグロブリン 101	結晶化可能部分 32
感作細菌 137	クロスビー試験 139	検査結果の評価 438
感作赤血球 137	クローン 39	献血基準 382
感作リンパ球 58	クローン選択説 5	減衰期 56
感染防御免疫 67	クームス血清 131	
関節リウマチ 227	クームス試験 4	**コ**
	クーンス 4	コッホ 2
キ	群特異性 109	コレクチン 43
キメラ 327		コングルチニン結合反応 50
キャリアー 22	**ケ**	コンピュータクロスマッチ 330, 333
既往性反応 58	ケミカルメディエーター 66	コールドアクチベーション 50
記憶B細胞 64	ケモカイン 52	古典経路 41
記憶T細胞 64	ゲル内拡散法 119	甲状腺刺激ホルモンレセプター抗体 235
基底膜 237	経皮的臍帯血検査 433	甲状腺ペルオキシダーゼ抗体 235, 236
基底膜抗体 237	蛍光顕微鏡 164	交換輸血 435
北里柴三郎 3	蛍光抗体法 4, 148	交差適合試験 330, 331, 353
逆受身凝集反応 130	蛍光消失免疫測定法 152	交差反応 110
逆間接凝集反応 130	蛍光増強免疫測定法 152	交差免疫電気泳動法 125
逆重層法 118	蛍光免疫測定法 152	好塩基球 12
急性期タンパク 96	血液型 262	好酸球 12
急性期反応物質 95	血液型キメラ 327	好中球 12, 68
急性拒絶反応 105	血液型と抗体検査 333	抗A_1 270
急性肺傷害 391	血液型不適合妊娠 429	抗CCP抗体 229
拒絶反応 104, 105	血液製剤の使用指針 378, 380	抗CL・Lec抗体 183
胸腺 8	血液保存液 377	抗DNase-B抗体 176
胸腺依存性抗原 22	血液法 378	抗DNA抗体 233
胸腺非依存性抗原 22, 61	血球凝集反応 129	抗dsDNA抗体 233
凝集原 126	血小板 315	抗D血液型判定用抗体 344
凝集阻止反応 133	血小板抗体 238, 371	抗D試薬 344
凝集素 27, 126	血小板製剤 378	抗ENA抗体 233
凝集素価 126	血小板特異抗原タイピング 370	
凝集反応 3, 125	血小板輸血不応 320	
凝集抑制反応 133	血小板溶解素 136	

抗H	270	抗体減量法	113	細胞融合	162
抗H鎖血清	242	抗体持続期	56	最適比	110, 113
抗Jo-1抗体	235	抗体上昇期	56	臍帯血	413
抗Scl-70抗体	235	抗毒素	27, 143	臍帯血移植	409
抗Sm抗体	233	抗内因子抗体	94	散乱光分析	145
抗snRNP抗体	234	抗平滑筋抗体	92	酸溶血試験	136
抗SS-A抗体	234	抗補体作用	50		
抗SS-B抗体	234	抗ミトコンドリア抗体	92, 235	**シ**	
抗アセチルコリンレセプター抗体	93	抗リン脂質抗体	239	シトルリン化環状ペプチド抗体	229
抗胃壁細胞抗体	94	後地帯	114	シュルツ	4
抗横紋筋抗体	93	後天性B	329	ジェニングス法	120
抗核抗体	91, 229	後天性免疫不全症候群	205	ジェンナー	2
抗カルジオリピン抗体	239	後天的変化	324	ジャング	3
抗グロブリン血清	131	高γグロブリン血症	99	じん麻疹	396
抗グロブリン試験	4, 165	高応答者	25	子宮外妊娠	428
抗血小板抗体	94	酵素抗体法	149	子宮内輸血	433
抗血清	28	酵素免疫測定法	151	糸球体基底膜抗体腎炎	237
抗原	3, 20, 140	合成血	377	自然抗体	27
抗原結合部分	30	合成抗原	23	自然免疫	7, 67
抗原減量法	113, 114	国際血栓止血学会	315	自然流産	427
抗原抗体反応	109	国際輸血学会	263, 315	試験管内抗原抗体反応	109
抗原抗体変量法	113	骨髄	8	試験管内抗原性	20
抗原性	20	混合法	118	試験管内単純拡散法	119
抗原の特異性	21	混合リンパ球培養反応	108	試験管内二重拡散法	119
抗甲状腺抗体	93			試験管内標識抗原抗体反応	150
抗サイログロブリン抗体	235, 236	**サ**		試験管法	337, 345
抗糸球体基底膜抗体	94	サイトカイン	7, 52, 253	自己移植	104
抗腫瘍効果	409	サイトカインネットワーク	52	自己寛容	64
抗腫瘍免疫	72	サイトメガロウイルス	193	自己抗原	23
抗膵島細胞質抗体	94	サルモネラ抗体	181	自己抗体	4, 28, 227
抗ストレプトキナーゼ	181	サンドイッチ測定	152	自己抗体保有患者	364
抗ストレプトジシンO	176	細菌アジュバント	39	自己末梢血幹細胞移植	409
抗体	3, 26, 140, 161	細胞傷害型過敏症	86	自己免疫	90
抗体依存性細胞介在性細胞傷害作用	49	細胞傷害試験	4, 138	自己免疫疾患	91
抗体依存性細胞傷害	11	細胞傷害性T細胞	12, 61	自己溶血素	135
抗体下降期	56	細胞性抗原	126	C型肝炎	203
抗体曲線	57	細胞性免疫	5, 7, 62, 241, 250	主要組織適合遺伝子複合体	56
		細胞接着分子	16	主要組織適合抗原	102
		細胞毒性試験	138	腫瘍関連抗原	73
		細胞保存液	168		

腫瘍特異移植抗原	73	
腫瘍特異抗原	73	
種特異抗原	23	
種特異性	109	
受動免疫	71	
樹状細胞	11	
重層法	118	
絨毛性疾患	428	
出生後検査	433	
出生前検査	431	
食細胞	261	
心臓移植	421	
新興再興感染症	401	
新生児抗A，抗B	271	
新生児赤血球DAT	434	
新生児同種免疫性血小板減少症	319	
新生児溶血性疾患	429	
新鮮凍結血漿	377	
親和性	112	
人工抗原	23	
人工免疫	70	
腎移植	418	

ス

ストレプトリジン-O	177
スライド法	336
スーパー抗原	62
膵臓移植	421

セ

セルロプラスミン	324
セレクチンファミリー	56
ゼータ電位	127
正常異種凝集反応	129
正常異種抗体	28
正常異種溶血素	136
正常抗体	27
正常同種凝集反応	129
正常同種抗体	28

正常同種溶血素	135
生体内抗原抗体反応	109
生体内抗原性	20
生物学的偽陽性反応	183
生物発光免疫測定法	154
成人T細胞白血病	210
成分製剤	377
成分輸血療法	376
積分球濁度測定法	145
赤血球	140
赤血球凝集反応	130
赤血球凝集抑制試験	212
赤血球凝集抑制反応	133
赤血球自己抗体	95
赤血球製剤	377
赤血球濃厚液	377
赤血球表面抗原	263
赤血球浮遊液	334
接着分子	53, 59
先天性風疹症候群	212
染色体連鎖	48
洗浄赤血球	171, 377
潜在抗原	23, 132
潜伏期	56
全血製剤	377
前地帯	114
前立腺特異抗原	81

ソ

走化性因子	46
相補性決定領域	32
総IgE	225
造血幹細胞移植	408, 417
臓器移植	418
臓器特異性	109
臓器特異性抗原	23
即時性溶血副作用	386
促進型急性拒絶反応	105
側鎖説	3

タ

タイプ・アンド・スクリーン	330, 333
ためし採血	161
唾液を用いた血液型検査	359
体液性免疫	5, 7, 241
対数期	56
胎児母体間出血	429
第1相	140
第2経路	41
第2相	140
担体	22
単純ハプテン	21, 22
単純放射免疫拡散法	119
単純免疫拡散法	119

チ

地帯現象	114, 133
遅延型皮膚反応	254
遅延期	56
遅発性溶血副作用	390
中枢性寛容	65
中和抗体	27, 143
中和試験	143
中和反応	142, 143
超可変部	32
超急性拒絶反応	105
直接クームス試験	131
直接抗グロブリン試験	131
直接同種認識	103
沈降原	116
沈降抗体	117
沈降性アジュバント	38
沈降素	27, 117
沈降反応	3, 116, 117
沈降輪	118

ツ

ツツガムシ抗体価	191

ツツガムシ病 190
追加免疫効果 58

テ

低応答者 25
低温活性化 50
定常部 32
定量的免疫電気泳動法 125
天然抗原 23
電気化学発光分析 154
電気二重層界面電位 127

ト

トキソプラズマ 218
トランスフェリン 323
ドナー 405
ドナート・ランドシュタイナー反応 139
ドナート・ランドシュタイナー抗体 29
ドナート・ランドシュタイナー溶血素 135
ドナーリンパ球輸注 413
ドメイン 32
ドロッパー 164
利根川進 6
凍害保護液 169
同系移植 104
同種移植 105
同種抗原 22, 102, 262
同種抗体 28, 102
同種免疫 102
動物レクチン 132
特異性 109
特発性血小板減少性紫斑病 238
毒素抗毒素中和反応 143
貪食作用 68

ニ

二次免疫応答 58

二次リンパ組織 8
二重免疫拡散法 119
二相性抗体 29
二相性試験 439
二相性冷式溶血素 135, 238
二点結合測定法 152
尿中HCG β-コアフラグメント 80
尿中NMP22 82
妊娠 423

ネ

粘膜付属リンパ組織 9
粘膜免疫 34, 68

ハ

ハイブリドーマ 6
ハプテン 22
ハプトグロビン 323
ハム試験 136, 139
ハンガナチウ・ダイヘル抗体 28
バベシア感染 402
パイログロブリン 101
パスツール 2
パネル反応性抗体 406
パーホリン 43
肺移植 422
梅毒蛍光抗体吸収法 183
梅毒血清反応 182
梅毒トレポネーマ赤血球凝集反応 187
梅毒トレポネーマ粒子凝集反応 187
白血球抗原 300
白血球抗体 4
白血球溶解反応 135
発熱性非溶血副作用 391
反応の場 114
汎血球凝集 329

ヒ

ヒスタミン遊離試験 225
ヒトTリンパ球向性ウイルス 210
ヒト血小板抗原 315
ヒト絨毛性ゴナドトロピン 80, 423
ヒト免疫不全ウイルス 205
ヒンジ領域 33
ビトロネクチン 45
比濁 145
比濁分析 145
皮内反応 224
肥満細胞 12, 65
非働化 50
脾 9
表面マーカー 13
標識抗原抗体反応 148
病原体特異的IgG抗体 440
病原体特異的IgM抗体 440
病後免疫 70

フ

ファブリキウス嚢 9
フェリチン抗体法 5, 149
フロイント完全アジュバント 38
フロイント不完全アジュバント 39
フローサイトメトリー 154
フローサイトメーター 164
ブルセラ凝集反応 129
プラトー期 56
プリックテスト 224
プロカルシトニン 98
プロセシング 56
プロパージン 43, 46
不活性化 50
不完全抗原 22
不完全抗体 28

不規則抗体検査 346
不規則抗体スクリーニング
　　　　　　　　　　331, 349
不均一測定法 152
風疹 212
風疹ウイルス 212
複合ハプテン 22
分泌型IgA 34
分泌成分 34
分娩 423

ヘ

ヘルパーT細胞 59
平板内二重免疫拡散法 119
変異型 324

ホ

ボルデ 3
ボーウェン法 119
ポリクローナル抗体 40, 115
ポール・バンネル反応 130
補助シグナル 59
補助物質 37
補体 2, 40, 140, 255
補体遺伝子ファミリー 48
補体結合性抗体 27
補体結合反応 3, 140
補体結合反応法 190
補体レセプター 47
放射免疫測定法 5, 150
放射免疫電気泳動法 124
発作性寒冷ヘモグロビン尿症
　　　　　　　　　　238
発疹チフス 190

マ

マイクロダイリュータ 164
マイクロプレートウオッシャー
　　　　　　　　　　164
マイクロプレート法 340

マイクロプレートリーダ 164
マイコプラズマ抗体 189
マクログロブリン血症 100
マクロファージ 10, 68
マッケンジー反応 139
マトリックスメタロプロティナーゼ-3 229
マラリア感染 402
マンチニー法 119
マンノース結合レクチン 43
膜傷害複合体 43
末梢血幹細胞移植 409
末梢性寛容 65
慢性拒絶反応 106

ミ

ミドルブルック・デュボス溶血反応 136

メ

メチニコフ 3
メディエーター 65
免疫異種抗体 28
免疫異種溶血素 136
免疫遺伝学 1
免疫応答遺伝子 25
免疫化学 1
免疫拡散法 119
免疫学 1
免疫学的異常 438
免疫学的凝集反応 127
免疫学的妊娠反応 423
免疫寛容 63
免疫機能不全 82
免疫凝集反応 129
免疫グロブリン 29
免疫グロブリン異常 98
免疫グロブリンの分離・精製
　　　　　　　　　　163

免疫グロブリンスーパーファミリー
　　　　　　　　　　55
免疫血液学 1
免疫血清 28
免疫原 20
免疫原性 20
免疫抗体 27
免疫細胞 10
免疫助成剤 37
免疫食作用 49
免疫生物学 1
免疫組織学的方法 148
免疫電気泳動 242
免疫電気泳動法 5, 122
免疫同種抗体 28
免疫同種溶血素 136
免疫粘着反応 50, 131
免疫比濁法 145, 245
免疫比ろう法 145
免疫病理学 1
免疫不全 82
免疫不全症 82

モ

モノクローナル抗体
　　　　　　6, 13, 40, 115
モレスキー 4
モンタニエ 207

ユ

油性アジュバント 38
輸血 262
輸血感染症 398
輸血管理料 378
輸血関連急性肺傷害 391
輸血関連循環過剰負荷 393
輸血後移植片対宿主病 393
輸血後肝炎 398
輸血後紫斑病 322
輸血前検査 330

輸血に伴う副作用	384
輸血の安全管理	376
輸血副作用	443
輸血用血液製剤	376
輸血療法の実施に関する指針	353, 378
輸血療法の適正化に関するガイドライン	378
誘導期	56
誘発試験	225

ヨ

羊水	432
溶解素	27, 135
溶解反応	134
溶菌素	135
溶菌反応	49, 135
溶血性副作用	384
溶血性輸血副作用	330
溶血素	135, 140
溶血素価	138
溶血相	140
溶血反応	135
溶連菌	176
抑制T細胞	5
抑制現象	114
抑制地帯	114
抑制反応	133

ラ

ラテックス凝集光学的測定法	146
ラテックス凝集抑制反応	133
ラフト	63
ランドシュタイナー	3

リ

リウマトイド因子	92, 227
リケッチア	190
リケッチア中和反応	144

リンパ球細胞傷害試験	138
リンパ球細胞毒試験	371
リンパ球サブセット	250
リンパ球刺激試験	253
リンパ球の分化	16
リンパ球レパートリー	64
リンパ節	9
リンホカイン	5
粒子凝集法	190
臨床免疫学	1

ル

ループスアンチコアグラント	239

レ

レアギン	29, 224, 225
レクチン	132
レクチン経路	41
レシピエント	405
レセプターエディティング	64
レトロウイルス	205
冷式抗体	29
連銭形成	132, 342
連続希釈法	167

ロ

ロケット免疫電気泳動法	125
ロッキー山紅斑熱	191

ワ

ワイル・フェリックス反応	129
ワッセルマン	4
ワーラー・ローズ反応	131, 227

欧文索引

A

A_1	324
A_2	324
A_3	325
ABO亜型	324
ABO異型輸血	386
ABO遺伝子	268
ABO血液型	3, 266
ABO血液型亜型検査	355
ABO血液型検査	330
ABO血液型抗原	267
ABO血液型抗体	270
ABO血液型の遺伝	271
ABO血液型の検査	271
accelerated rejection	105
ACH50	50
acquired B	329
acquired immunity	70
acquired immunodeficiency syndrome	205
active immunity	70
acute lung injury	391
acute phase protein	96
acute rejection	105
ADCC	49
adhesion molecule	53
adjuvant	38
Adjuvant病	39
adult T-cell leukemia	210
A_{el}	325
affinity	112
AFP	76
AFP-L_3%	76
agglutination reaction	125
agglutinin	27, 126
agglutinogen	126
AHG-LCT法	371
AIDS	205

AIHA 364		carbohydrate antigen 15-3 79
AlaSTAT法 226	**B**	carbohydrate antigen 19-9 75
ALI 391	B₃ 325	carbohydrate antigen 125 79
allograft transplantation 105	bacteriolysin 135	carcinoembryonic antigen 74
alloimmune 102	bacteriolysis 49, 135	CBT 409
allotype 36	basic fetoprotein 81	CD抗原 13
alloantibody 102	basophil 12	CD分類 6
alloantigen 102	BCA225 79	CEA 74
alternative pathway 41	BCR 63	cell adhesion molecule 17
A_m 325	Bence Jonesタンパク 100, 242	ceruloplasmin 324
ANA 91	BFP 81, 183	CF法 190
anti human globulin-lymphocyte cytotoxicity test 371	biological false positive reaction 183	CH50 50, 255
antibody 26	bioluminescence IA 154	chemiluminescence enzyme IA 154
antigen 20	biphasic antibody 29	chemiluminescence IA 154
antinuclear antibody 91	BJP 100	chemokine 52
antiserum 28	BLIA 154	chemotactic factor 46
antitoxin 27, 143	blood-platelet-lysis 135	chimera 327
anti-deoxyribonuclease-B 176	breast carcinoma-associated antigen 225 79	*Chlamydia pneumoniae* 192
anti-streptococcal polysaccharide 176	bursa of Fabricius 9	*Chlamydia psittaci* 192
anti-streptokinase 176	B型インフルエンザ抗原 213	*Chlamydia trachomatis* 192
anti-streptolysin O 176	B型肝炎 198	chronic rejection 106
APP 96	B型肝炎ウイルス 193	cisAB 325
Arthus現象 4	B細胞 5, 12, 241	citrate phosphate dextrose solution 377
artificial immunity 70	B細胞レセプター 63	classical pathway 41
ASK 176		clear line現象 122
ASO 176	**C**	CLEIA 154
ASP 176	C3転換酵素 42	CLIA 154
ATL 210	C5転換酵素 42	clinical immunology 1
autoantibody 28	CA15-3 79	cluster of differentiation 13
autocrine機構 52	CA19-9 75	CMV 193
autograft transplantation 104	CA72-4 75	cold activation 50
autoimmune disease 91	CA125 79	cold agglutination 130
auto-PBSCT 409	CA130 80	cold antibody 29
avidity 112	CA602 80	competitive assay 150
A_x 325	CAM 17	complement 40
A型インフルエンザ抗原 213	capsulated hydrophilic carrier polymer 226	complement fixing antibody 27
A型肝炎 194	CAP法 226	complement-fixation test 140
A型肝炎ウイルス 193		complete antibody 28

conglutination　49	D型肝炎　202	Grabar法　243
cord blood transplantation　409	D型肝炎ウイルス　193	graft versus leukemia effect　409
CP　324		graft-versus-host reaction　106
CPD液　377	**E**	Gruber反応　3
Cromer血液型　298	EBV　193	GVHR　106
Cromer血液型抗原　298	ECLIA　154	GVL　409
Cromer血液型抗体　298	EIA　151	
cross reaction　110	electrochemiluminescence IA　154	**H**
CRP　97, 219	enzyme immunoassay　151	HAM試験　260
cryptoantigen　132	eosinophil　12	haptoglobin　323
CSLEX　79	Epstein-Barrウイルス　193	Hassall小体　8
CTL　12	E型肝炎　196	HAT培地　162
CYFRA　77	E型肝炎ウイルス　193	HAV　193
cytokine　51		HAV RNA　196
cytotoxic sialosylated Lewis^x　79	**F**	HA抗体　196
cytotoxic T lymphocyte　12	Fab部分　30	HBc関連抗原　201
cytotoxicity test　138	FCM　154	HBc抗体　201
C型肝炎ウイルス　193	Fc部分　32	HBe抗原　201
	febrile nonhemolytic transfusion reaction　391	HBe抗体　201
D	FFP　379	HBs抗原　200
Davidsohnの吸収試験　222	FIA　152	HBs抗体　200
Dean & Webbの最適比　114	Fisher-Race説　273	HBV　193
D$_{el}$　326	flow cytometry　13, 154	HBV DNA　201
Diego血液型　284	FlowPRA法　372	hCG　80, 423, 426
Diego血液型抗原　284	fluoroimmunoassay　152	hCG α　426
Diego血液型抗体　284	FNHTR　391	hCG β　426
direct antiglobulin test　131	Forssman抗原　28	hCG β-CTP　426
direct Coombs test　131	Forssman抗体　28	hCG受容体　423
DLI　413	FTA　5	HCV　193
Donath-Landsteiner抗体　238	FTA-ABS　183	HCV RNA　205
Donath-Landsteiner反応　165, 238	FTA-ABSテスト　188	HCV抗原　205
donor lymphocyte infusion　413		HCV抗体　204
double immunodiffusion method　119	**G**	HDN　429
Duffy血液型　281	galactosyltransferase associated with tumor　80	HDV　193
Duffy血液型抗原　281	GAT　80	heavy chain　30
Duffy血液型抗体　281	Goodpasture抗原　237	helper T細胞　5
DUPAN-2　77	Goodpasture症候群　237	hemagglutination　130
		hemagglutination inhibition test　133
		hemolysin　135

hemolysis ……………………… 135
hemolytic disease of newborn
　………………………………… 429
hemolytic transfusion reaction
　………………………………… 384
heteroantibody ………………… 28
heterophile antibody ………… 28
HEV ……………………………… 193
HEV RNA ……………………… 198
HE抗体 ………………………… 198
Hh血液型 ……………………… 276
Hh血液型抗原 ………………… 277
Hh血液型抗体 ………………… 277
high responder ………………… 25
HIV ……………………… 205, 207
HLA …………………………… 4, 300
HLA class I …………………… 303
HLA class II …………………… 305
HLA typing …………………… 309
HLA-DNAタイピング ……… 407
HLA遺伝子 …………………… 301
HLAタイピング ……………… 368
HLA適合血小板 ……………… 373
HLAの血清学的タイピング … 407
HNA-1 ………………………… 311
HNA-2 ………………………… 313
HNA-3 ………………………… 313
HNA-4 ………………………… 314
HNA-5 ………………………… 314
host-versus-graft reaction … 104
HP ……………………………… 323
HPA …………………………… 315
HPAタイピング ……………… 370
HTLV-1 ………………………… 210
HTR …………………………… 384
HT培地 ………………………… 162
human chorionic gonadotropin
　…………………………… 80, 423
human immunodeficiency virus
　………………………………… 205

human T lymphotropic virus
　………………………………… 210
HVGR ………………………… 105
hyper acute rejection ……… 105
H遺伝子 ……………………… 269
H鎖 ……………………………… 30

I

IAP ……………………………… 80
idiopathic thrombocytopenic
　purpura …………………… 238
idiotope ………………………… 36
idiotype ………………………… 36
IEP ……………………………… 122
Ig ………………………………… 30
Ig superfamily ………………… 55
IgA ……………………………… 30
IgD ……………………………… 30
IgE ………………………… 30, 224
IgE型反応 ……………………… 84
IgE抗体 ………………………… 29
IgE抗体試験管内測定法 …… 224
IgG ……………………………… 30
IgM ……………………………… 30
IgM-HA抗体 ………………… 196
IgM-HBc抗体 ………………… 201
IL ………………………………… 51
immune adherence …………… 49
immune serum ………………… 28
immunoblotting ……………… 158
immunochromatography …… 158
immunodiffusion …………… 119
immunoelectrophoresis …… 122
immunogen …………………… 20
immunology …………………… 1
immunometric assay ……… 150
immunosuppressive acidic
　protein ……………………… 80
incomplete antibody ………… 28
indirect antiglobulin test …… 132

indirect Coombs test ……… 132
inhibition test ………………… 133
integrin family ………………… 53
interleukin …………………… 51
Ir遺伝子 ………………………… 25
isoantibody …………………… 28
isograft transplantation …… 104
isotype ………………………… 35
ITAM …………………………… 13, 63
ITP …………………………… 238
I血液型 ………………………… 295
I血液型抗原 …………………… 296
I血液型抗体 …………………… 296

K

Kell血液型 …………………… 278
Kell血液型抗原 ……………… 279
Kell血液型抗体 ……………… 279
Kidd血液型 …………………… 282
Kidd血液型抗原 ……………… 283
Kidd血液型抗体 ……………… 283
KMO1 ………………………… 77

L

LAIA …………………………… 146
LAK細胞 ……………………… 63
Landsteiner ………………… 262
Landsteiner法 ……………… 113
latex agglutination immunoassay
　………………………………… 146
LCT法 ………………………… 371
lectin pathway ………………… 41
leukocyte-lysis ……………… 135
Lewis血液型 ………………… 288
Lewis血液型抗原 …………… 289
Lewis血液型抗体 …………… 289
LIFT-FCM法 ………………… 372
light chain …………………… 30
low responder ………………… 25
Lutheran血液型 ……………… 295

lymph node ……… 9
lymphocyte cytotoxicity test ……… 371
lymphocyte immunofluorescence test - flow cytometry ……… 372
lysin ……… 27, 135
lytic test ……… 134
L鎖 ……… 30

M

Mackenzie反応 ……… 238
MAIPA法 ……… 372
major histocompatibility complex ……… 102
major mismatch移植 ……… 406
mast cell ……… 12
MAST法 ……… 226
Mayerの50%溶血法 ……… 255
MBL ……… 43
McLeod症候群 ……… 280
memory phenomenon ……… 58
MHC ……… 102
MHC拘束 ……… 56
mini移植 ……… 413
minor mismatch移植 ……… 406
mixed lymphocyte reaction ……… 108
mixed passive hemagglutination ……… 372
MLR ……… 108
MMP-3 ……… 229
MNS血液型 ……… 286
MNS血液型抗原 ……… 286
MNS血液型抗体 ……… 286
monoclonal antibody-specific immobilization of platelet antigens ……… 372
MPHA法 ……… 372
multiple antigen simultaneous test ……… 226
Mycoplasma pneumoniae ……… 189

M-bow ……… 242
Mタンパク ……… 242

N

NAIT ……… 319
NAT ……… 398, 440
natural immunity ……… 67
NCC-ST-439 ……… 76
negative selection ……… 16
neonatal alloimmune thrombocytopenia ……… 319
nephelometric immunoassay ……… 145
nephelometry ……… 145
neuron specific enolase ……… 78
neutralization test ……… 142
neutralizing antibody ……… 27
neutrophil ……… 12
NIA ……… 145
NKT細胞 ……… 11, 69
NK細胞 ……… 11, 69
NSE ……… 78
nuclear matrix protein 22 ……… 82
nucleic acid amplification test ……… 398
Null型 ……… 280

O

opsonin ……… 27
OX_2 ……… 190
O型血清 ……… 270

P

panel reactive antibody ……… 406
PAP ……… 81
paracrine機構 ……… 52
paroxysmal cold hemoglobinuria ……… 238
partial D ……… 326
passive immunity ……… 71

Paul-Bunnell抗体 ……… 28
Paul-Bunnell反応 ……… 221
PBSCT ……… 409
PCH ……… 238
PCT ……… 98
percutaneous umbilical blood sampling ……… 433
peripheral blood stem cell transplantation ……… 409
Pfeiffer現象 ……… 3
phagocytosis ……… 49, 68
PIFT-FCM法 ……… 372
PIVKA-II ……… 76
platelet immunofluorescence test-flow cytometry ……… 372
platelet transfusion refractoriness ……… 320
polyagglutination ……… 132, 329
positive selection ……… 16
post-transfusion graft-versus-host disease ……… 393
post-transfusion purpura ……… 322
PRA ……… 406
precipitation reaction ……… 116
precipitin ……… 27, 117
precipitinogen ……… 116
procalcitonin ……… 98
ProGRP ……… 78
prostate specific antigen ……… 81
prostatic acid phosphatase ……… 81
protein induced by vitamin K absence or antagonist-II ……… 76
Proteus mirabilis OXK ……… 190
Proteus vulgaris OX_{19} ……… 190
pro-gastrin-releasing peptide ……… 78
PSA ……… 81
PTP ……… 322
PTR ……… 320
PT-GVHD ……… 393

PUBS ……… 433	Se遺伝子 ……… 270	*Treponema pallidum* ……… 182
P血液型 ……… 293	sialyl Le^x-i antigen ……… 77	*Treponema pallidum*
P血液型抗原 ……… 293	sialyl Tn antigen ……… 75	hemagglutination test ……… 187
P血液型抗体 ……… 293	single immunodiffusion method	*Treponema pallidum* particle
	……… 119	agglutination ……… 187
R	SLO ……… 177	TSHレセプター抗体 ……… 236
radioimmunoassay ……… 150	SLX ……… 77	turbidimetric immunoassay
raft ……… 63	SPan-1 ……… 77	……… 145, 245
RAHA ……… 227	spleen ……… 9	turbidimetry ……… 145
Rantz-Randall法 ……… 177	squamous cell carcinoma antigen	two phase examination ……… 439
RAPAテスト ……… 227	……… 78	Type & Screen ……… 330, 353
rapid plasma reagin test ……… 184	STN ……… 75	T細胞 ……… 5, 11, 241
RAテスト ……… 227	streptolysin-O ……… 177	T細胞依存性抗原 ……… 22
Reactive lysis ……… 43	subgroup ……… 324	T細胞非依存性抗原 ……… 22
reagin ……… 29, 224	suppressor T細胞 ……… 5	T細胞レセプター ……… 63
rejection reaction ……… 105	Sプロテイン ……… 45	
RF ……… 92		**V**
rheumatoid arthritis	**T**	variant ……… 324
hemagglutination ……… 227	TACO ……… 393	Vi-受身赤血球凝集反応 ……… 182
rheumatoid arthritis particle	TCR ……… 63	Vi-PHA法 ……… 182
agglutination ……… 227	TF ……… 323	
rheumatoid factor ……… 92	TIA ……… 145, 245	**W**
Rh$_{null}$ ……… 327	tissue polypeptide antigen ……… 75	Waaler-Rose反応 ……… 227
RH遺伝子の命名法 ……… 273	TLR ……… 69	warm antibody ……… 29
Rh血液型 ……… 4, 272	Toll-like receptor ……… 69	warm autoimmune hemolytic
Rh血液型抗原 ……… 274	Toll様受容体 ……… 69	anemia ……… 364
Rh不適合新生児溶血性疾患 ……… 429	TPA ……… 5, 75	Wassermann反応 ……… 4
Rh変異型 ……… 326	TPCF ……… 5	WB ……… 158
Rh(D)血液型検査 ……… 331, 344	TPHA ……… 5	weak A ……… 325
RIA ……… 150	TPHAテスト ……… 187	weak AB ……… 325
rouleaux formation ……… 132	TPHA法 ……… 183	weak B ……… 325
RPRテスト ……… 184	TPI ……… 5	weak D ……… 326
	TPIA ……… 5	Weil-Felix反応 ……… 190
S	TPPAテスト ……… 183, 187	Western blotting ……… 158
SAA ……… 97	TRALI ……… 391	Widal反応 ……… 3, 181
SCC抗原 ……… 78	transferrin ……… 323	Wiener説 ……… 273
Schultz-Dale反応 ……… 4	transfusion-associated	
selectin family ……… 55	circulatory overload ……… 393	**X**
self tolerance ……… 64	transfusion-related acute lung	xenograft transplantation ……… 105
serum amyloid A protein ……… 97	injury ……… 391	Xg血液型 ……… 297

Xg血液型抗原 ……… 297		ζ-potential ……… 127
Xg血液型抗体 ……… 297	**ギリシャ文字**	Ⅰ型アレルギー ……… 84
	α-fetoprotein ……… 76	Ⅱ型アレルギー ……… 84, 86
	γ-seminoprotein ……… 81	Ⅲ型アレルギー ……… 84, 87
	γ-Sm ……… 81	Ⅳ型アレルギー ……… 84, 89
	γグロブリン ……… 323	Ⅴ型アレルギー ……… 84, 90

臨床免疫学	ISBN978-4-263-22596-7

2011年7月10日　　第1版第1刷発行
2021年9月10日　　第1版第7刷発行

著　者　福岡良博・佐藤進一郎
　　　　〆谷直人・大戸　斉
　　　　宮崎　孔・松林圭二
　　　　石丸　健・田崎哲典

発行者　白　石　泰　夫

発行所　医歯薬出版株式会社
〒113-8612　東京都文京区本駒込1-7-10
TEL. (03) 5395-7620 (編集)・7616 (販売)
FAX. (03) 5395-7603 (編集)・8563 (販売)
https://www.ishiyaku.co.jp/
郵便振替番号　00190-5-13816

乱丁，落丁の際はお取り替えいたします．　　　　印刷・真興社／製本・明光社
© Ishiyaku Publishers, Inc., 2011. Printed in Japan

本書の複製権・翻訳権・翻案権・上映権・譲渡権・貸与権・公衆送信権(送信可能化権を含む)・口述権は，医歯薬出版(株)が保有します．
本書を無断で複製する行為(コピー，スキャン，デジタルデータ化など)は，「私的使用のための複製」などの著作権法上の限られた例外を除き禁じられています．また私的使用に該当する場合であっても，請負業者等の第三者に依頼し上記の行為を行うことは違法となります．

[JCOPY] <出版者著作権管理機構　委託出版物>
本書をコピーやスキャン等により複製される場合は，そのつど事前に出版者著作権管理機構(電話03-5244-5088，FAX 03-5244-5089，e-mail:info@jcopy.or.jp)の許諾を得てください．